Dermatoscopia: Casos clínicos 2

Dermatoscopia: Casos clínicos 2

Horacio A. Cabo
Doctor en Medicina. Especialista en Dermatología. Profesor Titular de Dermatología, Facultad de Medicina, Universidad de Buenos Aires. Presidente del Colegio Iberolatinoamericano de Dermatología. Presidente del 6th World Congress of Dermoscopy. Ex Presidente de la Sociedad Argentina de Dermatología. Ex Jefe de Servicio, Instituto de Investigaciones Médicas A. Lanari, Universidad de Buenos Aires. Argentina.

Emilia N. Cohen Sabban
Dermatóloga. Jefa de Servicio, Instituto de Investigaciones Médicas A. Lanari, Universidad de Buenos Aires. Docente adscripta de Dermatología, Facultad de Medicina, Universidad de Buenos Aires. Argentina.

Virginia Mariana González
Dermatóloga. Encargada de la Sección Dermatología Oncológica y Dermatoscopia, Hospital Alemán. Argentina.

María Belén Marín
Dermatóloga. Médica de planta, Instituto de Investigaciones Médicas A. Lanari, Universidad de Buenos Aires. Ayudante de Trabajos Prácticos de Dermatología, Facultad de Medicina, Universidad de Buenos Aires. Argentina.

Rosario Peralta
Dermatóloga. Directora médica del Centro Dermatológico del Sur. Docente auxiliar de Dermatología, Facultad de Medicina, Universidad de Buenos Aires. Argentina.

Sonia Rodríguez Saa
Dermatóloga. Jefa del Servicio de Dermatología, Hospital El Carmen. Docente, Facultad de Medicina, Universidad de Mendoza y Universidad Nacional de Cuyo. Argentina.

Gabriel Salerni
Dermatólogo. Hospital Provincial del Centenario. Diagnóstico Médico Oroño. Docente adscripto de Dermatología, Facultad de Ciencias Médicas, Universidad Nacional de Rosario. Argentina.

EDICIONES JOURNAL

Dermatoscopia: Casos clínicos 2 / Horacio A. Cabo... [et al.].
1a ed.- Ciudad Autónoma de Buenos Aires: Journal, 2021.
348 p.; 24 x 17 cm.

ISBN 978-987-4922-94-6

1. Dermatología. I. Cabo, Horacio A.
CDD 616.5

Viamonte 2146 1 "A" (C1056ABH) CABA, Argentina
ediciones@journal.com.ar | www.edicionesjournal.com

Producción editorial: Ediciones Journal S.A.
Diagramación: Diego Stegmann
Diseño de tapa: Le Voyer

Libro de edición argentina
Impreso en Argentina – Printed in Argentina, 03/2021
Latingráfica S.R.L.

Queda hecho el depósito que establece la Ley 11.723
Se imprimieron 1000 ejemplares

A nuestros maestros.
A nuestra familia.
A todos nuestros colegas, que hacen del dermatoscopio un instrumento de uso diario.

A los colaboradores de este libro, por sus excelentes casos.
A Ediciones Journal, por su continuo soporte.

Colaboradores

Abarzúa, Álvaro
Dermatólogo. Red Salud UC. Pontificia Universidad Católica de Chile. Chile.

Alonso, Carlos
Especialista en Clínica Médica y Especialista Universitario en Dermatología. Universidad Nacional de Rosario. Argentina.

Álvarez Pérez, Gabriela
Dermatóloga. Práctica privada. CIAL Dermatología. Argentina.

Amicarelli, Yamila
Dermatóloga. Sanatorio Argentino. Proderma Clínica de Piel. Argentina.

Bollea Garlatti, Agustín
Dermatólogo. Cátedra de Dermatología, Universidad Nacional de Tucumán. Argentina.

Cabo, Horacio A.
Doctor en Medicina. Especialista en Dermatología. Profesor Titular de Dermatología, Facultad de Medicina, Universidad de Buenos Aires. Presidente del Colegio Iberolatinoamericano de Dermatología. Presidente del 6th World Congress of Dermoscopy. Ex Presidente de la Sociedad Argentina de Dermatología. Ex Jefe de Servicio, Instituto de Investigaciones Médicas A. Lanari, Universidad de Buenos Aires. Argentina.

Cappetta, María Eugenia
Dermatóloga. Instituto Universitario CEMIC. Buenos Aires Skin. Argentina.

Caram, María Eugenia
Dermatóloga. Hospital Universitario, Universidad Nacional de Cuyo. Hospital Español de Mendoza. Argentina.

Claros, Giselle
Dermatóloga. Práctica privada. Argentina.

Cohen Sabban, Emilia N.
Dermatóloga. Jefa de Servicio, Instituto de Investigaciones Médicas A. Lanari, Universidad de Buenos Aires. Docente adscripta de Dermatología, Facultad de Medicina, Universidad de Buenos Aires. Argentina.

Cozzani, Romina P.
Dermatóloga. Instituto de Oncología Ángel H. Roffo. Argentina.

D'Atri, Gisela
Dermatóloga. Grupo MCI, Medicina Capilar Integral. Argentina.

de Diego, María Clara
Dermatóloga. Hospital Universitario Austral. Argentina.

González, Virginia Mariana
Dermatóloga. Encargada de la Sección Dermatología Oncológica y Dermatoscopia, Hospital Alemán. Argentina.

González-Ramírez, Roger Adrián
Dermatólogo. Departamento de Introducción a la Clínica, Facultad de Medicina, Universidad Autónoma de Nuevo León. Escuela de Medicina y Ciencias de la Salud, Tecnológico de Monterrey. México.

Hansman, Daniela
Dermatóloga. Unidad de Oncología Cutánea, Instituto Alexander Fleming. Argentina.

Julián, Yamina
Dermatóloga. Hospital Provincial Neuquén Dr. Eduardo Castro Rendón. Argentina.

Lago, Rosana
Dermatóloga. Unidad de Dermatología, Hospital General de Agudos Carlos G. Durand. Argentina.

Larre Borges, Alejandra
Dermatóloga. Hospital Británico. Uruguay.

Lisa Eliceche, Maite
Dermatóloga. Hospital Italiano de Buenos Aires. Argentina.

Lovatto, Louise
Dermatóloga. Complejo Hospitalario Santa Casa de Porto Alegre. Brasil.

Maniotti Riggs, Mónica
Dermatóloga. Práctica privada. Swiss Medical. Argentina.

Marchiori Bakos, Renato
Dermatólogo. Universidad Federal de Río Grande do Sul. Brasil.

Marín, María Belén
Dermatóloga. Médica de planta, Instituto de Investigaciones Médicas A. Lanari. Ayudante de Trabajo Prácticos de Dermatología, Facultad de Medicina, Universidad de Buenos Aires. Argentina.

Mariño, María Liliana
Dermatóloga. Hospital Universitario Fundación Santa Fé de Bogotá. Colombia.

Meneses, Marina Soledad
Dermatóloga. Hospital Humberto Notti. Instituto Rodríguez Saa. Dherma Salud. Universidad de Mendoza. Argentina.

Navarrete-Dechent, Cristian
Dermatólogo. Departamento de Dermatología, Escuela de Medicina, Pontificia Universidad Católica de Chile. Chile.

Nicoletti Russi, María Sofía
Dermatóloga. Profesora adjunta de la Cátedra de Dermatología, Hospital de Clínicas, Universidad de la República. Hospital Británico. Uruguay.

Olguín, María Florencia
Dermatóloga. Ex residente y ex Jefa de Residentes, Hospital de Infecciosas F. J. Muñiz. Argentina.

Pedrini Cinqualbrez, María Florencia
Dermatóloga. Práctica privada. Argentina.

Peralta, Rosario
Dermatóloga. Directora médica del Centro Dermatológico del Sur. Docente auxiliar de Dermatología, Facultad de Medicina, Universidad de Buenos Aires. Argentina.

Prado, María Constanza
Dermatóloga. Centro de Dermatoscopia La Plata. Universidad Nacional de La Plata. Argentina.

Quiñones Venegas, Ricardo
Dermatólogo. Instituto Dermatológico de Jalisco. Universidad de Guadalajara. México.

Rodríguez Saa, Sonia
Dermatóloga. Jefa del Servicio de Dermatología, Hospital El Carmen. Docente, Facultad de Medicina, Universidad de Mendoza y Universidad Nacional de Cuyo. Argentina.

Ruiz, Mónica
Dermatóloga. Hospital General de Agudos Carlos G. Durand. Argentina.

Salerni, Gabriel
Dermatólogo. Hospital Provincial del Centenario. Diagnóstico Médico Oroño. Docente adscripto de Dermatología, Facultad de Ciencias Médicas, Universidad Nacional de Rosario. Argentina.

Santillán, Lucía María
Dermatóloga. Hospital Alemán. Argentina.

Spinelli, Carolina
Dermatóloga. Unidad de Oncología Cutánea, Instituto Alexander Fleming. Argentina.

Strambach, Federico
Dermatólogo. Hospital General de Agudos Carlos G. Durand. Argentina.

Yélamos, Oriol
Dermatólogo. Hospital de la Santa Creu i Sant Pau. Universitat Autónoma de Barcelona. España.

Prólogo

El aprendizaje en Medicina, desde mi punto de vista, tiene distintas etapas. En primer lugar, el conocimiento básico adquirido a través del estudio del tema; en segundo lugar, la actualización continua del mismo; y, por último, el aprendizaje a través del caso clínico donde el alumno, con sus conocimientos adquiridos previamente, enfrenta desafíos diagnósticos similares a los que puede tener en su accionar médico diario y aprende a resolverlos.

En dermatoscopia es similar. Por este motivo, y por el éxito de *Dermatoscopia: Casos clínicos*, decidimos realizar la obra que hoy usted tiene en sus manos, *Dermatoscopia: Casos clínicos 2*.

En esta ocasión también hemos invitado a distinguidos colegas, jóvenes generaciones de dermatoscopistas de Latinoamérica, que han aportado excelentes casos.

Además de los editores anteriores —los doctores Virginia Mariana González, Rosario Peralta, Sonia Rodríguez Saa y Gabriel Salerni— hemos incorporado en esta ocasión a las doctoras Emilia N. Cohen Sabban y María Belén Marín. A todos ellos, muchas gracias por su trabajo y dedicación.

Dado que hoy en día, con los dermatoscopios de luz polarizada podemos observar claramente los patrones vasculares, hemos dividido los casos en "Lesiones pigmentadas" y "Lesiones no pigmentadas". Son todos casos de la consulta diaria, algunos de ellos sencillos y otros más complejos.

Espero que puedan disfrutar este libro y que los ayude en su práctica diaria.

Horacio A. Cabo

Índice

Colaboradores VII
Prólogo IX

Lesiones pigmentadas 1

Caso 1 Agustín Bollea Garlatti 2
Caso 2 Alejandra Larre Borges 5
Caso 3 Alejandra Larre Borges 8
Caso 4 Álvaro Abarzúa 11
Caso 5 Carlos Alonso 14
Caso 6 Carolina Spinelli 17
Caso 7 Daniela Hansman 20
Caso 8 Daniela Hansman 23
Caso 9 Federico Strambach 27
Caso 10 Federico Strambach 30
Caso 11 Gabriel Salerni 33
Caso 12 Gabriel Salerni 36
Caso 13 Gabriel Salerni 39
Caso 14 Gabriel Salerni 42
Caso 15 Gabriela Álvarez Pérez 45
Caso 16 Gabriela Álvarez Pérez 48
Caso 17 Giselle Claros 51
Caso 18 Giselle Claros 54
Caso 19 Horacio A. Cabo 58
Caso 20 Horacio A. Cabo 62
Caso 21 Horacio A. Cabo 65
Caso 22 Horacio A. Cabo 68
Caso 23 Horacio A. Cabo 71
Caso 24 Louise Lovatto 74
Caso 25 Lucía María Santillán 77
Caso 26 Maite Lisa Eliceche 80
Caso 27 María Belén Marín 83
Caso 28 María Belén Marín 86
Caso 29 María Belén Marín 89
Caso 30 María Clara de Diego 92
Caso 31 María Constanza Prado 95
Caso 32 María Constanza Prado 99
Caso 33 María Eugenia Cappetta 103
Caso 34 María Florencia Olguín 106
Caso 35 María Florencia Olguín 110
Caso 36 María Sofía Nicoletti Russi 113
Caso 37 María Sofía Nicoletti Russi 116
Caso 38 Mónica Maniotti Riggs 119
Caso 39 Mónica Maniotti Riggs 122
Caso 40 Oriol Yélamos 125
Caso 41 Ricardo Quiñones Venegas 129
Caso 42 Ricardo Quiñones Venegas 132
Caso 43 Romina P. Cozzani 137
Caso 44 Romina P. Cozzani 140
Caso 45 Rosana Lago 143
Caso 46 Rosana Lago 146
Caso 47 Rosario Peralta 150
Caso 48 Rosario Peralta 153
Caso 49 Rosario Peralta 156
Caso 50 Sonia Rodríguez Saa 159
Caso 51 Sonia Rodríguez Saa 164
Caso 52 Sonia Rodríguez Saa 167
Caso 53 Sonia Rodríguez Saa 170
Caso 54 Virginia Mariana González 174
Caso 55 Virginia Mariana González 177
Caso 56 Virginia Mariana González 181
Caso 57 Virginia Mariana González 184
Caso 58 Yamila Amicarelli 187
Caso 59 Yamila Amicarelli 190
Caso 60 Yamina Julián 193

Lesiones no pigmentadas 197

Caso 61 Agustín Bollea Garlatti 198
Caso 62 Álvaro Abarzúa 201
Caso 63 Carlos Alonso 204
Caso 64 Carolina Spinelli 207
Caso 65 Cristian Navarrete-Dechent 212
Caso 66 Cristian Navarrete-Dechent 215
Caso 67 Emilia N. Cohen Sabban 218
Caso 68 Emilia N. Cohen Sabban 221

Caso 69 Emilia N. Cohen Sabban 224
Caso 70 Emilia N. Cohen Sabban 228
Caso 71 Emilia N. Cohen Sabban 232
Caso 72 Gabriel Salerni 236
Caso 73 Gisela D'Atri 239
Caso 74 Gisela D'Atri 242
Caso 75 Horacio A. Cabo 246
Caso 76 Horacio A. Cabo 249
Caso 77 Horacio A. Cabo 252
Caso 78 Horacio A. Cabo 256
Caso 79 Louise Lovatto 259
Caso 80 Lucía María Santillán 262
Caso 81 Maite Lisa Eliceche 265
Caso 82 María Belén Marín 268
Caso 83 María Belén Marín 271
Caso 84 María Clara de Diego 274
Caso 85 María Eugenia Cappetta 277
Caso 86 María Eugenia Caram 281
Caso 87 María Eugenia Caram 284
Caso 88 María Florencia Pedrini Cinqualbrez 287
Caso 89 María Florencia Pedrini Cinqualbrez 290
Caso 90 María Liliana Mariño 294
Caso 91 María Liliana Mariño 297
Caso 92 Marina Soledad Meneses 300
Caso 93 Marina Soledad Meneses 303
Caso 94 Mónica Ruiz 307
Caso 95 Mónica Ruiz 310
Caso 96 Oriol Yélamos 313
Caso 97 Renato Marchiori Bakos 317
Caso 98 Renato Marchiori Bakos 320
Caso 99 Roger Adrián González-Ramírez 323
Caso 100 Roger Adrián González-Ramírez 327
Caso 101 Rosario Peralta 330
Caso 102 Rosario Peralta 333
Caso 103 Sonia Rodríguez Saa 336
Caso 104 Virginia Mariana González 339
Caso 105 Yamina Julián 342

Índice de términos 345
Índice de casos 347

Lesiones pigmentadas

Caso 1 | Agustín Bollea Garlatti

Historia clínica del paciente	
Sexo	Femenino
Edad	38 años
Superficie	Palpablc
Lesión	Pigmentada
Diámetro máximo (mm)	5
Duración de la lesión	4 meses
Historia de cambios morfológicos	Crecimiento rápido desde la aparición
Antecedentes personales de cáncer de piel	No
Antecedentes familiares de cáncer de piel	No
Fototipo de piel	III
Recuento total de nevos	<10
Otros hallazgos clínicos	Antecedente de uso de cama solar

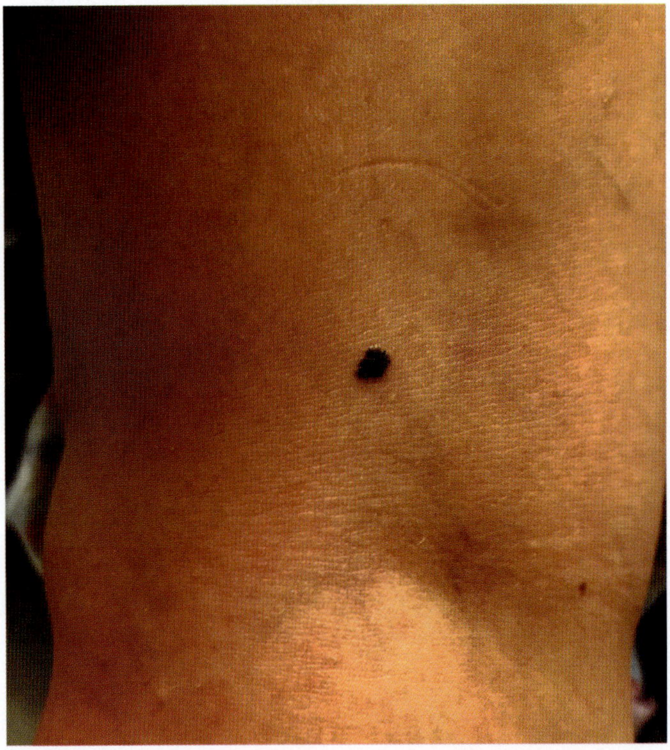

Foto 1 Lesión de color marrón oscuro a negro, ligeramente sobreelevada, de forma asimétrica y 5 mm de largo mayor, localizada en la cara posterior de la rodilla izquierda.

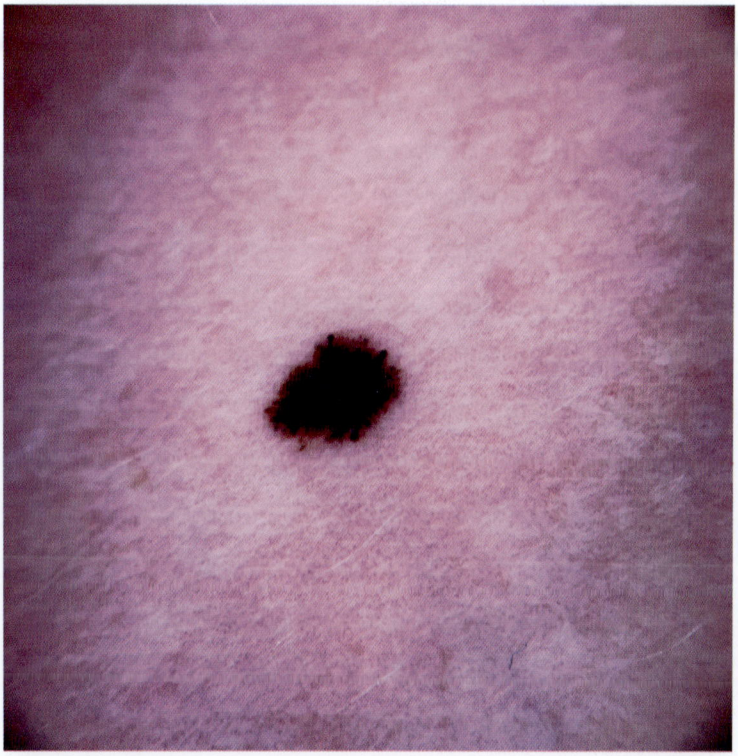

Foto 2 Imagen obtenida con dermatoscopio manual (10x).

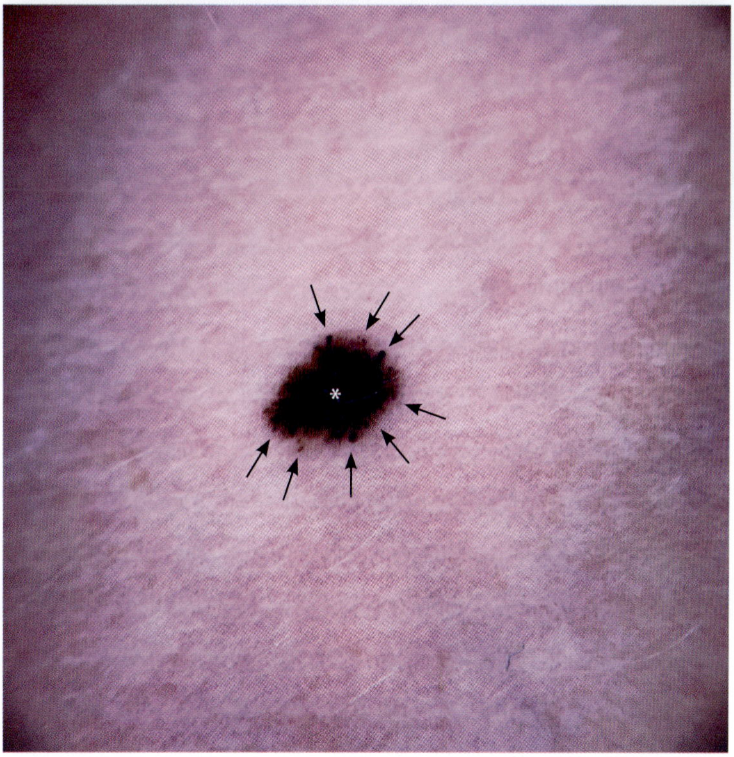

Foto 3 Patrón en estallido de estrella. Se observa un área central sin estructura (*asterisco*) rodeada de seudópodos periféricos de distintos grosores y distribución irregular (*flechas negras*).

Diagnóstico

Melanoma *in situ*.

Mensaje clave

Cuando se observa un patrón en estallido de estrellas en mayores de 12 años debe extirparse la lesión debido a que es uno de los patrones morfológicos con que puede presentarse el melanoma. La presencia de seudópodos periféricos irregulares constituye una pista adicional a favor del melanoma.

Bibliografía sugerida

Ferrara G, Gianotti R, Cavicchini S, et al. Spitz Nevus, Spitz Tumor, and Spitzoid Melanoma, A Comprehensive Clinicopathologic Overview. Dermatol Clin 2013; 31: 589-98.

Zalaudek I, Docimo G, Argenziano G. Using Dermoscopic Criteria and Patient-Related factors for the Management of Pigmented Melanocitic Nevi. Arch Dermatol 2009; 145 (7): 816-26.

Caso 2 | Alejandra Larre Borges

Historia clínica del paciente	
Sexo	Femenino
Edad	31 años
Superficie	Palpable
Lesión	Pigmentada
Diámetro máximo (mm)	6
Duración de la lesión	1 año
Historia de cambios morfológicos	Aumento paulatino de diámetro
Antecedentes personales de cáncer de piel	No
Antecedentes familiares de cáncer de piel	No
Fototipo de piel	II
Recuento total de nevos	<10
Otros hallazgos clínicos	No

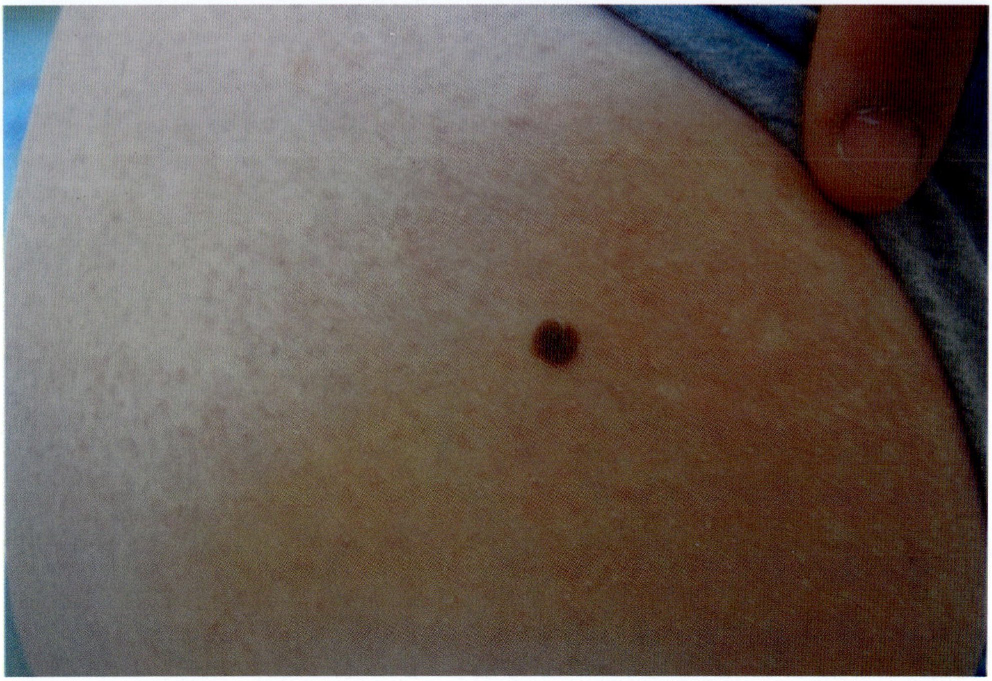

Foto 1 Imagen clínica del glúteo izquierdo. Lesión ligeramente sobreelevada.

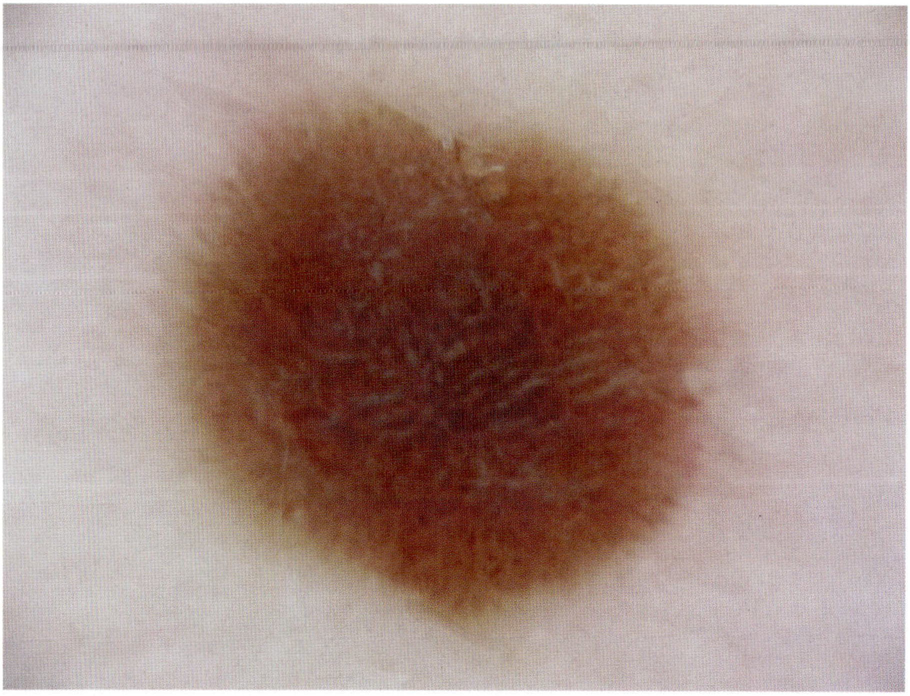

Foto 2 Imagen dermatoscópica.

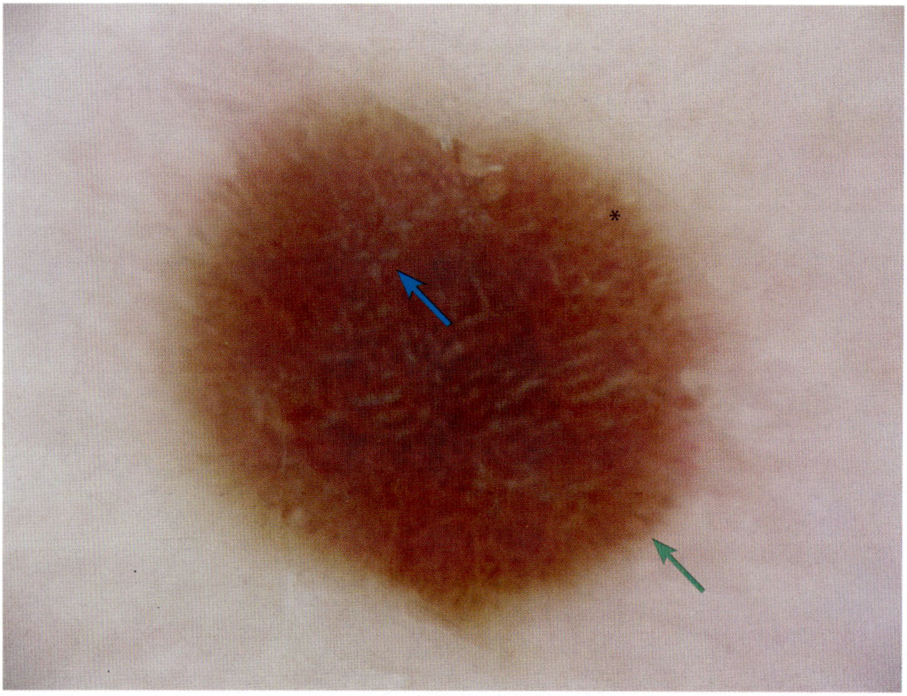

Foto 3 Imagen dermatoscópica. Glóbulos (*asterisco*), estructuras cristalinas (*flecha azul*) y proyecciones (*flecha verde*).

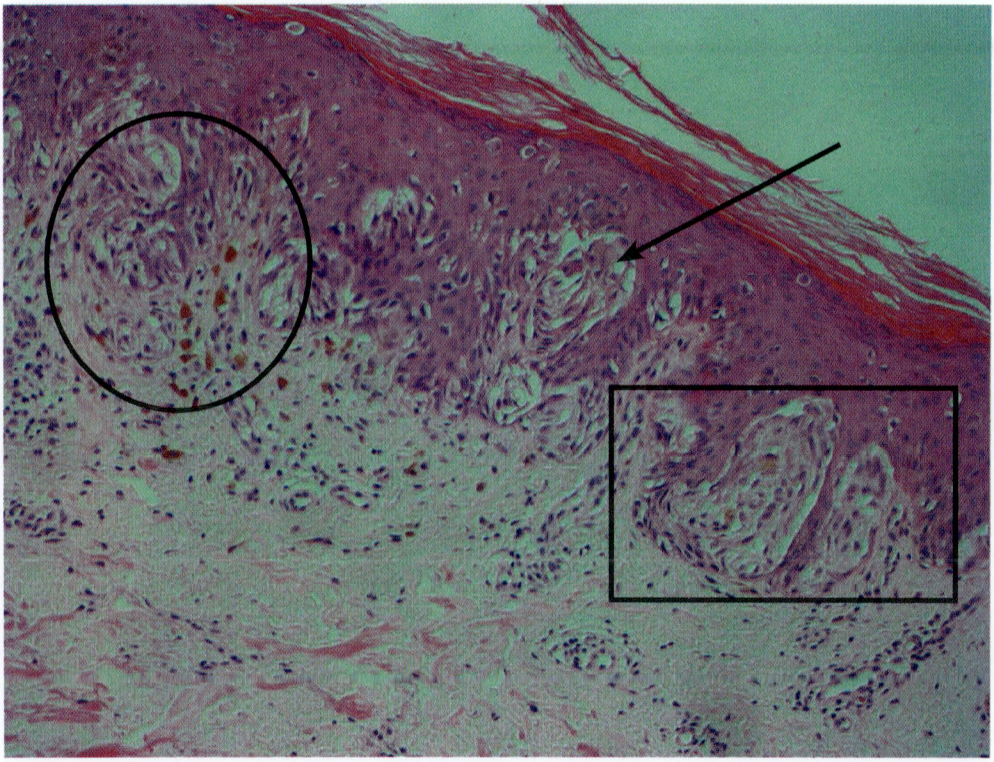

Foto 4 Histopatología: proliferación de melanocitos en tecas irregulares con eje mayor vertical y hendidura que los separa de la epidermis (*rectángulo negro*), melanocitos epiteloides con moderada anisocitosis y anisocariosis (*círculo negro*), cuerpos de Kamino (*flecha negra*).

Diagnóstico

Nevo de Spitz.

Mensaje clave

Toda lesión pigmentada en mayores de 11 años con características spitzoides debe ser extirpada por el riesgo de que se trate de un melanoma.

Bibliografía sugerida

Lallas A, Apalla Z, Ioannides D, Lazaridou E, Kyrgidis A, Broganelli P, et al. International Dermoscopy Society. Update on dermoscopy of Spitz/Reed naevi and management guidelines by the International Dermoscopy Society. Br J Dermatol 2017; 177 (3): 645-55.

Papageorgiou C, Apalla Z, Bobos M, Gkentsidi T, Kyrgidis A, Lallas K, et al. Dermoscopy of Spitz/Reed naevi and management. G Ital Dermatol Venereol 2019; 154 (4): 457-65.

Caso 3 | Alejandra Larre Borges

Historia clínica del paciente	
Sexo	Femenino
Edad	12 años
Superficie	Plana
Lesión	Pigmentada
Diámetro máximo (mm)	7
Duración de la lesión	1 mes
Historia de cambios morfológicos	Aparición reciente asintomática
Antecedentes personales de cáncer de piel	No
Antecedentes familiares de cáncer de piel	No
Fototipo de piel	II
Recuento total de nevos	<10
Otros hallazgos clínicos	Vulva con áreas blanquecinas periorificiales

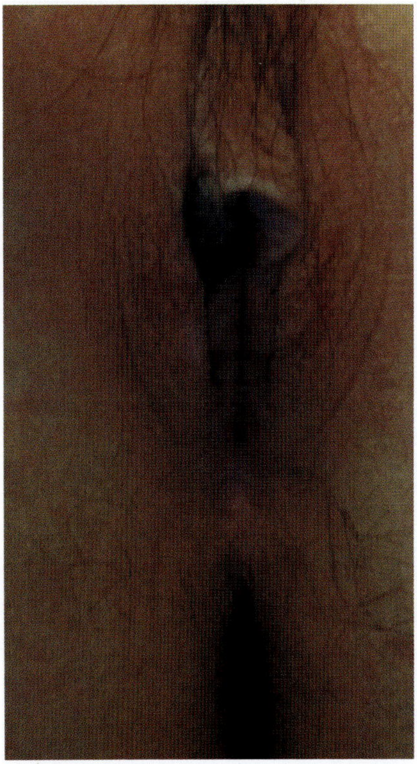

Foto 1 Imagen clínica. Lesión pigmentada en capuchón del clítoris.

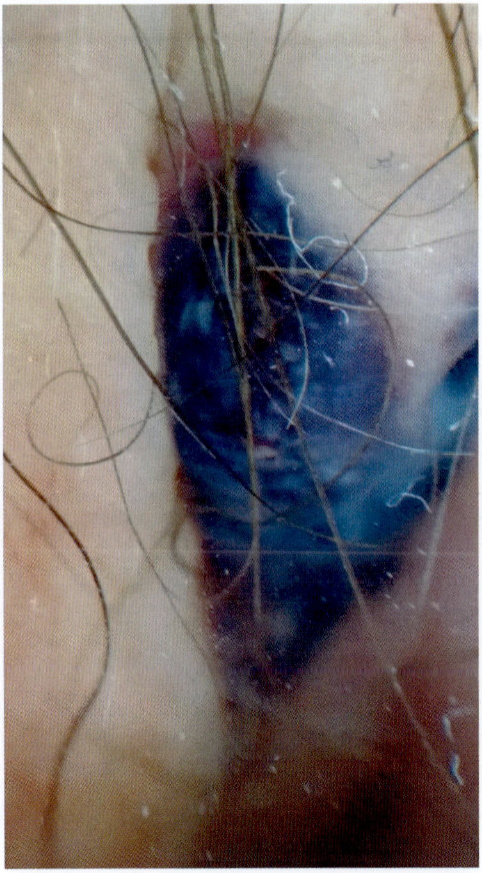

Foto 2 Imagen dermatoscópica, mayor aumento.

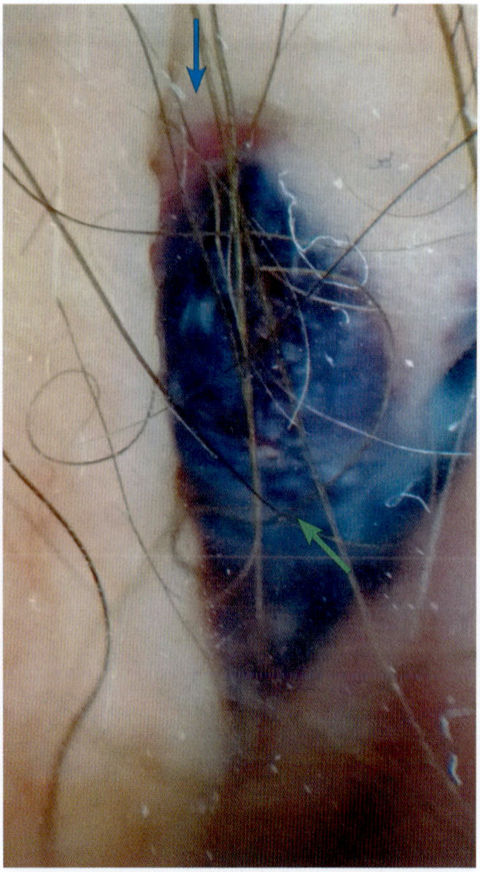

Foto 3 En la imagen dermatoscópica se objetivan dos colores: *flecha azul* y *flecha verde*.

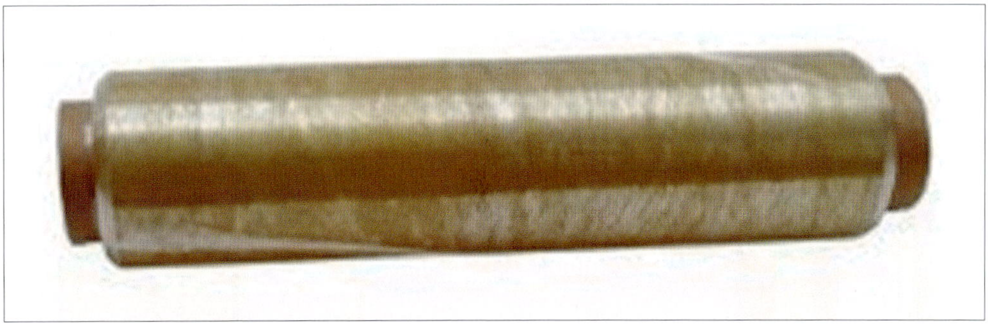

Foto 4 Se sugiere realizar las dermatoscopias cubriendo el dermatoscopio con papel film y como medio de inmersión el gel neutro que se utiliza en las ecografías.

Diagnóstico

Liquen escleroso hemorrágico.

Mensaje clave

La dermatoscopia ayuda a diferenciar esta lesión pigmentada vascular hemorrágica de una lesión pigmentada melanocítica.

Bibliografía sugerida

Borghi A, Corazza M, Minghetti S, Bianchini E, Virgili A. Dermoscopic Features of Vulvar Lichen Sclerosus in the Setting of a Prospective Cohort of Patients: New Observations. Dermatology 2016; 232 (1): 71-7.

Caso 4 | Álvaro Abarzúa

Historia clínica del paciente	
Sexo	Masculino
Edad	35 años
Superficie	Palpable
Lesión	Pigmentada
Diámetro máximo (mm)	2
Duración de la lesión	6 meses
Historia de cambios morfológicos	Crecimiento lento
Antecedentes personales de cáncer de piel	No
Antecedentes familiares de cáncer de piel	No
Fototipo de piel	IV
Recuento total de nevos	10-50
Otros hallazgos clínicos	No

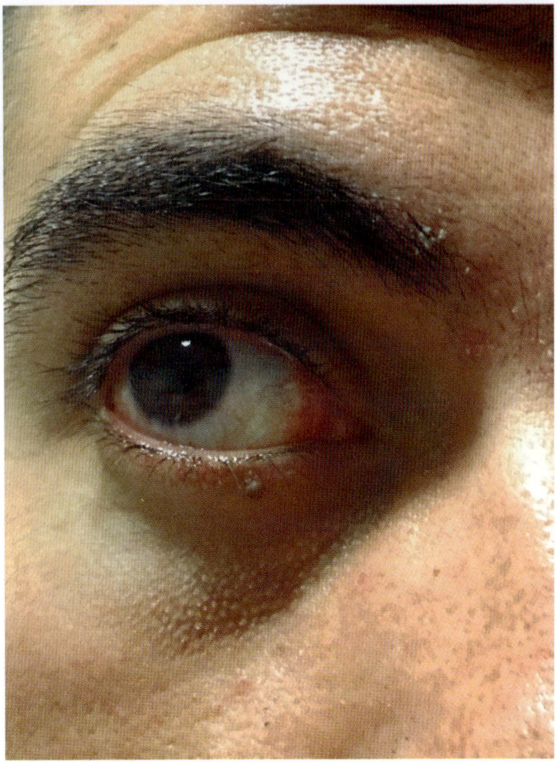

Foto 1 Imagen clínica. Pápula marrón de 2 mm en el párpado inferior derecho.

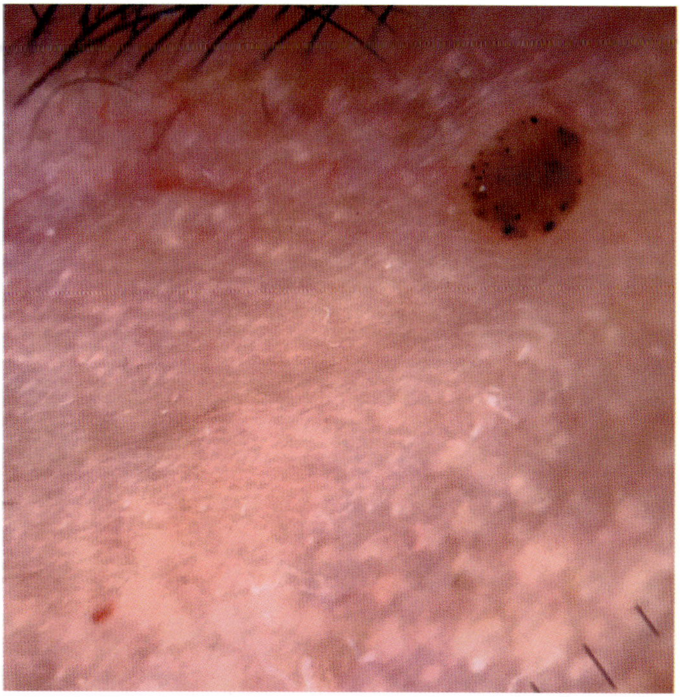

Foto 2 Imagen dermatoscópica.

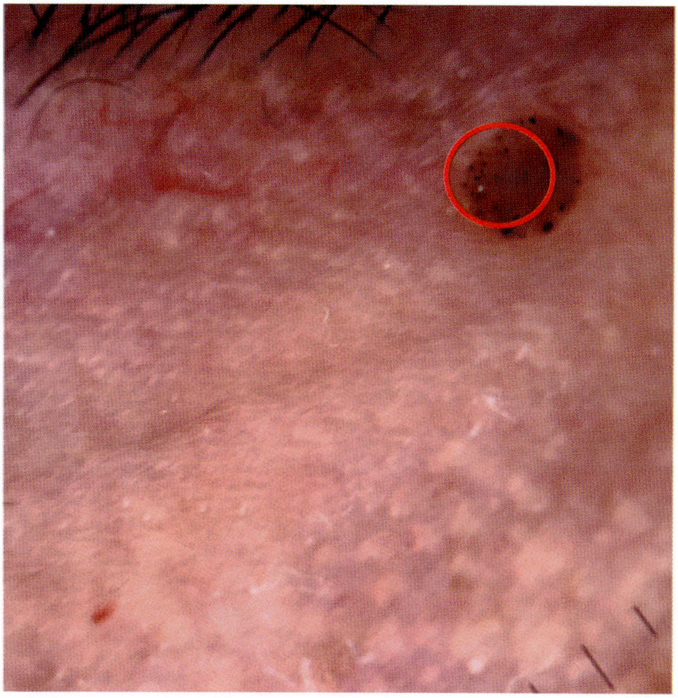

Foto 3 Imagen dermatoscópica. Puntos marrones en foco (*círculo rojo*), con tamaño inferior o igual a 0,1 mm.

Diagnóstico

Carcinoma basocelular.

Mensaje clave

Entre los criterios del carcinoma basocelular pigmentado están los puntos marrones en foco, con tamaño inferior o igual a 0,1 mm.

Bibliografía sugerida

Altamura D, Menzies SW, Argenziano G, et al. Dermatoscopy of basal cell carcinoma: morphologic variability of global and local features and accuracy of diagnosis. J Am Acad Dermatol 2010; 62 (1): 67-75.

Caso 5 | Carlos Alonso

Historia clínica del paciente	
Sexo	Femenino
Edad	59 años
Superficie	Plana
Lesión	Pigmentada
Diámetro máximo (mm)	7
Duración de la lesión	Aproximadamente de 12 a 18 meses
Historia de cambios morfológicos	Crecimiento
Antecedentes personales de cáncer de piel	No
Antecedentes familiares de cáncer de piel	No
Fototipo de piel	III
Recuento total de nevos	50-100
Otros hallazgos clínicos	No

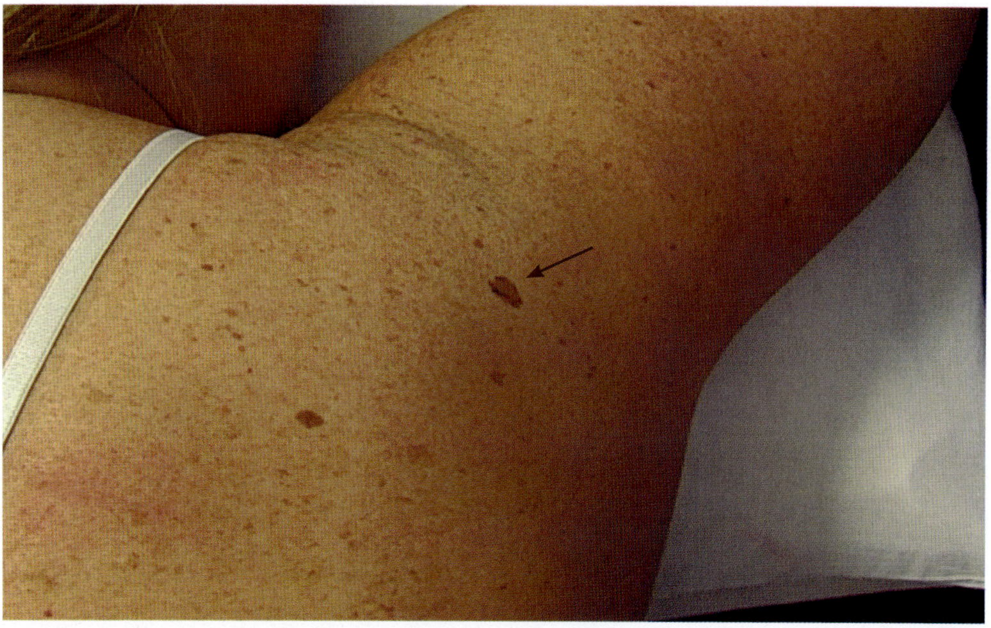

Foto 1 Lesión plana, irregular, de varios colores.

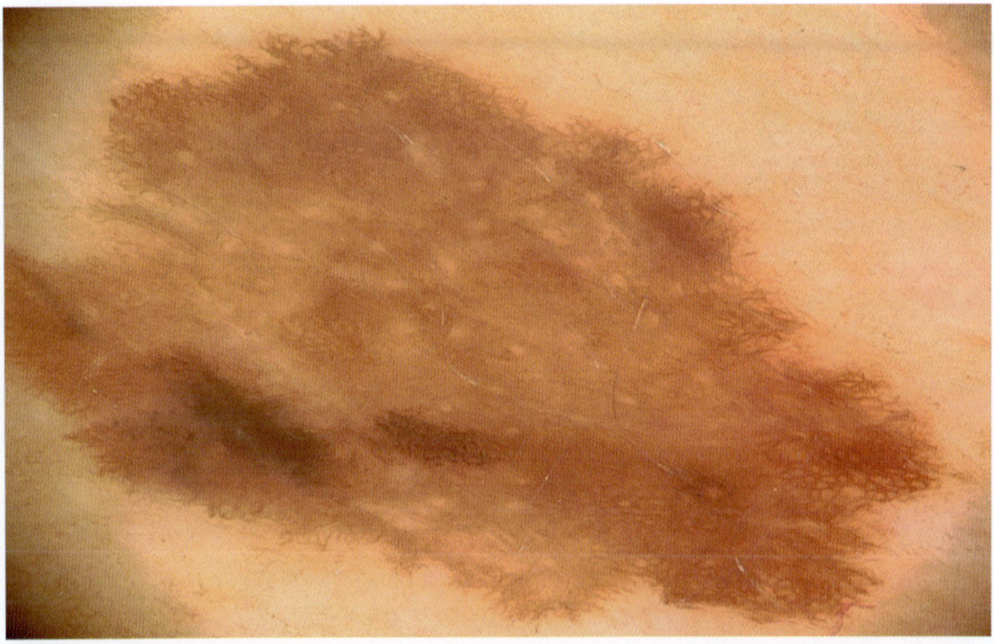

Foto 2 Imagen dermatoscópica.

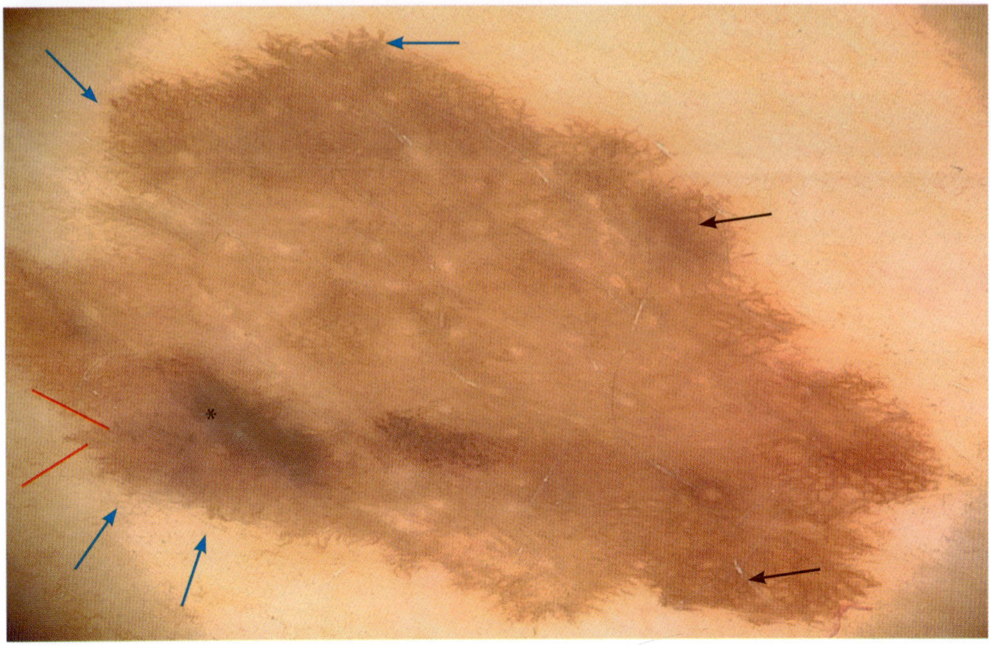

Foto 3 Imagen dermatoscópica. *Flechas azules*: proyecciones; *asterisco*: parche homogéneo de pigmento color marrón oscuro; *líneas rojas*: puntos de pigmento color marrón; *flechas negras*: red pigmentaria engrosada.

Diagnóstico

Melanoma extensivo superficial (Breslow 0,35 mm).

Mensaje clave

La red de pigmento atípica, las líneas o proyecciones irregulares, los glóbulos de distribución asimétrica son algunos de los criterios dermatoscópicos mas importantes para el diagnóstico de melanoma extensivo superficial.

Caso 6 | Carolina Spinelli

Historia clínica del paciente	
Sexo	Masculino
Edad	69 años
Superficie	Plana
Lesión	Pigmentada
Diámetro máximo (mm)	12
Duración de la lesión	Se desconoce
Historia de cambios morfológicos	No
Antecedentes personales de cáncer de piel	Melanoma múltiple
Antecedentes familiares de cáncer de piel	No
Fototipo de piel	I
Recuento total de nevos	10-50
Otros hallazgos clínicos	No

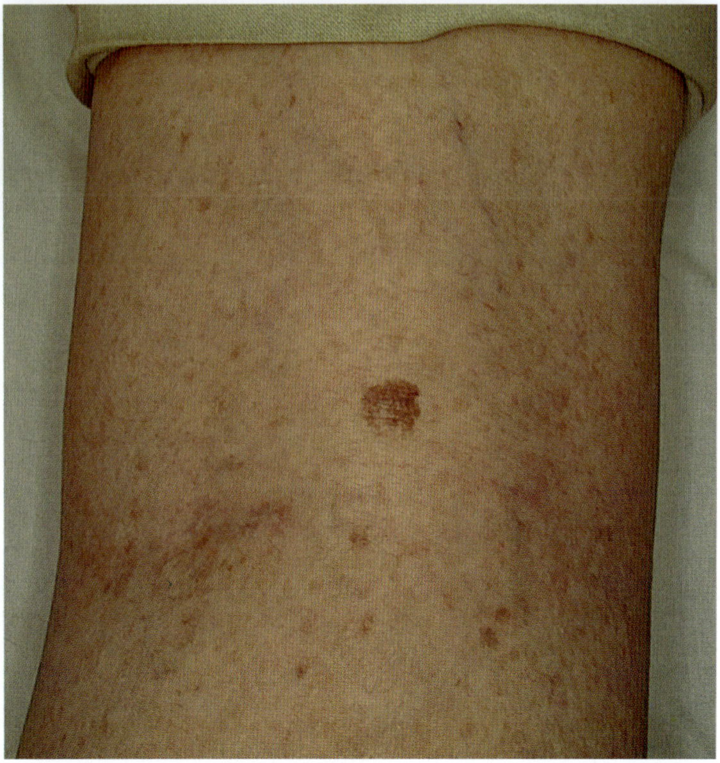

Foto 1 Paciente que concurre a control general de nevos. Se observa una lesión pigmentada en el hueco poplíteo derecho.

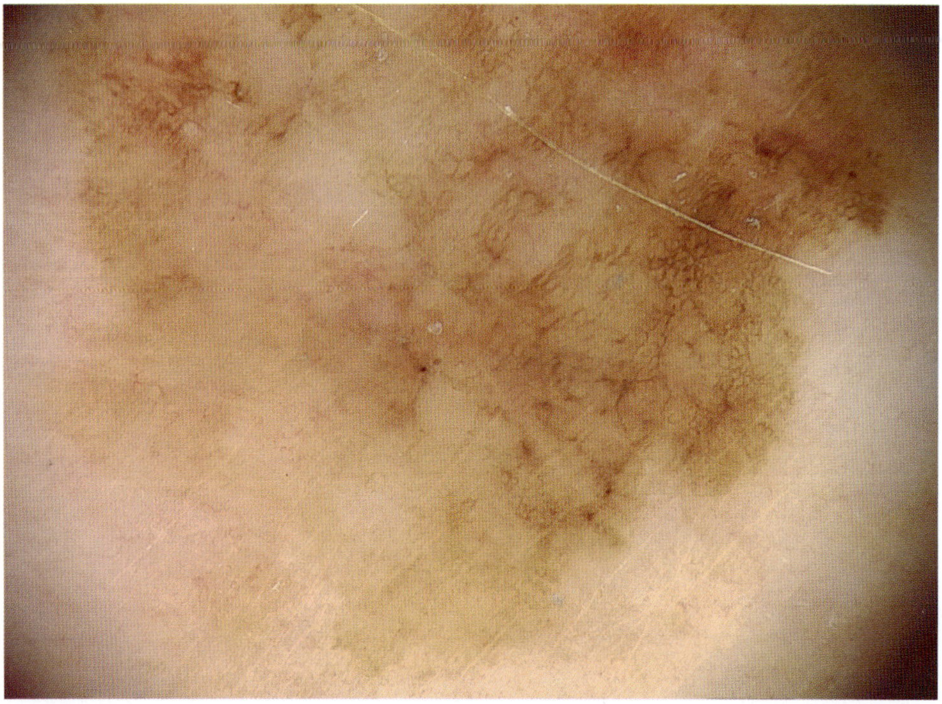

Foto 2 Mácula policromática (marrón claro, marrón oscuro y blanco) de bordes irregulares.

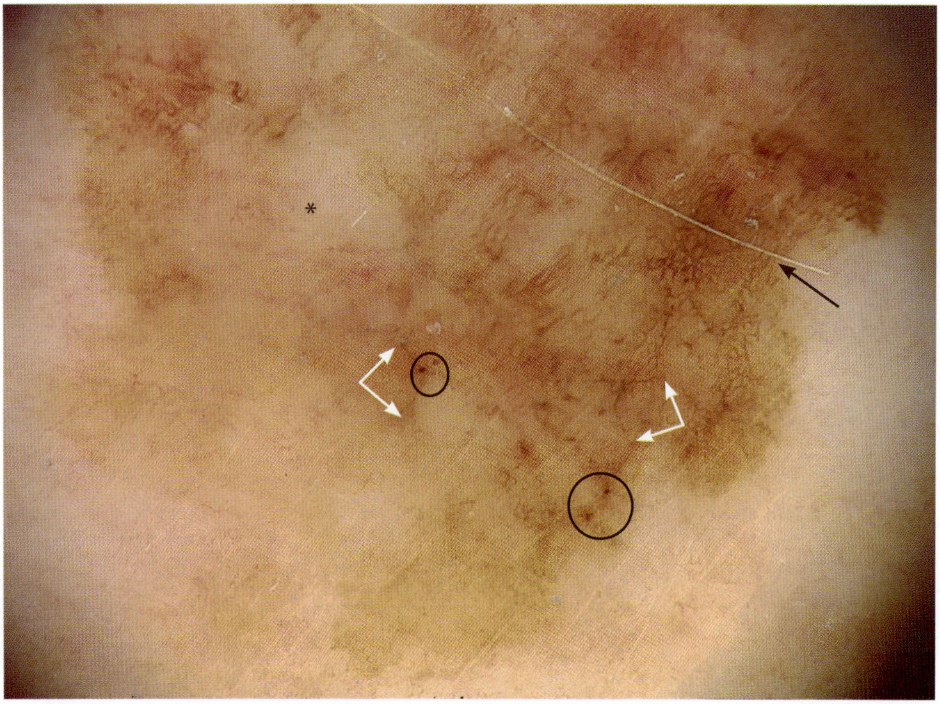

Foto 3 Lesión melanocítica por la presencia de una fina red de pigmento (*flecha negra*), presencia de líneas anguladas (*flechas blancas*), estructuras redondas (*círculos*) y áreas desestructuradas (*asterisco*).

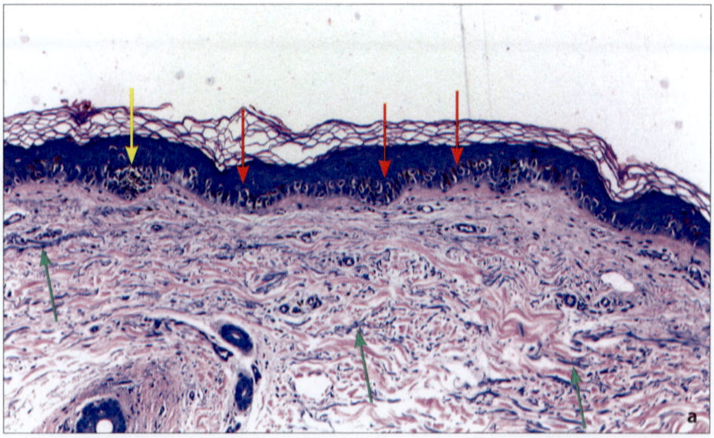

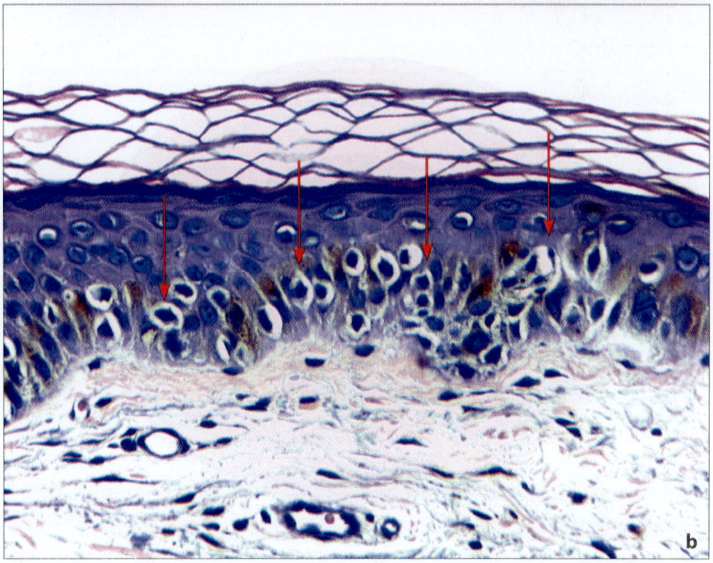

Foto 4 a Epidermis con atrofia y proliferación de células melanocíticas de disposición lentiginosa (*flechas rojas*) que en sectores forman pequeños grupos (*flecha amarilla*). En la dermis se observa una intensa elastosis solar (*flechas verdes*) (hematoxilina-eosina 100 aumentos). **b** Proliferación lentiginosa de células melanocíticas atípicas con núcleos hipercromáticos (*flechas rojas*) (hematoxilina-eosina 400 aumentos).

Diagnóstico

Lentigo maligno de Hutchinson extrafacial (LMHE).

Mensaje clave

El LMHE puede presentar características de melanoma *in situ* o LMH, pero hay otras estructuras propias de esta entidad: líneas anguladas y áreas borradas. Debemos diferenciarlo de otras estructuras pigmentadas en el tronco y las extremidades, y para ello la dermatoscopia es de gran ayuda.

Bibliografía sugerida

Gamo-Villegas R, Pampın-Franco A, Floristan-Muruzabal U, Garcıa-Zamora E, et al. Key dermoscopic signs in the diagnosis and progression of extrafacial lentigo maligna: Evaluation of a series of 41 cases. Australasian Journal of Dermatology 2019.

Peralta R, Cohen Sabban EN, Rodríguez Saá S, Salerni G, Cabo HA. Dermatoscopia del lentigo maligno extrafacial. Dermatol Argent 2016; 22 (4): 220-3.

Caso 7 | Daniela Hansman

Historia clínica del paciente	
Sexo	Femenino
Edad	68 años
Superficie	Plana
Lesión	Pigmentada
Diámetro máximo (mm)	10
Duración de la lesión	Desconocido
Historia de cambios morfológicos	Crecimiento lento
Antecedentes personales de cáncer de piel	Melanoma
Antecedentes familiares de cáncer de piel	No
Fototipo de piel	III
Recuento total de nevos	10-50
Otros hallazgos clínicos	No

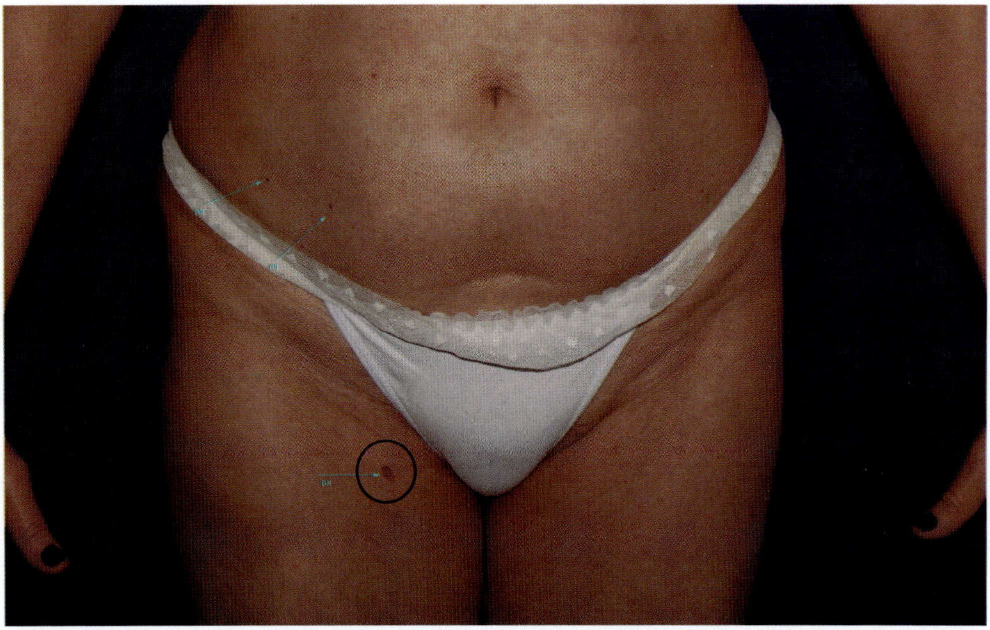

Foto 1 Imagen clínica. Lesión pigmentada plana en la raíz del miembro inferior derecho (*círculo negro*).

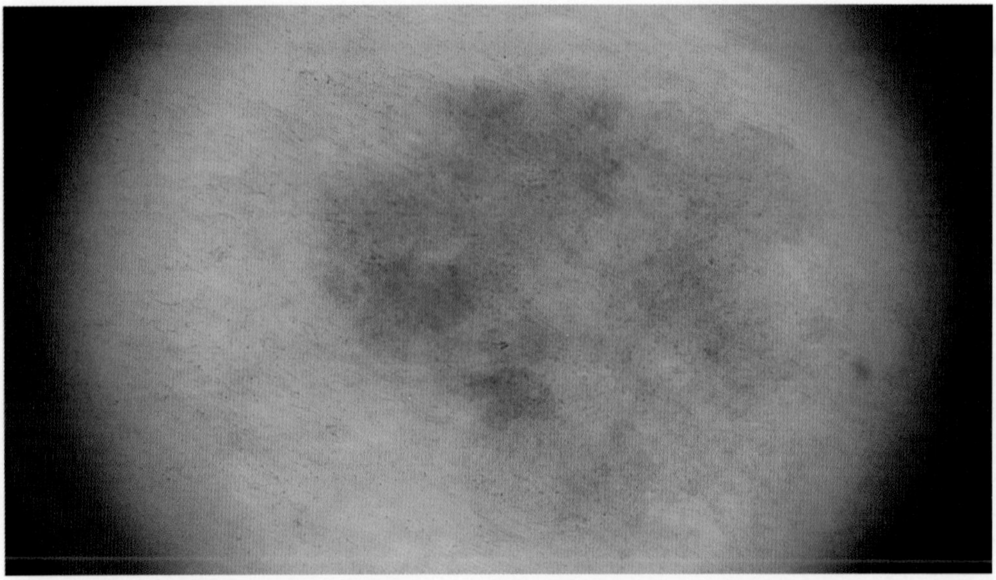

Foto 2 Imagen dermatoscópica.

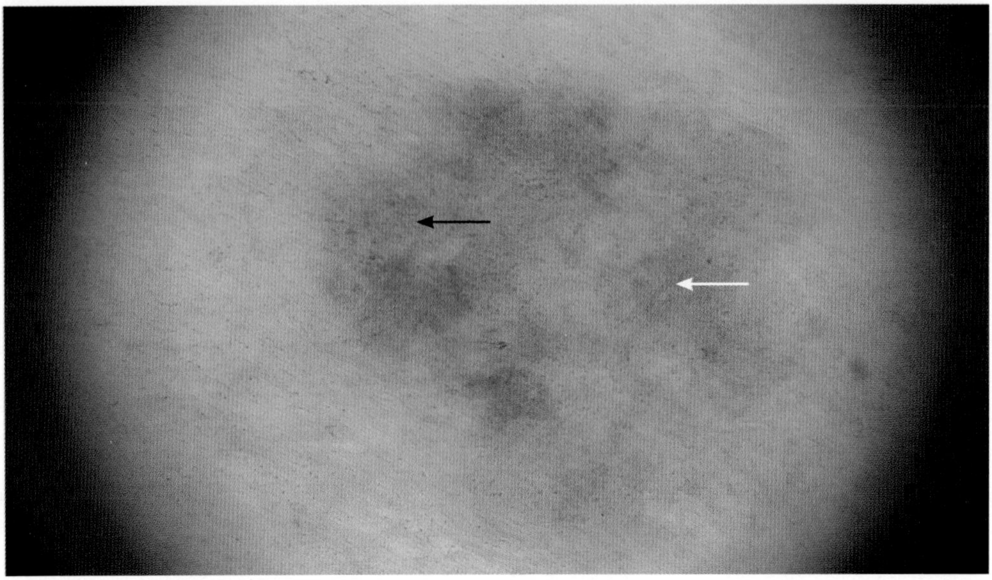

Foto 3 Imagen dermatoscópica. Vasos puntiformes (*flecha blanca*); múltiples puntos marrones, algunos de disposición lineal en la periferia (*flecha negra*).

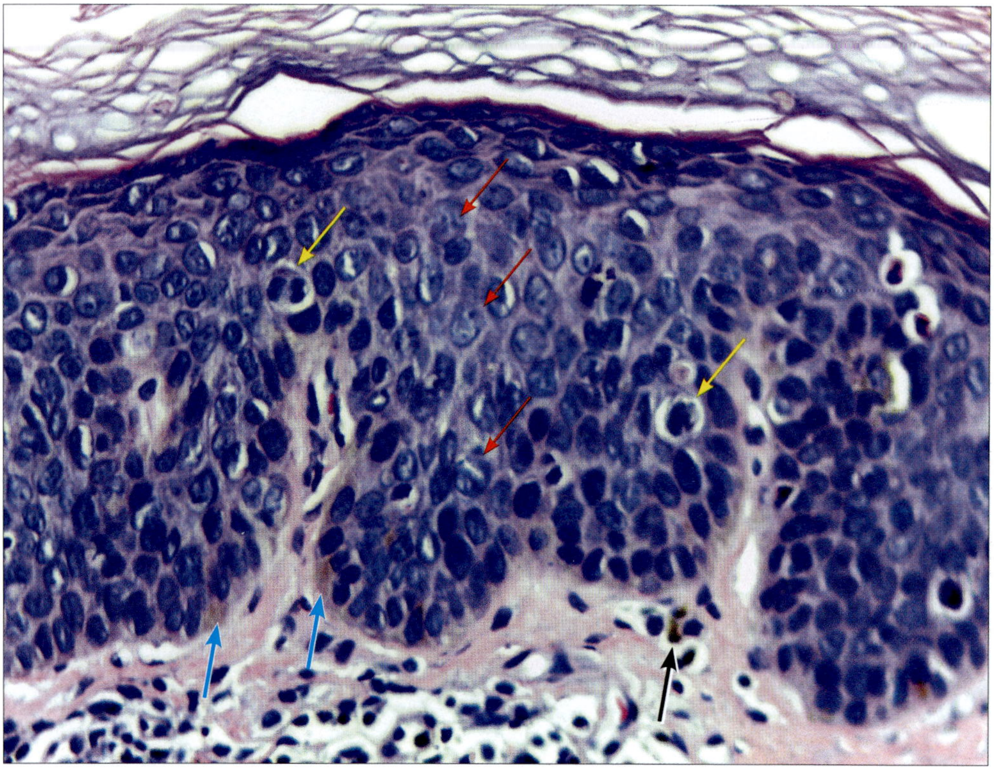

Foto 4 Desorganización epitelial y proliferación de queratinocitos atípicos (*flechas rojas*) que comprometen todo el espesor del epitelio, con presencia de figuras mitóticas (*flechas amarillas*). Incremento de la pigmentación melánica basal (*flechas celestes*) y un melanófago en dermis (*flecha negra*). Hematoxilina-eosina x400.

Diagnóstico

Carcinoma escamosos *in situ* pigmentado.

Mensaje clave

La dermatoscopia permite determinar que esta lesión pigmentada no es melanocítica (no se observa red de pigmento, glóbulos, patrón homogéneo ni sus combinaciones) y aporta características adicionales para llegar a la sospecha diagnóstica de CEC *in situ* pigmentado (puntos pigmentados de disposición lineal en la periferia y vasos puntiformes).

Bibliografía sugerida

Cameron A, Rosendahl C, Tschandl P, Riedl E, Kittler H. Dermatoscopy of pigmented Bowen's disease. J Am Acad Derm 2010; 62 (4): 597-604.

Peralta R, Cohen Sabban EN, Cabo HA. Dermatoscopia de lesiones no melanocíticas: carcinoma de células escamosas in situ-enfermedad de Bowen. Forma pigmentada. Derm Arg 2013; 19 (5).

Caso 8 | Daniela Hansman

Historia clínica del paciente	
Sexo	Femenino
Edad	78 años
Superficie	Plana
Lesión	Pigmentada
Diámetro máximo (mm)	9
Duración de la lesión	Desconocida
Historia de cambios morfológicos	No
Antecedentes personales de cáncer de piel	Melanoma
Antecedentes familiares de cáncer de piel	No
Fototipo de piel	II
Recuento total de nevos	> 100
Otros hallazgos clínicos	No

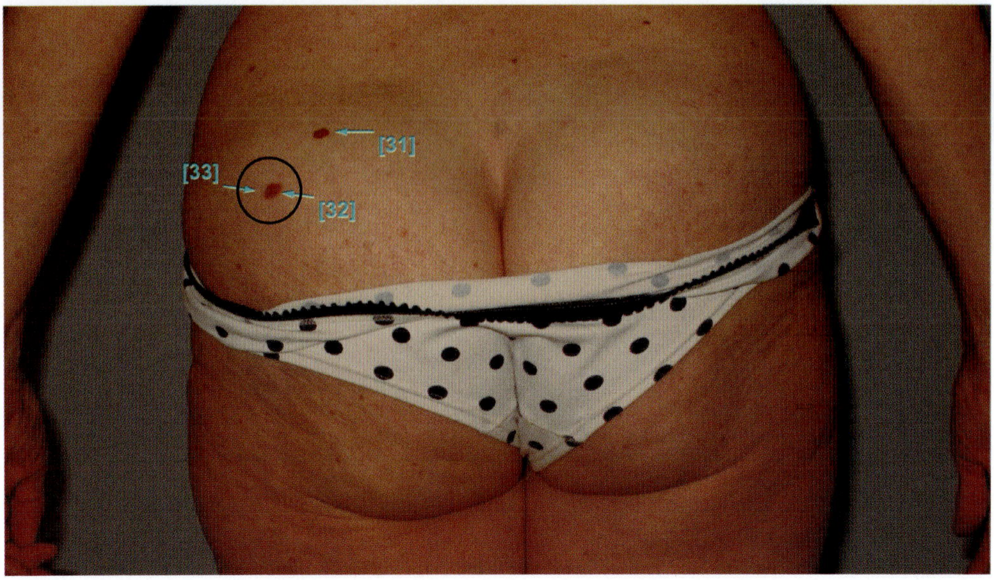

Foto 1 Presenta en el glúteo izquierdo dos nevos de gran tamaño y características clínicas similares.

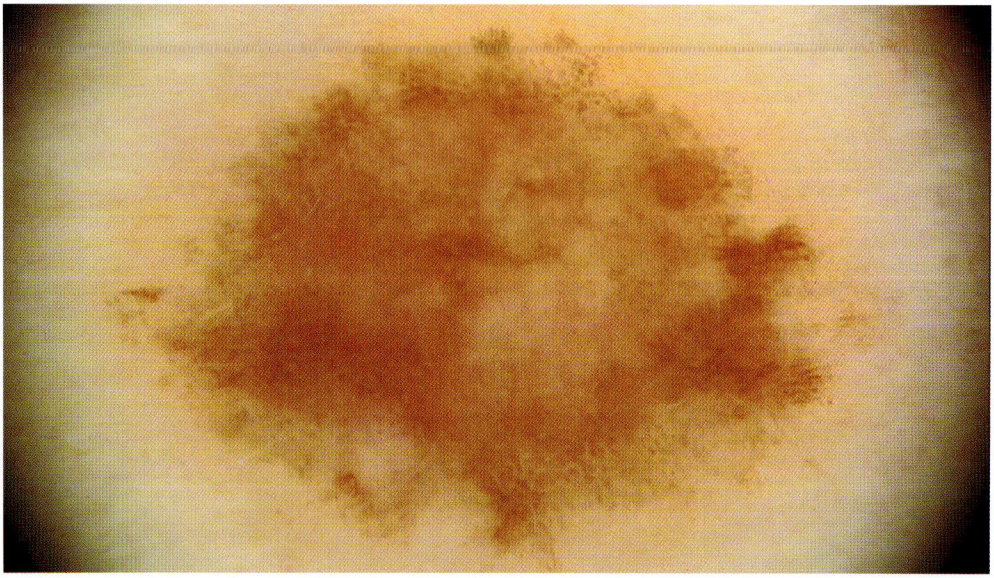

Foto 2 Dermatoscopia de la lesión 32/33.

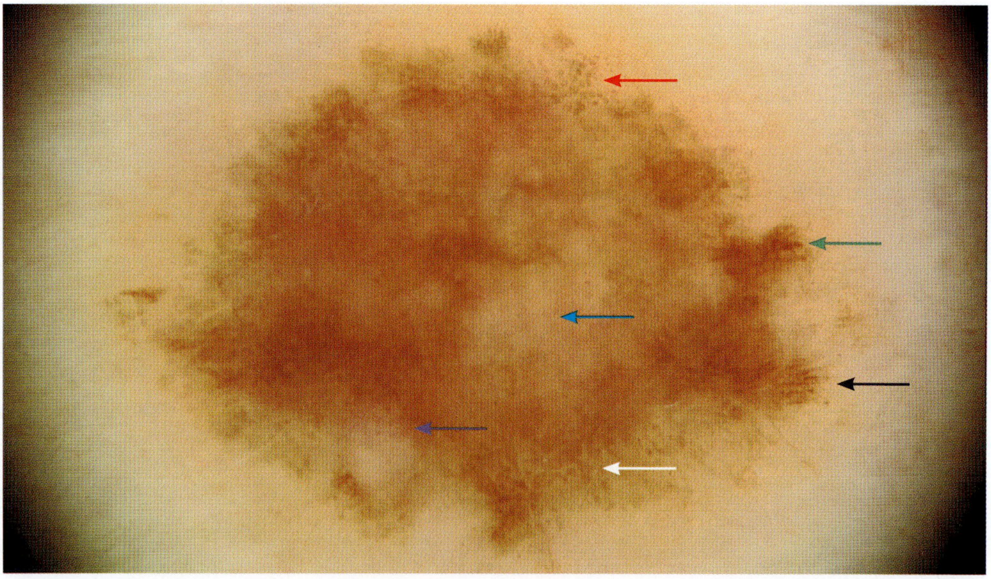

Foto 3 Lesión melanocítica dermatoscópicamente asimétrica donde se observa red negativa (*flecha blanca*); proyecciones lineales (*flecha negra*); áreas sin estructura (*flecha celeste*); puntos y glóbulos de disposición asimétrica (*flecha roja*); vasos puntiformes (*flecha violeta*); red de pigmento atípica (*flecha verde*).

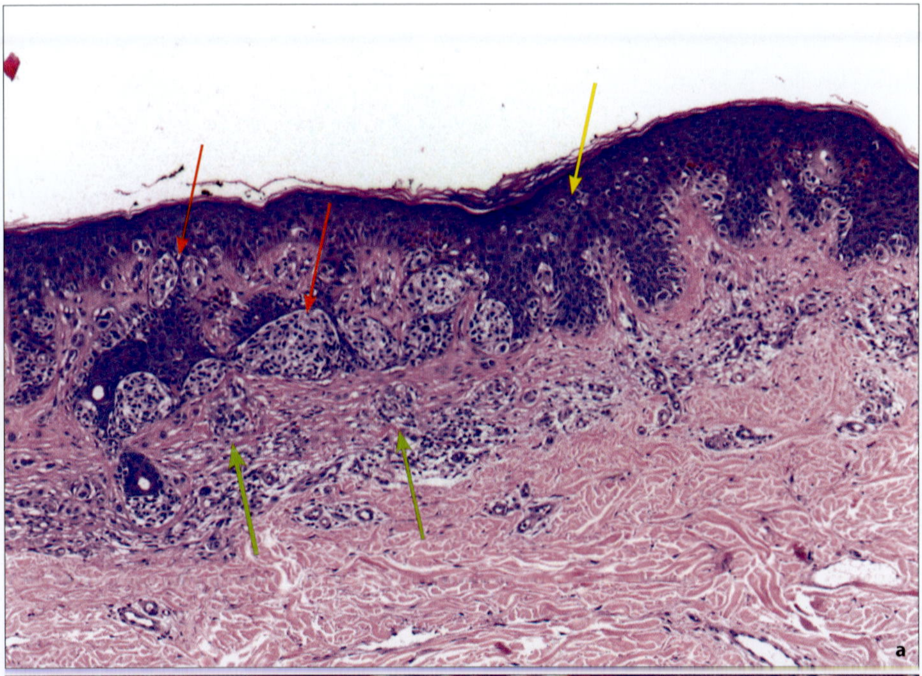

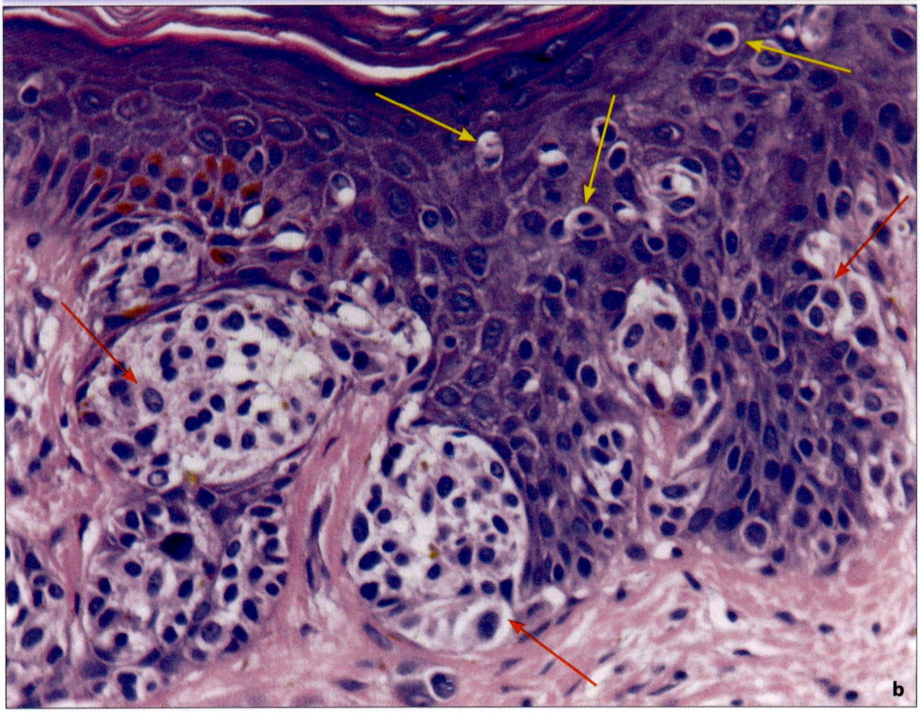

Foto 4 a Proliferación de células melanocíticas atípicas formando grandes nidos irregulares en la unión dermoepidérmica (*flechas rojas*), con dispersión pagetoide (*flecha amarilla*) y presencia de grupos que infiltran la dermis papilar (*flechas verdes*). En otros sectores de la lesión se observaba un nevo celular de la unión con gran displasia (no mostrado en la foto); (hematoxilina-eosina 100 aumentos). **b** Nidos de células melanocíticas atípicas con núcleos grandes y amplios citoplasmas eosinófilos (*flechas rojas*), con dispersión pagetoide (*flechas amarillas*). (Hematoxilina-eosina 400 aumentos).

Diagnóstico

Melanoma extensivo superficial epiteloide, no ulcerado, originado en nevo de la unión con displasia (Breslow 0,3 mm).

Mensaje clave

La dermatoscopia resulta una herramienta de suma utilidad para la detección de melanoma en los pacientes con múltiples nevos. Es importante mirar todos los nevos con dermatoscopio, ya que lesiones clínicamente similares pueden ser dermatoscópicamente diferentes. La dermatoscopia de la lesión 31 correspondía a un nevo con red típica que no fue biopsiado, en su seguimiento digital no presentó cambios.

Bibliografía sugerida

Rodríguez Saá S, Peralta R, Salerni G, Cohen Sabban EN, Cabo HA. Dermatoscopia del melanoma extensivo superficial. Dermat Arg 2017; 23 (3): 154-6.

Wolner ZJ, Yélamos O, Liopyris K, Rogers T, Marchetti MA, Marghoob AA. Enhancing Skin Cancer Diagnosis with Dermoscopy. Dermatol Clin 2017; 35 (4): 417-37.

Caso 9 | Federico Strambach

Historia clínica del paciente	
Sexo	Femenino
Edad	61 años
Superficie	Plana
Lesión	Pigmentada
Diámetro máximo (mm)	8
Duración de la lesión	1 año
Historia de cambios morfológicos	Crecimiento de lesión pigmentada de distintos colores ubicada en *hallux*
Antecedentes personales de cáncer de piel	No
Antecedentes familiares de cáncer de piel	No
Fototipo de piel	IV
Recuento total de nevos	10-50
Otros hallazgos clínicos	Única uña con melanoniquia longitudinal

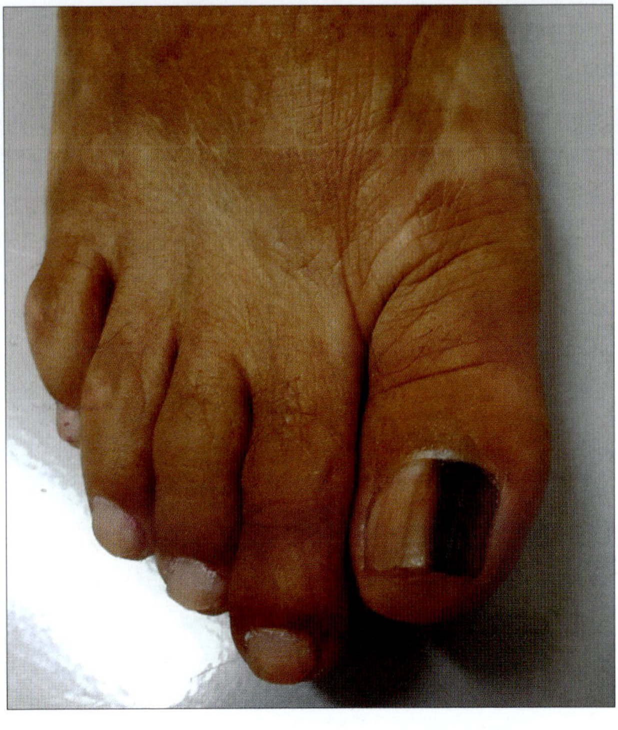

Foto 1 Imagen clínica, *hallux* del pie derecho. Banda pigmentada que compromete entre ⅓ y ⅔ de la lámina ungueal.

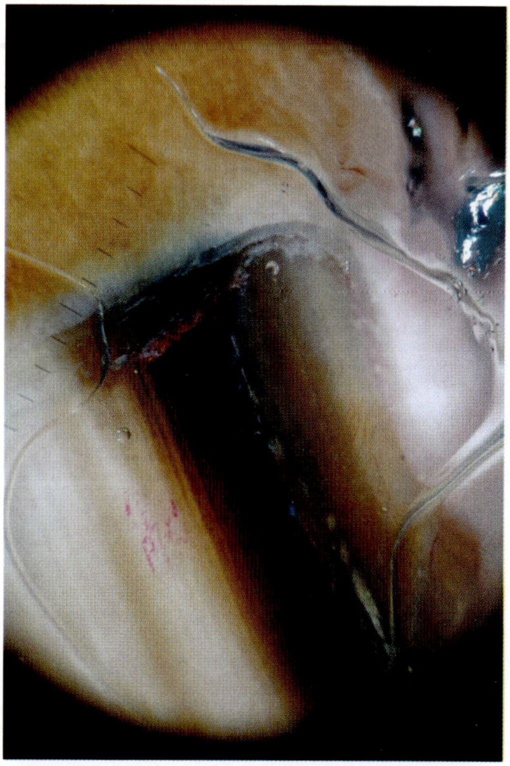

Foto 2 Imagen dermatoscópica.

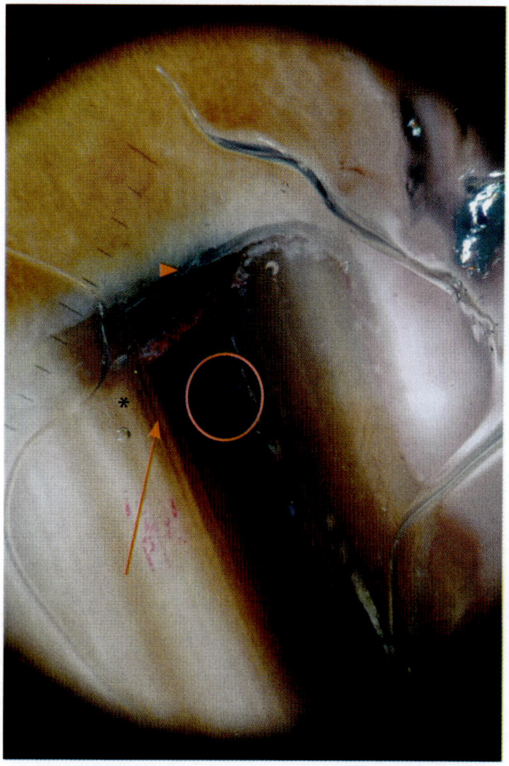

Foto 3 *Cabeza de flecha*: micro-Hutchinson. *Flecha*: pérdida de homogeneidad, tanto en el color como en el espesor de cada línea que componen la banda pigmentada. *Asterisco*: pigmentación granular. *Círculo*: presencia de colores negro y gris.

Diagnóstico

Melanoma *in situ* del aparato ungueal.

Mensaje clave

La pérdida de homogeneidad, tanto en el color como en el espesor de cada línea que componen la banda pigmentada, con colores negro y gris y el signo de micro-Hutchinson son claves en el diagnóstico del melanoma del aparato ungueal.

Bibliografía sugerida

Benati E, Ribero S, Longo C, et al. Clinical and dermoscopic clues to differentiate pigmented nail bands: an International Dermoscopy Society study. JEADV 2017; 31: 732-6.

Piraccini BM, Dika E, Fanti PA. Tips for diagnosis and treatment of nail pigmentation with practical algorithm. Dermatol Clin 2015; 33: 185-95.

Starace M, Dika E, Fanti PA, et al. Nail apparatus melanoma: dermoscopic and histopathologic correlations on a series of 23 patients from a single centre. JEADV 2018; 32: 164-73.

Caso 10 | Federico Strambach

Historia clínica del paciente	
Sexo	Femenino
Edad	48
Superficie	Plana
Lesión	Pigmentada
Diámetro máximo (mm)	12
Duración de la lesión	2 meses
Historia de cambios morfológicos	Aparición de la pigmentación secundario a un traumatismo
Antecedentes personales de cáncer de piel	No
Antecedentes familiares de cáncer de piel	No
Fototipo de piel	II
Recuento total de nevos	10-50
Otros hallazgos clínicos	No

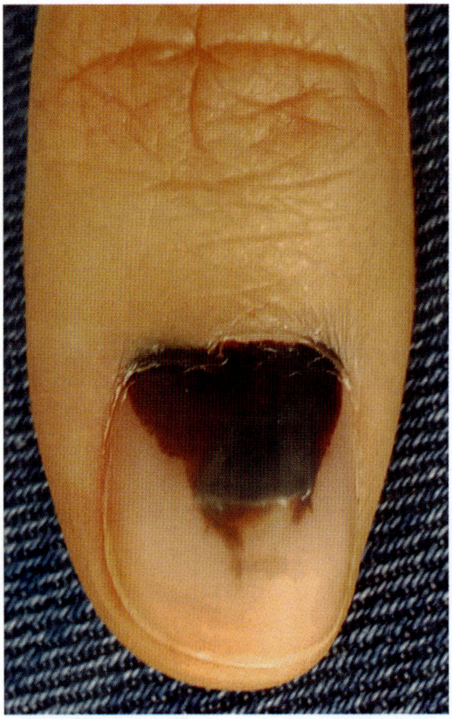

Foto 1 Imagen clínica. Uña del dedo pulgar izquierdo.

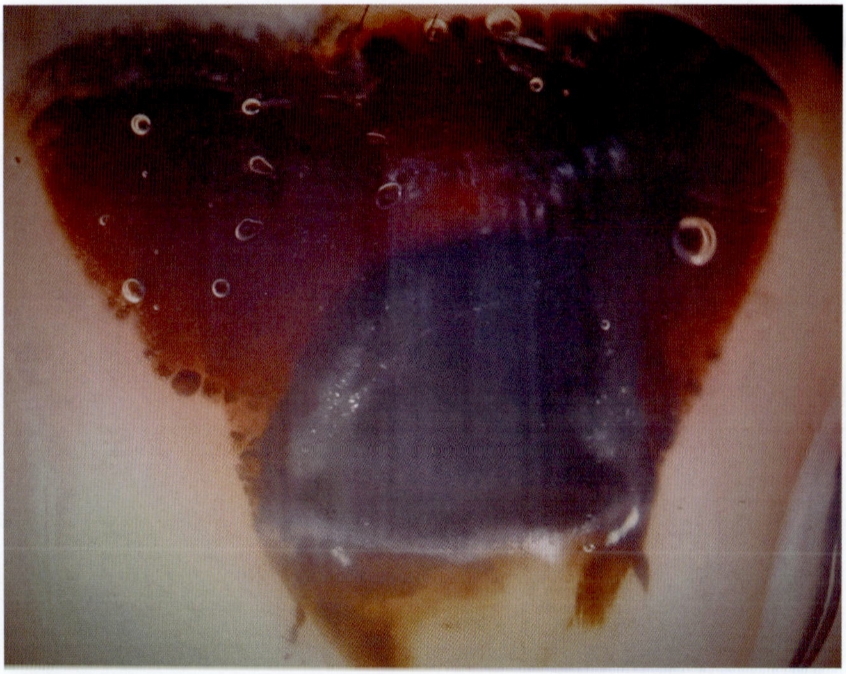

Foto 2 Imagen dermatoscópica.

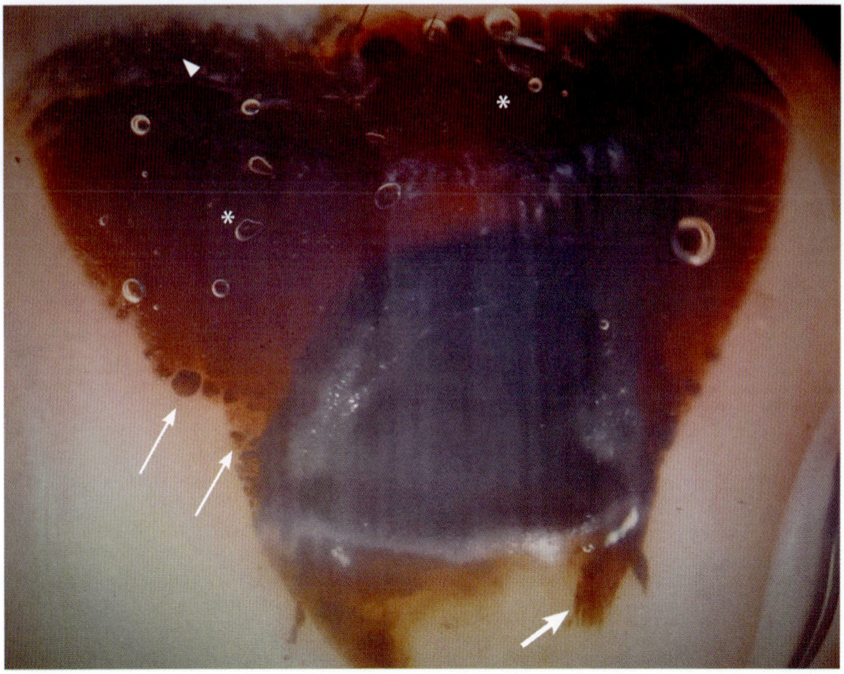

Foto 3 Imagen dermatoscópica. *Asteriscos*: pigmentación homogénea/patrón homogéneo rojo-violácea. *Flechas*: glóbulos/terrones rojo-violáceos, periféricos. *Cabeza de flecha*: hemorragia periungueal. *Flecha gruesa*: proyecciones.

Diagnóstico

Hematoma subungueal.

Mensaje clave

La pigmentación homogénea/patrón homogéneo rojo-violáceo, los glóbulos/terrones rojo-violáceos, periféricos y las líneas rojizas perpendiculares al lecho ungueal junto con los cambios de color por la oxidación de la hemoglobina y en algunos casos el antecedente de un traumatismo son claves en el diagnóstico.

Bibliografía sugerida

Mun JH, Kim GW, Jwa SW. Dermoscopy of subungual haemorrhage: its usefulness in differential diagnosis from nail-unit melanoma. British Journal of Dermatology 2013; 168: 1224-9.

Thomas L, Dalle S. Dermoscopy provides useful information for the management of melanonychia striata. Dermatol Ther 2007; 20 (1): 3-10.

Caso 11 | Gabriel Salerni

Historia clínica del paciente	
Sexo	Masculino
Edad	53 años
Superficie	Plana
Lesión	Pigmentada
Diámetro máximo (mm)	7,2
Duración de la lesión	Desconocida
Historia de cambios morfológicos	No
Antecedentes personales de cáncer de piel	No
Antecedentes familiares de cáncer de piel	No
Fototipo de piel	II
Recuento total de nevos	> 100
Otros hallazgos clínicos	No

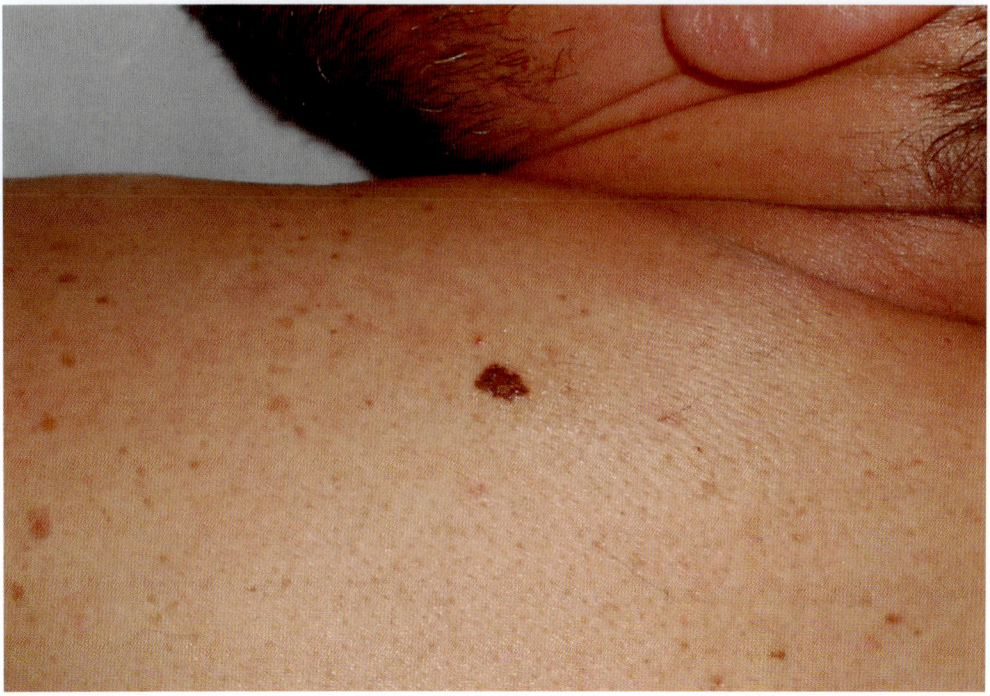

Foto 1 Imagen clínica que muestra una lesión localizada en el dorso. La lesión es plana, de tonalidad marrón oscura, de bordes irregulares y límites netos.

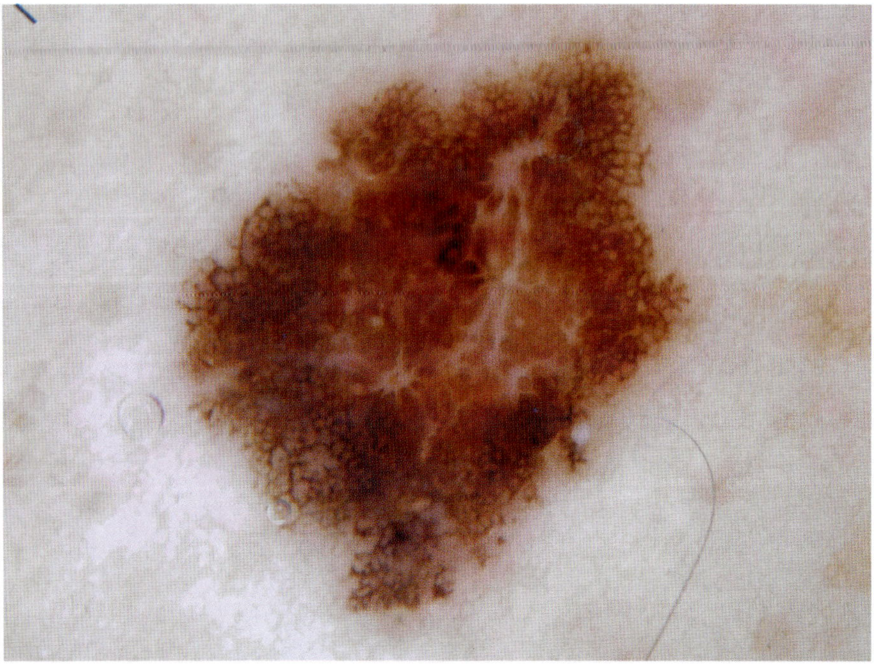

Foto 2 Imagen dermatoscópica. Lesión melanocítica policroma con patrón multicomponente, con red de pigmento atípica, de terminación abrupta en la periferia y red de pigmento negativa.

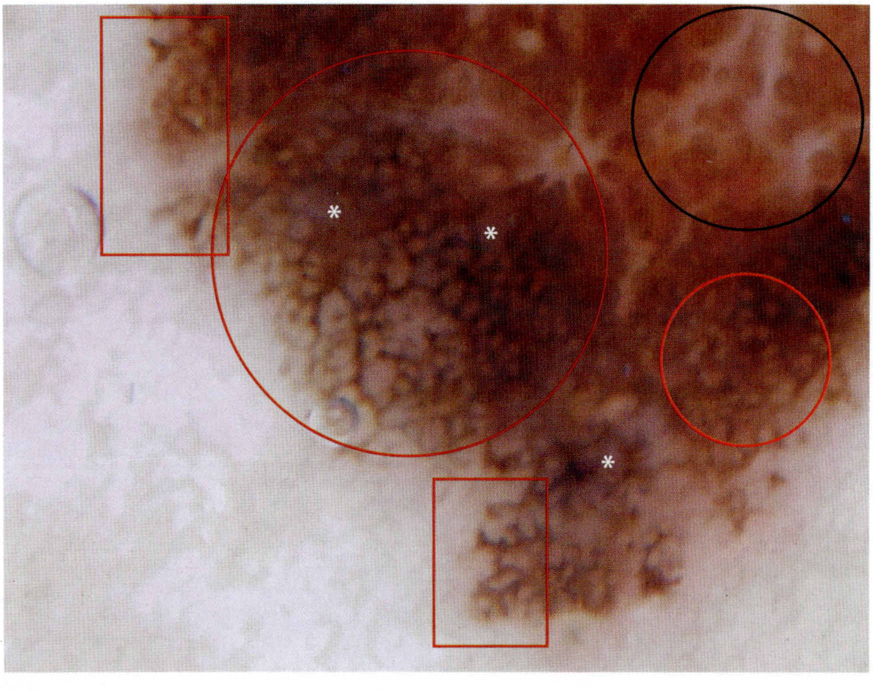

Foto 3 En detalle se observa una red de pigmento atípica con orificios de diferente tamaño y líneas de diferentes color y grosor (*círculos rojos*). Se observan también proyecciones en periferia (*rectángulos*), red de pigmento negativa (*círculo negro*) y presencia de pigmentación azul (*asteriscos*).

Diagnóstico

Melanoma extensivo superficial (Breslow 0,7 mm).

Mensaje clave

El patrón morfológico general de la red de pigmento negativa, su distribución irregular y su ubicación periférica podrían utilizarse como pistas adicionales para el diagnóstico de melanoma, junto con el patrón multicomponente y la pigmentación asimétrica.

Bibliografía sugerida

Pizzichetta MA, Canzonieri V, Soyer PH, et al. Negative pigment network and shiny white streaks: a dermoscopic-pathological correlation study. Am J Dermatopathol 2014; 36 (5): 433-8.

Pizzichetta MA, Talamini R, Marghoob AA, et al. Negative pigment network: an additional dermoscopic feature for the diagnosis of melanoma. J Am Acad Dermatol 2013; 68 (4): 552-9.

Caso 12 | Gabriel Salerni

Historia clínica del paciente	
Sexo	Masculino
Edad	17 años
Superficie	Plana
Lesión	Pigmentada
Diámetro máximo (mm)	5,2
Duración de la lesión	10 días
Historia de cambios morfológicos	No
Antecedentes personales de cáncer de piel	No
Antecedentes familiares de cáncer de piel	No
Fototipo de piel	III
Recuento total de nevos	10-50
Otros hallazgos clínicos	El paciente practica futbol, no recuerda trauma específico

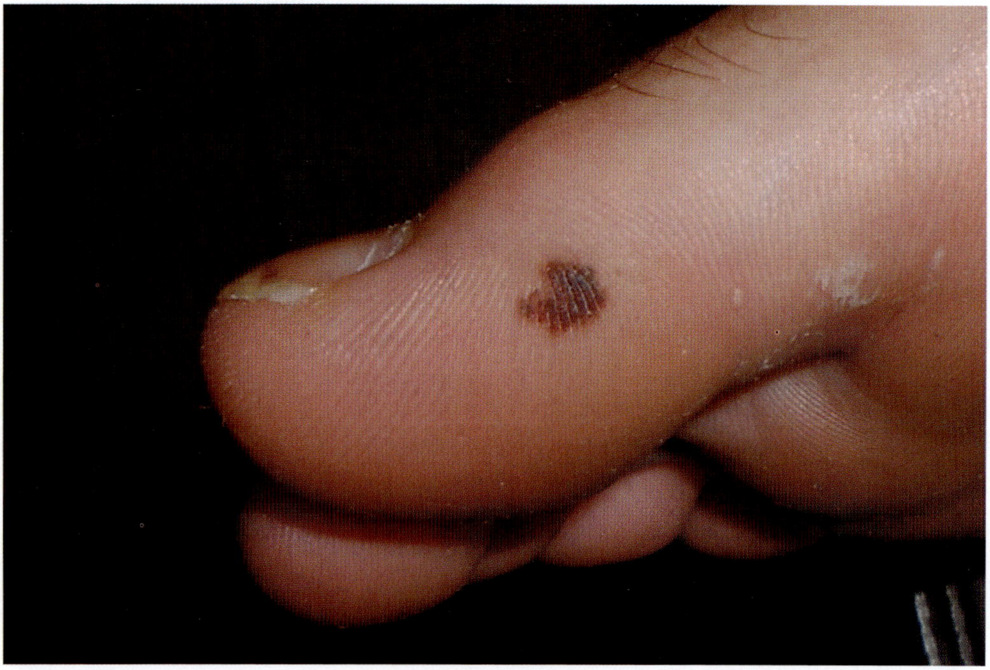

Foto 1 Lesión pigmentada, plana, de tonalidad marrón-rojiza, discretamente heterogénea, de límites netos y bordes irregulares. Localizada en la cara interna de *hallux* derecho.

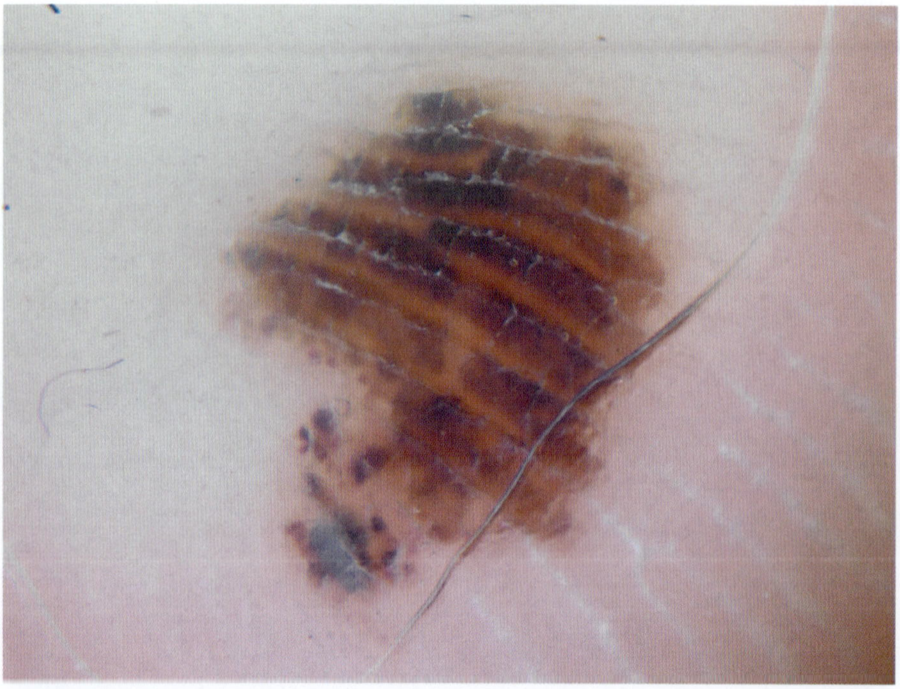

Foto 2 Imagen dermatoscópica.

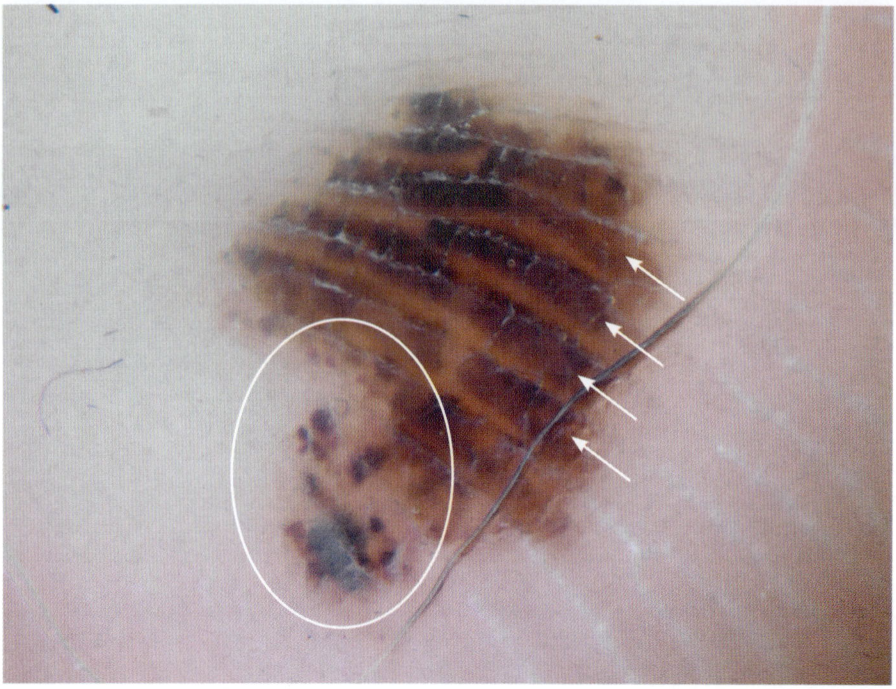

Foto 3 Imagen dermatoscópica que muestra una lesión con tonalidad marrón-rojiza de límites netos, con áreas de pigmentación azul-negruzca. Se observan patrón paralelo de la cresta (*flechas*) y glóbulos en la periferia de la lesión (*óvalo*).

Diagnóstico

Hematoma subcórneo.

Mensaje clave

Las características dermatoscópicas de los hematomas subcórneos pueden ser similares a las observadas en las lesiones melanocíticas acrales. Sin embargo, en la mayoría de los casos, el diagnóstico correcto puede facilitarse por la presencia de pigmentación homogénea de tonalidad rojo-negruzca, a menudo en combinación con glóbulos satélites. Una prueba de curetaje positiva puede considerarse como una pista diagnóstica adicional.

Bibliografía sugerida

Scope A, Benvenuto-Andrade C, Agero AL, Marghoob AA. Nonmelanocytic lesions defying the two-step dermoscopy algorithm. Dermatol Surg 2006; 32 (11): 1398-406.

Zalaudek I, Argenziano G, Soyer HP, Saurat JH, Braun RP. Dermoscopy of subcorneal hematoma. Dermatol Surg 2004; 30 (9): 1229-32.

Caso 13 | Gabriel Salerni

Historia clínica del paciente	
Sexo	Femenino
Edad	86 años
Superficie	Plana
Lesión	Pigmentada
Diámetro máximo (mm)	7,1
Duración de la lesión	Desconocido
Historia de cambios morfológicos	No
Antecedentes personales de cáncer de piel	Melanoma múltiple
Antecedentes familiares de cáncer de piel	No
Fototipo de piel	II
Recuento total de nevos	50-100
Otros hallazgos clínicos	Marcado daño actínico

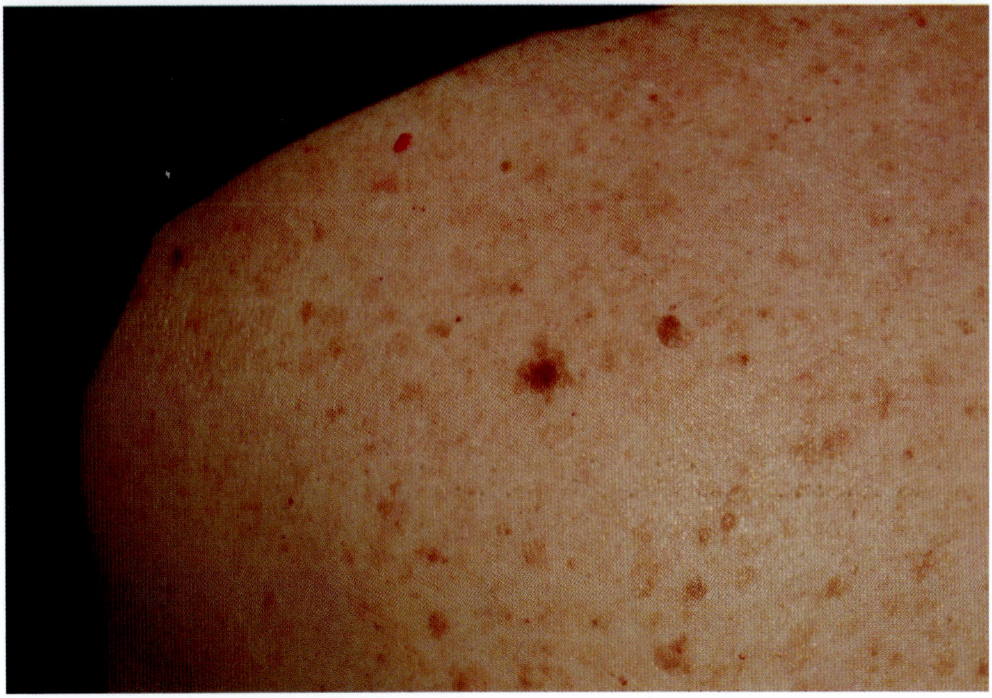

Foto 1 Lesión pigmentada en la región escapular izquierda. La lesión muestra color marrón oscuro en el centro y marrón claro en la periferia, los límites son difusos y los bordes irregulares.

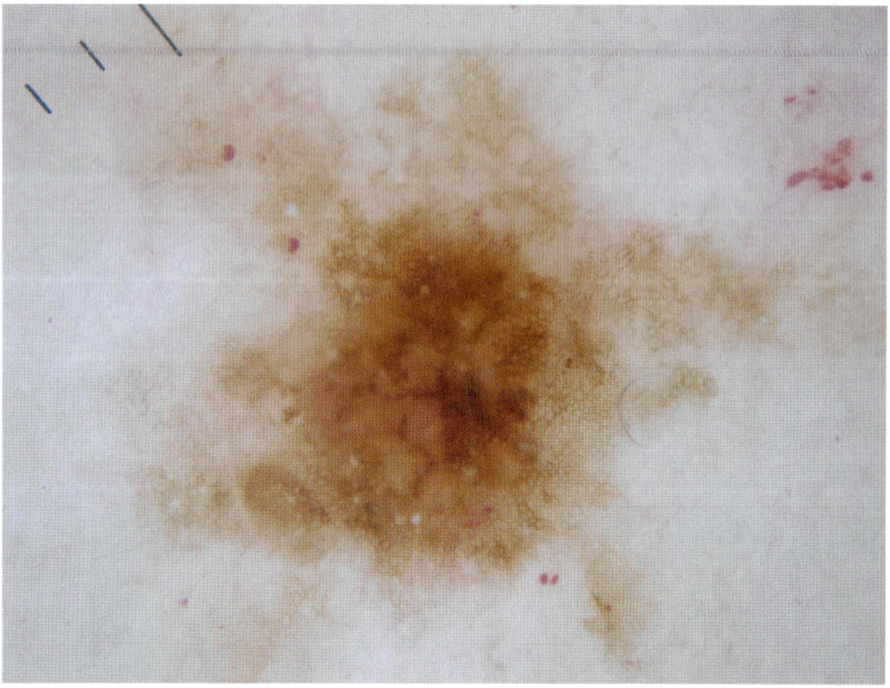

Foto 2 Imagen dermatoscópica.

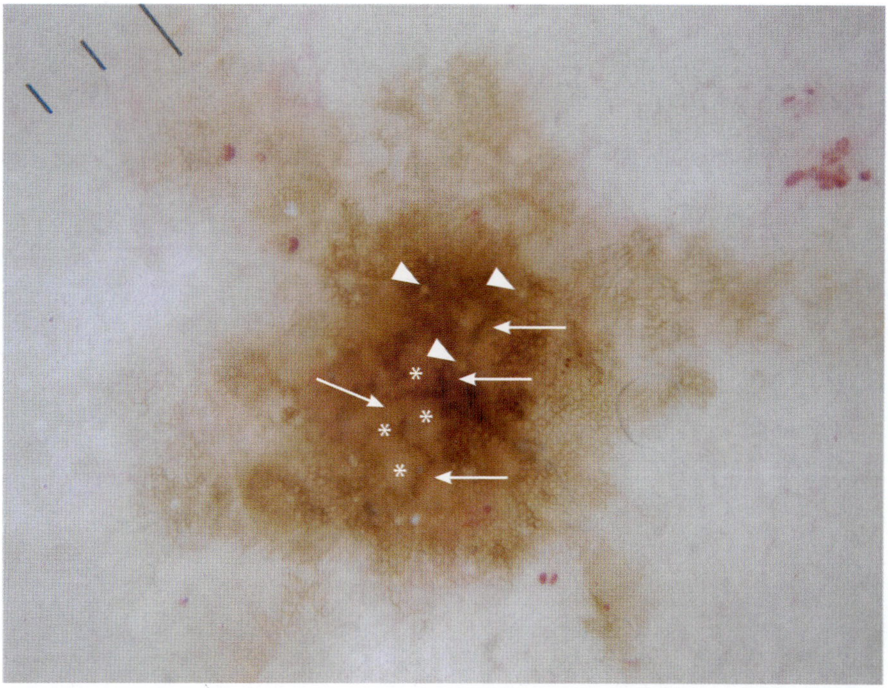

Foto 3 En la dermatoscopia se observan red de pigmento en la periferia de la lesión, líneas anguladas o polígonos en el centro de la lesión (*flechas*), áreas sin estructura de tonalidad grisácea (*asteriscos*) y pigmentación folicular asimétrica (*puntas de flecha*).

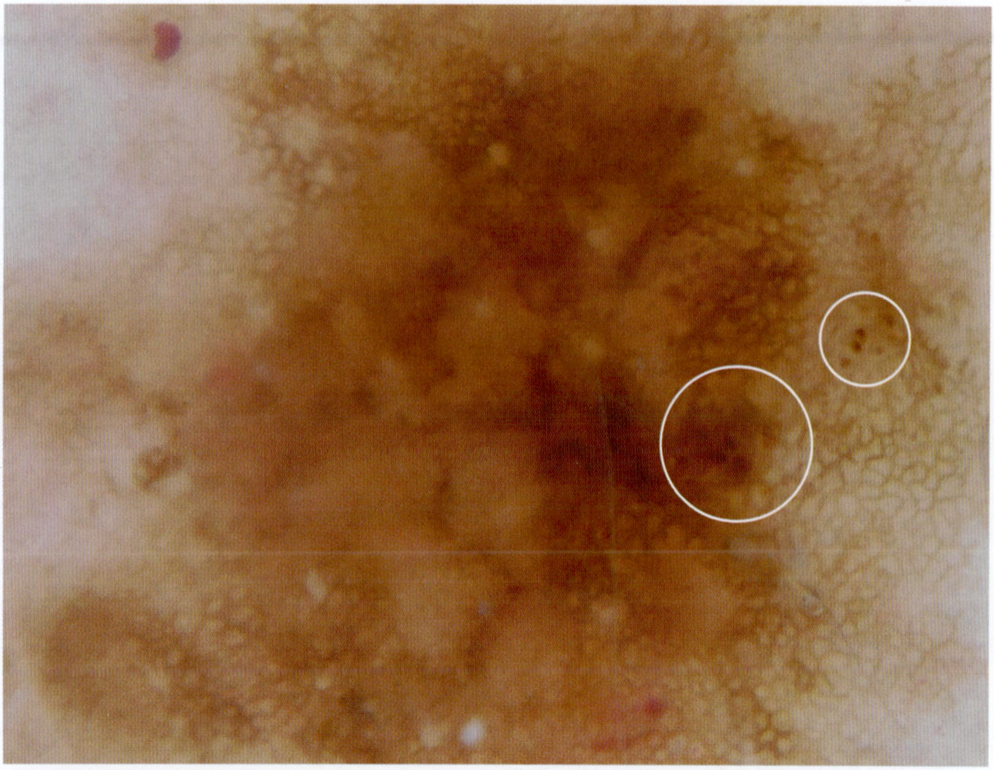

Foto 4 Imagen dermatoscópica (acercamiento). Glóbulos de distribución irregular (*círculos*).

Diagnóstico

Lentigo maligno extrafacial (melanoma *in situ*).

Mensaje clave

Los melanomas de la piel fotodañada pueden compartir algunas características dermatoscópicas con los melanomas ubicados en la piel del rostro. Las estructuras más frecuentemente observadas en los melanomas de piel fotodañada incluyen granularidad, líneas anguladas y agregados atípicos de puntos. También pueden observarse red de pigmento atípica, hiperpigmentación perifolicular asimétrica, áreas de tonalidad marrón-grisácea sin estructura y áreas símil cicatriz.

Bibliografía sugerida

Jaimes N, Marghoob AA, Rabinovitz H, et al. Clinical and dermoscopic characteristics of melanomas on nonfacial chronically sun-damaged skin. J Am Acad Dermatol 2015; 72: 1027-35.

Keir J. Dermatoscopic features of cutaneous non-facial and non-acral lentiginous growth pattern melanomas. Dermatol Pract Concept 2014; 4: 13.

Caso 14 | Gabriel Salerni

Historia clínica del paciente	
Sexo	Masculino
Edad	38 años
Superficie	Nodular
Lesión	Pigmentada
Diámetro máximo (mm)	11
Duración de la lesión	6 meses
Historia de cambios morfológicos	Crecimiento
Antecedentes personales de cáncer de piel	No
Antecedentes familiares de cáncer de piel	No
Fototipo de piel	III
Recuento total de nevos	10-50
Otros hallazgos clínicos	No

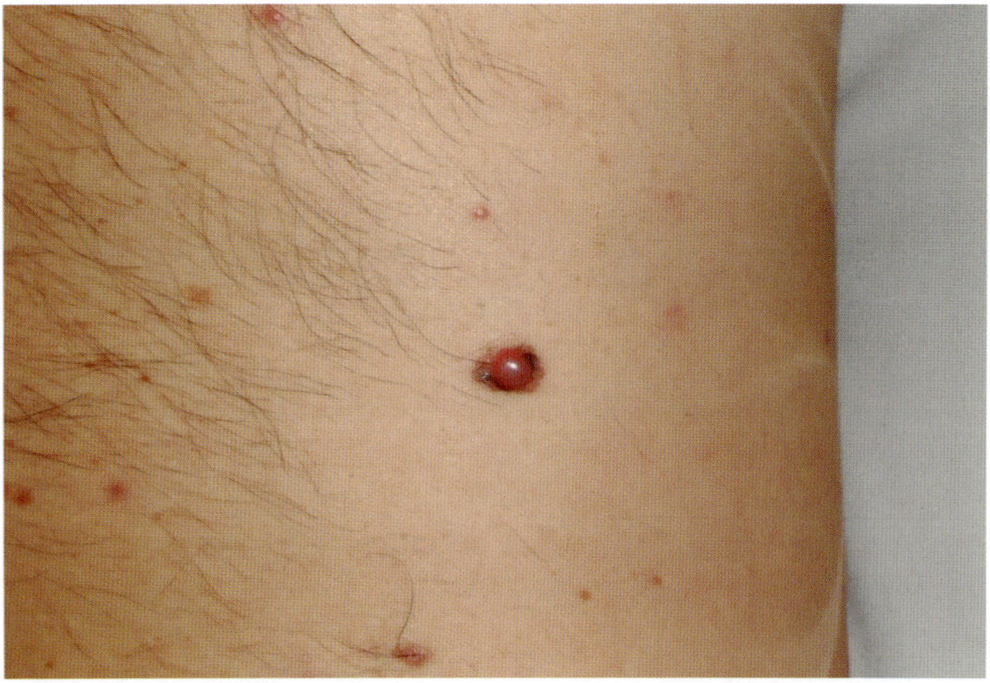

Foto 1 Lesión con área nodular central de color rojizo, con áreas pigmentadas irregulares planas en la periferia en región infraescapular derecha.

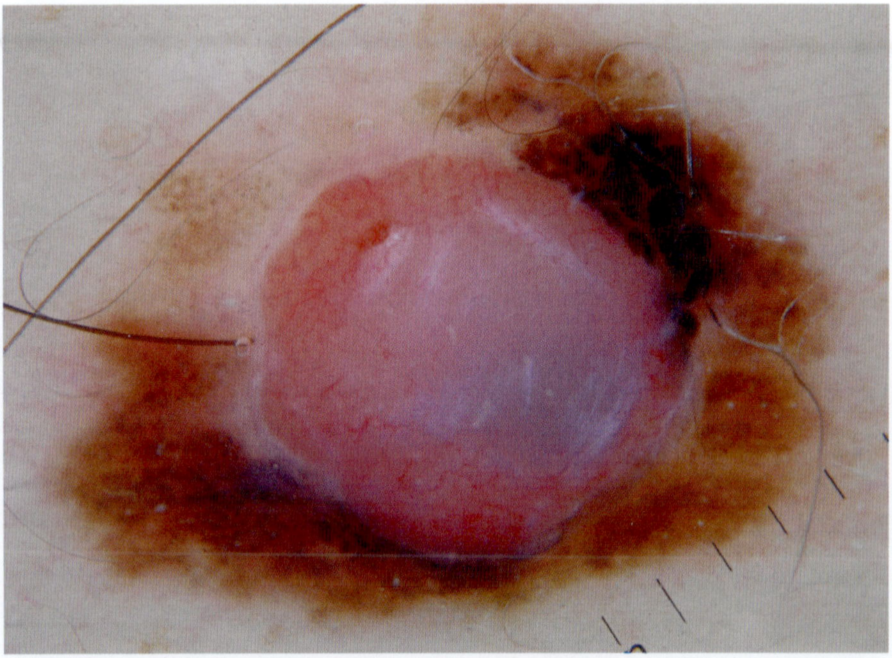

Foto 2 Imagen dermatoscópica.

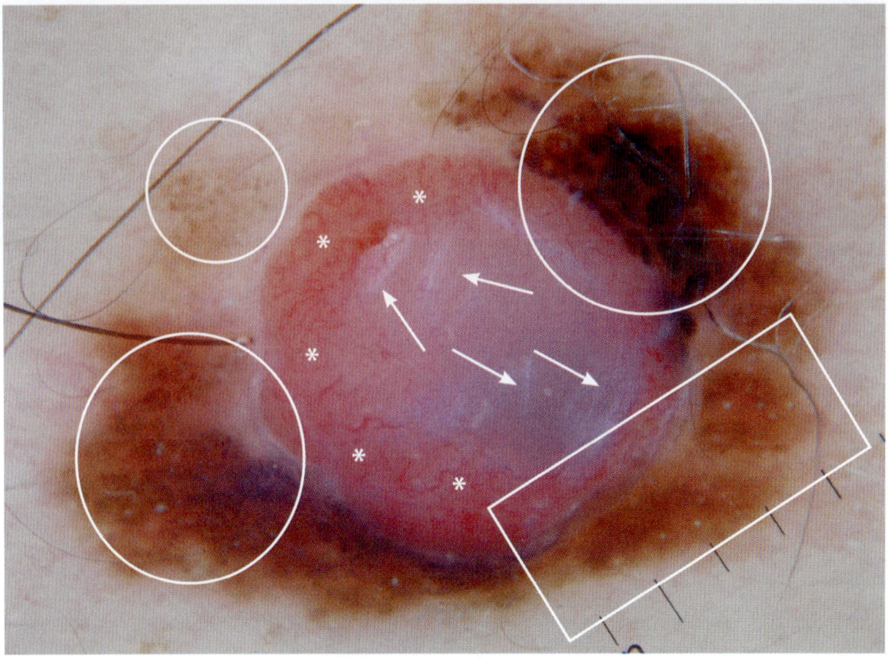

Foto 3 Lesión con patrón multicomponente. Se observan glóbulos atípicos, de diferente tamaño, forma y color, de distribución irregular (*círculos*) y red de pigmento discretamente irregular (*rectángulo*). En el centro de la lesión se observa un área nodular acrómica, con área central sin estructura de color rosado, con algunas estructuras blancas brillantes (*flechas*) y gran cantidad de vasos lineales irregulares en el contorno (*asteriscos*).

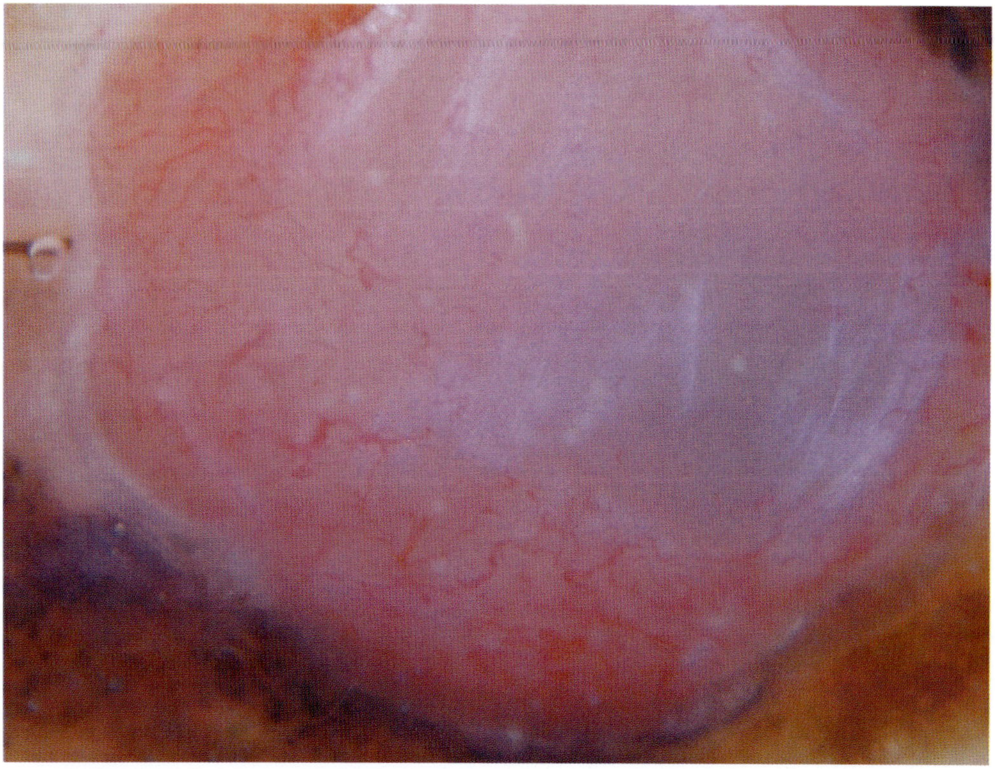

Foto 4 Detalle del área nodular con un área sin estructura rosada en el centro y vasos lineales irregulares en la periferia.

Diagnóstico

Melanoma extensivo superficial con fase de crecimiento vertical (Breslow 1,5 mm).

Mensaje clave

La dermatoscopia puede ser útil para mejorar el reconocimiento de melanoma nodular pigmentado al mostrar pigmentación asimétrica, áreas pigmentadas de color azul-negro, patrón desestructurado y estructuras vasculares anormales, incluidos vasos polimorfos, glóbulos/áreas de color rojo lechoso y áreas rojas sin estructura.

Bibliografía sugerida

Menzies SW, Moloney FJ, Byth K, et al. Dermoscopic evaluation of nodular melanoma. JAMA Dermatol 2013; 149 (6): 699-709.

Zalaudek I, Kreusch J, Giacomel J, et al. How to diagnose nonpigmented skin tumors: a review of vascular structures seen with dermoscopy: part II. Nonmelanocytic skin tumors. J Am Acad Dermatol 2010; 63 (3): 377-86, quiz 387-8.

Caso 15 | Gabriela Álvarez Pérez

Historia clínica del paciente	
Sexo	Masculino
Edad	11 años
Superficie	Palpable
Lesión	Pigmentada
Diámetro máximo (mm)	10
Duración de la lesión	3 meses
Historia de cambios morfológicos	No
Antecedentes personales de cáncer de piel	No
Antecedentes familiares de cáncer de piel	No
Fototipo de piel	III
Recuento total de nevos	< 10
Otros hallazgos clínicos	No

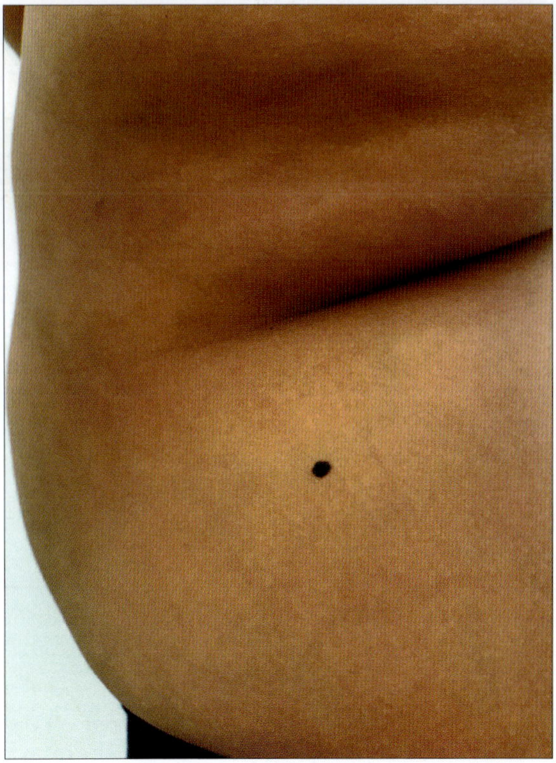

Foto 1 Lesión pigmentada en el flanco izquierdo, de color negro, de bordes bien definidos.

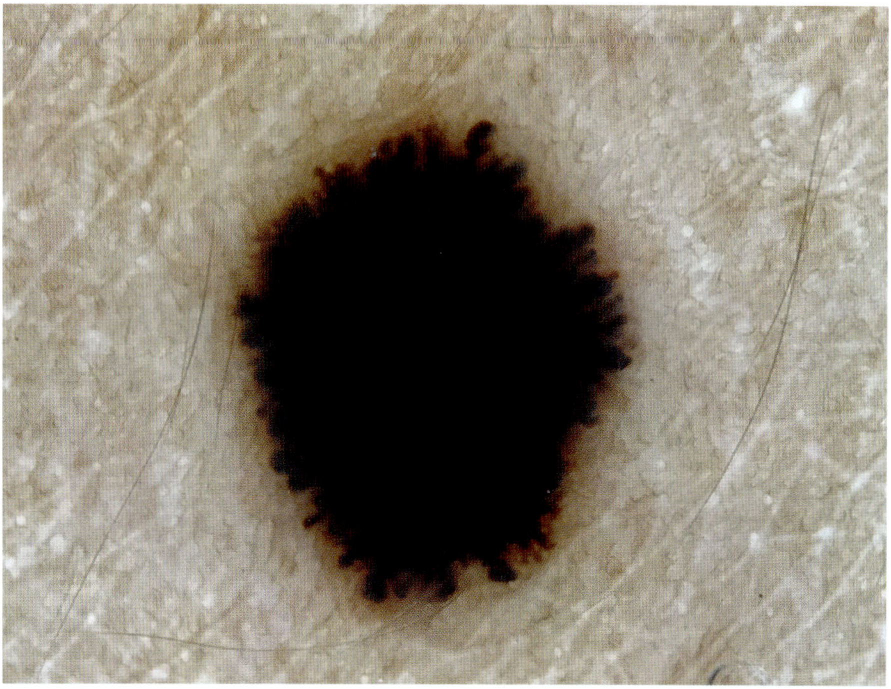

Foto 2 Imagen dermatoscópica.

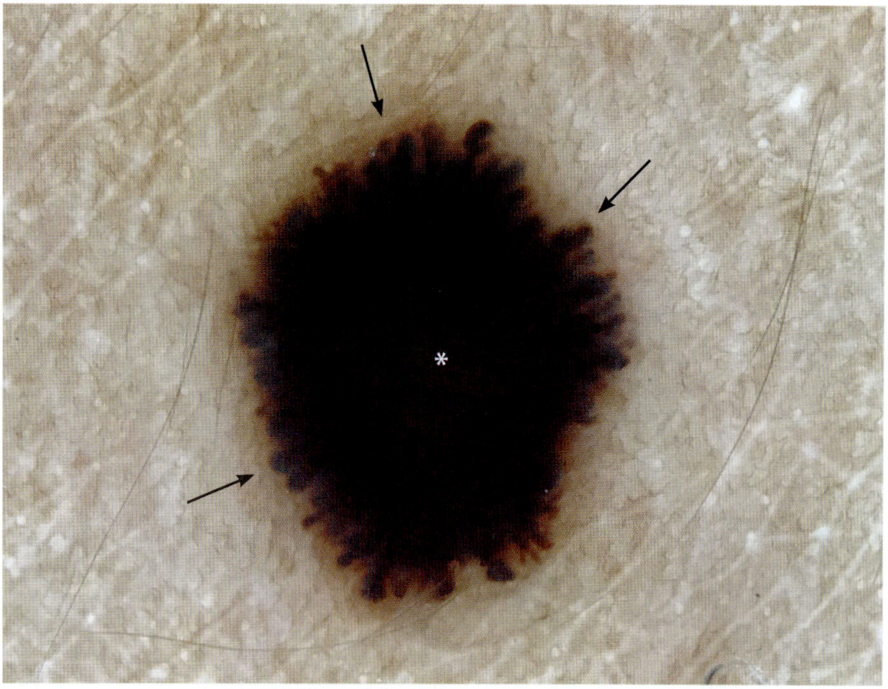

Foto 3 En la imagen dermatoscópica se observa una pigmentación central homogénea azul-negruzca (*asterisco*) y proyecciones radiales de distribución regular: patrón en estallido (*flechas*).

Diagnóstico

Nevo de Spitz.

Mensaje clave

La característica dermatoscópica típica del nevo de Spitz es el patrón en estallido (patrón homogéneo central con proyecciones radiales de distribución regular en la periferia). En los adultos es importante diferenciarlo del melanoma, el cual se caracteriza por la distribución irregular de las proyecciones radiales.

Bibliografía sugerida

Cabo H. Nevo de Spitz. En: Cabo H. Dermatoscopía. 2º ed. Buenos Aires: Ediciones Journal, 2012; p. 175-85.

Peralta R, et al. Dermatoscopía de lesiones melanocíticas nevo de Spitz/nevo de Reed. Rev Arg Dermat 2012; 18 (1): 76-7.

Caso 16 | Gabriela Álvarez Pérez

Historia clínica del paciente	
Sexo	Masculino
Edad	2 años
Superficie	Plana
Lesión	Pigmentada
Diámetro máximo (mm)	-
Duración de la lesión	Congénita
Historia de cambios morfológicos	Oscurecimiento y extensión a pliegues periungueales
Antecedentes personales de cáncer de piel	No
Antecedentes familiares de cáncer de piel	No
Fototipo de piel	III
Recuento total de nevos	< 10
Otros hallazgos clínicos	No

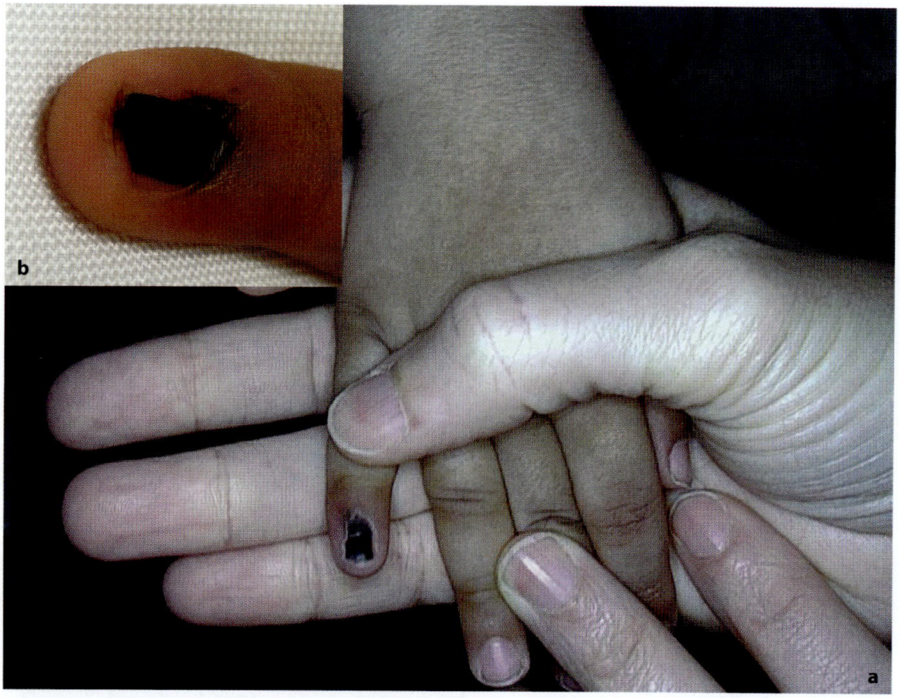

Foto 1 Imagen clínica. Melanoniquia ungueal total y pigmentación periungueal en el quinto dedo de la mano derecha (**a**) y acercamiento (**b**).

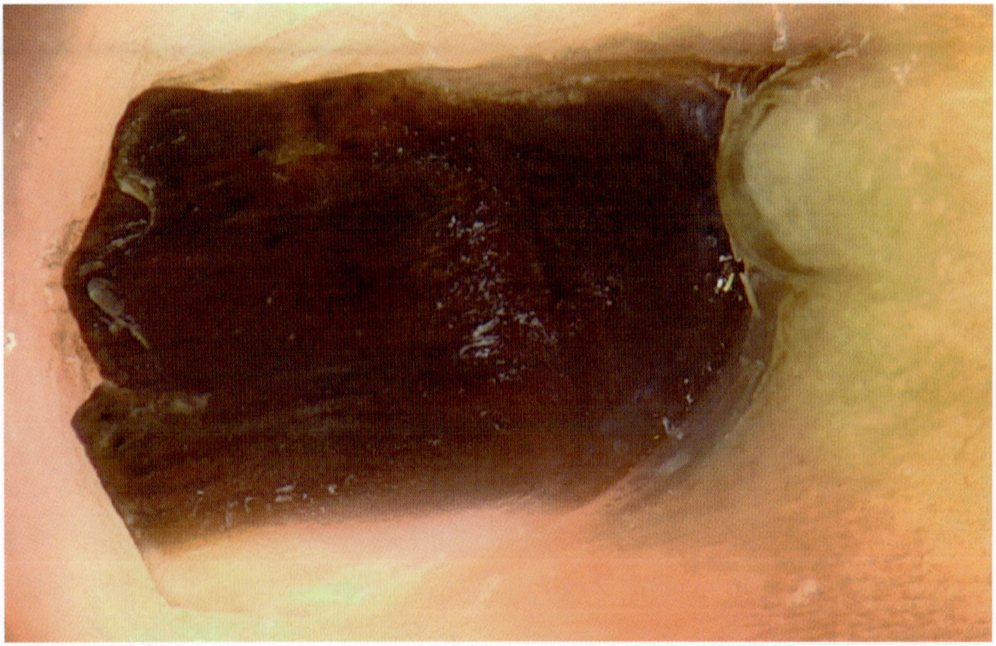

Foto 2 Imagen dermatoscópica

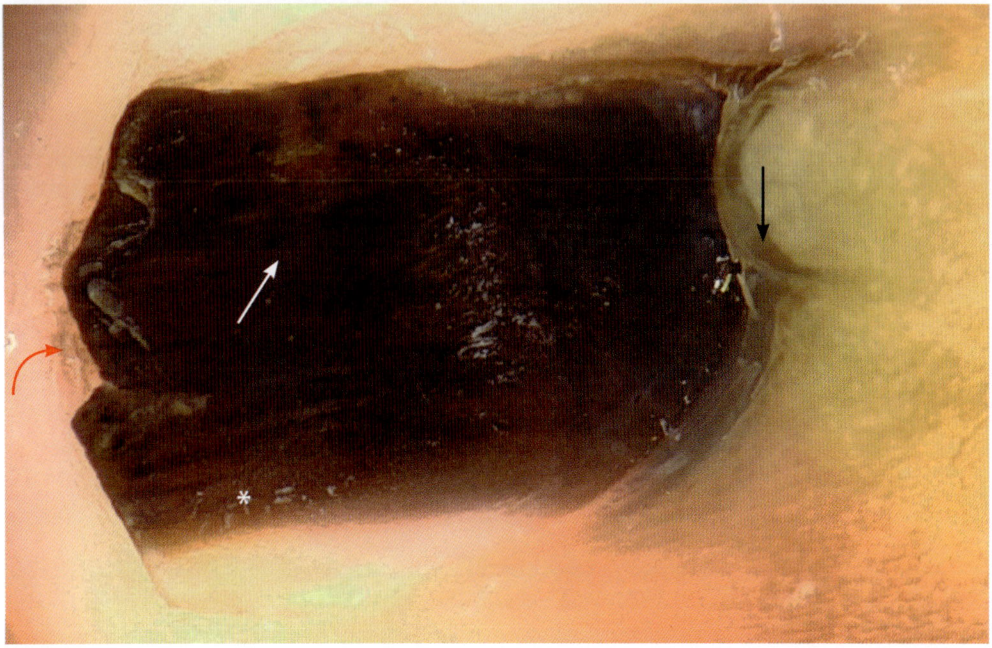

Foto 3 En la imagen dermatoscópica se observa pigmentación negra de fondo, líneas longitudinales irregulares (*asterisco*), glóbulos de pigmento (*flecha blanca*), seudosigno de Hutchinson (*flecha negra*) y pigmentación fibrilar periungueal (*flecha curva roja*).

Diagnóstico

Nevo melanocítico congénito ungueal.

Mensaje clave

El nevo melanocítico congénito ungueal suele presentar varios signos clínicos y dermatoscópicos que pueden confundirse con melanoma, tales como el seudosigno de Hutchinson, líneas pigmentadas regulares e irregulares, puntos, glóbulos y pigmentación fibrilar periungueal. Se sugiere no realizar biopsia de la matriz ungueal y hacer un seguimiento digital.

Bibliografía sugerida

Ohn J, et al. Dermoscopic featuresof nail matrix nevus in adults and children: A comparative analysis. J Am Acad Dermatol 2016; 75 (3): 535-40.

Sawada M, et al. Long term digital monitoring in the diagnosis and management of congenital nevi of the nail apparatus showing pseudo-Hutchinson's sign. Dermatol Pract Concept 2014; 4 (2): 7.

Caso 17 | Giselle Claros

Historia clínica del paciente	
Sexo	Masculino
Edad	56 años
Superficie	Plana
Lesión	Pigmentada
Diámetro máximo (mm)	7
Duración de la lesión	Incierta
Historia de cambios morfológicos	Sí, pero el paciente no recuerda los cambios
Antecedentes personales de cáncer de piel	Lentigo maligno de Hutchinson (LMH) en el cuero cabelludo
Antecedentes familiares de cáncer de piel	Melanoma maligno (MM) materno
Fototipo de piel	II
Recuento total de nevos	50-100
Otros hallazgos clínicos	Fotodaño

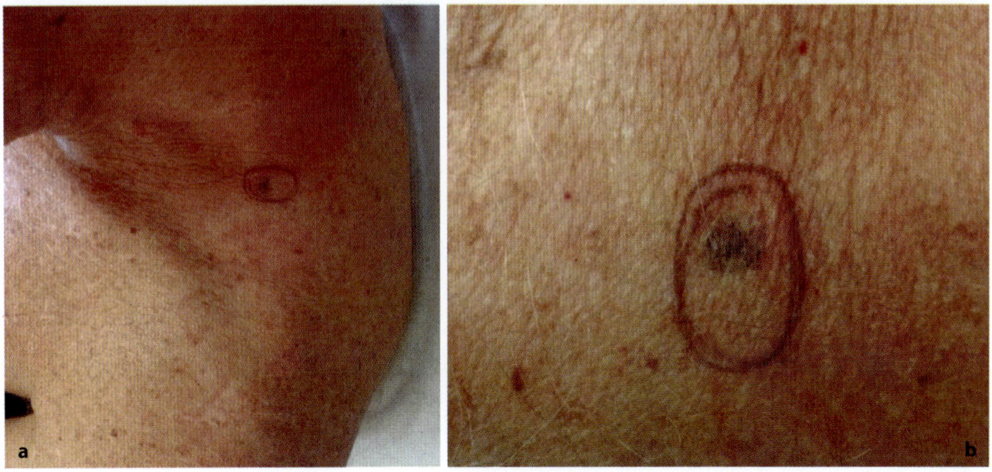

Foto 1 Lesión pigmentada asintomática localizada en la región supraclavicular izquierda de 7 mm de diámetro. Imagen clínica (**a**) y acercamiento (**b**).

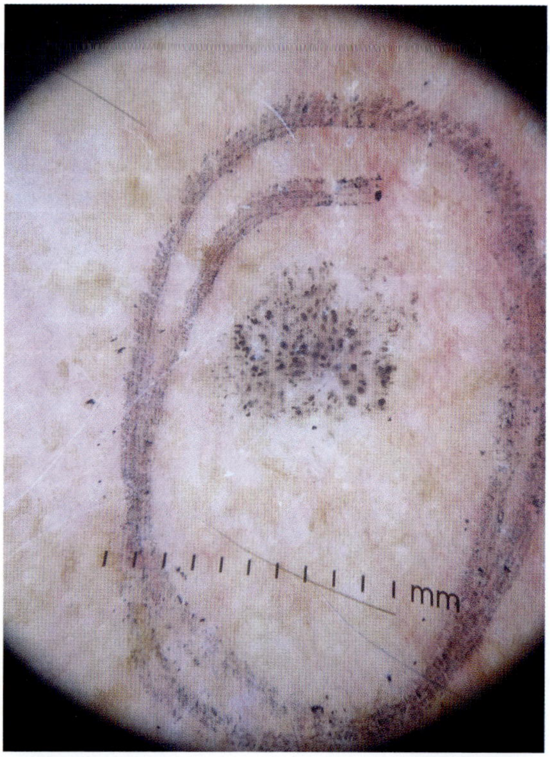

Foto 2 Imagen dermatoscópica.

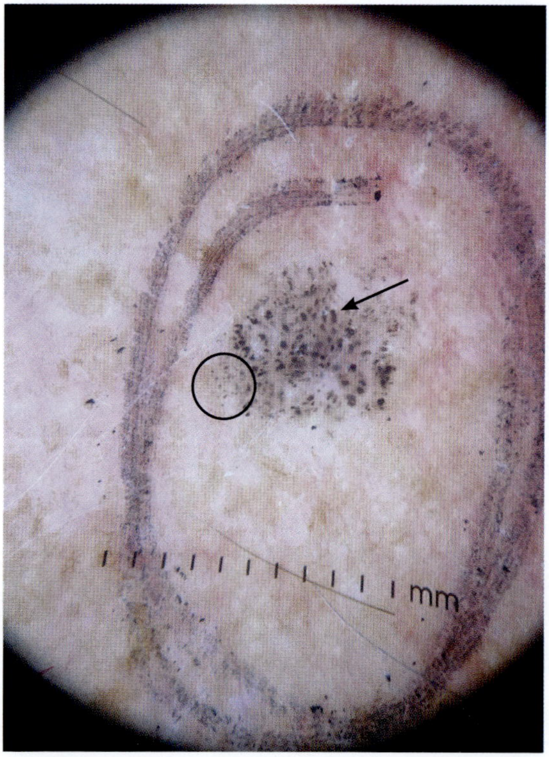

Foto 3 Se observan glóbulos de color negro grisáceo (*flecha*) y puntos (*círculo*).

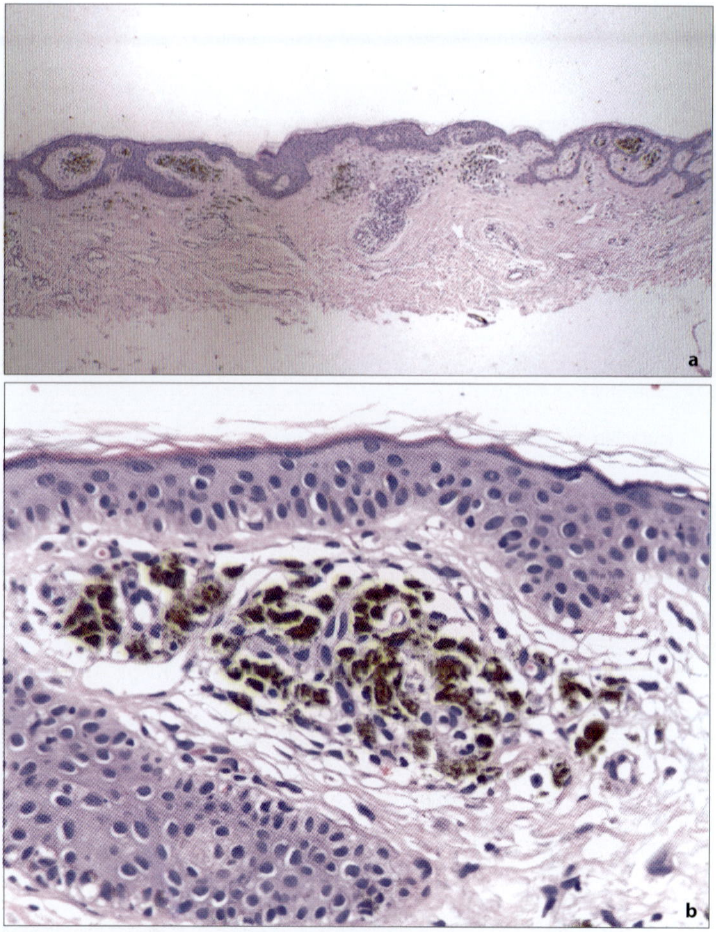

Foto 4 a Linfocitos y abundantes melanófagos. Los hallazgos son compatibles con una lesión evolucionada, regresiva, de queratosis previa. **b** Con 400 aumentos se observan los infiltrados perivasculares superficiales con abundantes melanófagos.

Diagnóstico

Queratosis liquenoide.

Mensaje clave

La queratosis liquenoide representa la evolución de un lentigo solar o una queratosis seborreica sometida a un fenómeno de regresión que se caracteriza por la presencia de puntos y glóbulos de color gris pizarra, de distribución localizada o difusa.

En las lesiones con intensa regresión se debe realizar una biopsia para descartar neoplasias malignas.

Bibliografía sugerida

Squillace L, Capello M, et al. Unusual Dermoscopic Patterns of Seborrheic Keratosis. Dermatology 2016; 232: 198-202.

Papageorgiou V, Apalla Z. The limitations of dermoscopy: false-positive and false-negative tumours. J Eur Acad Dermatol Venereol 2018; 32 (6): 879-88.

Caso 18 | Giselle Claros

Historia clínica del paciente	
Sexo	Masculino
Edad	80 años
Superficie	Plana
Lesión	Pigmentada
Diámetro máximo (mm)	7
Duración de la lesión	Mas de un año
Historia de cambios morfológicos	Sí, pero el paciente no los recuerda
Antecedentes personales de cáncer de piel	Melanoma extensivo superficial (MES)
Antecedentes familiares de cáncer de piel	No
Fototipo de piel	II
Recuento total de nevos	10-50
Otros hallazgos clínicos	Fotodaño, múltiples queratosis seborreicas y léntigos solares

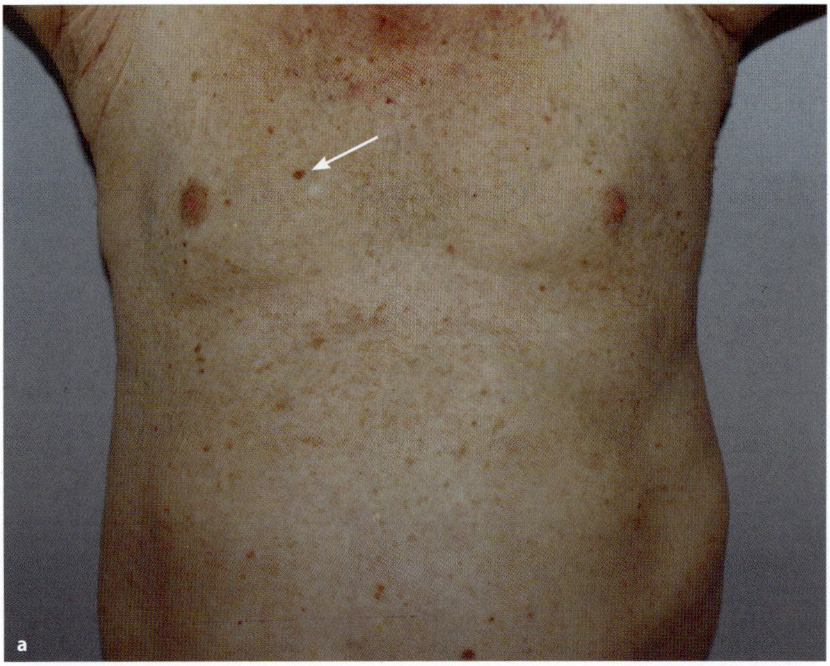

Foto 1 a Lesión pigmentada asimétrica, asintomática en la región pectoral derecha de 7 mm (*flecha*). ▸

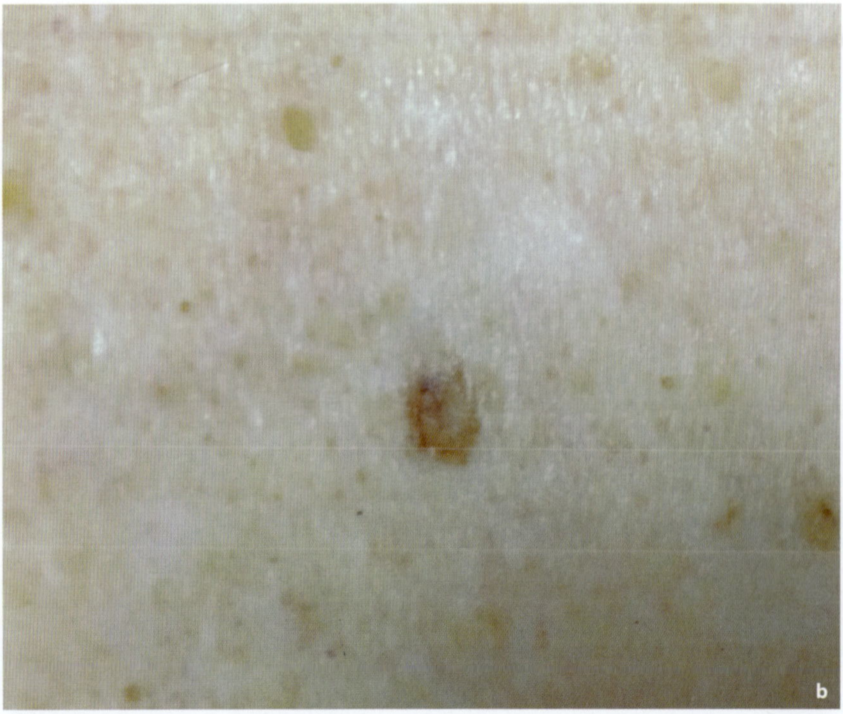

▸ **Foto 1 b** Imagen a mayor aumento.

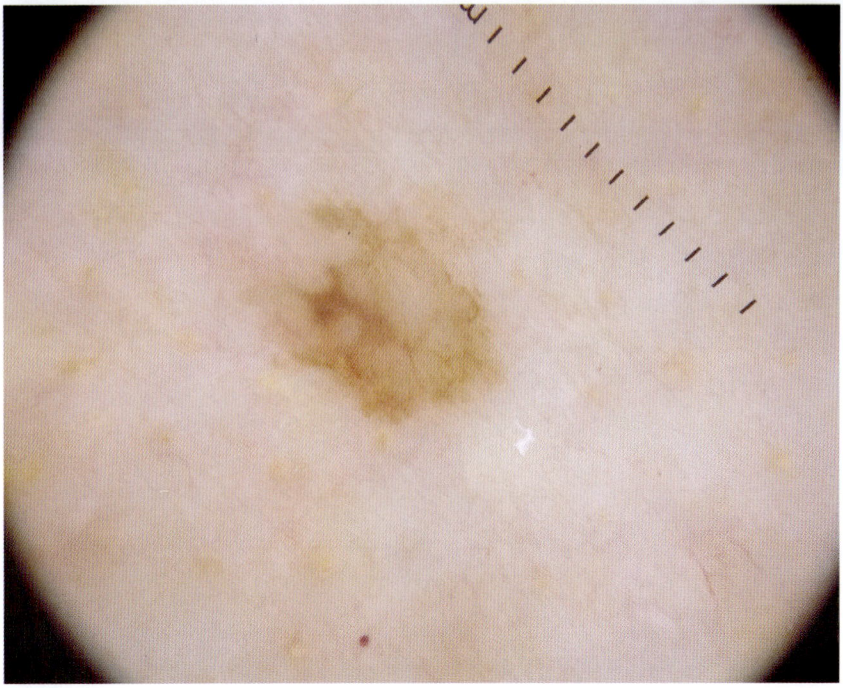

Foto 2 Imagen dermatoscópica.

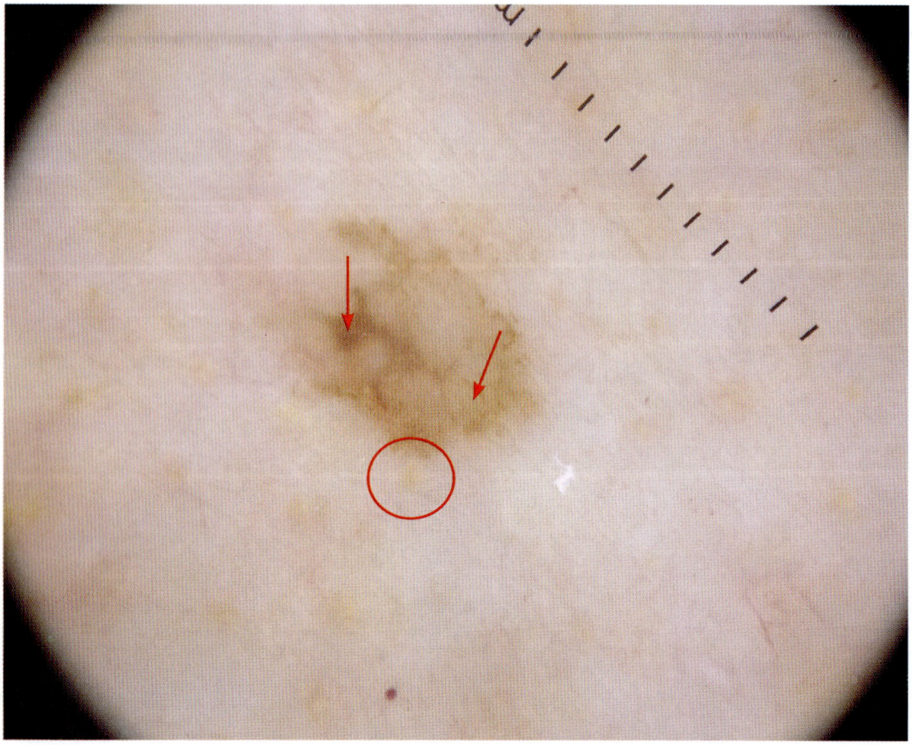

Foto 3 Se observan líneas anguladas (*flechas*) y un área irregular hiperpigmentada (*círculo*).

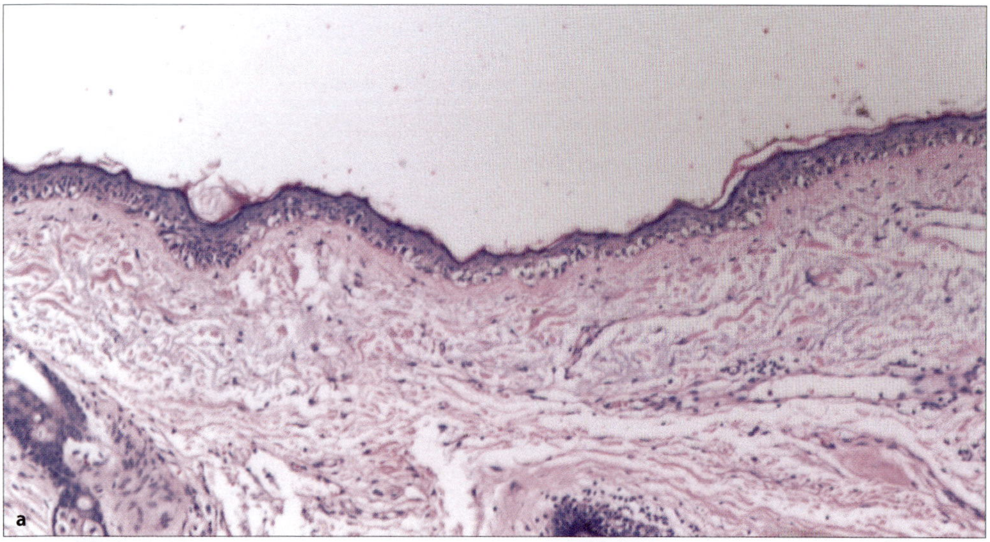

Foto 4 a Los cortes histológicos muestran epidermis con paraqueratosis focal, atrofia y una proliferación de melanocitos atípicos dispuestos en un patrón lentiginoso y formando pequeños grupos irregulares en la unión dermoepidérmica. En la dermis intensa, elastosis solar y moderado infiltrado linfocitario perivascular, con presencia de melanófagos. ▶

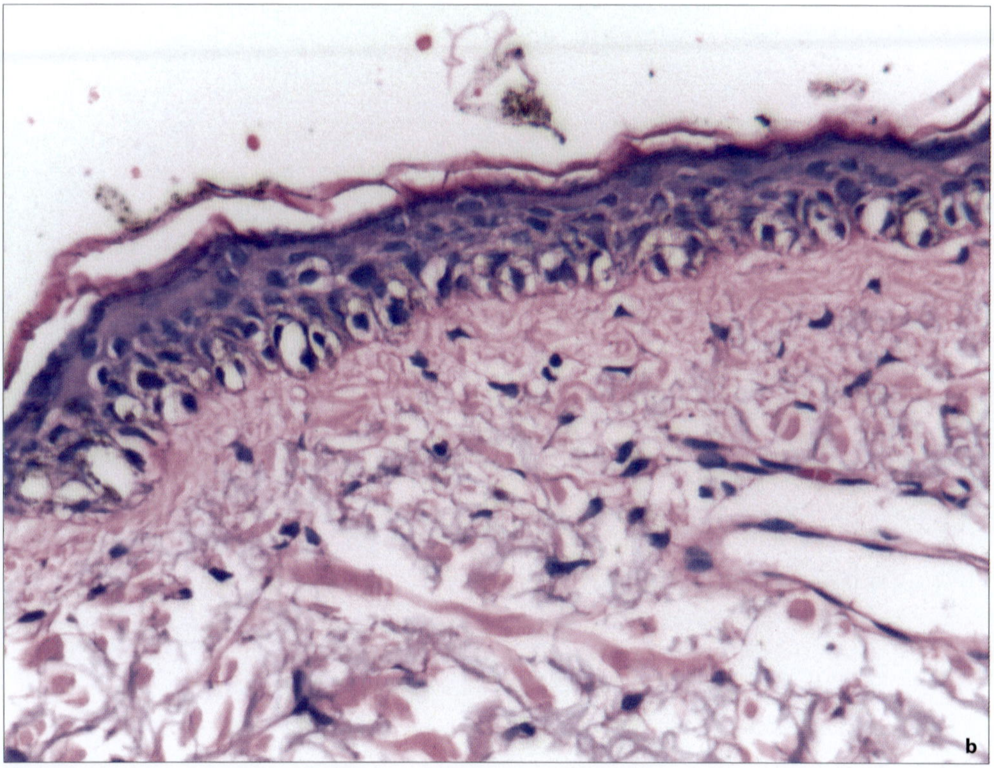

▸ **Foto 4 b** A 400 aumentos se observa la proliferación de melanocitos atípicos dispuestos en patrón lentiginoso.

Diagnóstico

Lentigo maligno de Hutchinson extrafacial (LMHE).

Mensaje clave

La dermatoscopia del LMHE puede presentar hallazgos dermatoscópicos que corresponden tanto al lentigo maligno facial como al melanoma extensivo superficial.

El diagnóstico de LMHE es más probable ante la presencia de pigmentación asimétrica de las aperturas foliculares, líneas anguladas, regresión y áreas borradas.

Bibliografía sugerida

Gamo-Villegas R, Pampín-Franco A. Key dermoscopic signs in the diagnosis andprogression of extrafacial lentigo maligna: Evaluation of a series of 41 cases. Australasian Journal of Dermatology 2019.

Vanden Daelen A, Ferreira I, et al. A Digital Dermoscopy Follow-up Illustrationand a Histopathologic Correlation for Angulated Linesin Extrafacial Lentigo Maligna. JAMA Dermatol 2016; 152 (2): 200-3.

Caso 19 | Horacio A. Cabo

Historia clínica del paciente	
Sexo	Masculino
Edad	35 años
Superficie	Plana
Lesión	Pigmentada
Diámetro máximo (mm)	2
Duración de la lesión	6 meses
Historia de cambios morfológicos	No
Antecedentes personales de cáncer de piel	No
Antecedentes familiares de cáncer de piel	No
Fototipo de piel	III
Recuento total de nevos	10-50
Otros hallazgos clínicos	No

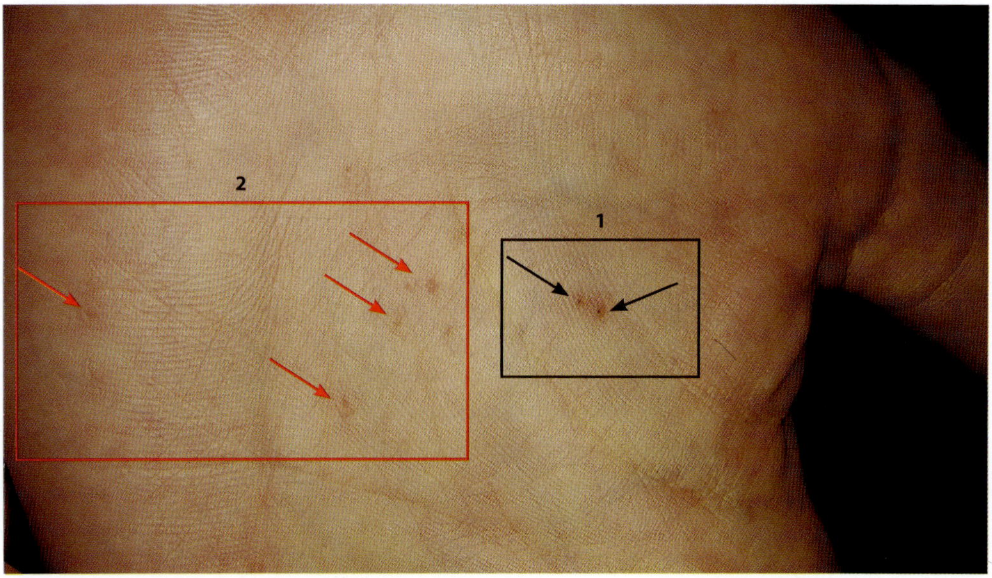

Foto 1 Imagen clínica donde se observan dos tipos de lesiones. Lesión 1: *rectángulo* y *flechas negras*. Lesión 2: *rectángulo* y *flechas rojas*.

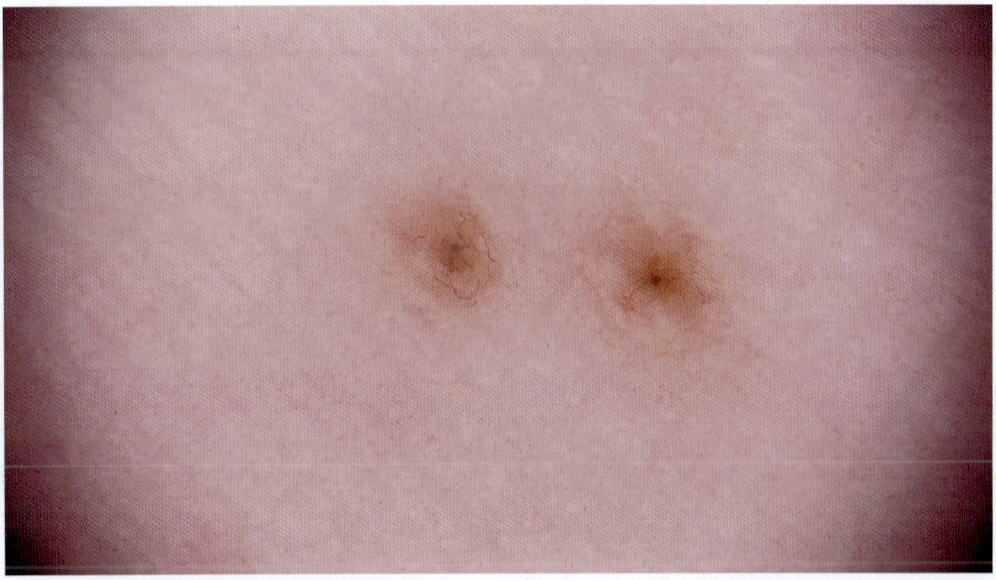

Foto 2 Imagen dermatoscópica de la lesión 1.

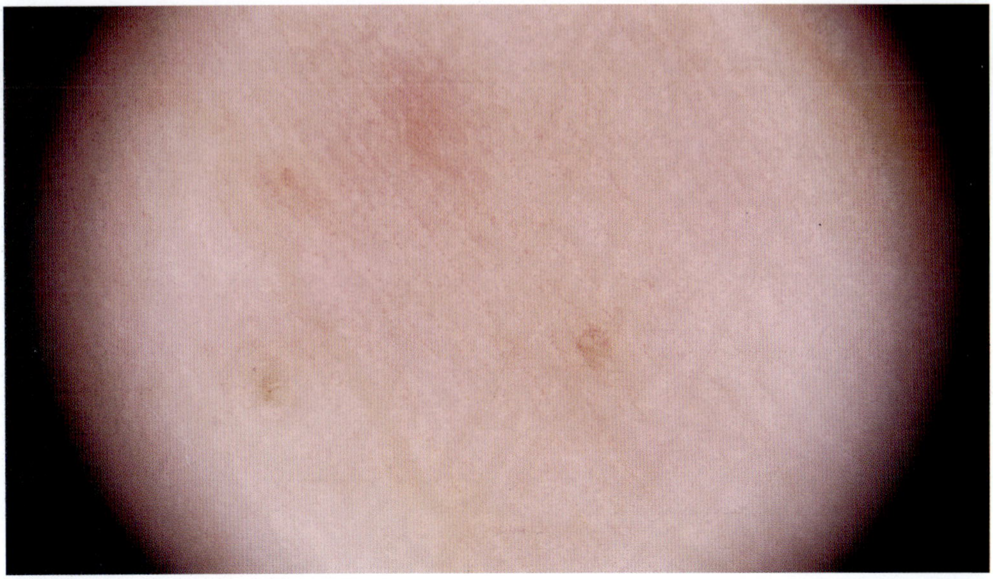

Foto 3 Imagen dermatoscópica de la lesión 2.

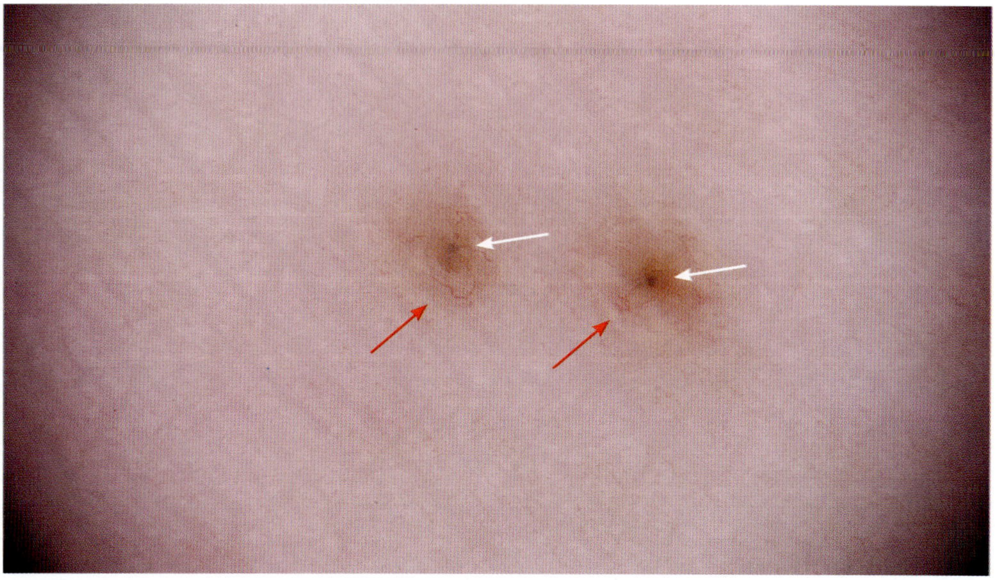

Foto 4 Imagen dermatoscópica de la lesión 1. Áreas concéntricas; centro de color azul-gris rodeado de un área mayor de color marrón (*flechas blancas*); vasos gruesos con ramificaciones (*flechas rojas*).

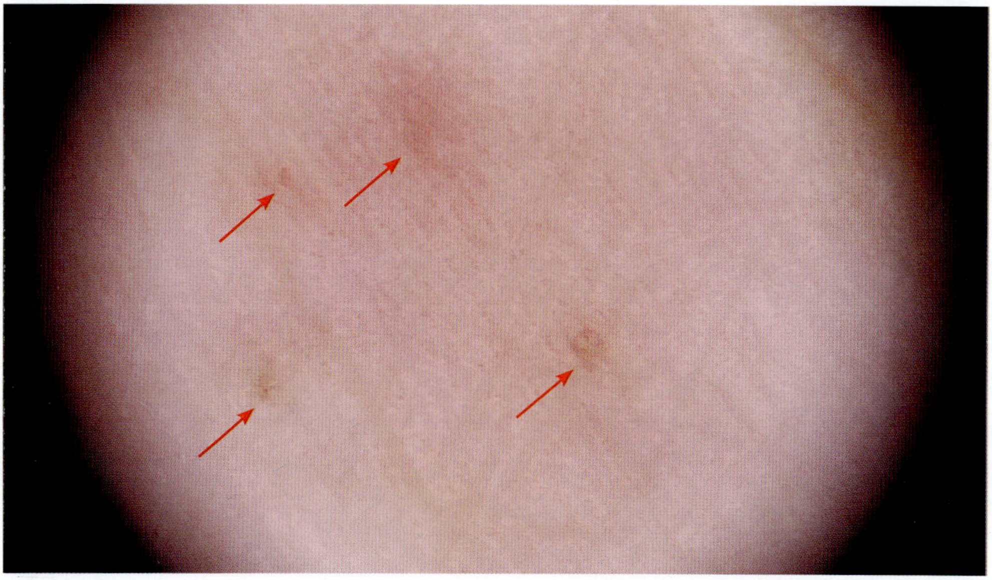

Foto 5 Imagen dermatoscópica de la lesión 2. Áreas con depresiones en la palma de las manos.

Diagnóstico

Síndrome de Gorlin con carcinomas basocelulares en la palma de la mano y depresiones palmares.

Mensaje clave

La presencia de múltiples carcinomas basocelulares y depresiones palmares con otros síntomas que presentaba el paciente (quistes odontogénicos) nos orientan hacia el diagnóstico de síndrome de Gorlin.

Los carcinomas basocelulares son frecuentes en el síndrome de Gorlin.

Bibliografía sugerida

Cabo H, Kolm I, Puig S, Malvehy J. Palmar basal cell carcinoma in a patient with Gorlin Syndrome. Arch Dermatol 2007; 143 (6): 813-4.

Caso 20 | Horacio A. Cabo

Historia clínica del paciente	
Sexo	Masculino
Edad	65 años
Superficie	Palpable
Lesión	Pigmentada
Diámetro máximo (mm)	9
Duración de la lesión	Desconocida
Historia de cambios morfológicos	No
Antecedentes personales de cáncer de piel	No
Antecedentes familiares de cáncer de piel	No
Fototipo de piel	III
Recuento total de nevos	10-50
Otros hallazgos clínicos	No

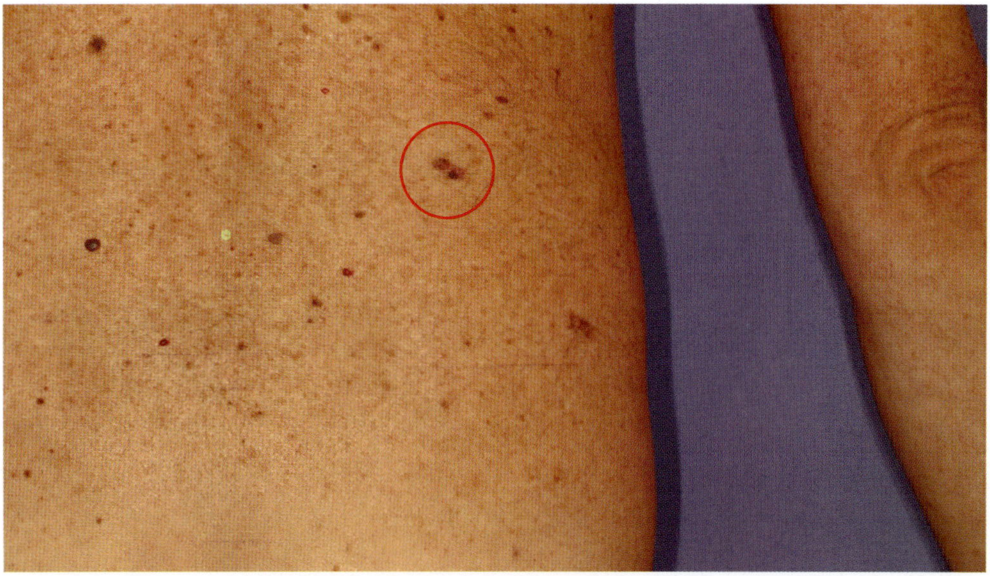

Foto 1 Imagen clínica. Lesión asimétrica con distintos colores en la espalda (*círculo*).

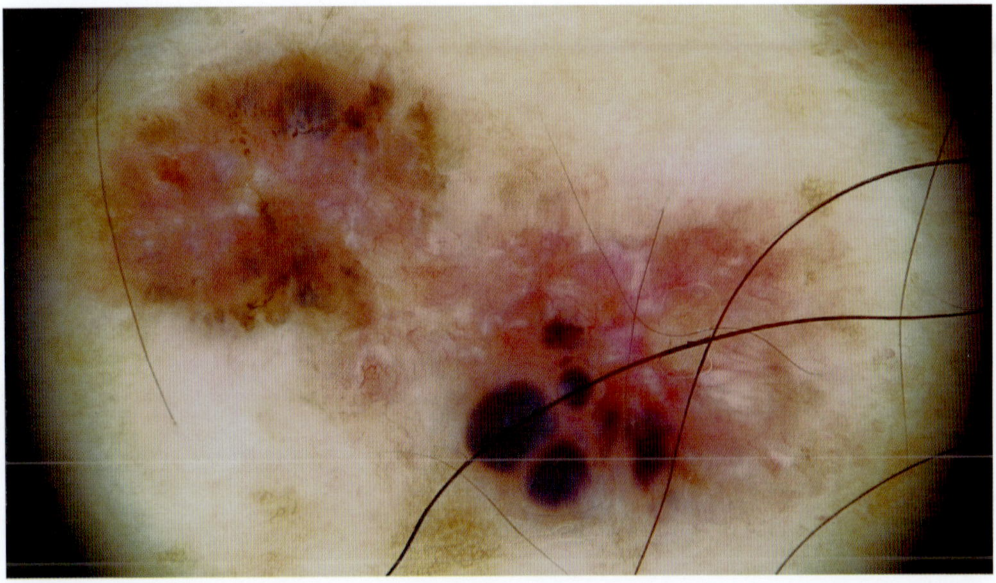

Foto 2 Imagen dermatoscópica.

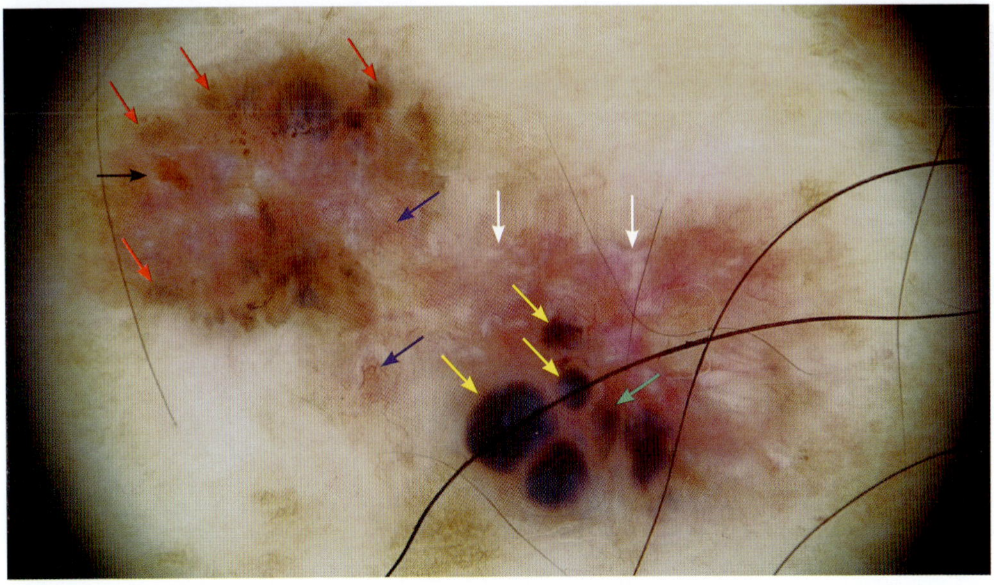

Foto 3 Imagen dermatoscópica. Líneas radiales periféricas o estructuras en forma de hoja (*flechas rojas*); áreas de color azul-gris (*flechas amarillas*); estructuras concéntricas (*flecha verde*); vasos con ramificaciones (*flechas violetas*); estructuras blanco brillantes (*flechas blancas*) y erosión (*flecha negra*).

Diagnóstico

Carcinoma basocelular.

Mensaje clave

El carcinoma basocelular presenta con la dermatoscopia tres tipos de estructuras. Las pigmentadas (en esta imagen observamos áreas azul-gris, áreas concéntricas y líneas radiales periféricas), las vasculares (vasos gruesos con ramificaciones), y las no pigmentadas-no vasculares (en este caso las erosiones y líneas blanco-brillantes).

Bibliografía sugerida

Cabo H. Atlas color de Dermatoscopia. Buenos Aires: Ediciones Journal, 2020.

Caso 21 | Horacio A. Cabo

Historia clínica del paciente	
Sexo	Masculino
Edad	58 años
Superficie	Nodular
Lesión	Pigmentada
Diámetro máximo (mm)	10
Duración de la lesión	Más de 1 año
Historia de cambios morfológicos	Crecimiento
Antecedentes personales de cáncer de piel	No
Antecedentes familiares de cáncer de piel	No
Fototipo de piel	III
Recuento total de nevos	< 10
Otros hallazgos clínicos	No

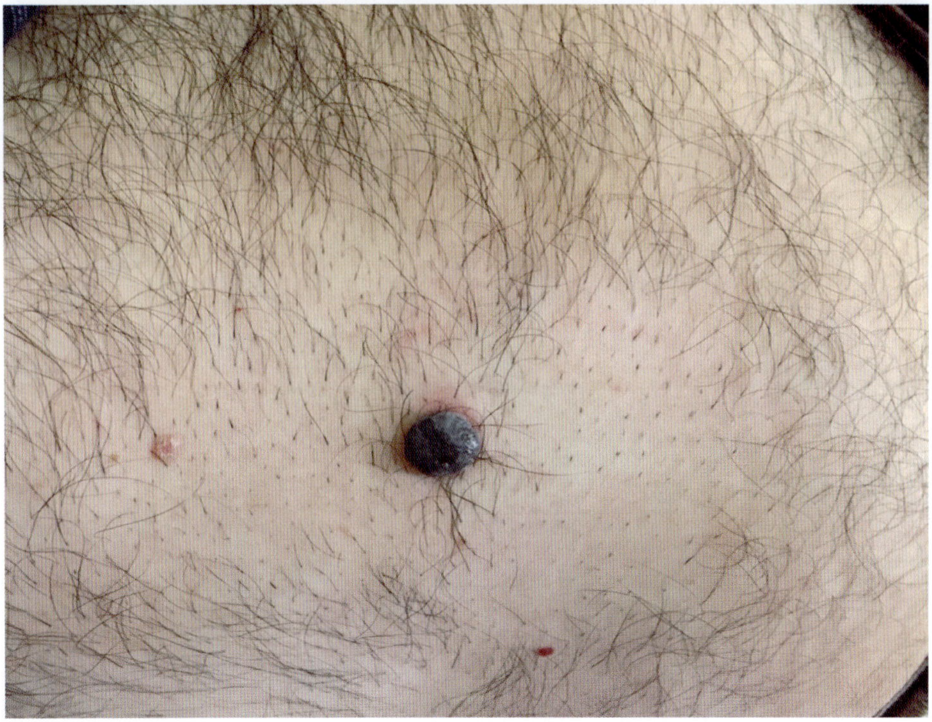

Foto 1 Imagen clínica de una lesión nodular y pigmentada en el abdomen.

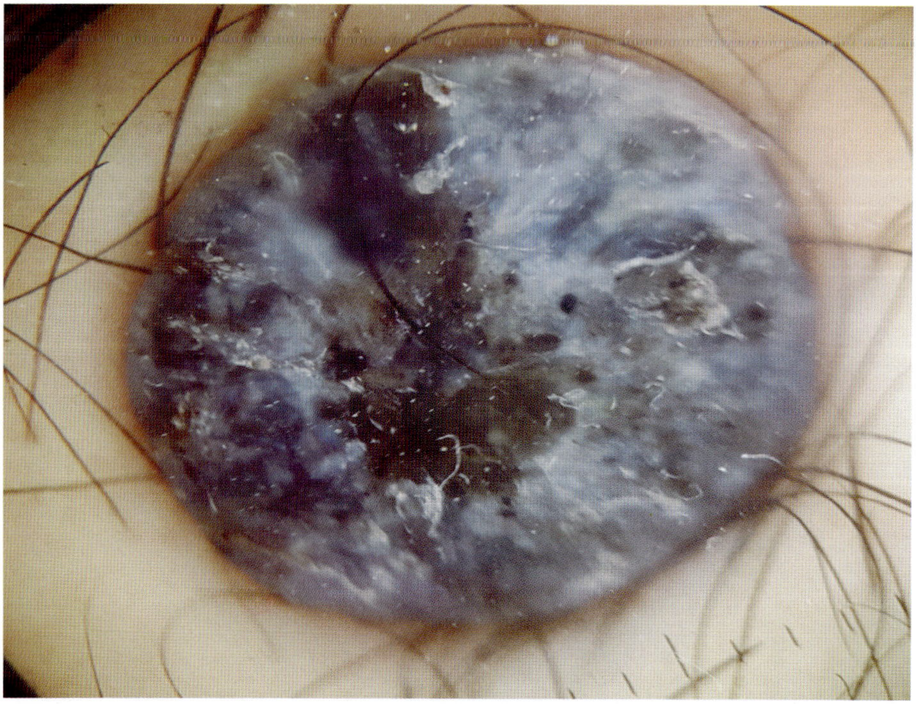

Foto 2 Imagen dermatoscópica.

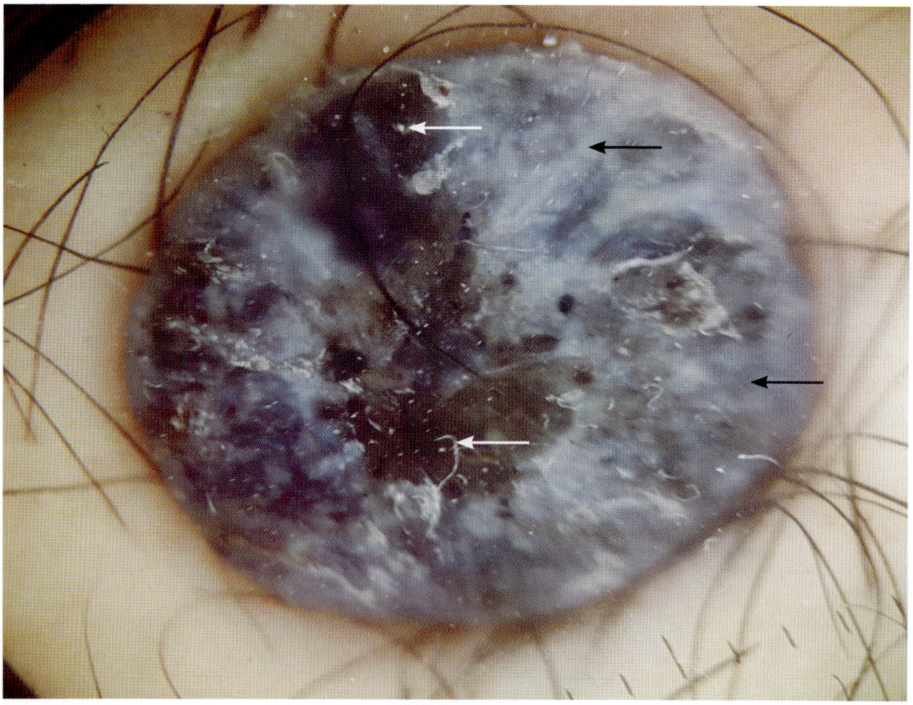

Foto 3 Imagen dermatoscópica donde se observa una lesión de colores azul (*flechas negras*) y negro (*flechas blancas*) con un patrón de pigmentación levemente asimétrico.

Diagnóstico

Melanoma nodular.

Mensaje clave

Los criterios dermatoscópicos **frecuentes** del melanoma nodular son los siguientes:

- Pigmentación:
  - Distribución: simétrica/asimétrica
  - Color: azul/negro (velo blanco azulado); color rosado (áreas rojas lechosas)
- Vasos:
  - Grandes
  - Frecuentes en la periferia

Los criterios dermatoscópicos **menos frecuentes** del melanoma nodular son los siguientes:

- Red de pigmento: atípica
- Regresión:
  - Áreas blancas
  - Puntos azul gris múltiples
- Glóbulos y puntos:
  - Diferentes colores
  - Distribución irregular: puntos negros periféricos; puntos marrones múltiples
- Color marrón

Bibliografía sugerida

Cabo H. Atlas color de Dermatoscopia. Buenos Aires: Ediciones Journal, 2020.

Caso 22 | Horacio A. Cabo

Historia clínica del paciente	
Sexo	Masculino
Edad	72 años
Superficie	Plana
Lesión	Pigmentada
Diámetro máximo (mm)	6
Duración de la lesión	Desconocida
Historia de cambios morfológicos	No
Antecedentes personales de cáncer de piel	No
Antecedentes familiares de cáncer de piel	3 melanomas
Fototipo de piel	III
Recuento total de nevos	> 100
Otros hallazgos clínicos	No

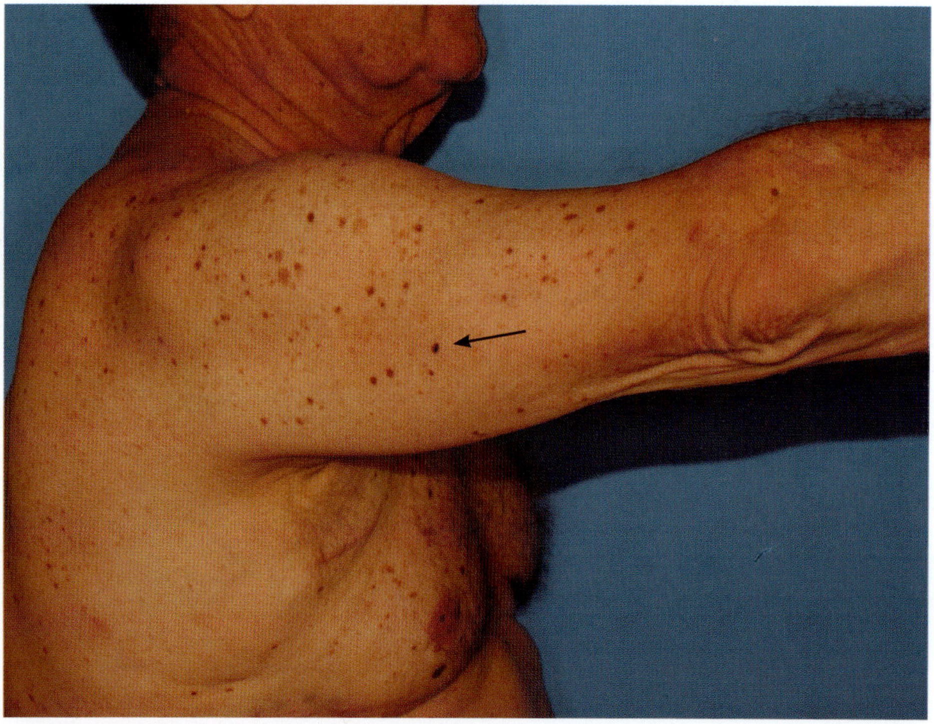

Foto 1 Imagen clínica. Lesión pigmentada en el brazo derecho.

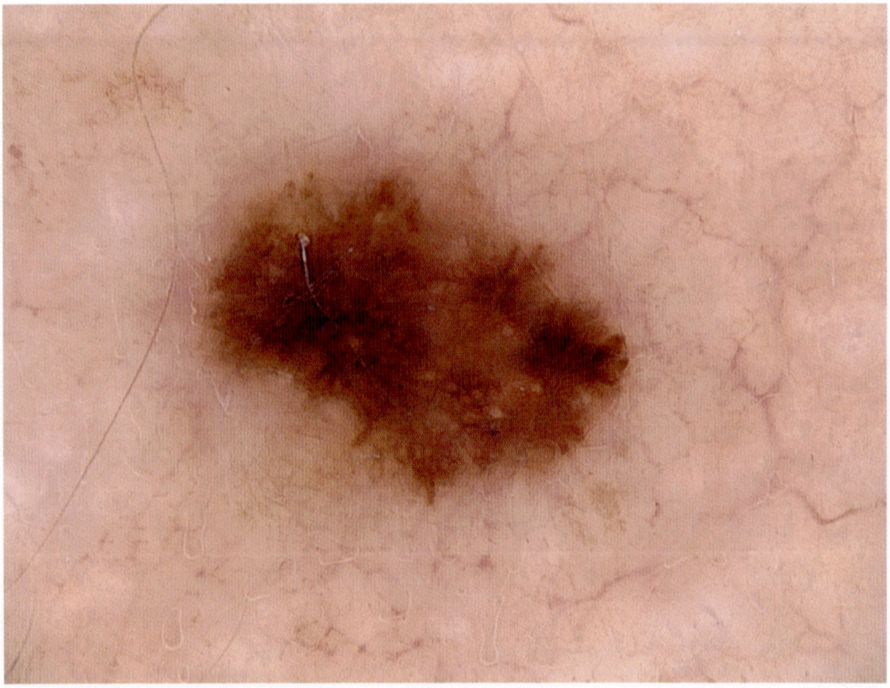

Foto 2 Imagen dermatoscópica.

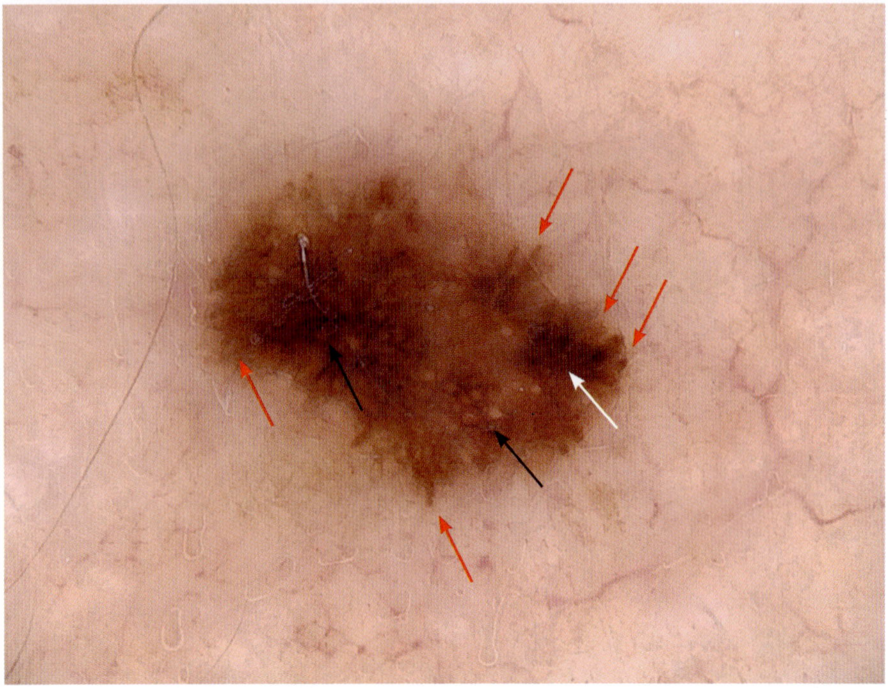

Foto 3 Imagen dermatoscópica donde se observa una lesión asimétrica en pigmentación y estructuras (caos) y las siguientes claves: proyecciones (*flechas rojas*); pigmentación asimétrica (*flecha blanca*) y red de pigmento atípica (*flechas negras*).

Diagnóstico

Melanoma *in situ*.

Mensaje clave

Las diez características más importantes del melanoma extensivo superficial son las siguientes:

1. Red pigmentaria atípica
2. Líneas o proyecciones irregulares
3. Glóbulos/puntos irregulares
4. Velo blanquecino o azul-gris
5. Estructuras de regresión: áreas blancas o azules
6. Pigmentación irregular
7. Patrón vascular irregular
8. Red de pigmento negativa
9. Estructuras blancas brillantes
10. Patrón multicomponente

Bibliografía sugerida

Cabo H. Atlas color de Dermatoscopia. Buenos Aires: Ediciones Journal, 2020.

Caso 23 | Horacio A. Cabo

Historia clínica del paciente	
Sexo	Masculino
Edad	60 años
Superficie	Nodular
Lesión	Pigmentada
Diámetro máximo (mm)	7
Duración de la lesión	Desconocida
Historia de cambios morfológicos	No
Antecedentes personales de cáncer de piel	No
Antecedentes familiares de cáncer de piel	Carcinoma basocelular
Fototipo de piel	III
Recuento total de nevos	10-50
Otros hallazgos clínicos	No

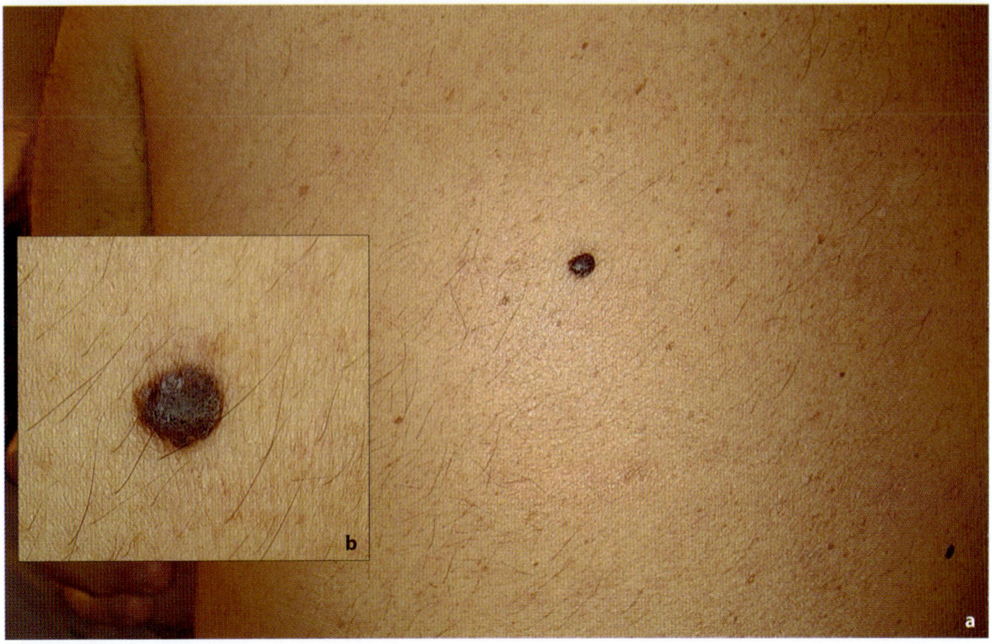

Foto 1 Imagen clínica (**a**) y acercamiento (**b**).

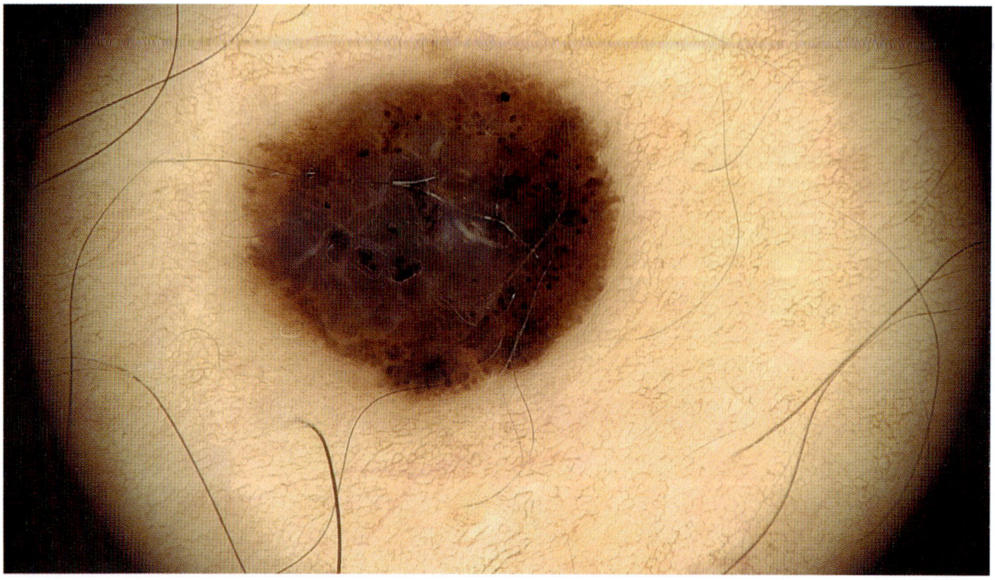

Foto 2 Imagen dermatoscópica.

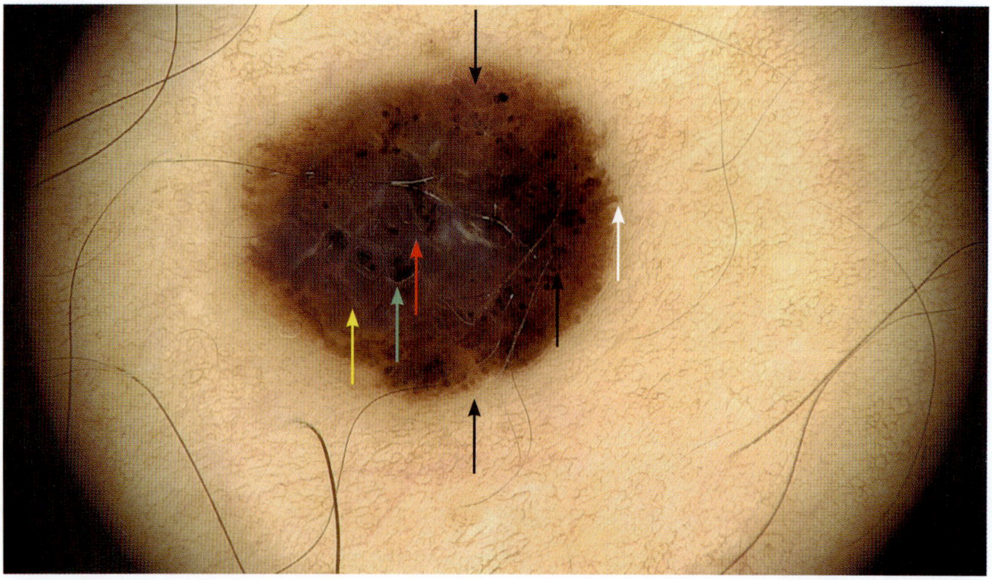

Foto 3 Imagen dermatoscópica donde se observan glóbulos marrones de diferente forma, tamaño y distribución (*flechas negras*); proyecciones (*flecha blanca*); color azul (*flecha roja*); color marrón (*flecha amarilla*); color negro (*flecha verde*).

Diagnóstico

Melanoma nodular.

Mensaje clave

Los criterios dermatoscópicos **frecuentes** del melanoma nodular son los siguientes:

- Pigmentación:
  - Distribución: simétrica / asimétrica
  - Color: azul / negro (velo blanco azulado); color rosado (áreas rojo-lechosas)
- Vasos:
  - Grandes
  - Frecuentes en la periferia

Los criterios dermatoscópicos **menos frecuentes** del melanoma nodular son los siguientes:

- Red de pigmento: atípica
- Regresión:
  - Áreas blancas
  - Puntos azul gris múltiples
- Glóbulos y puntos:
  - Diferentes colores
  - Distribución irregular: puntos negros periféricos; puntos marrones múltiples
- Color marrón

Bibliografía sugerida

Cabo H. Atlas color de Dermatoscopia. Buenos Aires: Ediciones Journal, 2020.

Caso 24 | Louise Lovatto

Historia clínica del paciente	
Sexo	Masculino
Edad	39 años
Superficie	Palpable
Lesión	Pigmentada
Diámetro máximo (mm)	12
Duración de la lesión	8 meses
Historia de cambios morfológicos	El paciente refiere crecimiento (no documentado)
Antecedentes personales de cáncer de piel	No
Antecedentes familiares de cáncer de piel	No
Fototipo de piel	II
Recuento total de nevos	> 100
Otros hallazgos clínicos	No

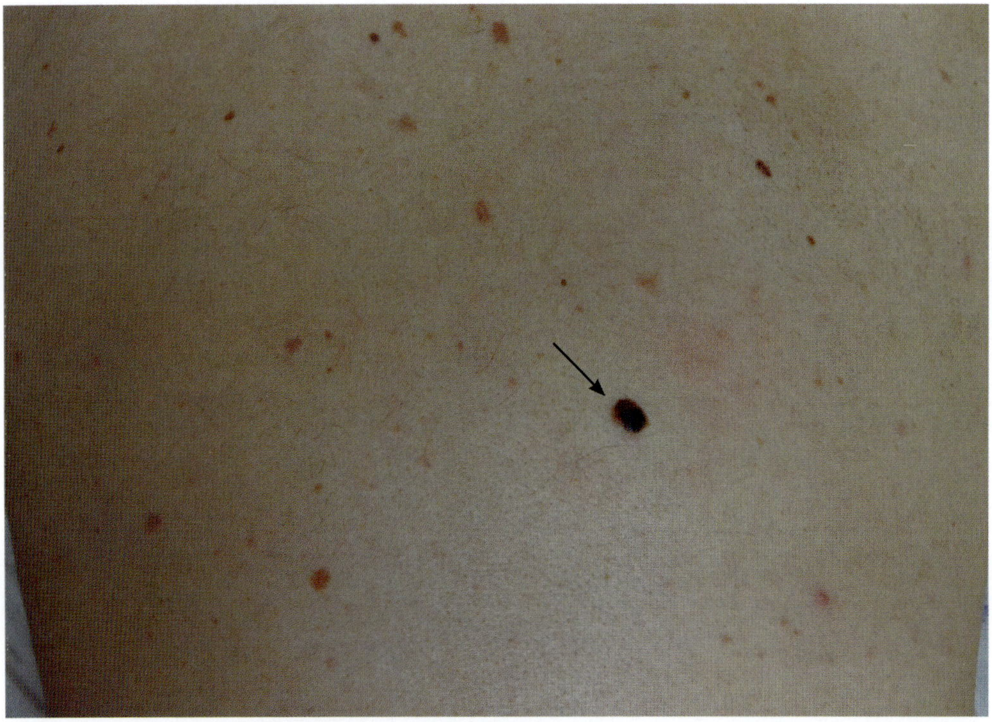

Foto 1 Imagen clínica. Lesión ennegrecida en la espalda.

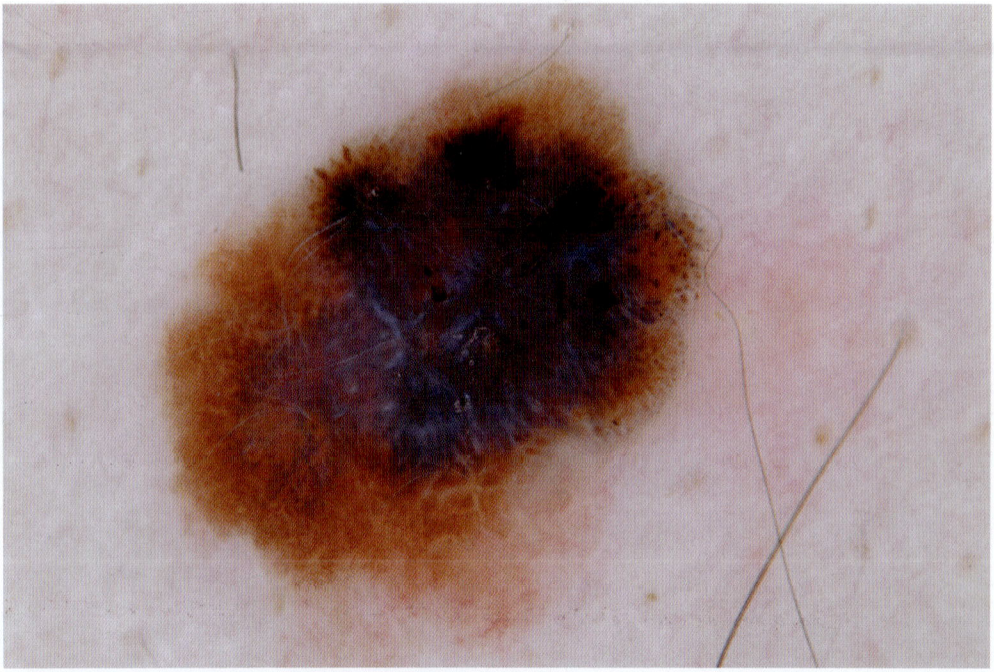

Foto 2 Imagen dermatoscópica de luz polarizada.

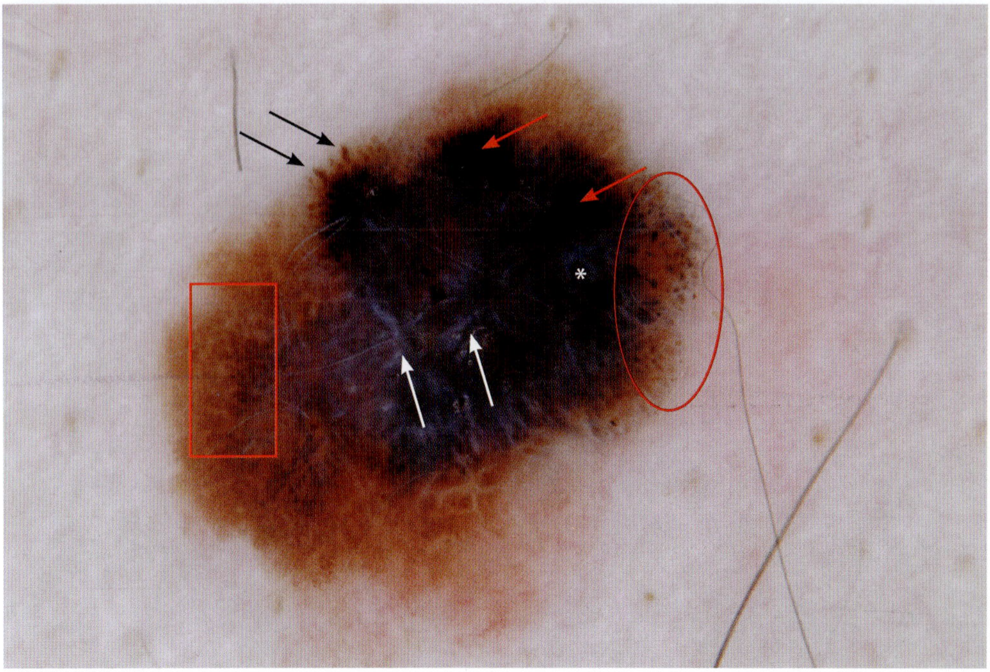

Foto 3 Dermatoscopia de luz polarizada. Patrón multicomponente compuesto por glóbulos periféricos irregulares (*círculo*), áreas homogéneas (sin estructura) marrón oscuro/negras (*flechas rojas*), velo azul-blanquecino (*asterisco*), proyecciones periféricas (*flechas negras*), crisálidas (*flechas blancas*), retículo invertido (*rectángulo*).

Diagnóstico

Melanoma extensivo superficial (Breslow 1,4 mm).

Mensaje clave

La dermatoscopia nos permite identificar criterios específicos del melanoma no visibles con el ojo desnudo, lo que mejora de forma significativa la precisión diagnóstica *in vivo*.

Bibliografía sugerida

Argenziano G, Soyer P, Chimenti S, et al. Dermoscopy of pigmented skin lesions: results of a consensus meeting via the Internet. J Am Acad Dermatol 2003; 48: 679-93.

Balaguia Y, Braun RP, Rabinovitz HS, et al. The significance of crystalline/chrysalis structures in the diagnosis of melanocytic and nonmelanocytic lesions. J Am Acad Dermatol 2012; 67 (2): 194.

Caso 25 | Lucía María Santillán

Historia clínica del paciente	
Sexo	Masculino
Edad	38 años
Superficie	Plana
Lesión	Pigmentada
Diámetro máximo (mm)	8
Duración de la lesión	Más de 10 años
Historia de cambios morfológicos	Oscurecimiento y aumento de diámetro en los últimos 4 meses
Antecedentes personales de cáncer de piel	No
Antecedentes familiares de cáncer de piel	No
Fototipo de piel	III
Recuento total de nevos	> 100
Otros hallazgos clínicos	No

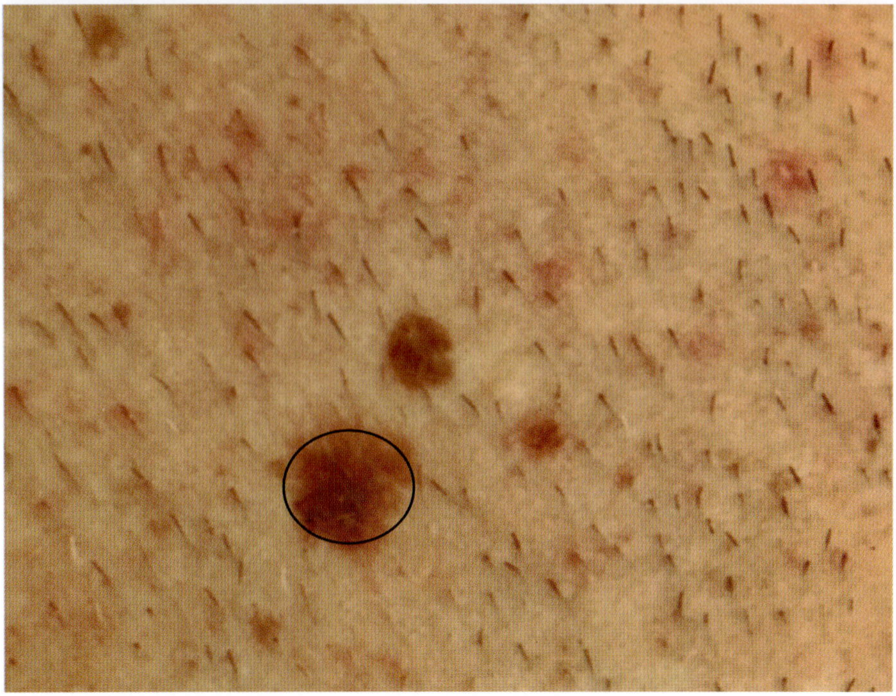

Foto 1 Lesión pigementada asimétrica, dos tonos de marrón.

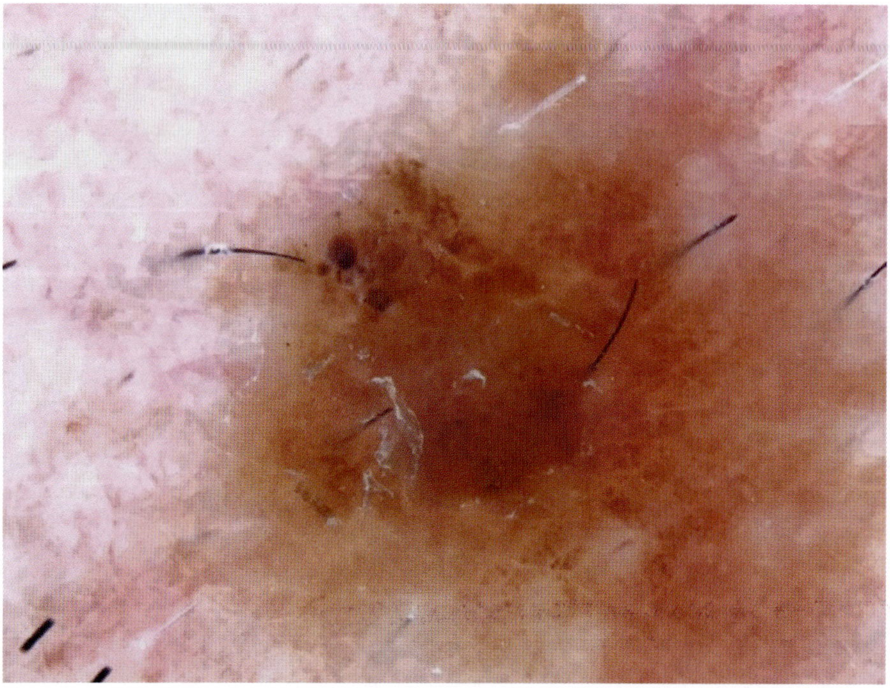

Fotot 2 Imagen dermatoscópica con luz polarizada.

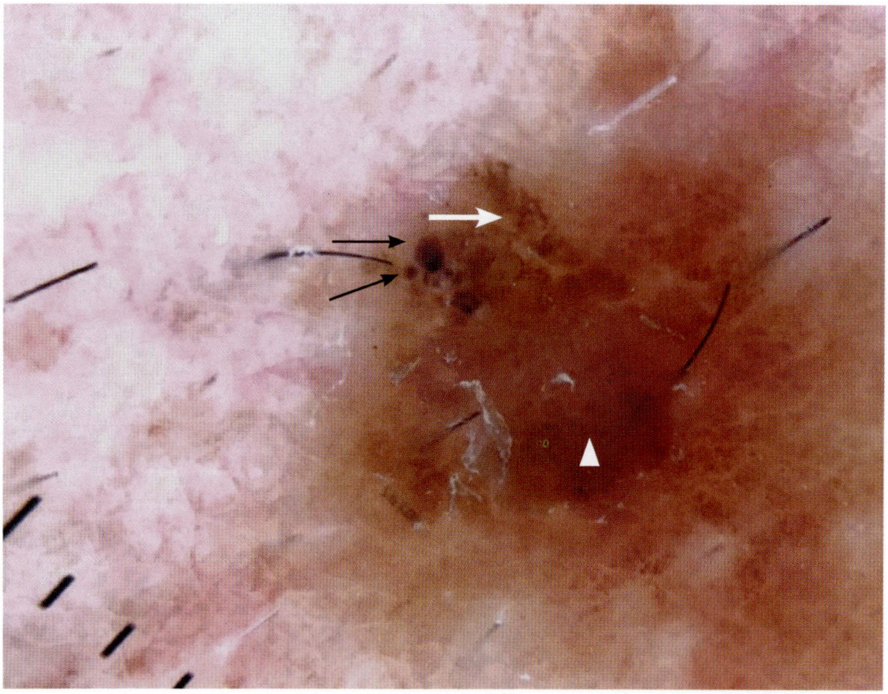

Foto 3 Imagen dermatoscópica. Lesión melanocítica con patrón multicomponente. *Flechas negras:* glóbulos irregulares de distribución asimétrica; *flecha blanca*: red engrosada focal; *punta de flecha*: zona homogénea hiperpigmentada.

Diagnóstico

Melanoma extensivo superficial (Breslow 0,7 mm) asociado a un nevo compuesto preexistente.

Mensaje clave

La presencia de tres o más estrcuturas en una misma lesión melanocítica debe alertarnos siempre, ya que puede ser indicativa de melanoma. En el caso de los melanomas de localización en el tronco, el patrón dermatoscópico más frecuentemente hallado es el multicomponente. Otros hallazgos habituales en la dermatoscopia de melanomas en esta localización son la asimetría, la variedad de colores y el velo azul-gris.

El melanoma extensivo superficial se desarrolla principalmente en áreas de exposición solar intermitente, como es el tronco, y con mayor frecuencia en los pacientes con síndrome de nevo atípico.

Bibliografía sugerida

Argenziano G, Kittler H, Ferrara G, et al. Slow-growing melanoma a dermoscopy follow-up study. Br J Dermatol 2010; 162: 267-73.

Emiroglu N, Pelin Cengiz F, Hofmann-Wellenhof R. Dermoscopic and clinical features of trunk melanomas. Postepy Dermatol Alergol 2014; 31 (6): 362-7.

Caso 26 | Maite Lisa Eliceche

Historia clínica del paciente	
Sexo	Masculino
Edad	73 años
Superficie	Nodular
Lesión	Pigmentada
Diámetro máximo (mm)	9
Duración de la lesión	Aproximadamente 3 meses
Historia de cambios morfológicos	Rápido crecimiento
Antecedentes personales de cáncer de piel	No
Antecedentes familiares de cáncer de piel	No
Fototipo de piel	III
Recuento total de nevos	10-50
Otros hallazgos clínicos	No

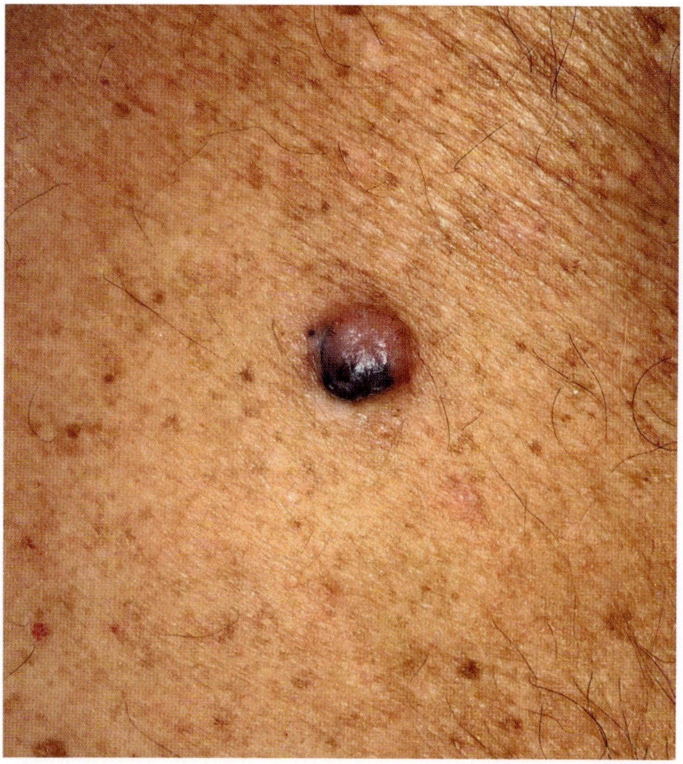

Foto 1 Imagen clínica. Se observa un nódulo pigmentado bien definido en torso, elevado y firme a la palpación, que mide 9 mm de diámetro.

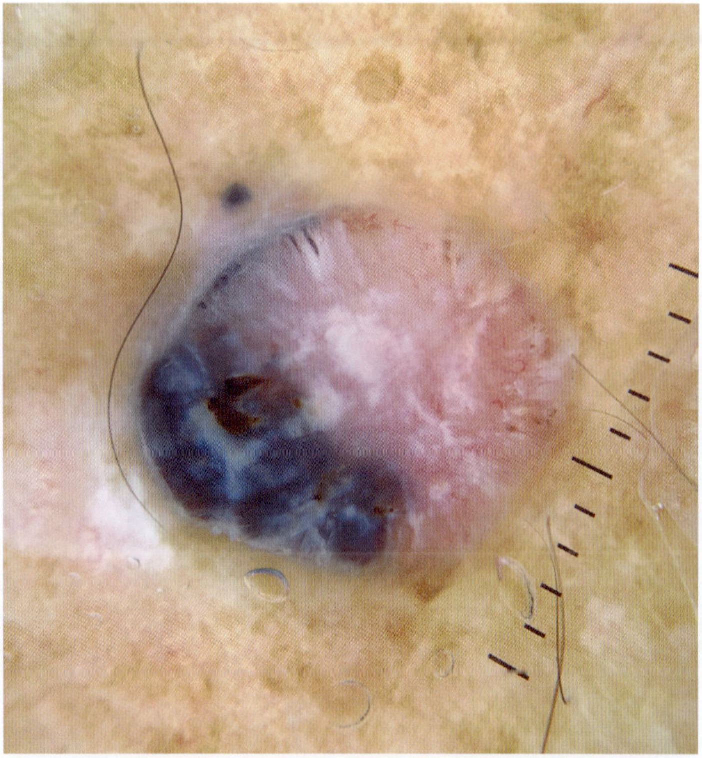

Foto 2 Imagen de dermatoscopia con luz polarizada. Tumor pigmentado de manera asimétrica.

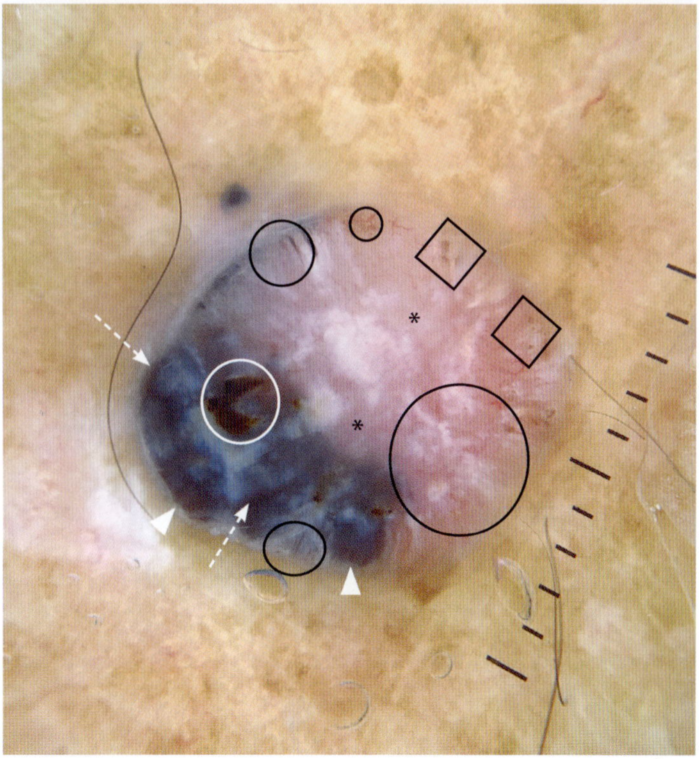

Foto 3 Imagen de dermatoscopia con luz polarizada: áreas de pigmento azul negras (*triángulos blancos*), velo azul blanquecino (*flecha blanca punteada*), ulceración (*círculo blanco*), áreas rosadas (*asteriscos*), patrón vascular polimorfo (*círculos negros*) y puntos marrones irregulares (*cuadrados negros*).

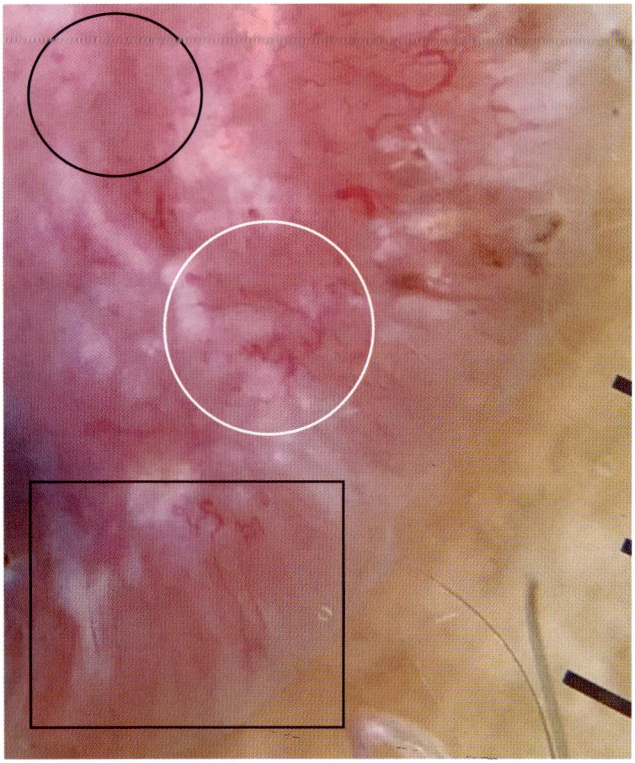

Foto 4 Imagen de dermatoscopia a mayor aumento. Se observa un patrón vascular polimorfo: vasos lineales irregulares (*círculo blanco*), puntiformes (*círculo negro*) y en hebilla (*cuadrado negro*).

Diagnóstico

Melanoma nodular pigmentado (Breslow 3,3 mm).

Mensaje clave

- Característica clínica: tumor de rápido crecimiento, elevado y firme a la palpación.
- Características dermatoscópicas:
  - Estructuras vasculares atípicas: patrón vascular polimorfo (vasos lineales irregulares, puntiformes, en hebilla); áreas o glóbulos rosados/rojo-lechoso; áreas rojo homógeneas.
  - Otros criterios: áreas de pigmentación azul/negra; ulceración; velo azul blanquecino; áreas blanquecinas lineales; puntos o glóbulos marrón irregulares.

Bibliografía sugerida

Argenziano G, Longo C, Cameron A, et al. Blue-black rule: a simple dermoscopic clue to recognize pigmented nodular melanoma. Br J Dermatol 2011; 165 (6): 1251-5.

Menzies SW, Moloney FJ, Byth K, et al. Dermoscopic evaluation of nodular melanoma. JAMA Dermatol 2013; 149 (6): 699-709.

Pizzichetta MA, Kittler H, Stanganelli I, et al. Pigmented nodular melanoma: the predictive value of dermoscopic features using multivariate analysis. Br J Dermatol 2015; 173 (1): 106-14.

Rosendahl C, Hishon M, Cameron A, et al. Nodular melanoma: five consecutive cases in a general practice with polarized and non-polarized dermatoscopy and dermatopathology. Dermatol Pract Concept 2014; 4 (2): 69-75.

Caso 27 | María Belén Marín

Historia clínica del paciente	
Sexo	Masculino
Edad	72 años
Superficie	Plana
Lesión	Pigmentada
Diámetro máximo (mm)	5
Duración de la lesión	12 meses aproximadamente
Historia de cambios morfológicos	Aumento de tamaño
Antecedentes personales de cáncer de piel	Múltiples carcinomas basocelulares
Antecedentes familiares de cáncer de piel	No
Fototipo de piel	III
Recuento total de nevos	50 100
Otros hallazgos clínicos	Importante fotodaño

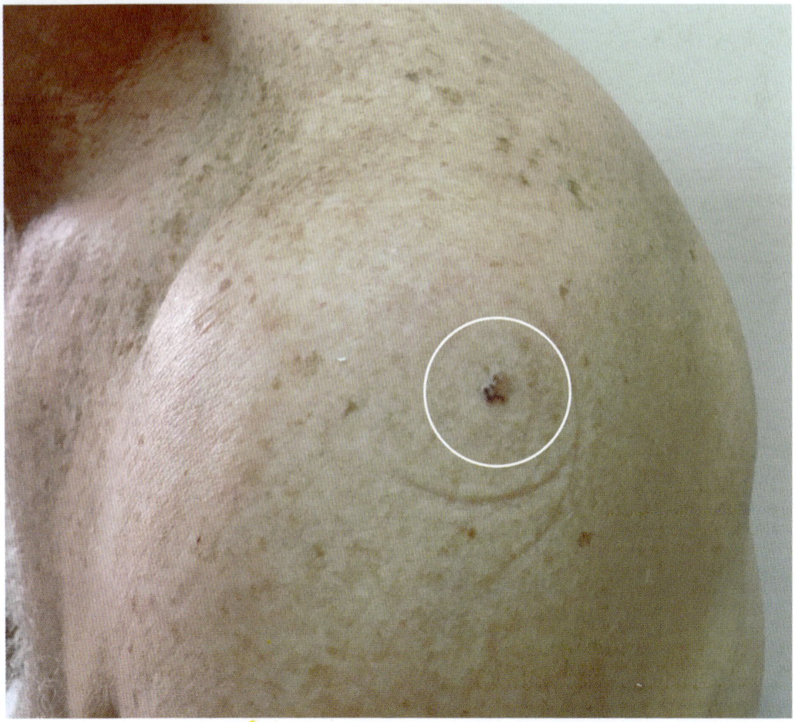

Foto 1 Imagen clínica. Lesión pigmentada, plana y asimétrica localizada en el hombro izquierdo.

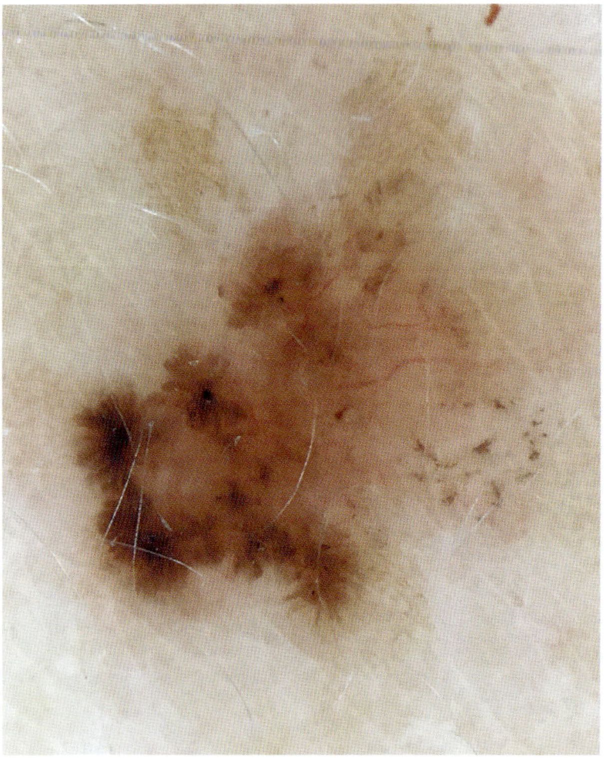

Foto 2 Imagen dermatoscópica.

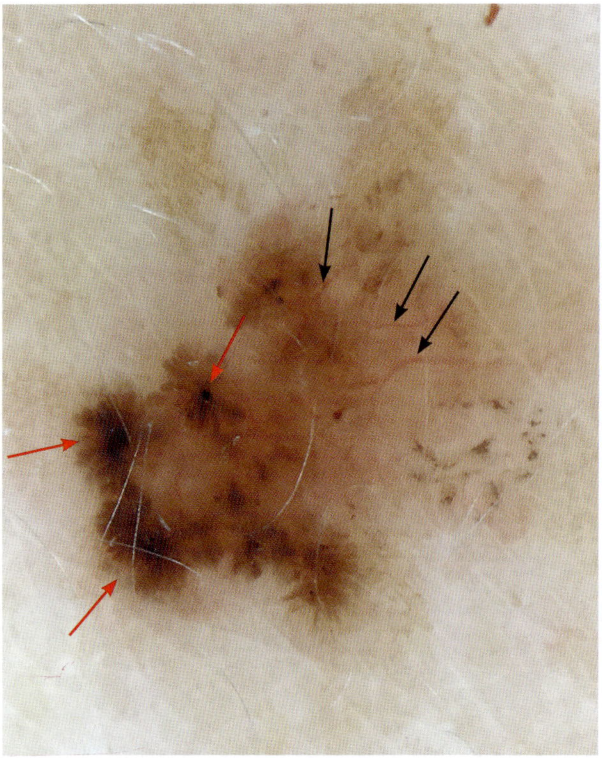

Foto 3 Imagen dermatoscópica. Vasos arboriformes (*flechas negras*), estructuras radiadas o en forma de rueda de carro (*flechas rojas*).

Diagnóstico

Carcinoma basocelular nodular pigmentado.

Mensaje clave

Los criterios dermatoscópicos del carcinoma basocelular nodular pigmentado son los vasos arboriformes, la pigmentación azul-gris (grandes nidos ovoides, múltiples glóbulos y puntos en foco, estructuras en forma de hoja, áreas radiadas y estructuras concéntricas) y la ulceración. En este tipo de carcinoma basocelular el diagnóstico diferencial con melanoma es de importancia, ya que de ello dependerán el tratamiento y el pronóstico.

Bibliografía sugerida

Altamura D, Menzies SW, Argenziano G, et al. Dermatoscopy of basal cell carcinoma: morphologic variability of global and local features and accuracy of diagnosis. J Am Acad Dermatol 2010; 62 (1): 67-75.

Lallas A, Apalla Z, Argenziano G, et al. The dermatoscopic universe of basal cell carcinoma. Dermatol Pract Concept 2014; 4: 11-24.

Caso 28 | María Belén Marín

Historia clínica del paciente	
Sexo	Femenino
Edad	52 años
Superficie	Plana
Lesión	Pigmentada
Diámetro máximo (mm)	5
Duración de la lesión	10 meses aproximadamente
Historia de cambios morfológicos	Aumento de tamaño y cambio de color
Antecedentes personales de cáncer de piel	Melanoma *in situ* y múltiples carcinomas basocelulares
Antecedentes familiares de cáncer de piel	No
Fototipo de piel	II
Recuento total de nevos	>100
Otros hallazgos clínicos	Alto grado de fotadaño y síndrome de nevo displásico

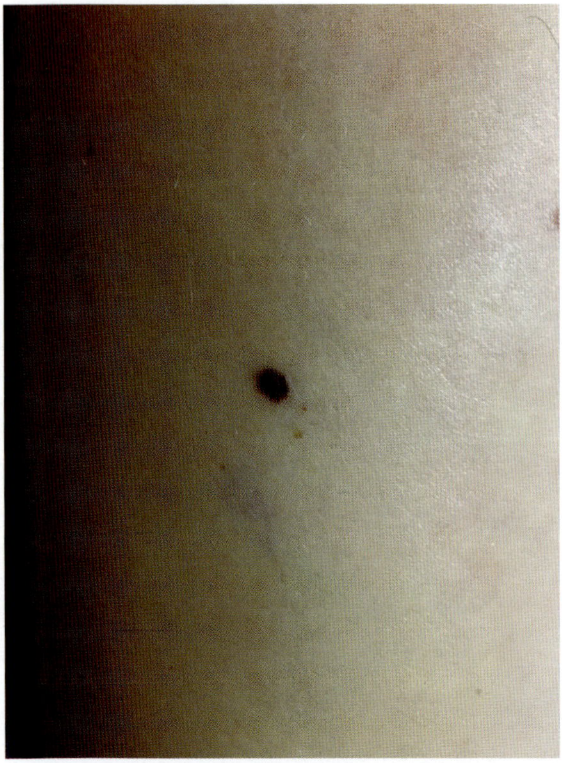

Foto 1 Imagen clínica. Tumor negro-azulado, de borde bien definido, localizado en la cara externa del muslo derecho.

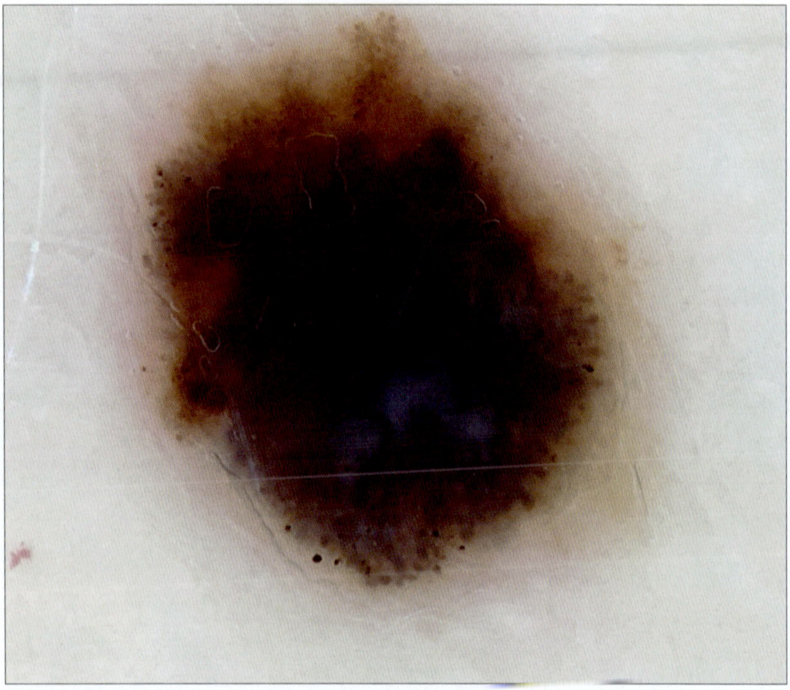

Foto 2 Imagen dermatoscópica.

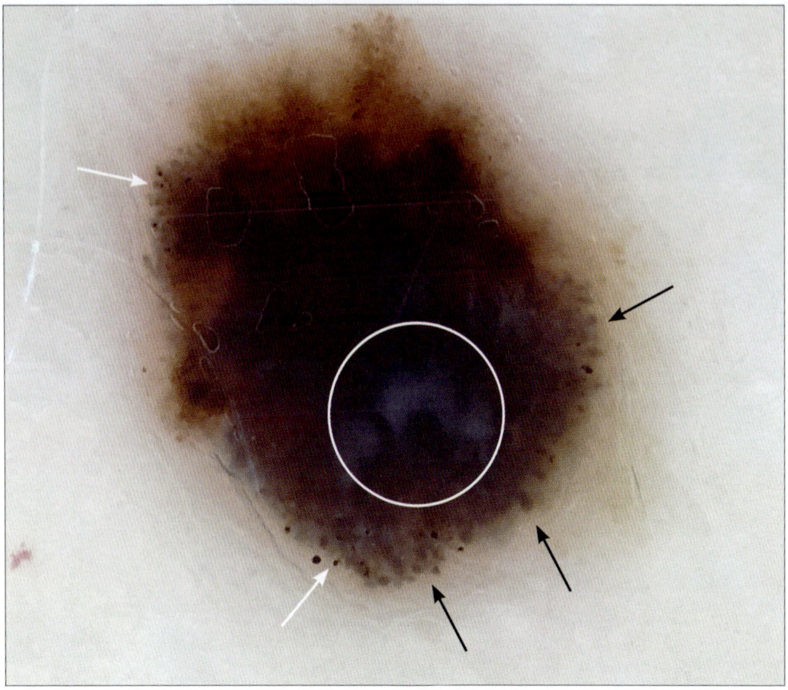

Foto 3 Imagen dermatoscópica. Velo azul-blanquecino (*círculo*), seudópodos o proyecciones (*flechas negras*) y puntos y glóbulos irregulares (*flechas blancas*).

Diagnóstico

Melanoma extensivo superficial (Breslow 0,8 mm).

Mensaje clave

En una lesión con glóbulos periféricos habría que evaluar el tamaño y la distribución de los mismos y la edad, ya que son lesiones inestables. Generalmente en personas adultas son sospechosas de melanoma. Pueden presentar otras características dermatoscópicas que pueden orientar el diagnóstico, como ser proyecciones periféricas, velo azul-blanquecino, áreas sin estructuras, entre otros.

Bibliografía sugerida

Debarbieux S, Thomas L, et al. Superficial spreading melanoma. Ann Dermatol Venerol 2015; 142: 66-9.

Rodríguez Saá S, Peralta R, et al. Dermatoscopía del melanoma extensivo superficial. Dermatol Argent 2017; 23 (3): 154-56.

Caso 29 | María Belén Marín

Historia clínica del paciente	
Sexo	Masculino
Edad	69 años
Superficie	Palpable
Lesión	Pigmentada
Diámetro máximo (mm)	9
Duración de la lesión	Desconocida
Historia de cambios morfológicos	No
Antecedentes personales de cáncer de piel	No
Antecedentes familiares de cáncer de piel	No
Fototipo de piel	III
Recuento total de nevos	50-100
Otros hallazgos clínicos	Múltiples queratosis seborreicas

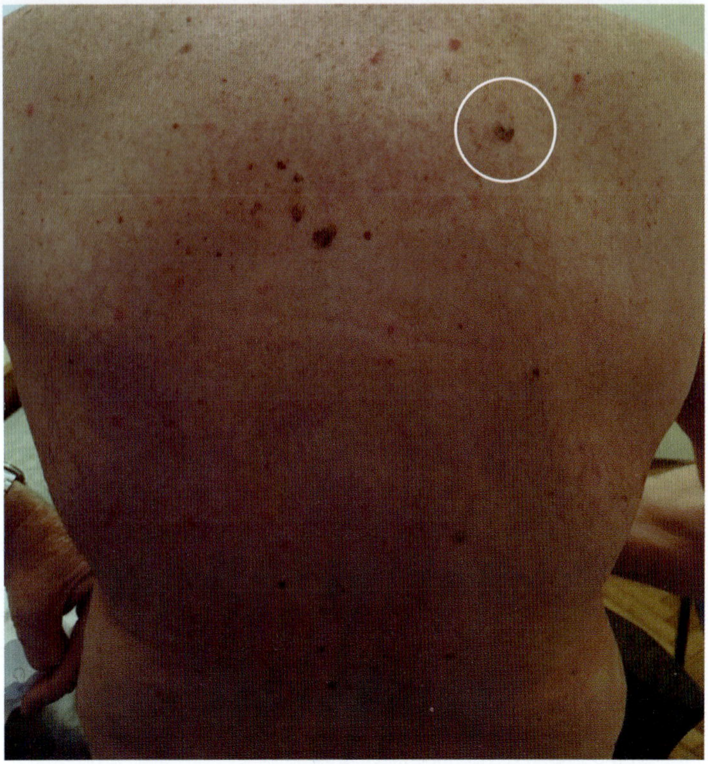

Foto 1 Imagen clínica. Placa pigmentada asimétrica verrugosa localizada en el dorso.

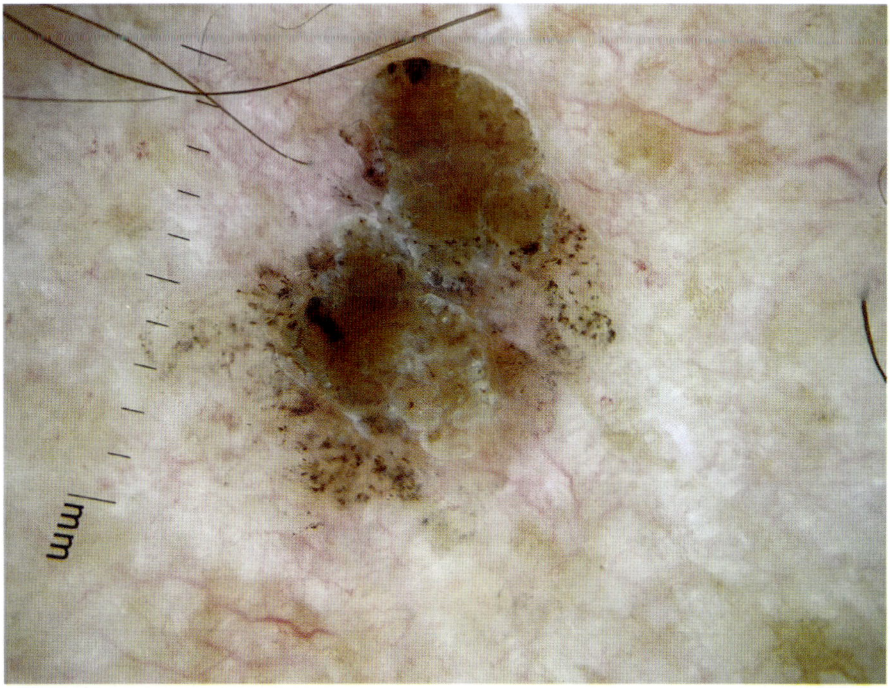

Foto 2 Imagen dermatoscópica.

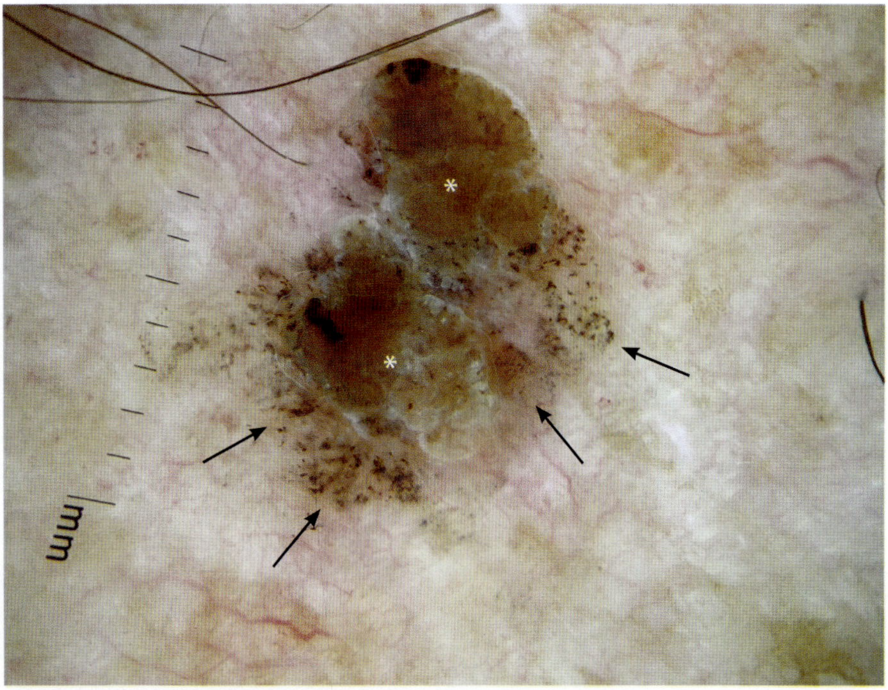

Foto 3 Imagen dermatoscópica. Múltiples fisuras y crestas semejantes a la superficie del cerebro (*asteriscos*) y gránulos y puntos azul-grises de tamaño y distribución irregulares: patrón granular difuso (*flechas negras*).

Diagnóstico

Queratosis liquenoide o liquen plano similar a queratosis.

Mensaje clave

La queratosis liquenoide es la evolución de una queratosis seborreica en regresión que se caracteriza por la presencia de estructuras (gránulos y puntos) de color gris pizarra, marrón-rojizas, gris-blanquecino y azul-gris de diversa distribución.

La observación de estas estructuras muchas veces son indistinguibles del melanoma, por lo cual el estudio histopatológico es mandatorio.

Bibliografía sugerida

Lallas A, Apalla Z, Moscarella E, et al. Extensive regression in pigmented skin lesions: a dangerous confounding feature. Dermatol Pract Concept 2012; 2: 1-4.

Squillace L, Capello M, Longo C, et al. Unusual Dermoscopic Patterns of Seborrheic Keratosis. Derma 2016; 232 (2): 98-202.

Caso 30 | María Clara de Diego

Historia clínica del paciente	
Sexo	Femenino
Edad	81 años
Superficie	Palpable
Lesión	Pigmentada
Diámetro máximo (mm)	3 x 11
Duración de la lesión	Desconocida
Historia de cambios morfológicos	No
Antecedentes personales de cáncer de piel	No
Antecedentes familiares de cáncer de piel	No
Fototipo de piel	II
Recuento total de nevos	< 10
Otros hallazgos clínicos	Antecedente de cáncer de mama izquierda 15 años previos a la consulta, por el que se realizó una cuadrantectomía con biopsia de ganglio centinela negativa y posterior radioterapia.

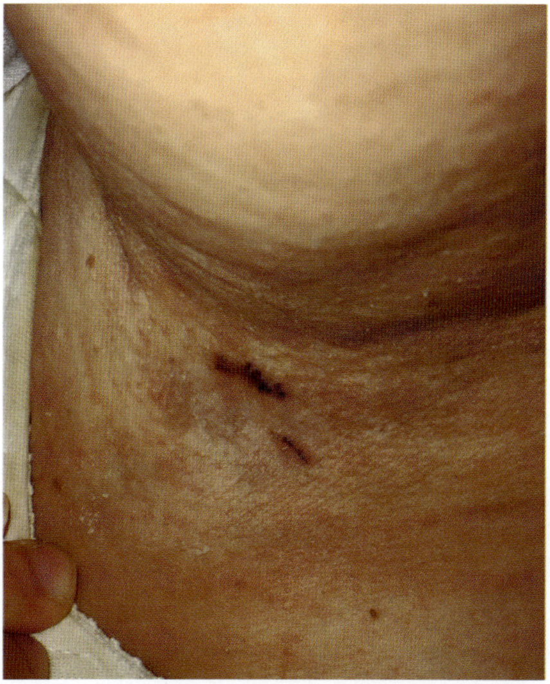

Foto 1 Imagen clínica. En la axila izquierda se observan dos tumores de pigmentación azul grisácea brillante que tienen una forma lineal y límites netos. El mayor de 3 x 11 mm y el más pequeño en sentido caudal de 2 x 6 mm.

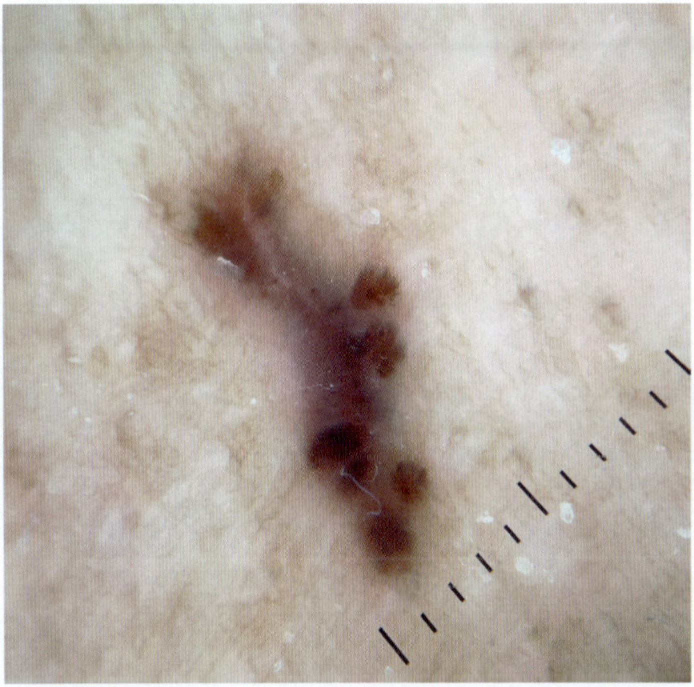

Foto 2 Imagen dermatoscópica.

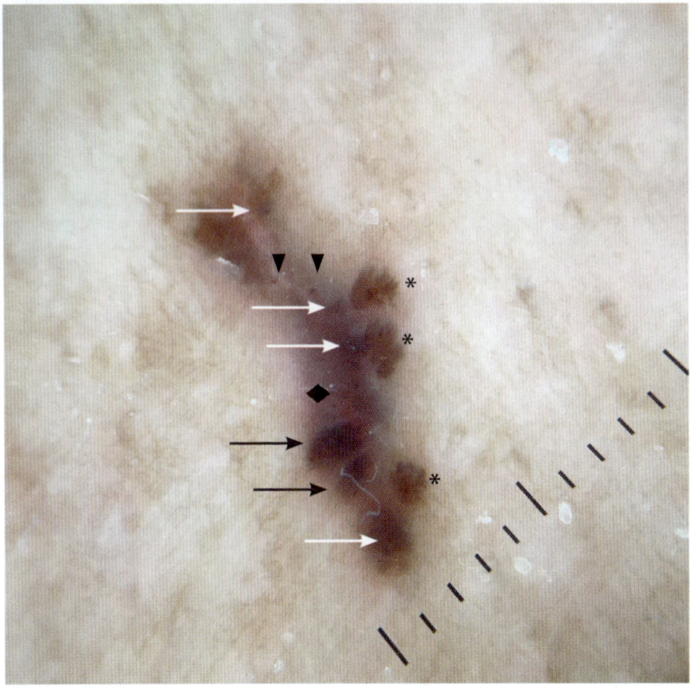

Foto 3 Imagen dermatoscópica. Glóbulos azul grisáceos (*flechas blancas*), estructuras radiadas (*asteriscos*), estructuras digitiformes (*flechas negras*), puntos negros enfocados (*puntas de flecha negras*), sobre un fondo azul grisáceo (*rombo negro*).

Diagnóstico

Carcinoma basocelular superficial lobulado.

Mensaje clave

La radioterapia es un factor de riesgo para el desarrollo del carcinoma basocelular. La dermatoscopia es una herramienta con una sensibilidad y una especificidad altas para el diagnóstico de los carcinomas basocelulares, especialmente aquellos pigmentados.

Bibliografía sugerida

Cuperus E, Lequit R, Albregts M, Toonstra J. Post radiation skin tumors: basal cell carcinomas, squamous cell carcinomas and angiosarcomas. A review of this late effect of radiotherapy. Eur J Dermatol 2013; 23: 749-57.

Reiter O, Mimouni I, Gdalevich M, Marghoob AA, Levi A, Hodak E, Leshem YA. The diagnostic accuracy of dermoscopy for basal cell carcinoma: A systematic review and meta-analysis. J Am Acad Dermatol 2019; 80: 1380-8.

Caso 31 | María Constanza Prado

Historia clínica del paciente	
Sexo	Masculino
Edad	60 años
Superficie	Plana
Lesión	Pigmentada
Diámetro máximo (mm)	4
Duración de la lesión	Desconocida
Historia de cambios morfológicos	No
Antecedentes personales de cáncer de piel	Carcinoma basocelular
Antecedentes familiares de cáncer de piel	Carcinoma basocelular
Fototipo de piel	II
Recuento total de nevos	10-50
Otros hallazgos clínicos	No

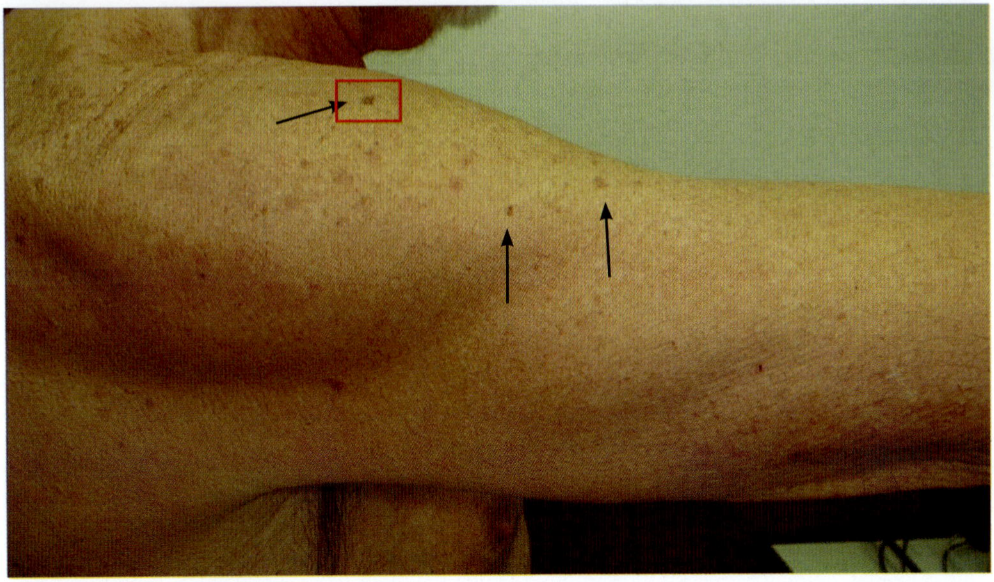

Foto 1 Imagen clínica. Paciente de 70 años. En el hombro derecho se observa una lesión pigmentada plana, de 4 mm de diámetro, de forma irregular y pigmentación asimétrica (*rectángulo rojo*).

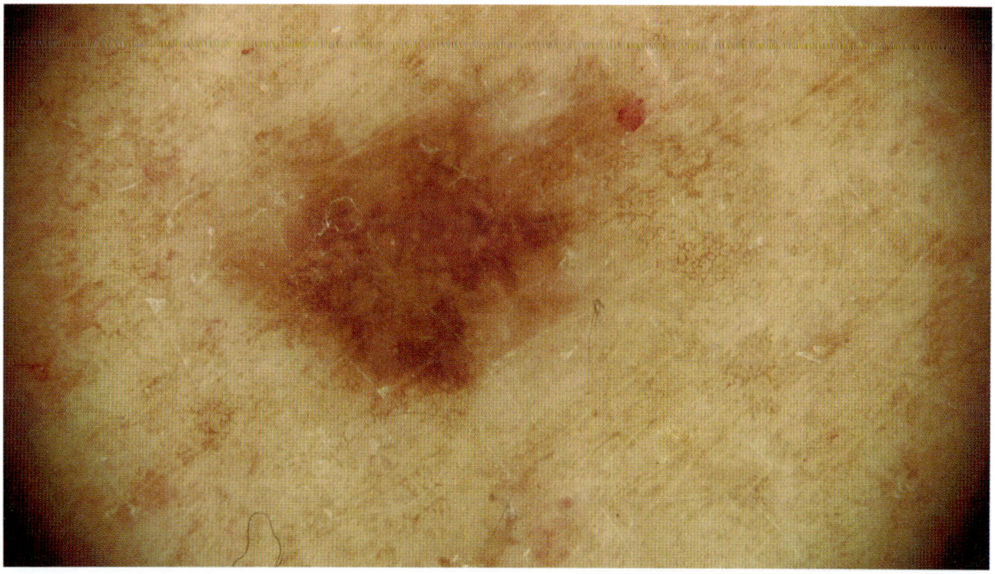

Foto 2 Imagen dermatoscópica.

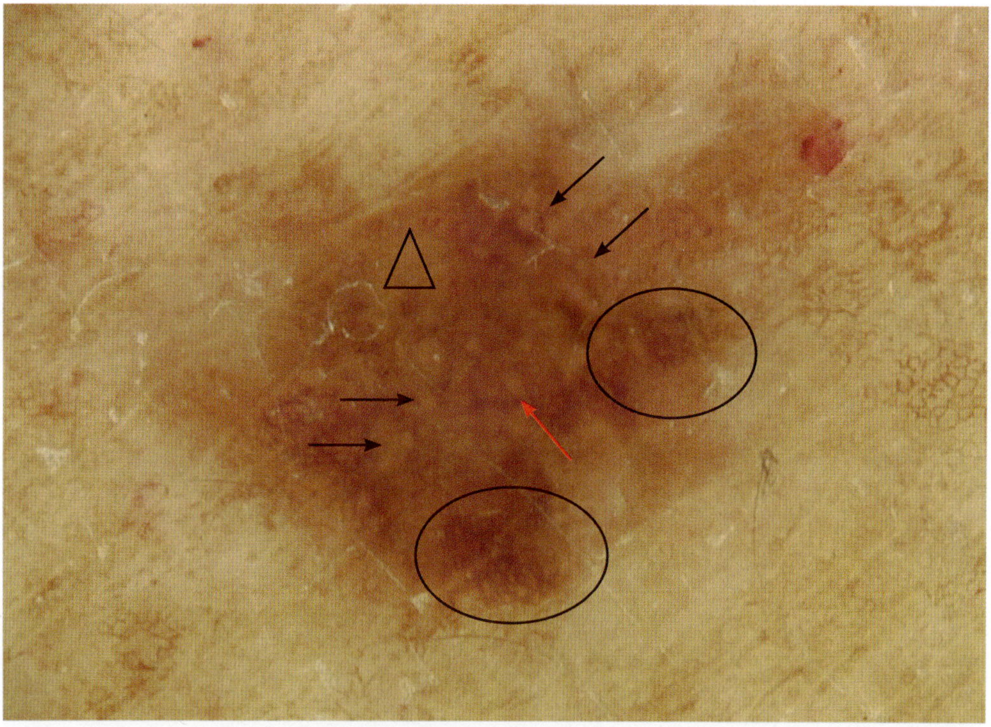

Foto 3 Imagen dermatoscópica donde se observa una lesión asimétrica, con áreas desestructuradas (*triángulo*), red de pigmento atípica (*óvalos*), pigmentación asimétrica de las salidas foliculares (*flechas negras*) y líneas anguladas (*flecha roja*).

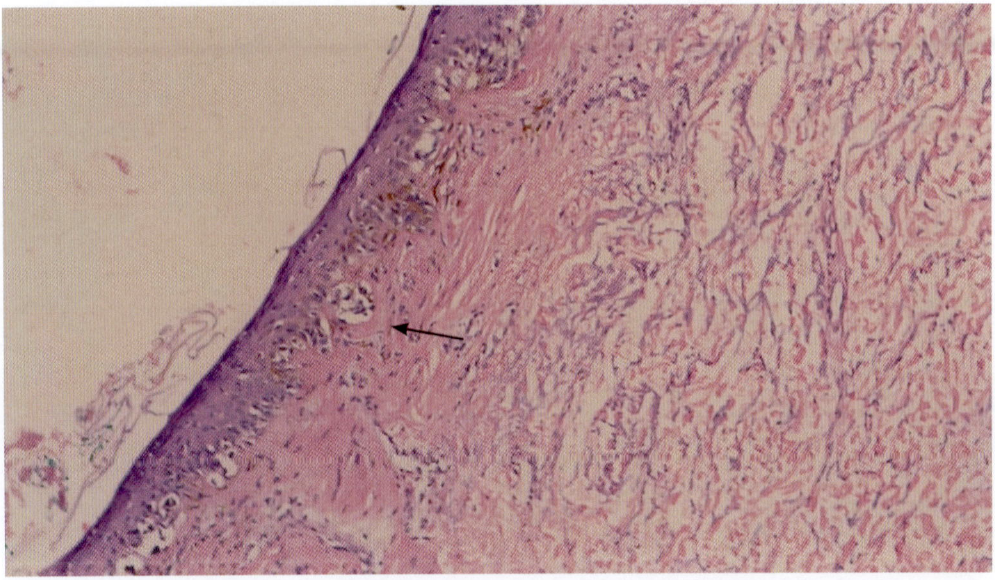

Foto 4 El estudio histológico con hematoxilina y eosina muestra en la vista panorámica una proliferación basal de melanocitos con tendencia a la formación de nidos (*flecha negra*).

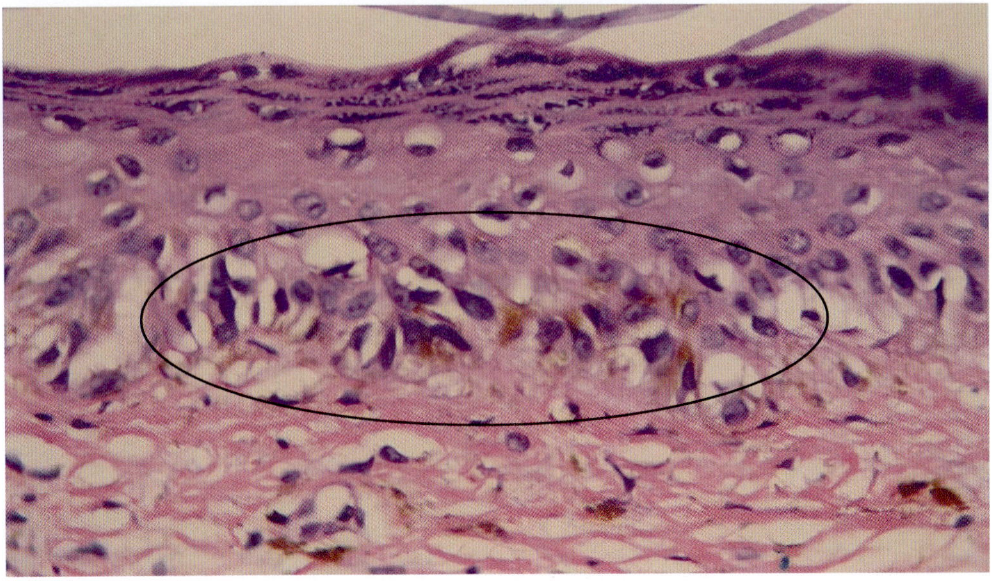

Foto 5 Con mayor aumento se observan melanocitos atípicos, mayoritariamente fusiformes, de núcleos grandes, hipercromáticos y pleomórficos que dan apariencia de "colgar" como lágrimas en la unión dermoepidérmica. Moderada cantidad de pigmento intracitoplasmático y en macrófagos dérmicos superficiales (*óvalo*).

Diagnóstico

Léntigo maligno extrafacial.

Mensaje clave

Principales pistas diagnósticas:

- Pigmentación asimétrica de las salidas foliculares.
- Área sin estructuras.
- Red de pigmento atípica.
- Líneas anguladas.

Bibliografía sugerida

Jaimes N, Marghoob AA, Rabinovitz H, et al. Clinical and dermoscopic characteristics of melanomas on nonfacial chronically sun-damaged skin. J Am Acad Dermatol 2015; 72: 1027-35.

Peralta R, Cohen-Sabban EN, Rodriguez Saá S. Dermatoscopía del léntigo maligno extrafacial. Dermatol Argent 2016; 22 (4): 220-3.

Caso 32 | María Constanza Prado

Historia clínica del paciente	
Sexo	Femenino
Edad	41 años
Superficie	Plana
Lesión	Pigmentada
Diámetro máximo (mm)	5
Duración de la lesión	Desconocida
Historia de cambios morfológicos	No
Antecedentes personales de cáncer de piel	No
Antecedentes familiares de cáncer de piel	No
Fototipo de piel	II
Recuento total de nevos	10 50
Otros hallazgos clínicos	No

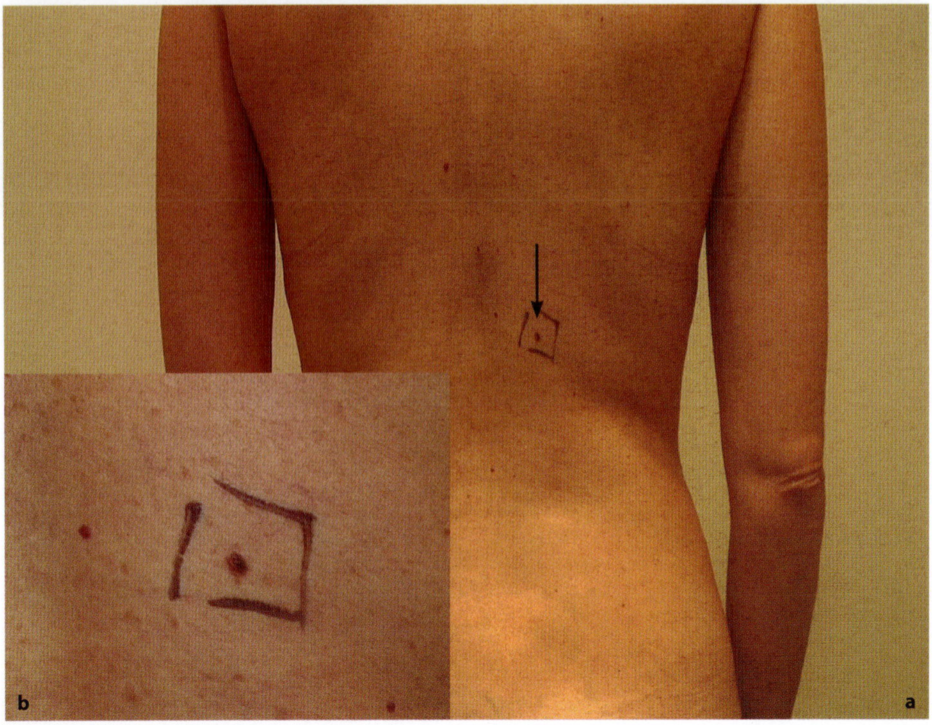

Foto 1 Imagen clínica (**a**) y acercamiento (**b**).

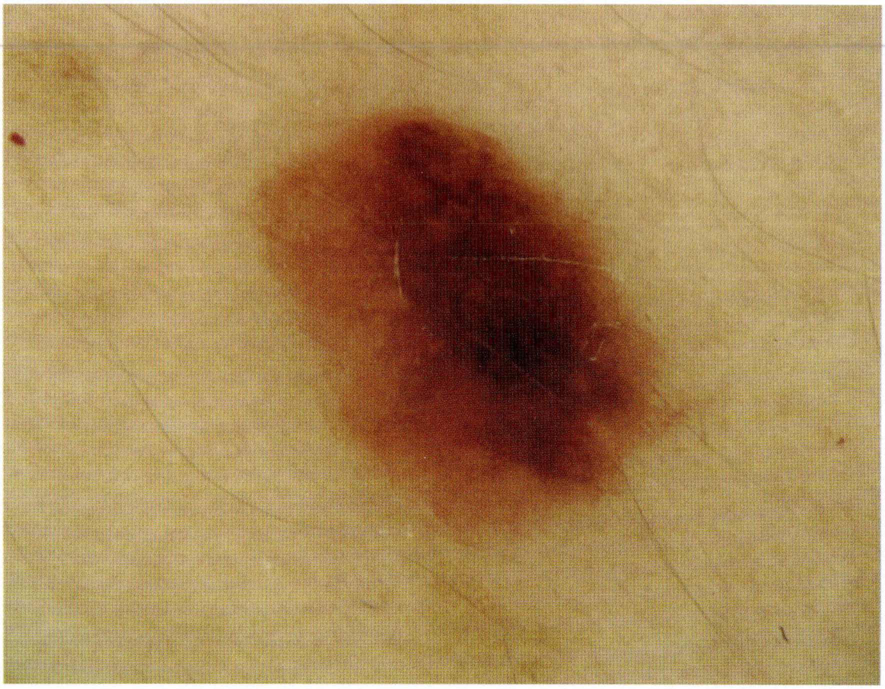

Foto 2 Imagen dermatoscópica.

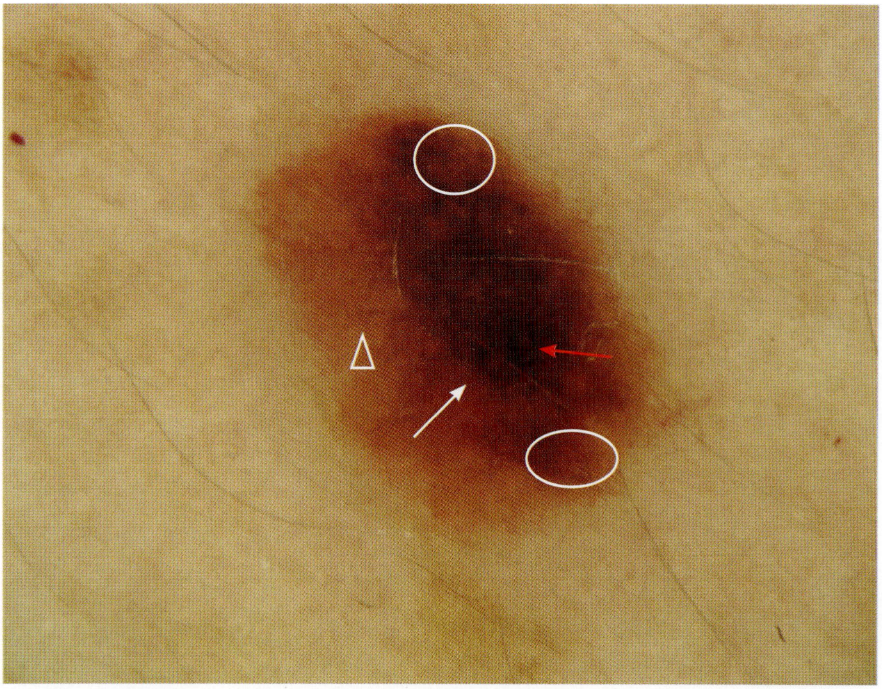

Foto 3 En la dermatoscopia es una lesión melanocítica, con asimetría de estructuras y colores. Presenta una red de pigmento atípica con finalización abrupta (*óvalos*). Mancha de pigmento excéntrica (*flecha roja*). Patrón vascular atípico (*flecha blanca*) y áreas sin estructuras (*triángulo*).

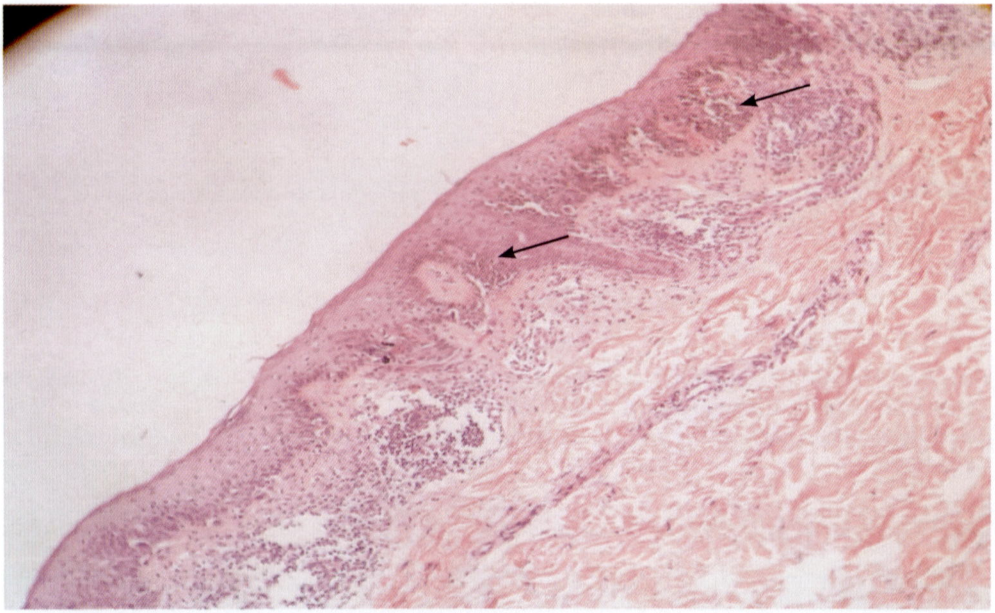

Foto 4 Estudio histopatológico. Es una lesión pigmentada en la que se observan sobrecarga pigmentaria y presencia de células névicas dispuestas de forma asimétrica distribuídas en nidos y cordones dentro de la epidermis, respetando la membrana basal (*flechas negras*).

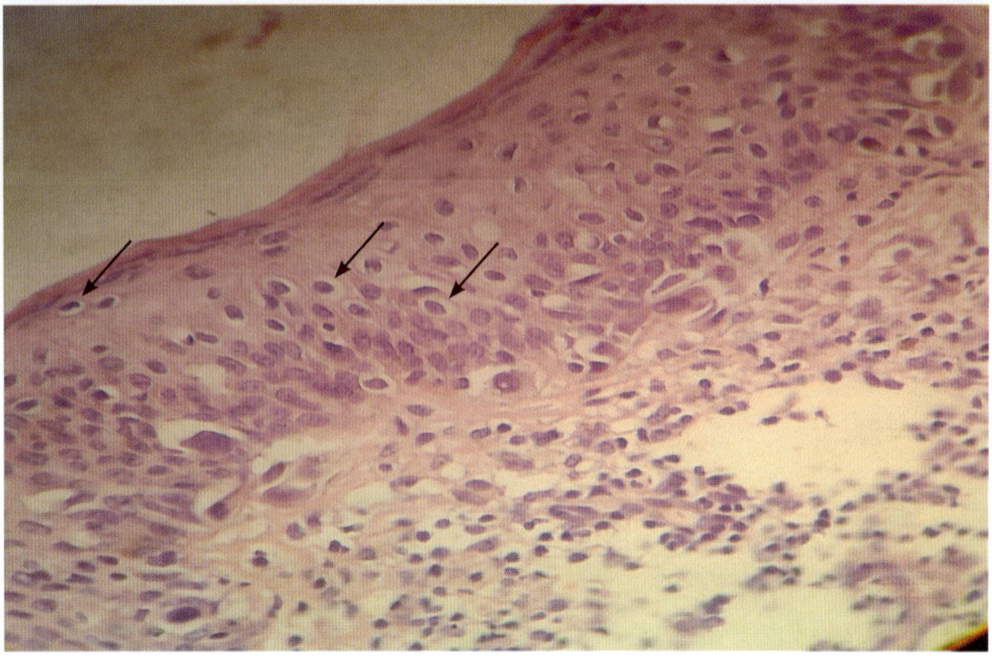

Foto 5 Vista con objetivo de mayor aumento 400x. Presencia de melanocitos en el estrato espinoso y unión dermoepidérmica (*flechas negras*). Se aprecia además macronucleación hipercromática con prominencia nucleolar en células descritas.

Diagnóstico

Melanoma extensivo superficial, *in situ*.

Mensaje clave

- Red de pigmento atípica.
- Manchas de pigmento de forma y distribución irregulares o excéntricas.
- Áreas sin estructuras.
- Patrón vascular atípico: vasos lineales irregulares.

Bibliografía sugerida

Neila J, Soyer P. Key points for diagnosis of melanomas, including difficult to diagnose melanomas, on the trunk and extremities. J Dermatol 2011; 38: 3-9.

Puig S. Melanomas. En: Cabo H (ed.). Dermatoscopía. 2° ed. Buenos Aires: Ediciones Journal, 2012; p. 213-20.

Caso 33 | María Eugenia Cappetta

Historia clínica del paciente	
Sexo	Femenino
Edad	69 años
Superficie	Plana
Lesión	Pigmentada
Diámetro máximo (mm)	40 x 30
Duración de la lesión	3 años
Historia de cambios morfológicos	No
Antecedentes personales de cáncer de piel	No
Antecedentes familiares de cáncer de piel	No
Fototipo de piel	III
Recuento total de nevos	< 10
Otros hallazgos clínicos	Única área alopécica pruriginosa parietal izquierda cubierta de cabellos cortos de 3 años de evolución. Falla de respuesta al tratamiento tópico con esteroides. El paciente refiere no tener mascotas y niega la tracción del cabello. Test de tracción pilosa: negativo. Rutina de laboratorio: normal. Estudio micológico: negativo.

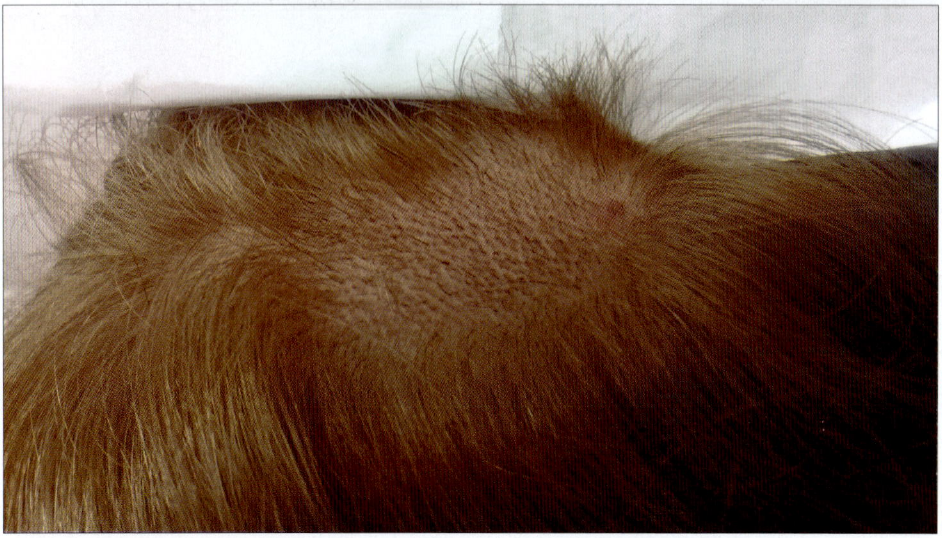

Foto 1 Área de bordes bien delimitados de 4 x 3 cm cubierta de cabellos cortos.

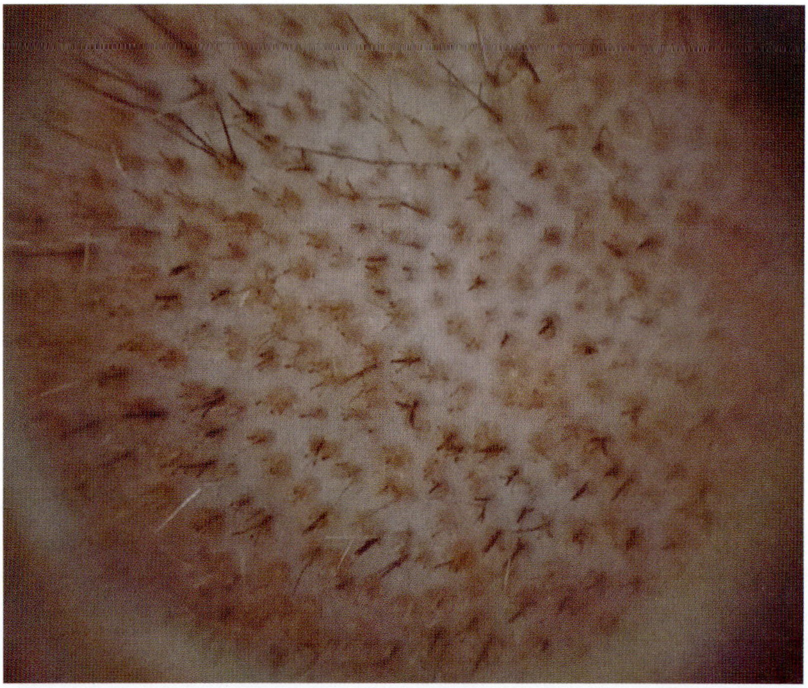

Foto 2 Imagen dermatoscópica.

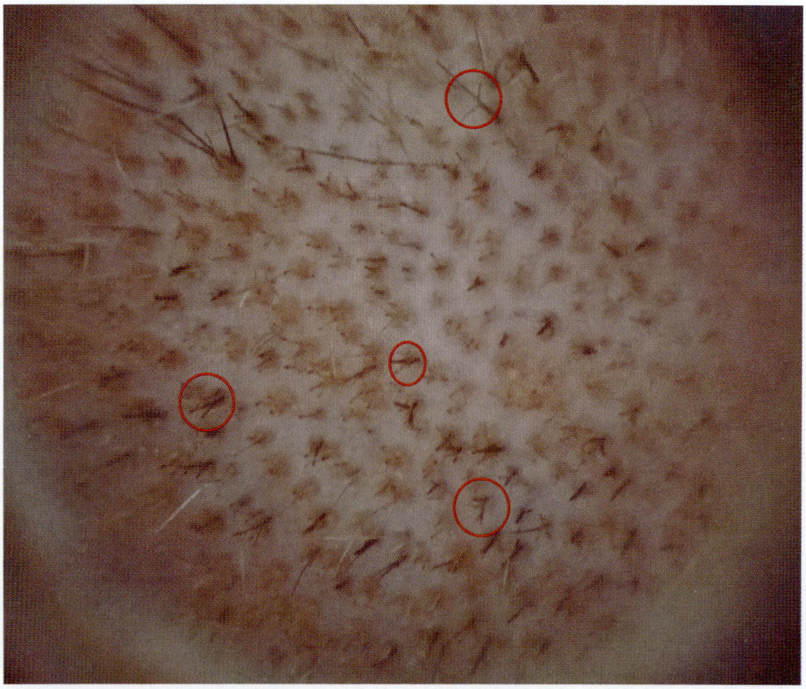

Foto 2 Pelos cortados, algunos pigmentados, otros canos, de longitudes similares tipo *broom hairs*. *Broom hairs* (*círculos*): representan los tallos pilosos rotos divididos longitudinalmente en 2-3 o más partes. Las puntas distales pueden presentar fracturas adicionales.

Diagnóstico

Tricoteiromania.

Al interrogatorio dirigido la paciente admite el rascado crónico de la zona.

Mensaje clave

La tricoteiromania representa una forma de liquen simple crónico del cuero cabelludo de difícil manejo terapéutico. El rascado compulsivo de esta zona pilosa ocasiona, además de los signos clásicos de liquenificación, la fractura de los tallos pilosos que se manifiesta tricoscópicamente como *broom hairs*.

La presencia de estos y el interrogatorio dirigido son clave para arribar al diagnóstico.

La N-acetil-cisteína puede ser una opción terapéutica para estos casos con un buen perfil de seguridad.

Bibliografía sugerida

Freyschmidt-Paul P, Hoffmann R, Happle R. Trichoteiromania. Eur J Dermato 2001; 11 (4): 369-71.

Salas-Callo CI, Pirmez R. Trichoteiromania: Good Response to Treatment with N-Acetylcysteine. Skin Appendage Disorders; doi: 10.1159/000497167.

Caso 34 | María Florencia Olquín

Historia clínica del paciente	
Sexo	Femenino
Edad	38 años
Superficie	Palpable
Lesión	Pigmentada
Diámetro máximo (mm)	10
Duración de la lesión	18 meses
Historia de cambios morfológicos	No
Antecedentes personales de cáncer de piel	No
Antecedentes familiares de cáncer de piel	No
Fototipo de piel	II
Recuento total de nevos	50-100
Otros hallazgos clínicos	No

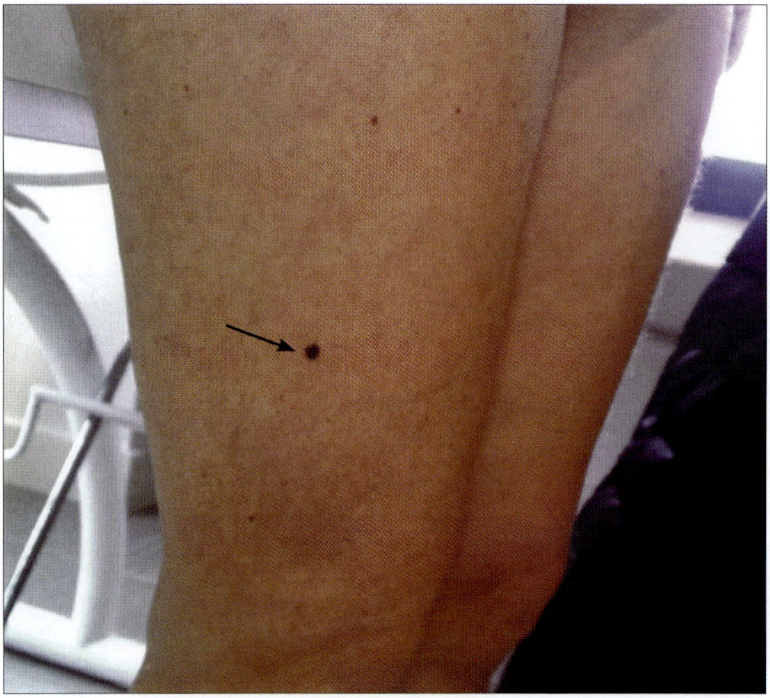

Foto 1 Imagen clínica. Lesión pigmentada, levemente sobreelevada de 1 cm de diámetro localizada en la cara externa del muslo derecho.

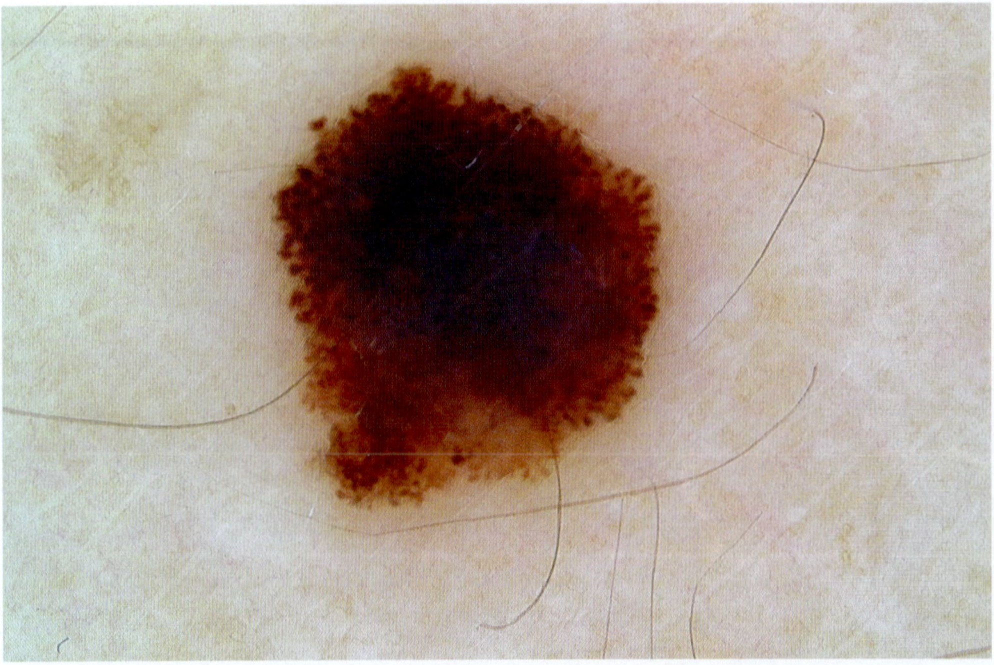

Foto 2 Imagen dermatoscópica.

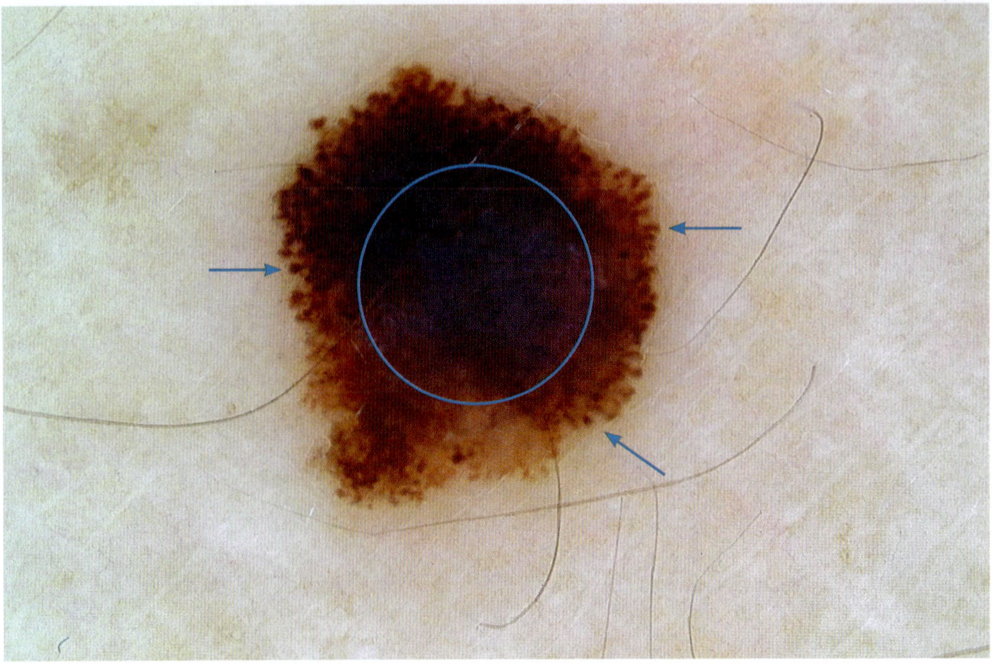

Foto 3 Imagen dermatoscópica donde se observa una lesión melanocítica con centro muy pigmentado y zona con velo azul blanquecino (*círculo*). En la periferia (*flechas azules*) prolongaciones y pseudópodos.

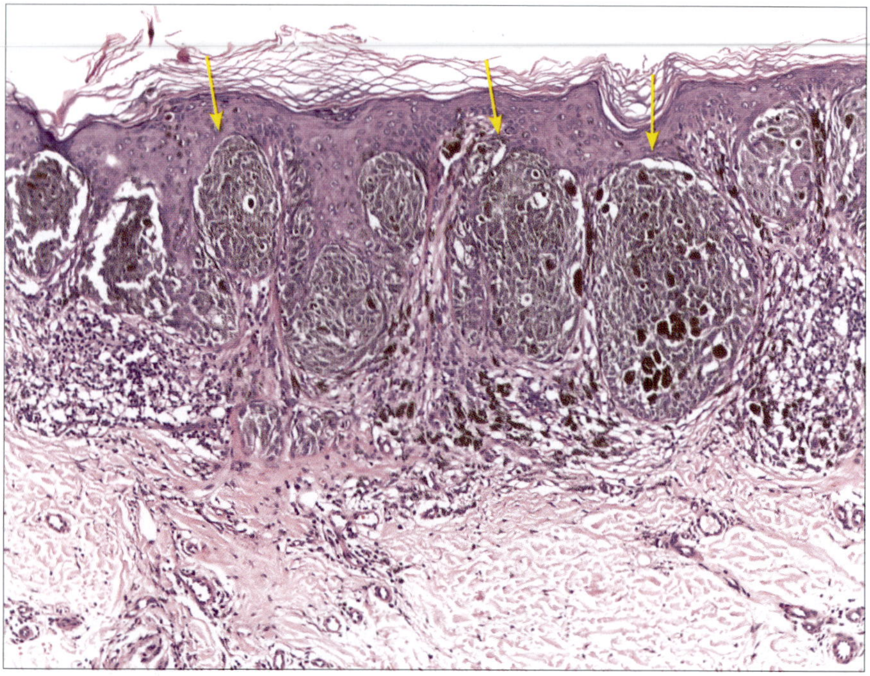

Foto 4 Imagen histopatológica. Tecas pigmentadas en la unión dermoepidérmica (*flechas amarillas*) perpendiculares a la superficie del epitelio. En la dermis, focos de infiltrado inflamatorio con presencia de melanófagos.

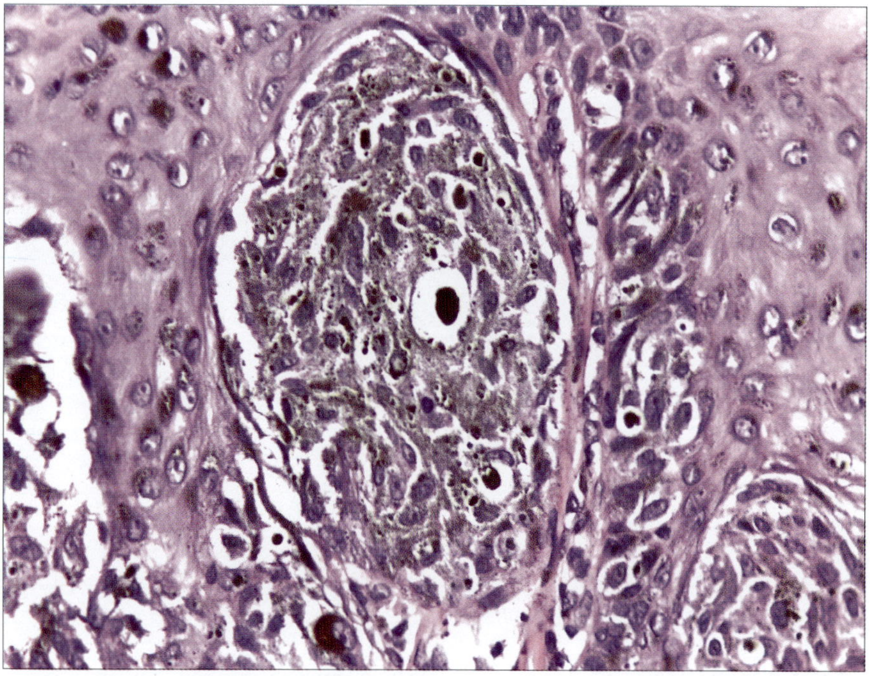

Foto 5 Imagen histopatológica a mayor aumento. Tecas formadas por células con núcleos grandes y citoplasmas pigmentados.

Diagnóstico

Nevo de Spitz/Reed.

Mensaje clave

Nevo de Spitz/Reed con patrón en estallido de estrellas en un paciente adulto; siempre realizar anatomía patológica para descartar melanoma spitzoide.

Bibliografía sugerida

Lallas A, Apalla Z, Ioaniddes D, et al. Update on dermoscopy of Spitz/Reed naevi and management guidelines by the International Dermoscopy Society. Br J Dermatol 2007; 177: 645-55.

Lallas A, Moscarella E, Longo C, et al. Likelihood of finding a melanoma when removing a Spitzoid-looking lesion in patients aged 12 years or older. J Am Acad Dermatol 2015; 72: 47-53.

Caso 35 | María Florencia Olguín

Historia clínica del paciente	
Sexo	Masculino
Edad	4 años
Superficie	Palpable
Lesión	Pigmentada
Diámetro máximo (mm)	6
Duración de la lesión	10 meses
Historia de cambios morfológicos	Crecimiento desde la aparición
Antecedentes personales de cáncer de piel	No
Antecedentes familiares de cáncer de piel	No
Fototipo de piel	II
Recuento total de nevos	< 10
Otros hallazgos clínicos	No

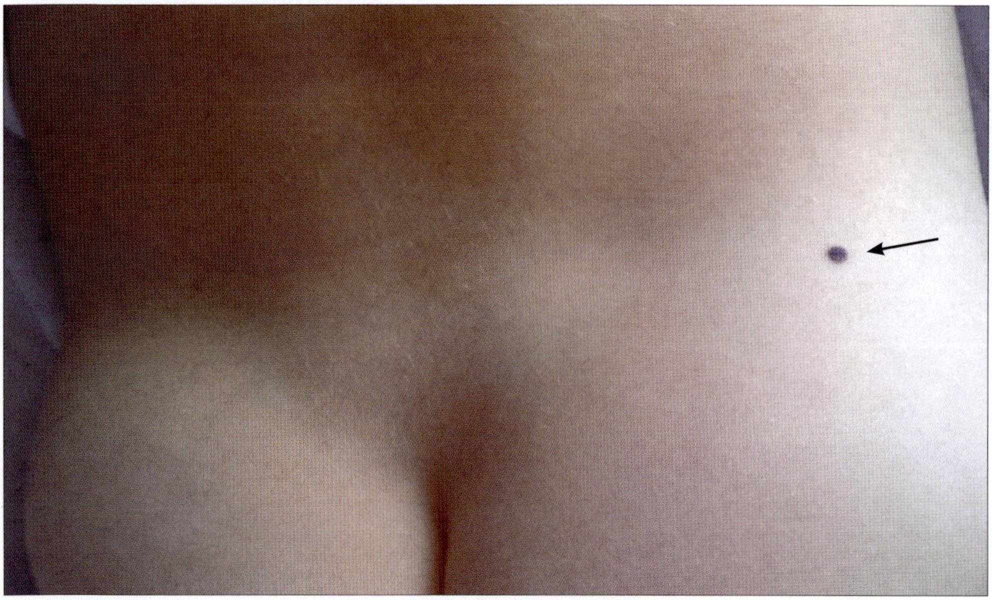

Foto 1 Imagen clínica. Varón de 4 años con lesión pigmentada palpable de 6 mm de diámetro ubicada en la región lumbar.

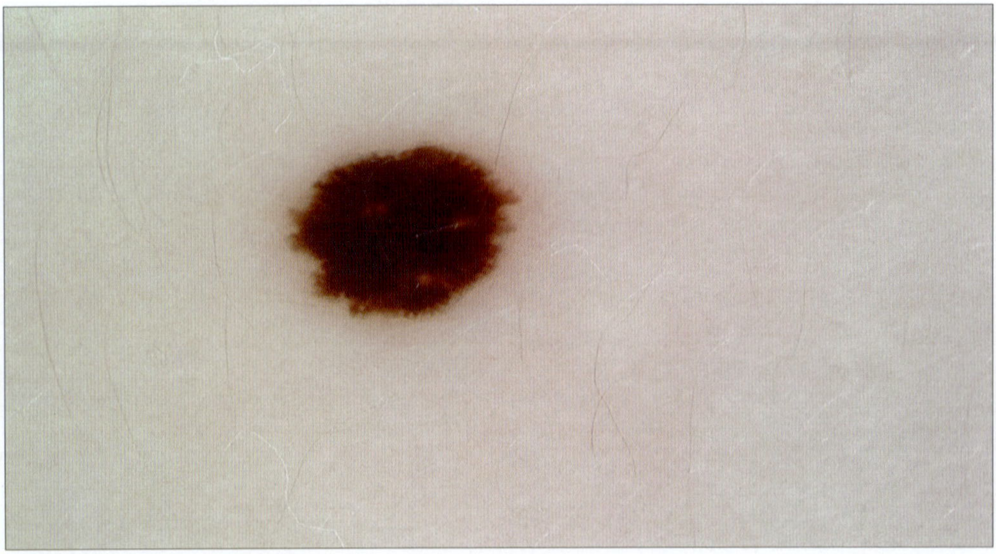

Foto 2 Imagen dermatoscópica.

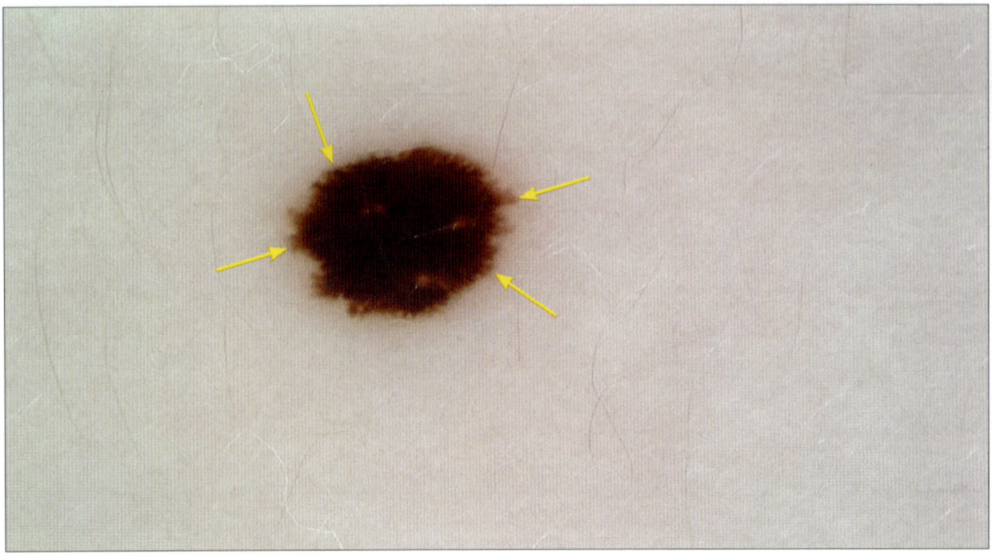

Foto 3 Imagen dermatoscópica. Hiperpigmentación central y prolongaciones periféricas (*flechas amarillas*) de distribución simétrica.

Diagnóstico

Nevo de Spitz con patrón en estallido de estrellas.

Mensaje clave

El nevo de Spitz con patrón típico en estallido de estrellas, plano, menor de 1 cm y simétrico en menores de 12 años se controla en forma periódica esperando cambios simétricos con el correr de los meses hasta su estabilización.

Bibliografía sugerida

De Mestir Y, Moscarella E, Marchetti Cautela J, et al. Clinicodermoscopic features of Spitz nevi by age and anatomical site: a study of 378 Spitz nevi. Br J Dermatol 2007.

Lallas A, Apalla Z, Ioaniddes D, et al. Update on dermoscopy of Spitz/Reed naevi and management guidelines by the International Dermoscopy Society. Br J Dermatol 2007; 177: 645-55.

Caso 36 | María Sofía Nicoletti Russi

Historia clínica del paciente	
Sexo	Masculino
Edad	70 años
Superficie	Plana
Lesión	Pigmentada
Diámetro máximo (mm)	15
Duración de la lesión	Desconocida
Historia de cambios morfológicos	No
Antecedentes personales de cáncer de piel	No
Antecedentes familiares de cáncer de piel	No
Fototipo de piel	III
Recuento total de nevos	10-50
Otros hallazgos clínicos	Superficie de la lesión rugosa

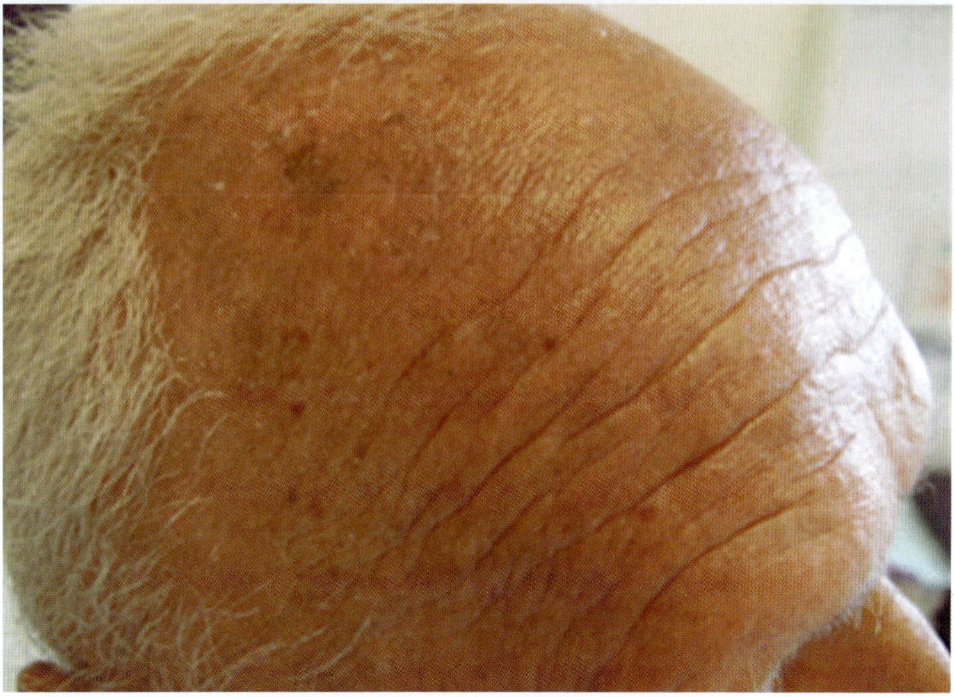

Foto 1 Imagen clínica. Lesión pigmentada plana en calva de 15 mm de diámetro mayor, límites irregulares, rugosa a la palpación.

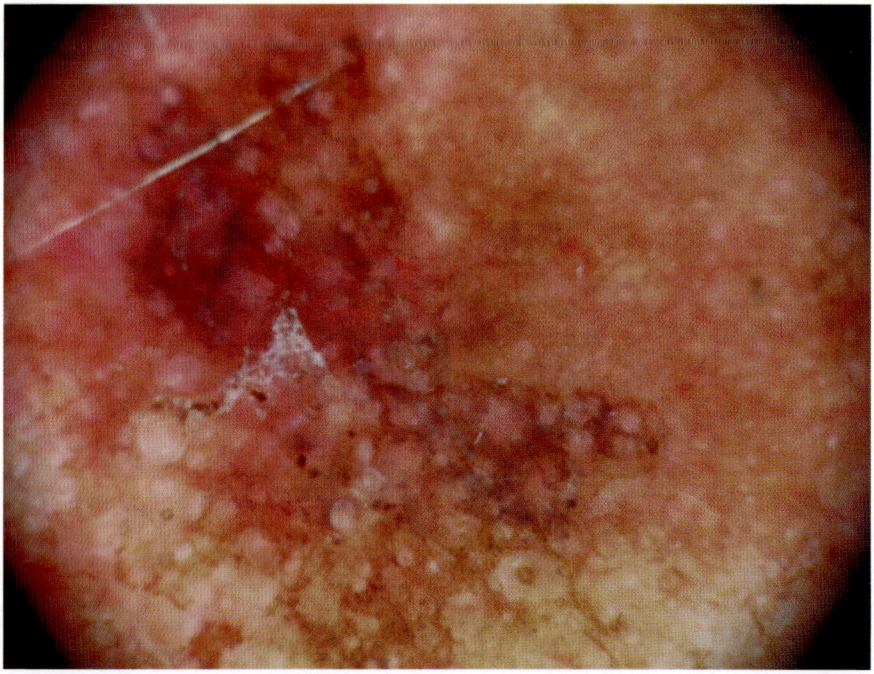

Foto 2 Imagen dermatoscópica.

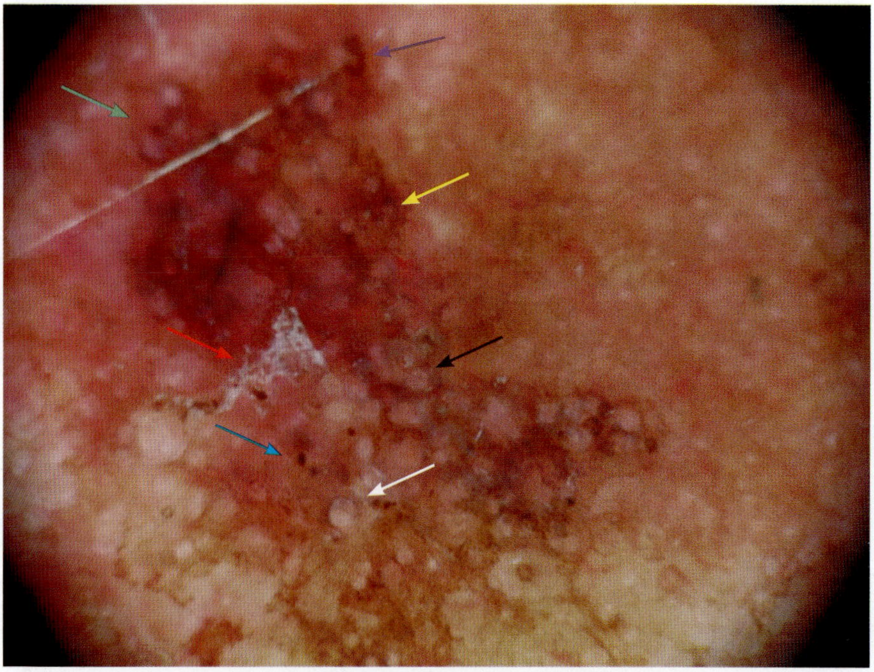

Foto 3 A la dermatoscopia se observa seudorred pigmentada con escamas finas adheridas (*flecha roja*), patrón granular anular (*flecha amarilla*), glóbulos marrones (*flecha celeste*), estructuras romboidales (*flecha verde*), círculos concéntricos (*flecha negra*), tapones corneos (*flecha blanca*) y pigmentación perifolicular asimétrica (*flecha violeta*).

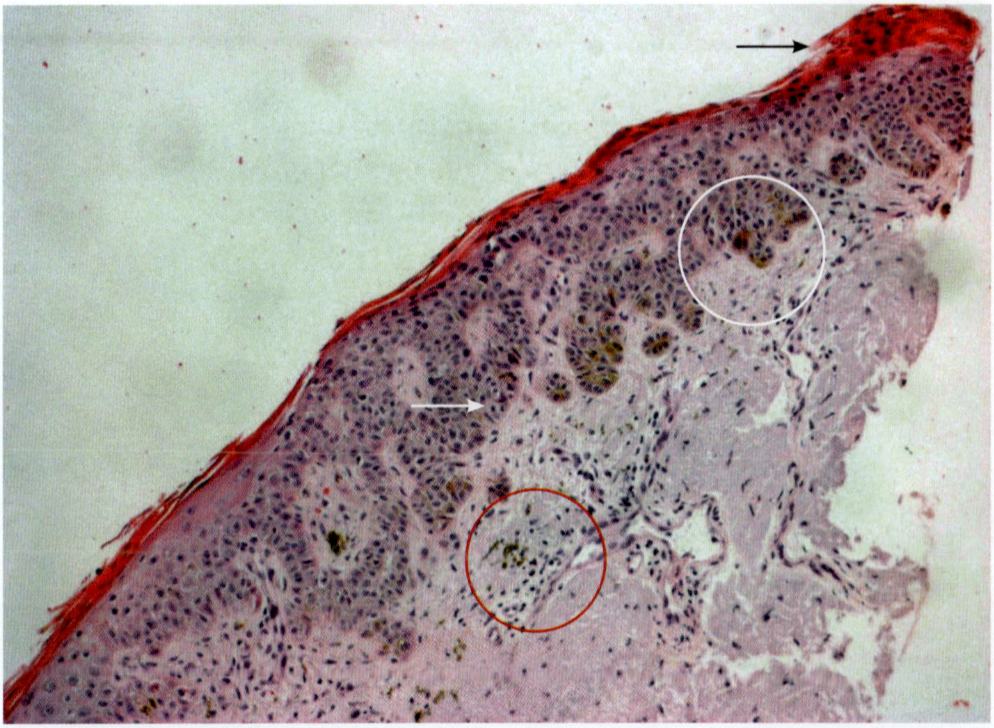

Foto 4 Histología con hematoxilina y eosina (10x). Lesión epitelial con hiperqueratosis con focos de paraqueratosis (*flecha negra*). Cuerpo mucoso de espesor irregular, con desestructuración de la capa basal. Moderada anisocitosis y anisocariosis, disqueratóticos (*círculo blanco*). Hiperpigmentación basal sin hiperplasia de los melanocitos (*flecha blanca*). Dermis con inflamación y melanófogos (*círculo rojo*).

Diagnóstico

Queratosis actínica pigmentada.

Mensaje clave

El prinicipal diagnóstico diferencial de las queratosis actínicas pigmentadas es el lentigo maligno, la presencia a la dermatoscopia del color gris, escama fina, tapones córneos y la observación de seudorred rota son estrucuturas claves a tener en cuenta para su diagnóstico.

Bibliografía sugerida

Lallas A, Argenziano G, Moscarella E, Longo C, Simonetti V, Zalaudek I. Diagnosis and management of facial pigmented macules. Clinics in Dermatology 2014; 32: 94-100.

Zalaudek I, Argenziano G. Dermoscopy of Actinic Keratosis,Intraepidermal Carcinoma and Squamous Cell Carcinoma. Curr Probl Dermatol Basel Karger 2015; 46: 70-6.

Caso 37 | María Sofía Nicoletti Russi

Historia clínica del paciente	
Sexo	Femenino
Edad	66 años
Superficie	Plana
Lesión	Pigmentada
Diámetro máximo (mm)	8
Duración de la lesión	Desconocida
Historia de cambios morfológicos	No
Antecedentes personales de cáncer de piel	Carcinoma basocelular
Antecedentes familiares de cáncer de piel	No
Fototipo de piel	III
Recuento total de nevos	10-50
Otros hallazgos clínicos	Lesión pigmentada asimétrica en piel con intenso fotodaño

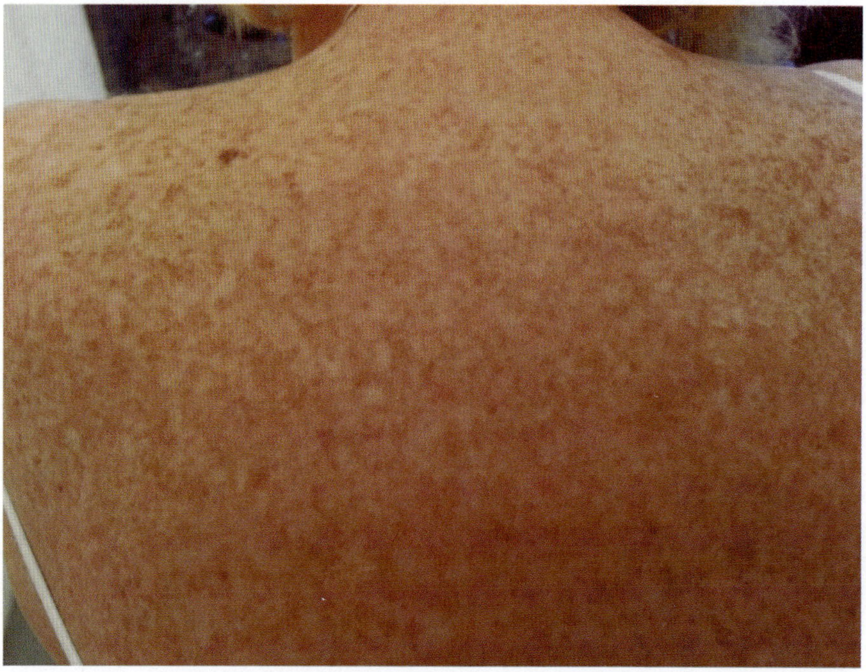

Foto 1 Imagen clínica. Lesión pigmentada plana de dorso alto de 8 mm de diámetro mayor, límites irregulares, superficie lisa que asienta en piel con intenso fotodaño.

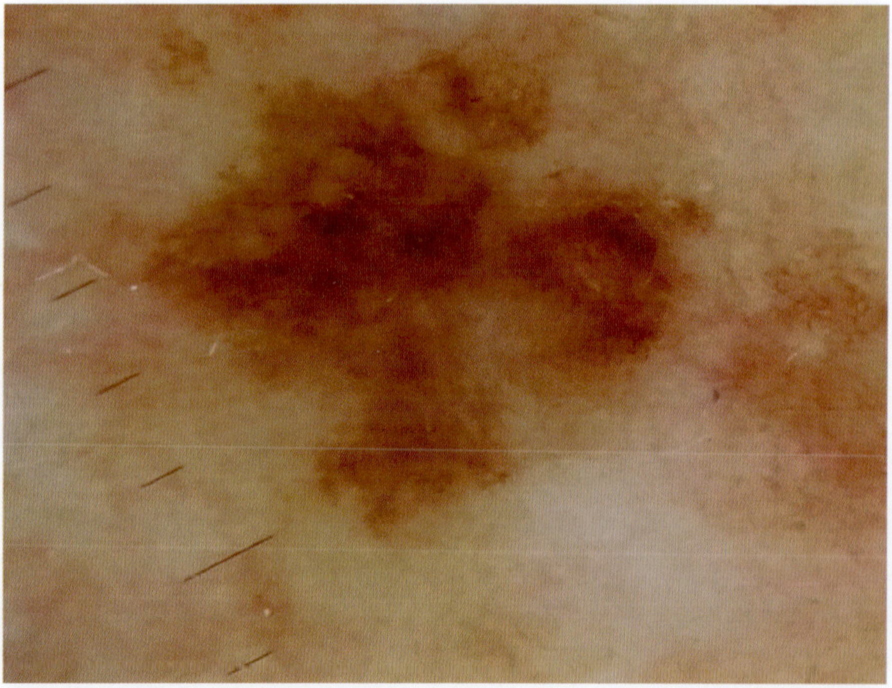

Foto 2 Imagen dermatoscópica.

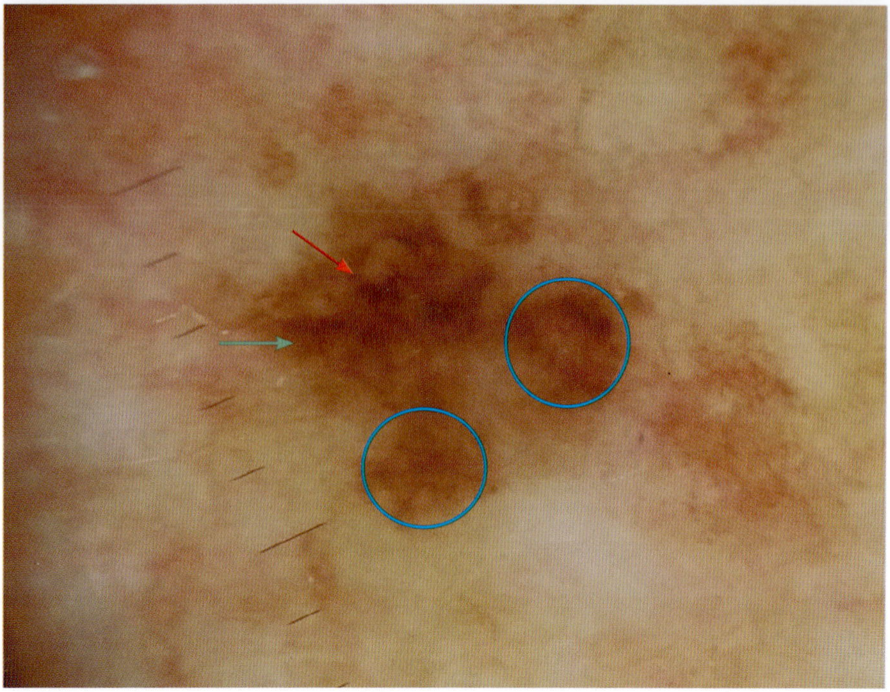

Foto 3 A la dermatoscopia se observa seudorred pigmentada asimétrica con pigmento perifolicular de disposición irregular con puntos distribuidos irregularmente patrón granular anular (*flecha roja*), puntos con distribución irregular (*flecha verde*), islas pigmentadas periféricas irregulares (*círculos celestes*).

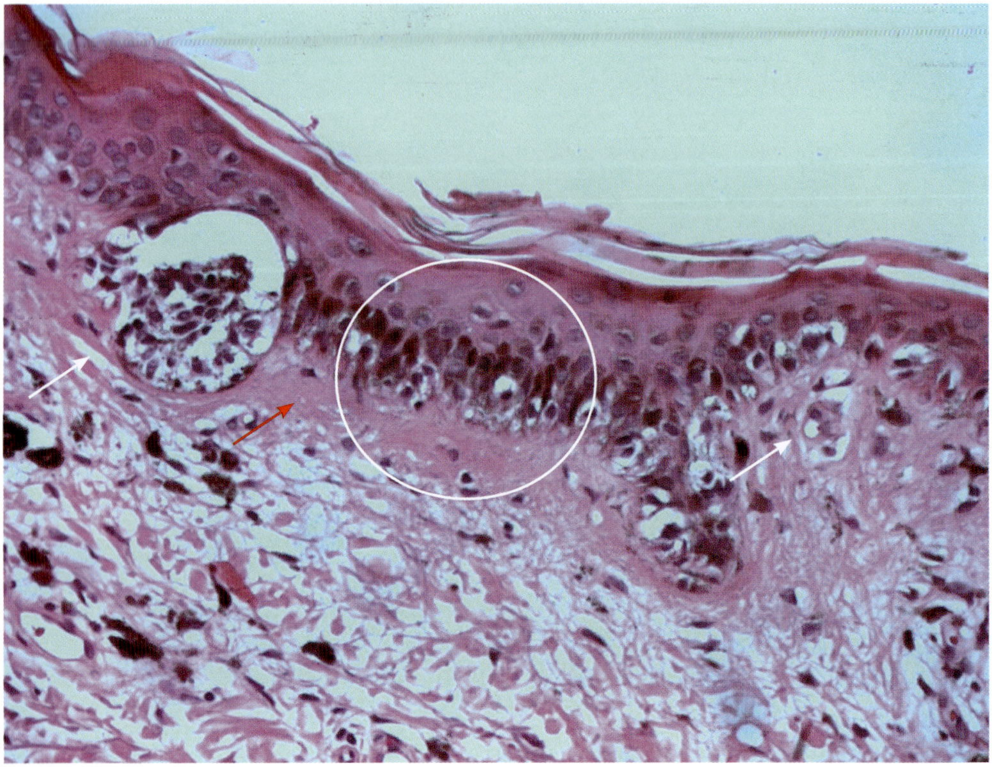

Foto 4 Histología con hematoxilina y eosina (10x). Capa basal hiperpigmentada con hiperplasia de melanocitos que por sectores sustituye la membrana basal (*círculo blanco*), tecas de diferente tamaño (*flechas blancas*), elastosis actínica (*flecha roja*) y no se observa profundización en dermis ni ascenso pagetoide.

Diagnóstico

Lentigo maligno extrafacial.

Mensaje clave

Los melanomas localizados en piel con fotodaño crónico pueden presentar características similares a los melanomas faciales. Las estructuras más frecuentemente encontradas son patrón granular, líneas angulares, puntos atípicos agrupados y patrón en parches periférico.

Bibliografía sugerida

Jaimes N, Marghoob A, Rabinovitz H, Braun R, et al. Clinical and dermoscopic characteristics of melanomas on nonfacial chronically sun-damaged skin. American Academy of Dermatology 2015.

Caso 38 | Mónica Maniotti Riggs

Historia clínica del paciente	
Sexo	Masculino
Edad	48 años
Superficie	Plana
Lesión	Pigmentada
Diámetro máximo (mm)	13
Duración de la lesión	5 años
Historia de cambios morfológicos	Crecimiento y cambios de color a lo largo del tiempo
Antecedentes personales de cáncer de piel	No
Antecedentes familiares de cáncer de piel	No
Fototipo de piel	II
Recuento total de nevos	10-50
Otros hallazgos clínicos	No

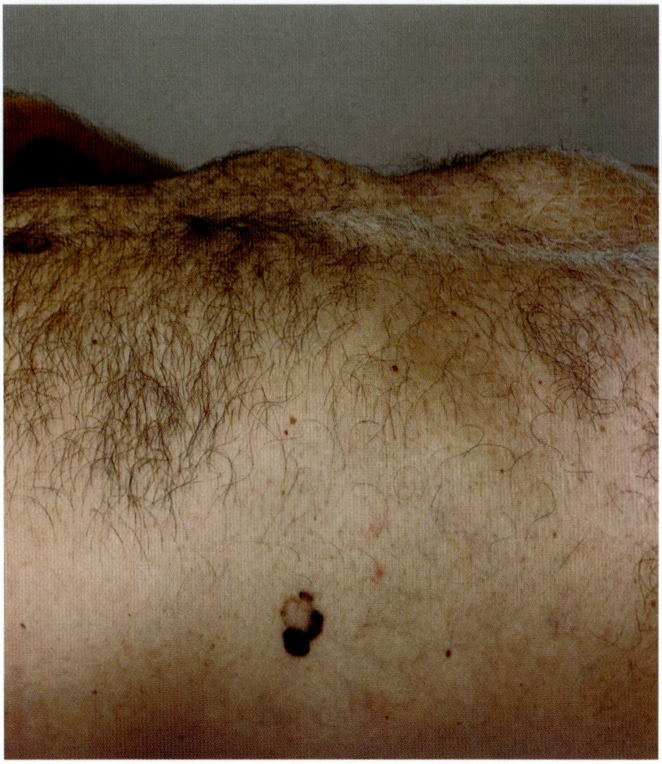

Foto 1 Imagen clínica. Lesión pigmentada asimétrica en abdomen a nivel del flanco izquierdo.

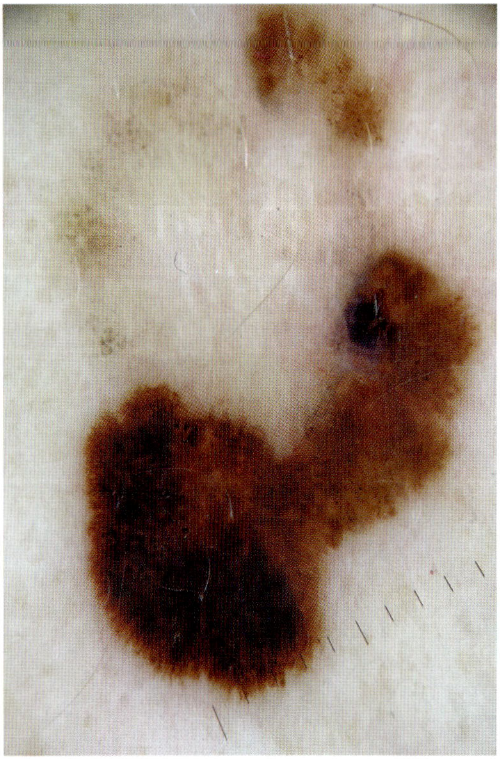

Foto 2 Imagen dermatoscópica.

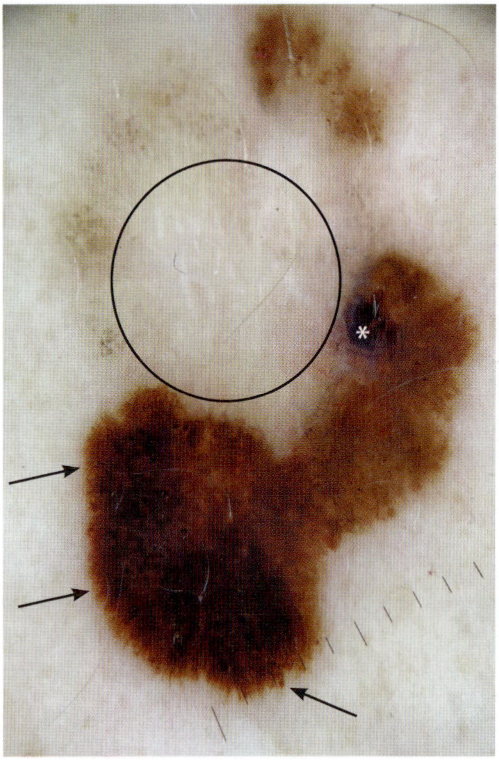

Foto 3 Imagen dermatoscópica. Patrón multicomponente en donde se evidencian en la periferia proyecciones radiales (*flechas*), regresión (*círculo*) y velo azul blanquecino (*asterisco*).

Diagnóstico

Melanoma extensivo superficial. Fase de crecimiento radial. (Breslow 0,6 mm, Clark II).

Mensaje clave

El patrón multicomponente está dado por la combinación de 3 o más patrones dermatoscópicos en la misma lesión, siendo este el más frecuente en melanoma, y aunque puede estar presente en otras lesiones como nevo de Reed, nevo congénito y nevo de Clark, ante su presencia en una lesión asimétrica siempre descartar melanoma.

Bibliografía sugerida

Argenziano G, Soyer HP, Chimenti S, Talamini R, Corona R, Sera F, et al. Dermatoscopy of pigmented skin lesions: results of a consensus meeting via the internet. J Am Acad Dermatol 2003; 48: 679-93.
Zaballos P, et al. Criterios dermatoscópicos para el diagnostico de melanoma. Med Cutan Iber Lat Am 2004; 32 (1): 3-17.

Caso 39 | Mónica Maniotti Riggs

Historia clínica del paciente	
Sexo	Masculino
Edad	70 años
Superficie	Nodular
Lesión	Pigmentada
Diámetro máximo (mm)	5
Duración de la lesión	Desconocida
Historia de cambios morfológicos	No
Antecedentes personales de cáncer de piel	No
Antecedentes familiares de cáncer de piel	No
Fototipo de piel	III
Recuento total de nevos	10-50
Otros hallazgos clínicos	Importante fotodaño

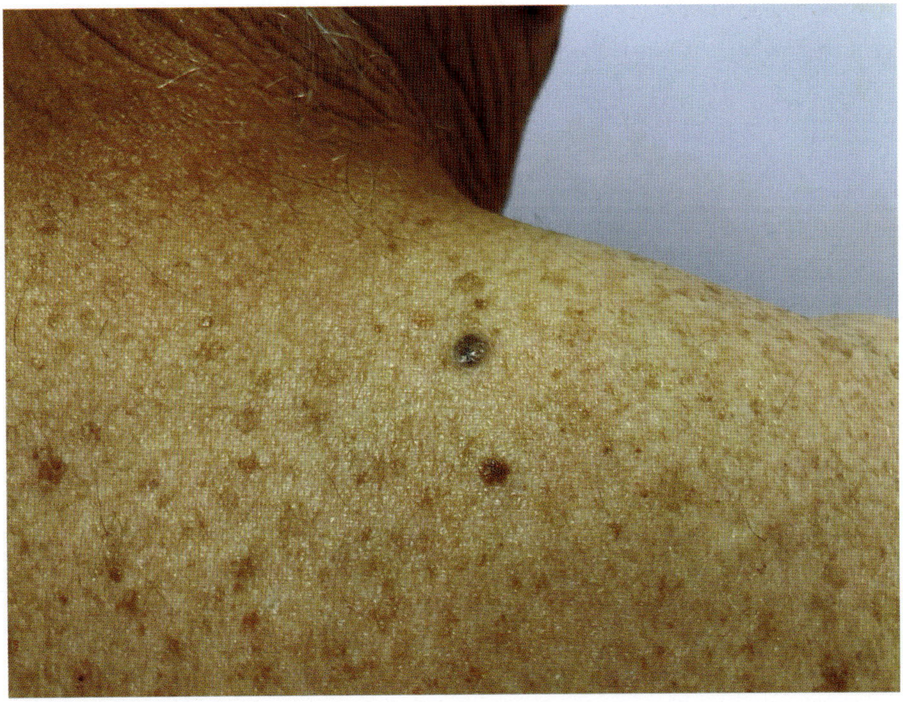

Foto 1 Imagen clínica. Lesión nodular de superficie lisa y brillante y bordes bien definidos a nivel del hombro.

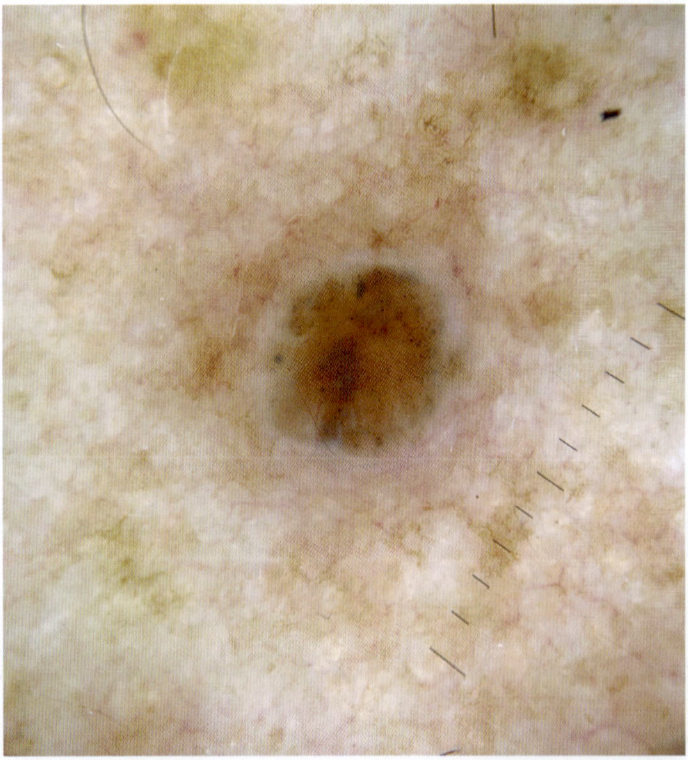

Foto 2 Imagen dermatoscópica.

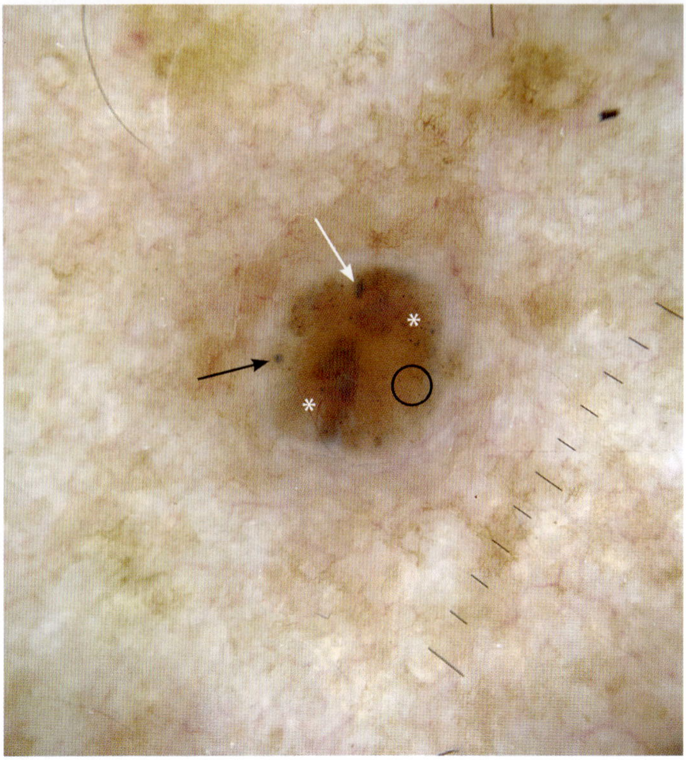

Foto 3 Imagen dermatoscópica. Lesión con presencia de vasos arboriformes finos y truncados (*asteriscos*) y pigmentación azul-gris que se observa en forma de nidos ovoides (*flecha blanca*), glóbulos (*flecha negra*) y puntos (*círculo*).

Diagnóstico

Carcinoma basocelular nodular pigmentado.

Mensaje clave

La dermatoscopia es una herramienta fundamental para diferenciar el carcinoma basocelular pigmentado de lesiones melanocíticas como el melanoma. Reconocer estas dos lesiones es de gran importancia, ya que de eso dependerá la toma de decisiones para su posterior tratamiento.

Los criterios dermatoscópicos de carcinoma basocelular son los siguientes:

- Estructuras vasculares (vasos arboriformes y telangectasias finas y cortas).
- Estructuras con pigmento azul-gris (estructuras en forma de hoja, áreas radiadas, nidos ovoides, glóbulos, puntos en foco y estructuras concéntricas).
- Estructuras ni pigmentadas ni vasculares (ulceraciones, múltiples erosiones pequeñas, áreas sin estructura blanco rojo y áreas blanco brillantes).

En este caso se evidencian ausencia de red de pigmento más uno de los patrones vasculares y varios de los patrones de pigmento azul-gris (característicos de los carcinomas basocelulares pigmentados).

Bibliografía sugerida

Lallas A, et al. The dermatoscopic universe of basal cell carcinoma. Dermatol Pract concept 2014; 4 (3): 11-24.

Wozniak-Rito A, Zalaudek I, Rudnicka L. Dermoscopy of basal cell carcinoma. Clin Exp Dermatol 2018; 43 (3): 241-7.

Caso 40 | Oriol Yélamos

Historia clínica del paciente	
Sexo	Masculino
Edad	45 años
Superficie	Nodular
Lesión	Pigmentada
Diámetro máximo (mm)	6
Duración de la lesión	2 años
Historia de cambios morfológicos	Crecimiento
Antecedentes personales de cáncer de piel	Melanoma preesternal
Antecedentes familiares de cáncer de piel	No
Fototipo de piel	III
Recuento total de nevos	> 100
Otros hallazgos clínicos	Múltiples pápulo-nódulos rosados-anaranjados de características similares por todo el tegumento

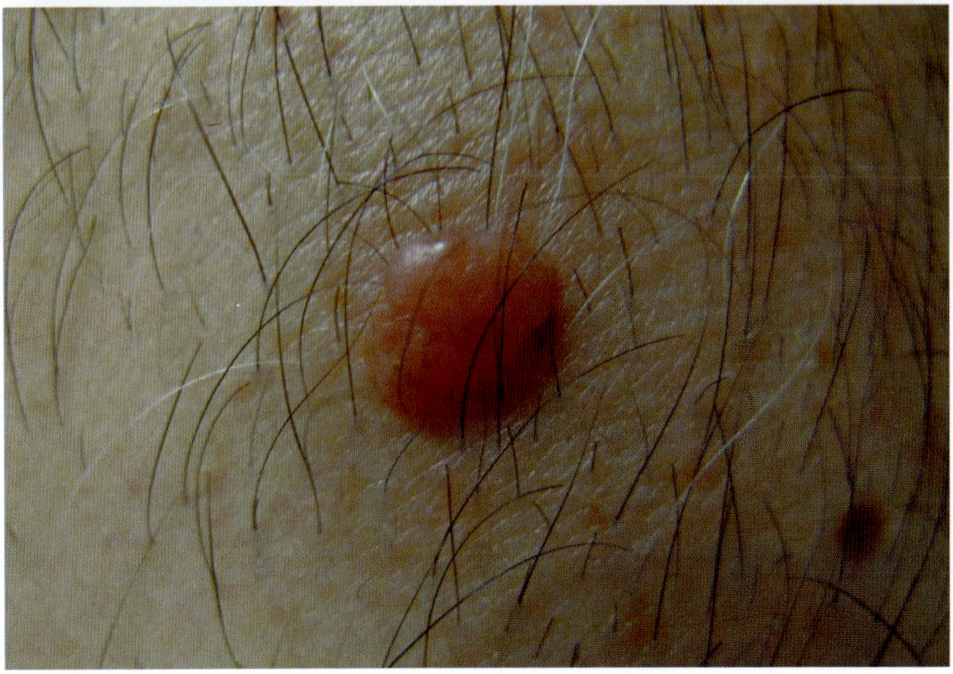

Foto 1 Pápulo-nódulo rosado-anaranjado a nivel pectoral izquierdo, con alguna área pigmentada periférica.

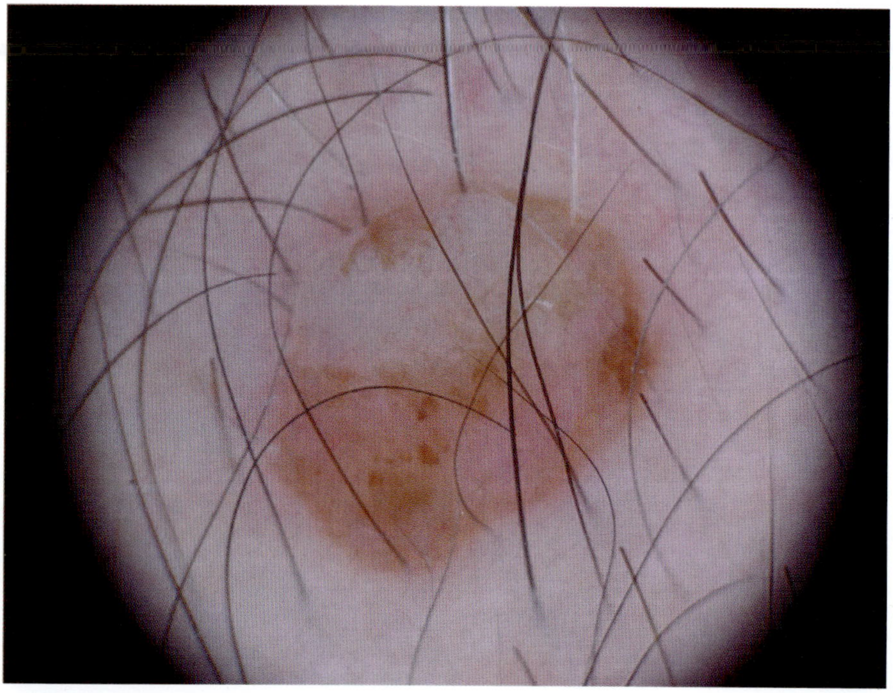

Foto 2 Imagen dermatoscópica.

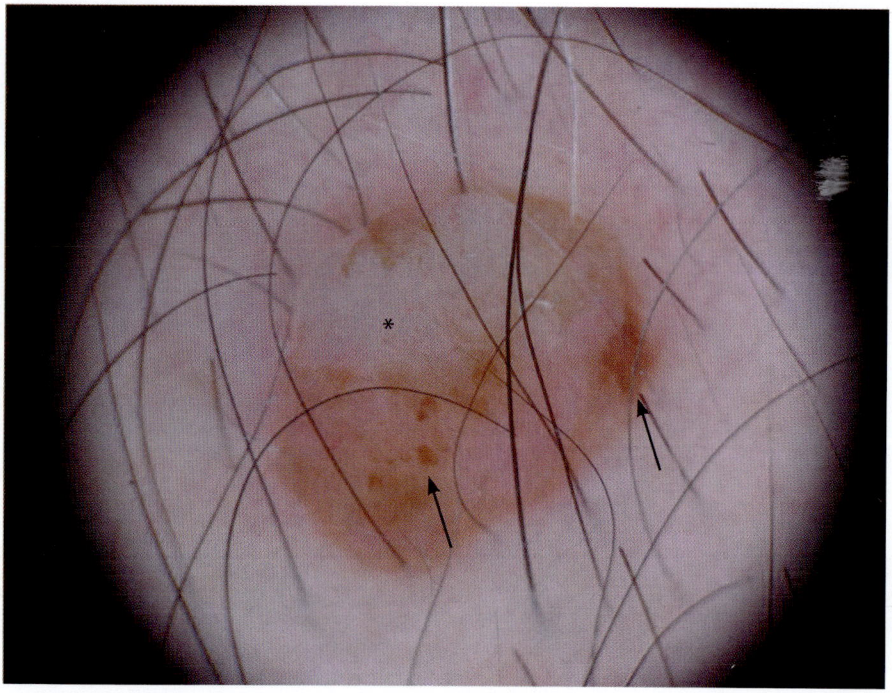

Foto 3 Dermatoscópicamente presenta áreas rosadas homogéneas (*asterisco*) con presencia de glóbulos irregulares agregados en la periferia de forma excéntrica (*flechas*).

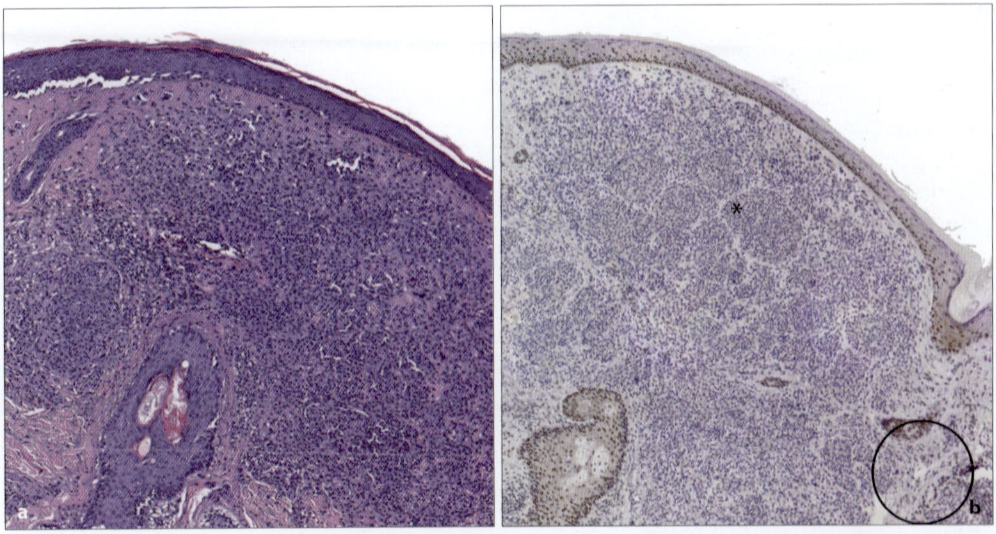

Foto 4 a-b Histológicamente se observa una proliferación melanocítica predominantemente dérmica compuesta por una población melanocítica banal en la periferia que retiene la tinción para BAP1 (*círculo*) y una población de células spitzoides atípicas en el centro que pierde la expresión nuclear para BAP 1 (*asterisco*).

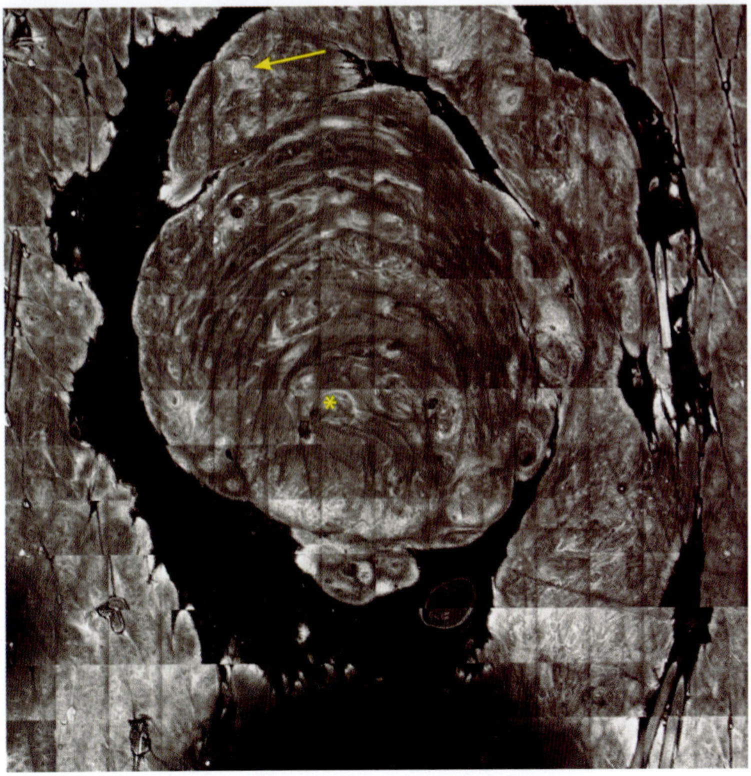

Foto 5 La microscopia confocal de reflectancia muestra una proliferación expansiva de células hiporefráctiles a nivel de la dermis (*asterisco*), rodeadas por algunas células redondas pequeñas hiperrefráctiles (*flecha*).

Diagnóstico

Tumor melanocítico inactivado frente a BAP1 (TMIB o "bapoma").

Mensaje clave

El patrón dermatoscópico homogéneo rosado-anaranjado con glóbulos pigmentados excéntricos atípicos es característico de los TMIB. La presencia de múltiples TMIB debe hacer pensar en mutaciones germinales en el gen supresor de tumor BAP1, que se asocia a un riesgo incrementado de neoplasias internas (melanoma uveal, melanoma cutáneo, mesotelioma, carcinoma renal, entre otros).

Bibliografía sugerida

Wiesner T, et al. Germline mutations in BAP1 predispose to melanocytic tumors. Nat Genet 2011; 43: 1018-21.

Yélamos O, et al. Clinical and dermoscopic features of cutaneous BAP1-inactivated melanocytic tumors: Results of a multicenter case-control study by the International Dermoscopy Society. J Am Acad Dermatol 2019; 80 (6): 1585-93.

Caso 41 | Ricardo Quiñones Venegas

Historia clínica del paciente	
Sexo	Masculino
Edad	70 años
Superficie	Nodular
Lesión	Pigmentada
Diámetro máximo (mm)	9 x 6,5
Duración de la lesión	3 años
Historia de cambios morfológicos	Aumento de tamaño
Antecedentes personales de cáncer de piel	No
Antecedentes familiares de cáncer de piel	No
Fototipo de piel	IV
Recuento total de nevos	< 10
Otros hallazgos clínicos	No

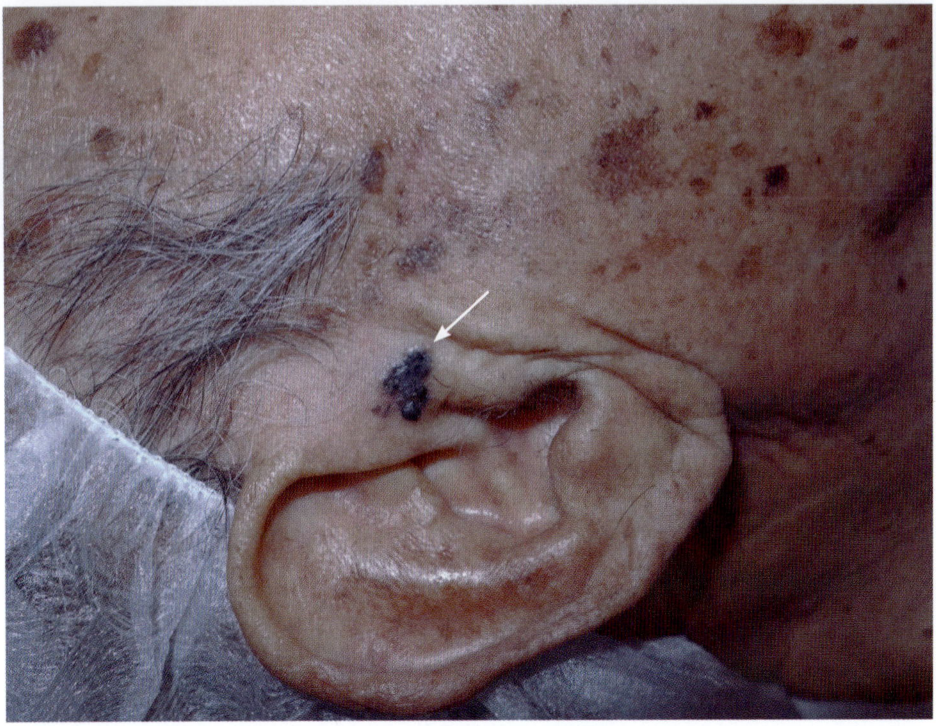

Foto 1 Imagen clínica. Lesión nodular pigmentada.

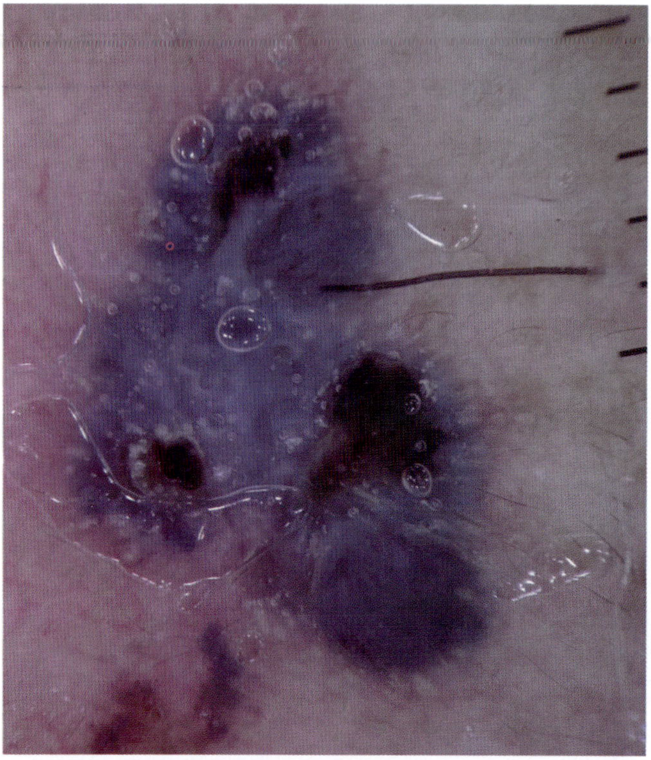

Foto 2 Imagen dermatoscópica.

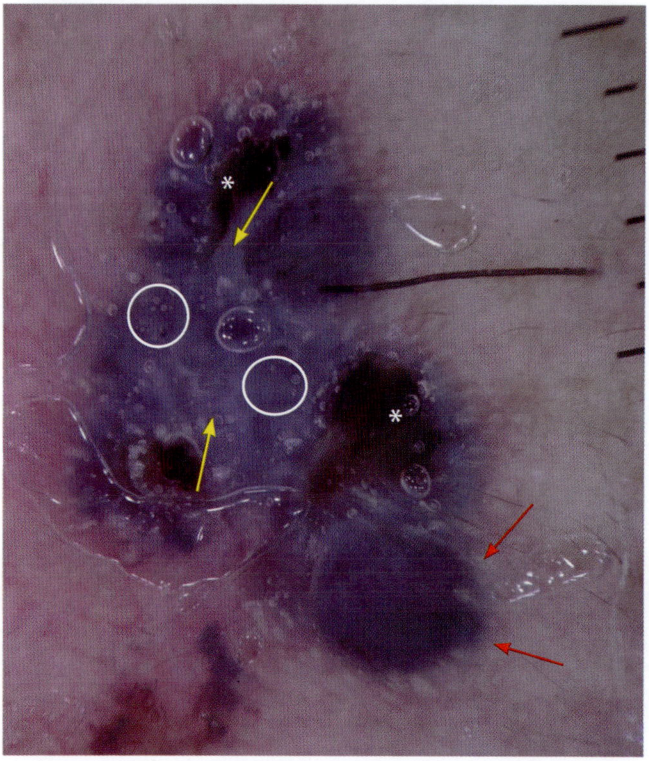

Foto 3 Imagen dermatoscópica. Sobre fondo azul homogéneo (*círculos blancos*), alterna con estructuras blancas (*flechas amarillas*). Estructuras marrón-negruzcas corresponden a ulceración (*asteriscos blancos*); uno de sus bordes simula hojas de arce (*flechas rojas*).

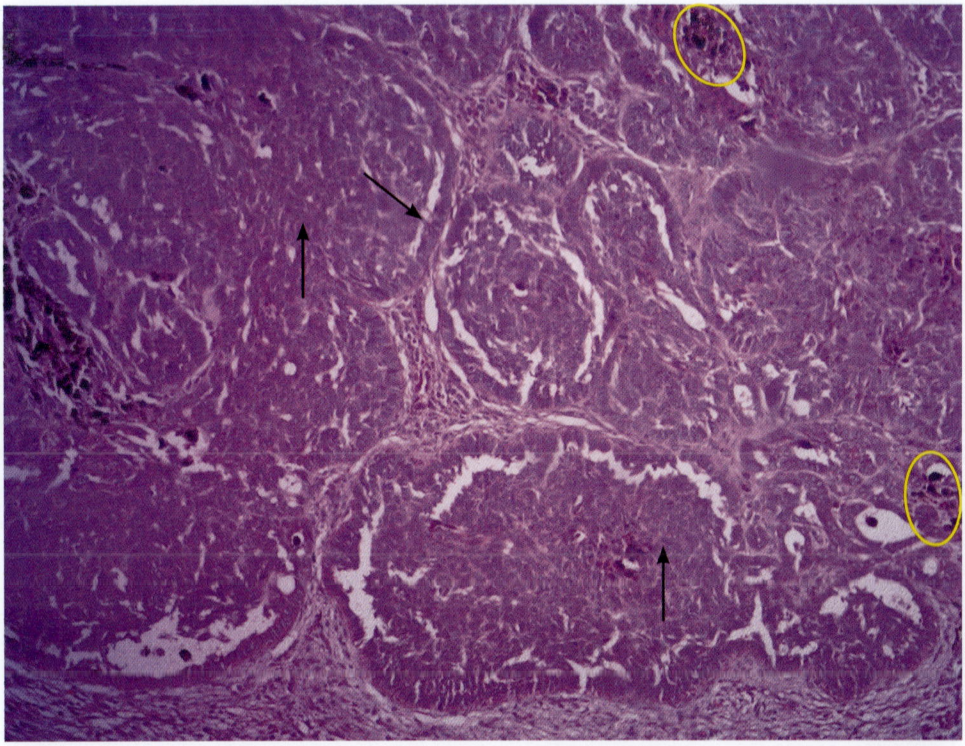

Foto 4 Se observan islotes de células, delimitadas por palizada de células de aspecto basaloide (*flechas negras*); es de destacar la carga de pigmento (*círculos amarillos*).

Diagnóstico

Carcinoma basocelular variedad azul-blanco.

Mensaje clave

Variante dermatoscópica inicialmente informada por Felder y Rabinovitz, en 2006; en 2012, Verduzco-Martínez cols. informan 3 casos; en 2019 Quiñones y cols. informan 32 casos más. Se trata de una variante clínica y dermatoscópica que tiende a confundirse con otros diagnósticos clínicos y sus estructuras dermatoscópicas son diferentes a las originalmente descritas por S. Menzies (año 2000) y por Altamura y cols. en 2010. Destaca su fondo azul homogéneo, con estructuras blancas; la ulceración en esta variante dermatoscópica del carcinoma basocelular, tiende a ser "negruzca" (negra); en bajo porcentaje de casos se observan nidos ovoides u hojas de arce.

Bibliografía sugerida

Felder S, Rabinovitz H, Olivero M, Kopf A. Dercoscopy pattern of pigmented basal cell carcinoma blue white variant. Dermatol Surg 2006; 32: 569-70.

Quiñones Venegas R, et al. Basal cell carcinoma, blue-white variant: Dermatoscopy findings in 32 cases. Indian J Dermatol Venereol Leprol 2019; doi: 10.4103/ijdvl.IJDVL_452_18.

Verduzco-Martínez Ap, Quiñones-Venegas R, Guevara-Gutierrez E. Pigmented basal cell carcinoma with atypical dermoscopy pattern: report of three cases with blue-white variant. Dermatol Rev Mex 2012; 56: 207-9.

Caso 42 | Ricardo Quiñones Venegas

Historia clínica del paciente	
Sexo	Masculino
Edad	80 años
Superficie	Nodular
Lesión	Pigmentada
Diámetro máximo (mm)	7,3 x 4,8
Duración de la lesión	2 años
Historia de cambios morfológicos	Aumento de tamaño
Antecedentes personales de cáncer de piel	No
Antecedentes familiares de cáncer de piel	No
Fototipo de piel	IV
Recuento total de nevos	< 10
Otros hallazgos clínicos	No

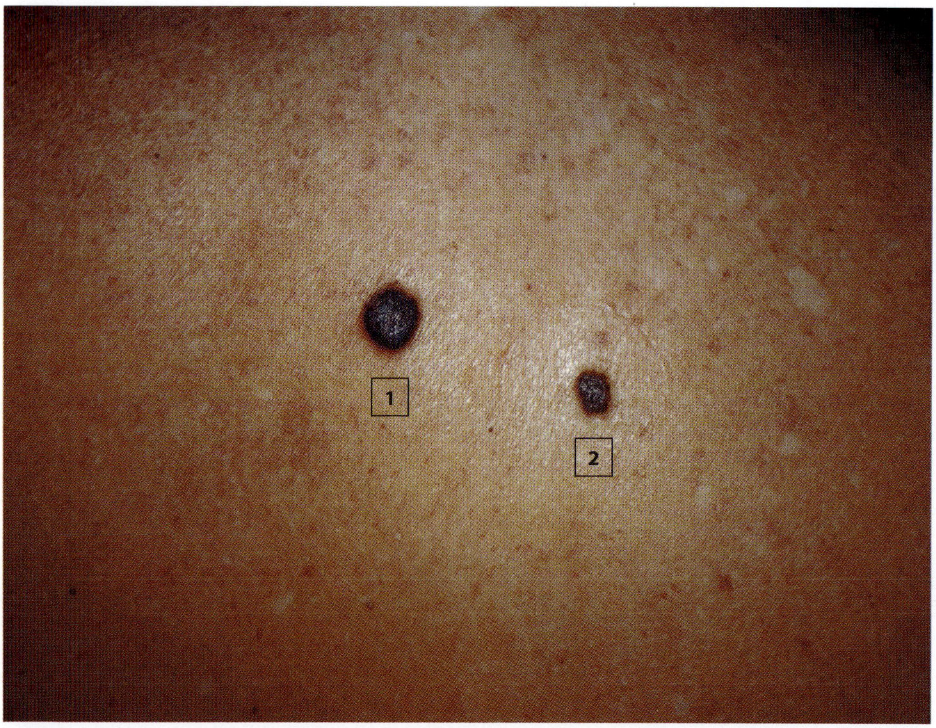

Foto 1 Imagen clínica de dos neoformaciones pigmentadas (lesión 1 y lesión 2).

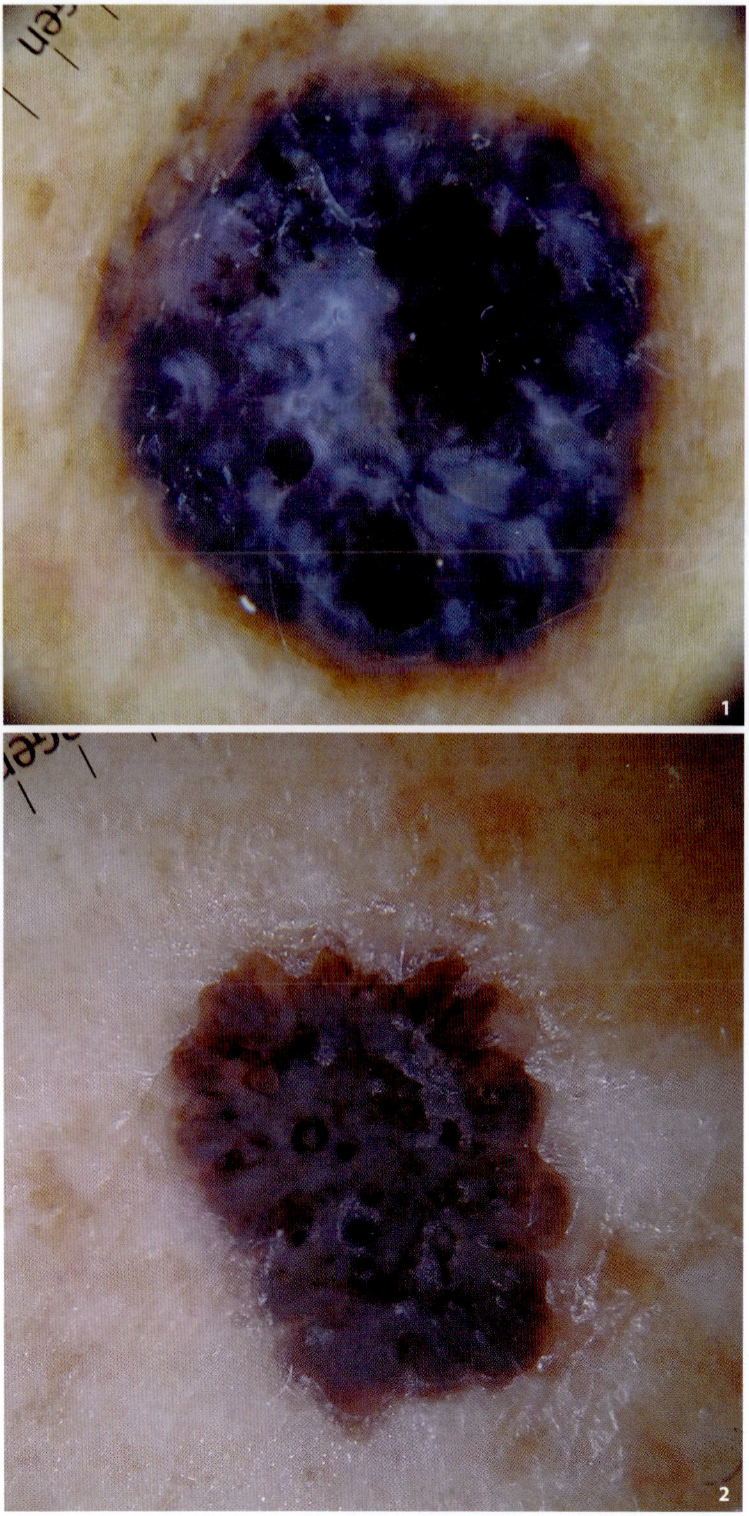

Foto 2 Imagen dermatoscópica de ambas lesiones (lesión 1 y lesión 2).

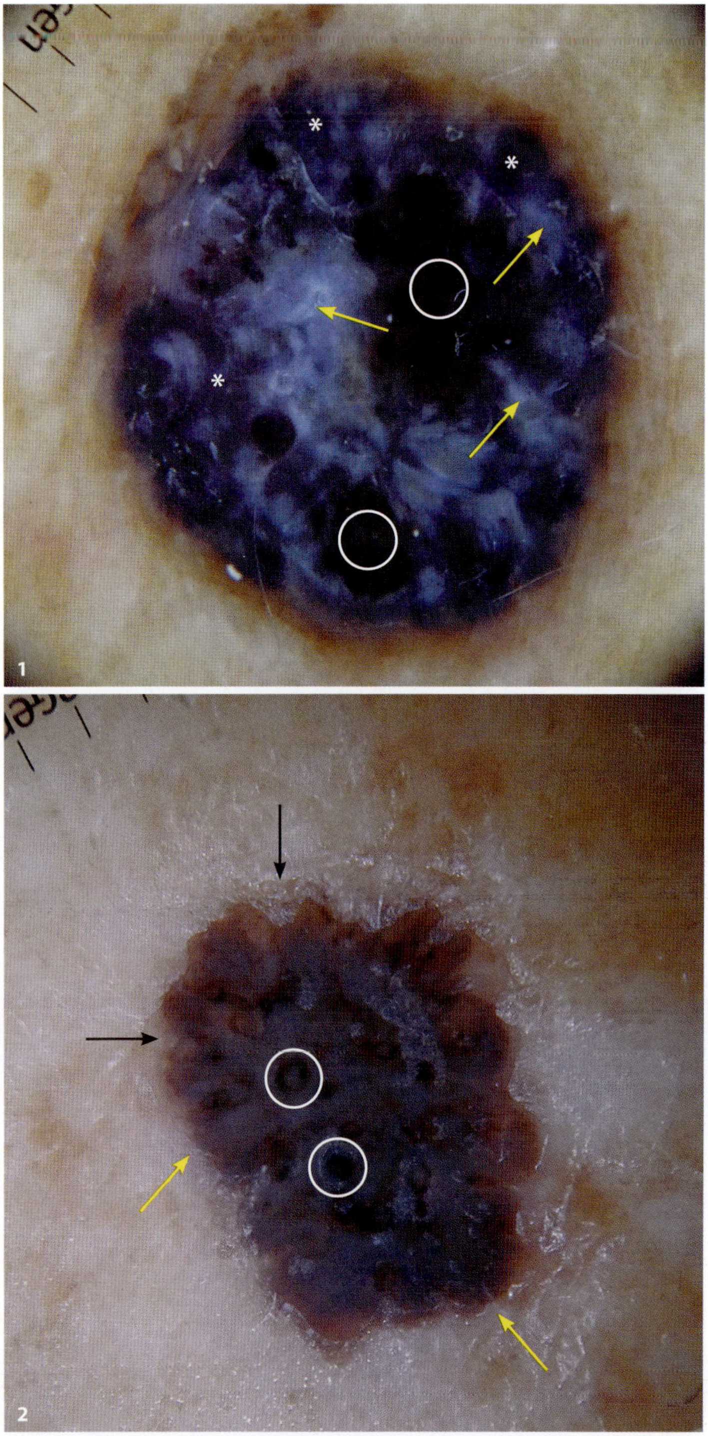

Foto 3 Imagen dermatoscópica. Lesión 1: sobre fondo azul homogéneo (*asteriscos blancos*), alterna con estructuras blancas (*flechas amarillas*), y estructuras negras (ulceración, *círculos blancos*). Lesión 2: aperturas foliculares tipo comedón (*círculos blancos*); estructuras en mordedura de ratón (*flechas negras*), terminación abrupta (*flechas amarillas*).

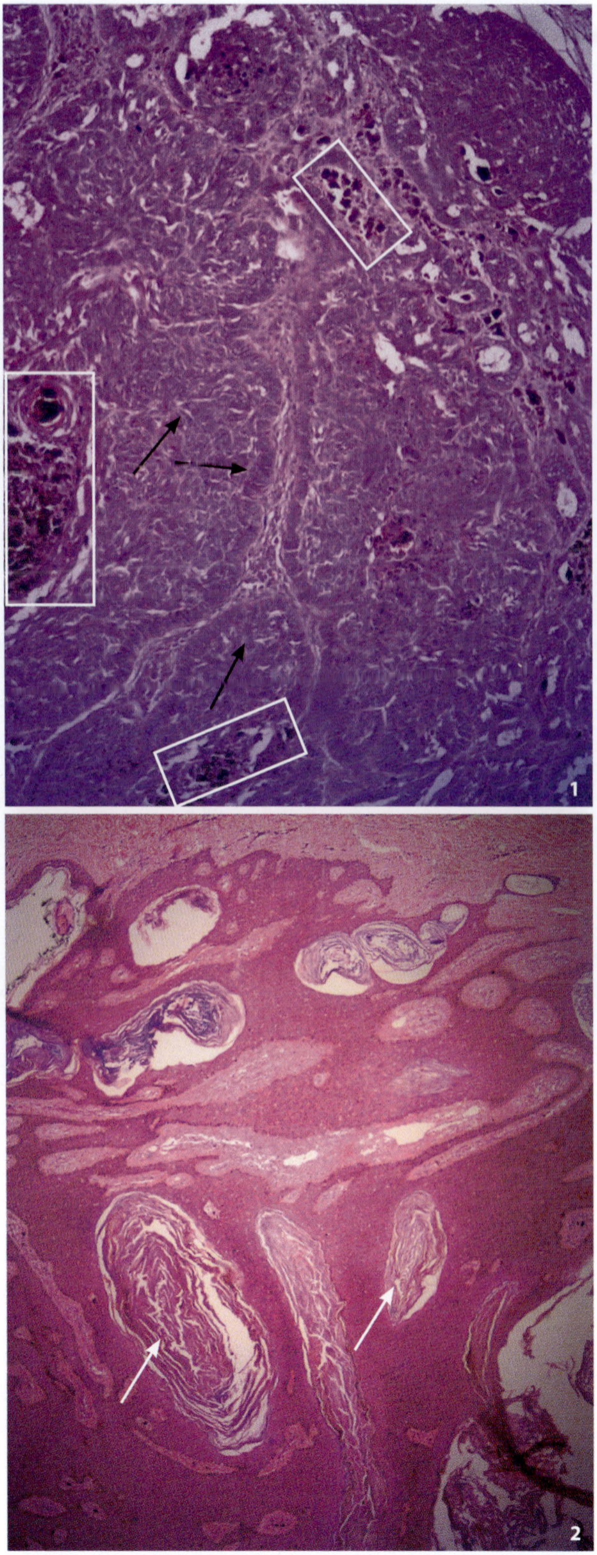

Foto 4 Histopatología. Lesión 1: islotes de células, delimitadas por palizada de células de aspecto basaloide (*flechas negras*); destaca la carga de pigmento (*rectángulos blancos*). Lesión 2: quistes córneos (*flechas blancas*).

Diagnóstico

- Lesión 1: carcinoma basocelular variedad azul-blanco.
- Lesión 2: queratosis seborreica.

Mensaje clave

Lesión 1: variante dermatoscópica inicialmente informada por Felder y Rabinovitz, en 2006; en 2012, Verduzco-Martínez cols., informan tres casos; en 2019 Quiñones y cols. informan 32 casos más. Se trata de una entidad que tiende a confundirse con otros diagnósticos clínicos y sus estructuras dermatoscópicas son diferentes a las originalmente descritas por S. Menzies (año 2000) y por Altamura y cols., en 2010. Esta variante de carcinoma basocelualr, se puede confundir (entre otros) con queratosis seborreica; tal como la Lesión 2 de este caso lo muestra. También se puede confundir con melanoma nodular (pigmentado).

Bibliografía sugerida

Carrera C, Segura S, Aguilera P, Scalvenzi M, Longo C, et al. Dermoscopy Clues for diagnosing melanomas that resemble Seborreic Keratosis. JAMA Dermatol 2017; 53 (6): 544-51.

Felder S, Rabinovitz H, Olivero M, Kopf A. Dercoscopy pattern of pigmented basal cell carcinoma blue white variant. Dermatol Surg 2006; 32: 569-70.

Verduzco-Martínez A, Quiñones-Venegas R, Guevara-Gutierrez E. Pigmented basal cell carcinoma with atypical dermoscopy pattern:report of three cases with blue-white variant. Dermatol Rev Mex 2012; 56: 207-9.

Caso 43 | Romina P. Cozzani

Historia clínica del paciente	
Sexo	Femenino
Edad	68 años
Superficie	Plana
Lesión	Pigmentada
Diámetro máximo (mm)	20
Duración de la lesión	3 años
Historia de cambios morfológicos	Coloración y tamaño
Antecedentes personales de cáncer de piel	No
Antecedentes familiares de cáncer de piel	No
Fototipo de piel	II
Recuento total de nevos	50-100
Otros hallazgos clínicos	No

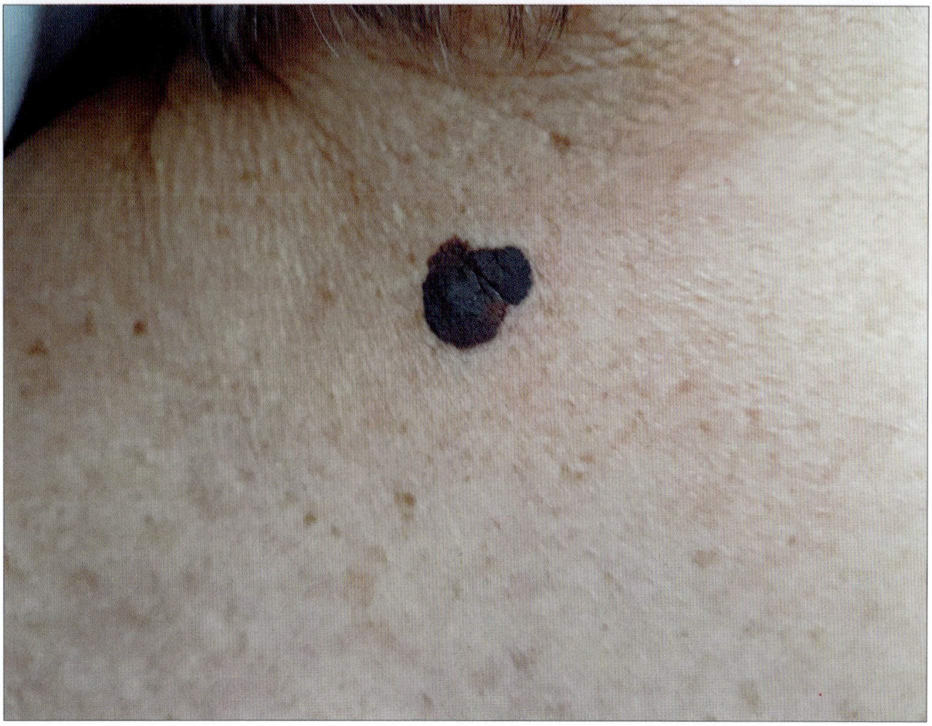

Foto 1 Imagen clínica. Lesión pigmentada irregular a nivel interescapular alto.

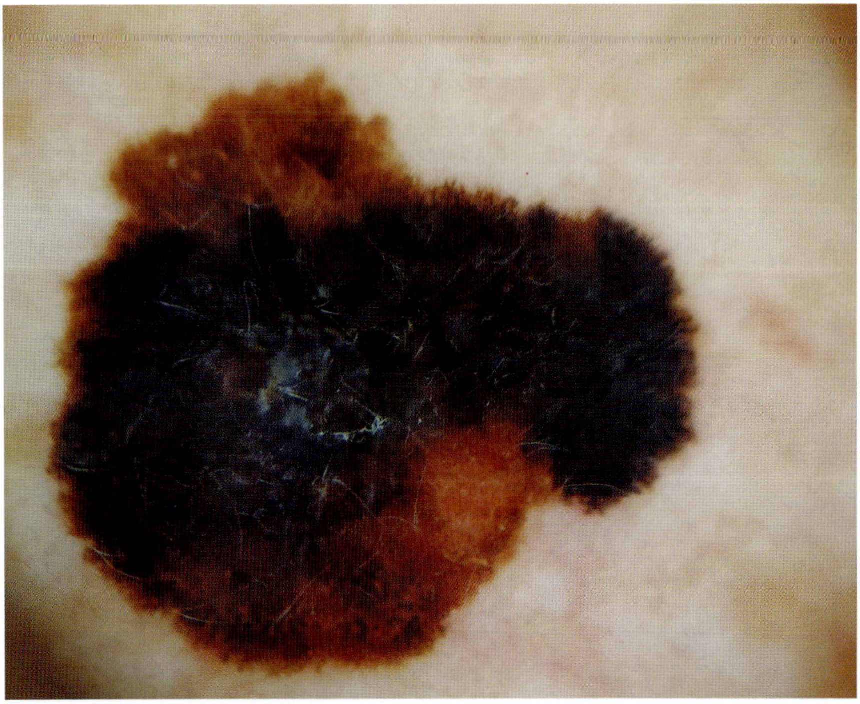

Foto 2 Imagen dermatoscópica.

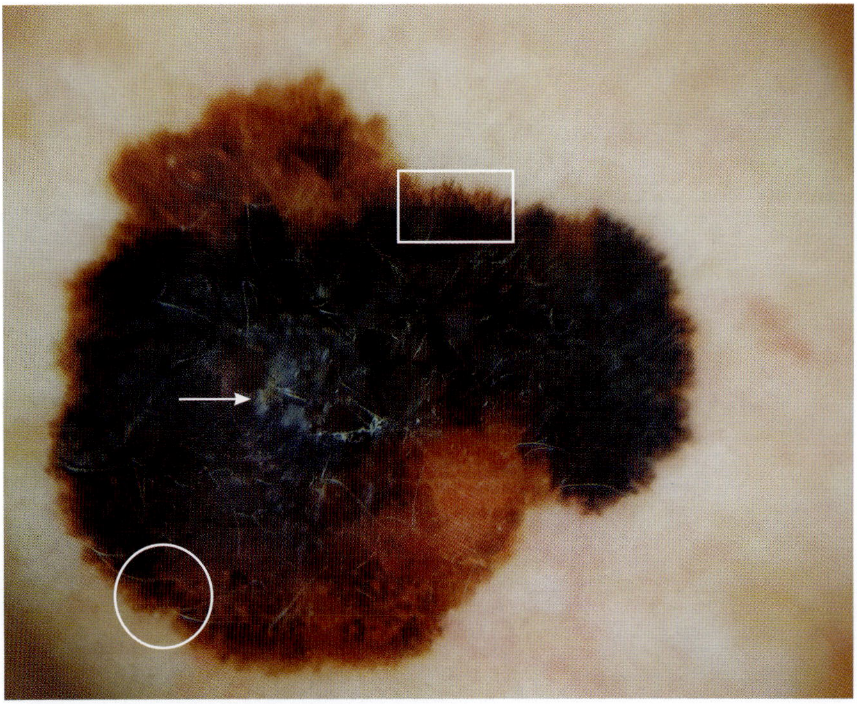

Foto 3 Imagen dermatoscópica. Se observa una lesión con patrón multicomponente. Proyecciones lineales de distribución irregular (*rectángulo*). Retículo atípico (*círculo*). Velo azul blanquecino (*flecha*).

Diagnóstico

Melanoma extensivo superficial.

Mensaje clave

El patrón multicomponente es el más característico en estos tipos de melanoma. También puede presentarse el patrón homogéneo, los colores azul-gris, rojo y blanco, los puntos y glóbulos de distribución irregular, las estructuras blancas brillantes, las estructuras blanco-azuladas, el velo azul-blanquecino y vasos irregulares.

Bibliografía sugerida

Emiroglu N, et al. Dermoscopic and clinical features of trunk melanomas. Postepy Dermatol Alergol 2014; 31 (6): 362-7.

Rodríguez Saá S, Cabo H, et al. Dermatoscopia del melanoma extensivo superficial. Dermatología Argentina 2017; 23 (3): 154-6.

Caso 44 | Romina P. Cozzani

Historia clínica del paciente	
Sexo	Femenino
Edad	76 años
Superficie	Nodular
Lesión	Pigmentada
Diámetro máximo (mm)	20
Duración de la lesión	2 años
Historia de cambios morfológicos	No
Antecedentes personales de cáncer de piel	No
Antecedentes familiares de cáncer de piel	No
Fototipo de piel	II
Recuento total de nevos	10-50
Otros hallazgos clínicos	No

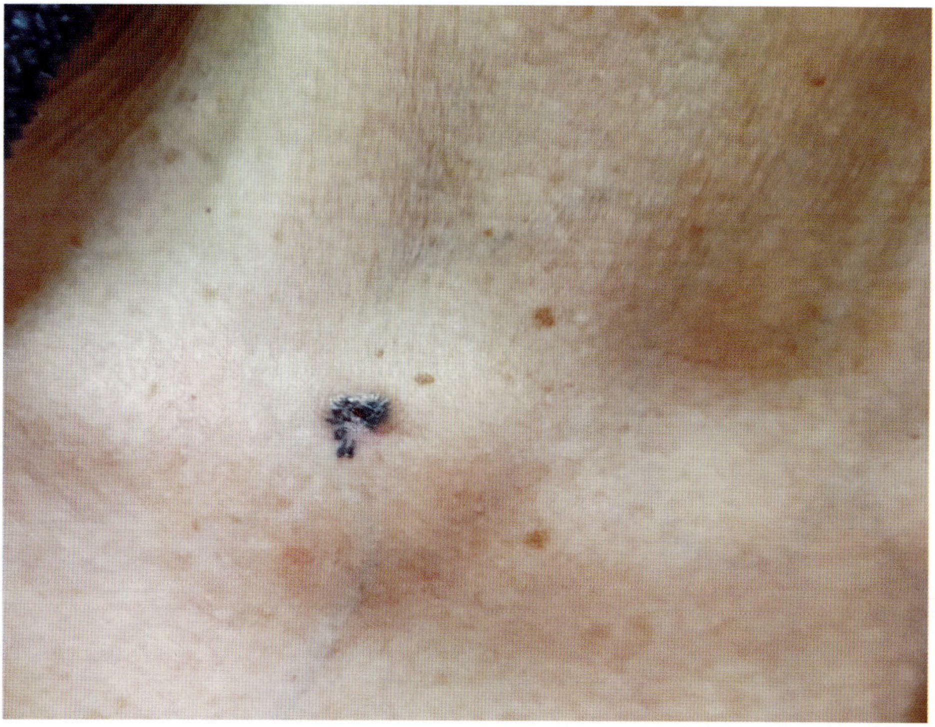

Foto 1 Imagen clínica. Lesión pigmentada en escote, sobreelevada en región supraesternal.

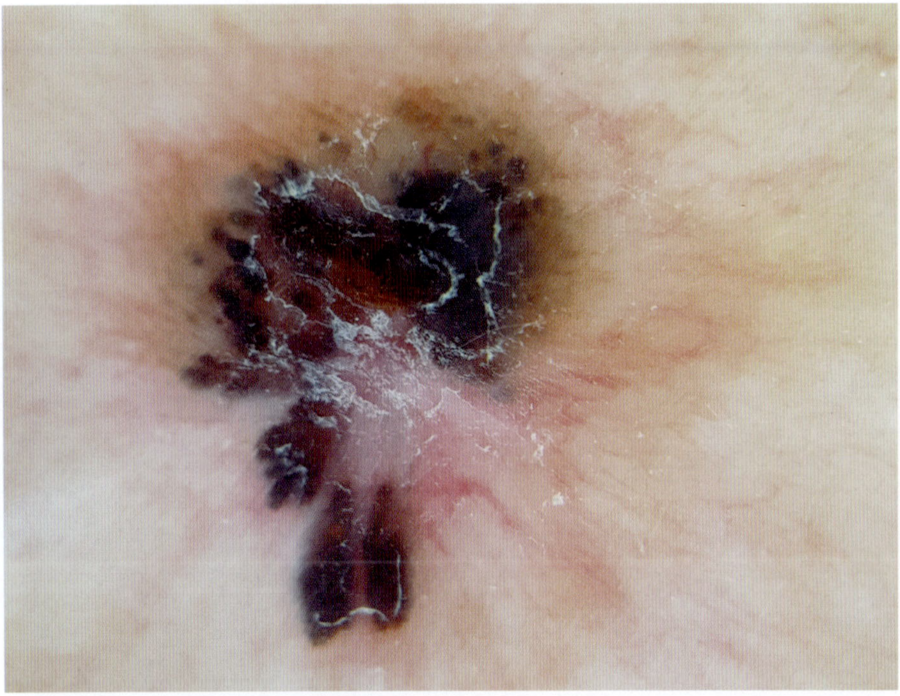

Foto 2 Imagen dermatoscópica.

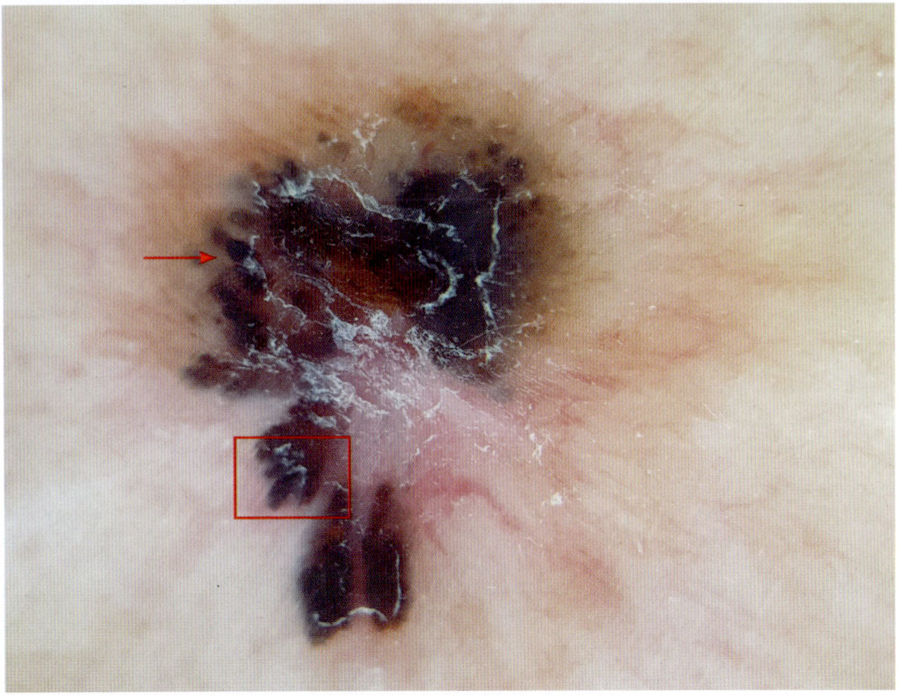

Foto 3 Imagen dermatoscópica con ausencia de red de pigmento Se observan nidos grandes de color azul grisáceo (*flecha*), estructuras digitiformes o en forma de hoja de arce (*rectángulo*).

Diagnóstico

Carcinoma basocelular pigmentado.

Mensaje clave

El diagnóstico dermatoscópico del carcinoma basocelular se basa en la ausencia de red de pigmento y la presencia de otros parámetros, como los nidos grandes azul grisáceos, los glóbulos, la pigmentación digitiforme o en hoja de arce y la presencia de vasos arboriformes.

Bibliografía sugerida

Lallas A, Apalla Z, Argenziano G, et al. The dermatoscopic universe of basal cell carcinoma. Dermatol Pract Concept. 2014; 4 (3): 11-24.

Reiter O, et al. Dermoscopic features of basal cell carcinoma and its subtypes: a systematic review. JAAD Pub Date: 2019-11.

Caso 45 | Rosana Lago

Historia clínica del paciente	
Sexo	Masculino
Edad	60 años
Superficie	Plana
Lesión	Pigmentada
Diámetro máximo (mm)	7
Duración de la lesión	6 meses
Historia de cambios morfológicos	Aumento paulatino de tamaño
Antecedentes personales de cáncer de piel	No
Antecedentes familiares de cáncer de piel	No
Fototipo de piel	III
Recuento total de nevos	< 10
Otros hallazgos clínicos	No

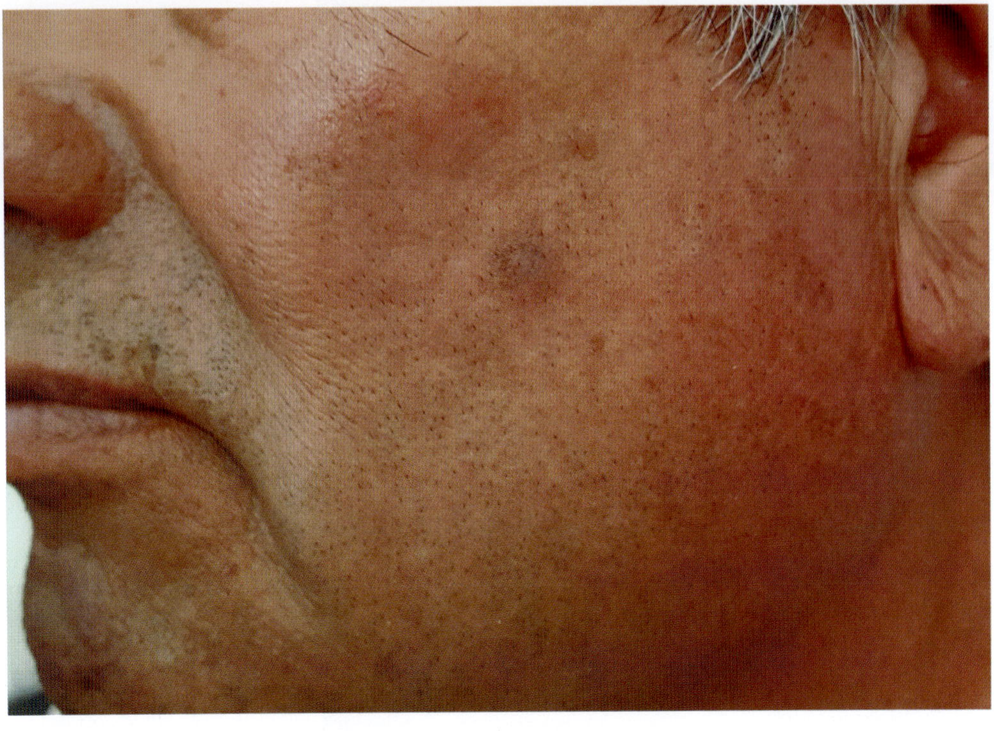

Foto 1 Lesión eritematosa, ligeramente pigmentada con fina escama.

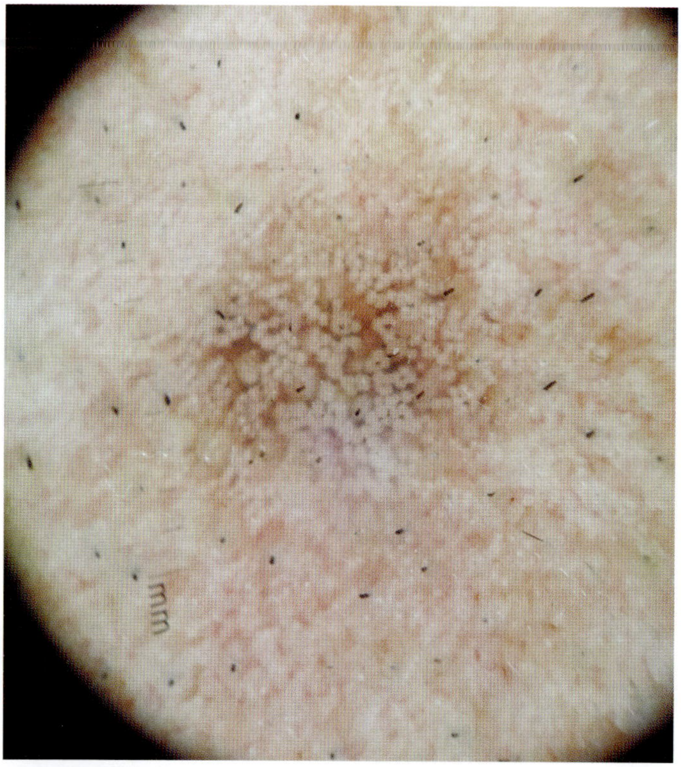

Foto 2 Imagen dermatoscópica.

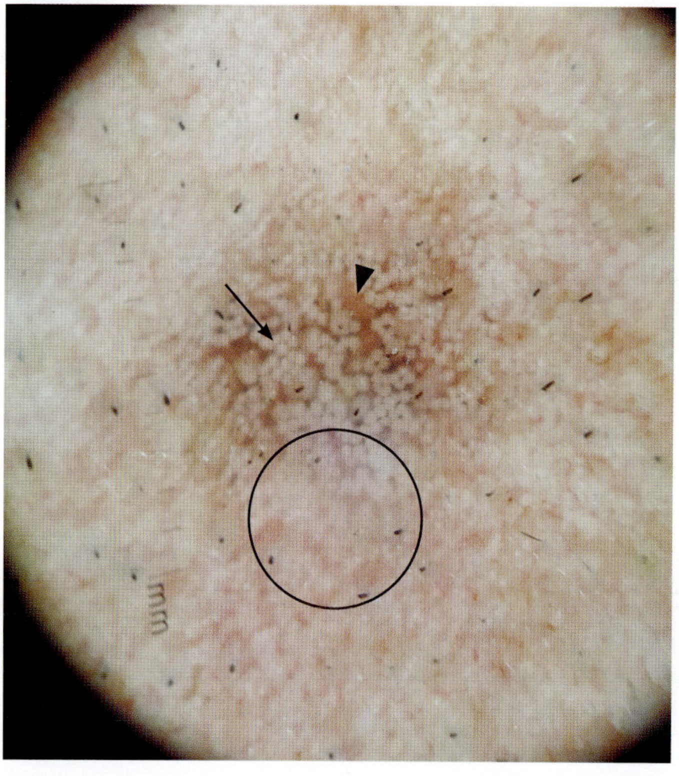

Foto 3 Imagen dermatoscópica. Círculos blancos homogéneos y regulares (*flecha negra*), área con patrón en frutilla (*círculo*), pigmentación marrón claro de fondo sin compromiso de los *ostium* foliculares (*punta de flecha*).

Diagnóstico

Queratosis actínica pigmentada.

Mensaje clave

La superficie áspera y los criterios dermatoscópicos descritos ayudan a diferenciar esta lesión del lentigo solar y del lentigo maligno melanoma.

Bibliografía sugerida

Micantonio T, Neri L, Longo C, Grassi S, et al. A new dermoscopic algorithm for the differential diagnosis of facial lentigo maligna and pigmented actinic keratosis. Eur J Dermatol 2018; 28 (2): 162-8.

Zalaudek I, Ferrara G, Leinweber B, Mercogliano A, et al. Pitfalls in the clinical and dermoscopic diagnosis of pigmented actinic keratosis. J Am Acad Dermatol 2005; 53 (6): 1071-4.

Caso 46 | Rosana Lago

Historia clínica del paciente	
Sexo	Masculino
Edad	54 años
Superficie	Plana
Lesión	Pigmentada
Diámetro máximo (mm)	2,5
Duración de la lesión	1 año aproximadamente
Historia de cambios morfológicos	Crecimiento paulatino
Antecedentes personales de cáncer de piel	No
Antecedentes familiares de cáncer de piel	No
Fototipo de piel	III
Recuento total de nevos	< 10
Otros hallazgos clínicos	No

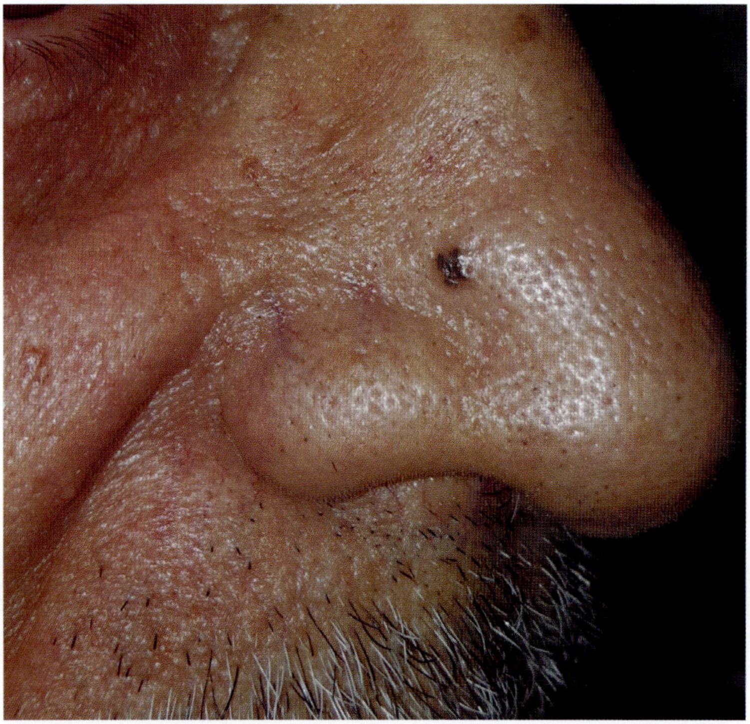

Foto 1 Lesión pigmentada marrón oscuro de borde irregular.

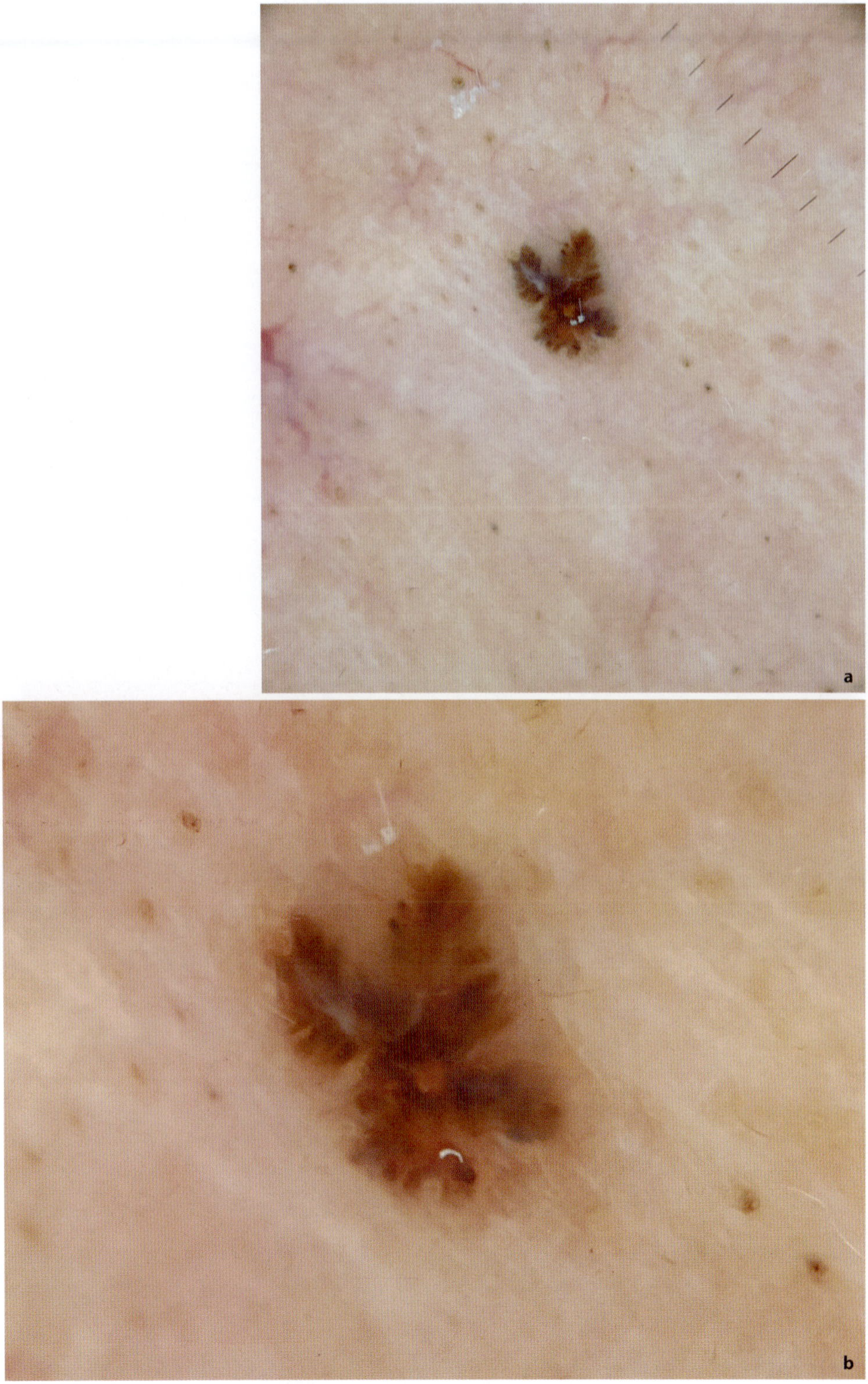

Foto 2 Imagen dermatoscópica (**a**) y un acercamiento (**b**).

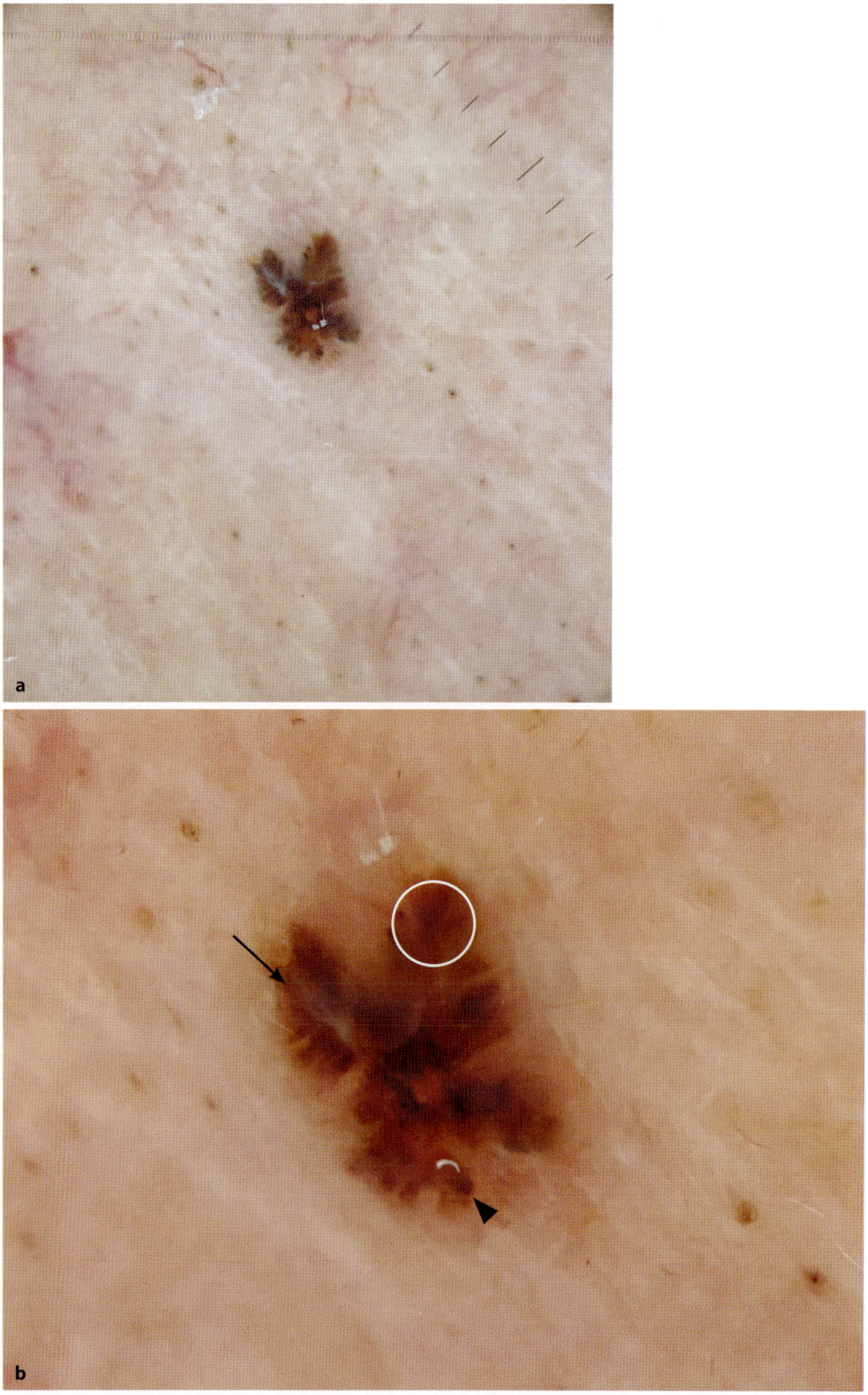

Foto 3 Imagen dermatoscópica (**a**) y acercamiento (**b**). Estructuras tipo hoja de arce (*círculo*), nido ovoide gris azulado (*punta de flecha*). Estructura blanco brillante (*flecha*) que si bien se observa en **a** y **b** se detalla solo en **b**.

Diagnóstico

Carcinoma basocelular.

Mensaje clave

El carcinoma basocelular pigmentado es de difícil diagnóstico y debe diferenciarse del melanoma.

Bibliografía sugerida

Lallas A, Apalla Z, Argenziano G, Longo C, et al. The dermatoscopic universe of basal cell carcinoma. Dermatol Pract Concept 2014; 4 (3): 2.

Lallas A, Argenziano G, Zendri E, Moscarella E, et al. Update on non-melanoma skin cancer and the value of dermoscopy in its diagnosis and treatment monitoring. Expert Rev Anticancer Ther 2013; 13 (5): 541-58.

Caso 47 | Rosario Peralta

Historia clínica del paciente	
Sexo	Masculino
Edad	66 años
Superficie	Nodular
Lesión	Pigmentada
Diámetro máximo (mm)	12
Duración de la lesión	3 años
Historia de cambios morfológicos	Crecimiento lento, bordes bien definidos
Antecedentes personales de cáncer de piel	No
Antecedentes familiares de cáncer de piel	No
Fototipo de piel	III
Recuento total de nevos	10-50
Otros hallazgos clínicos	No

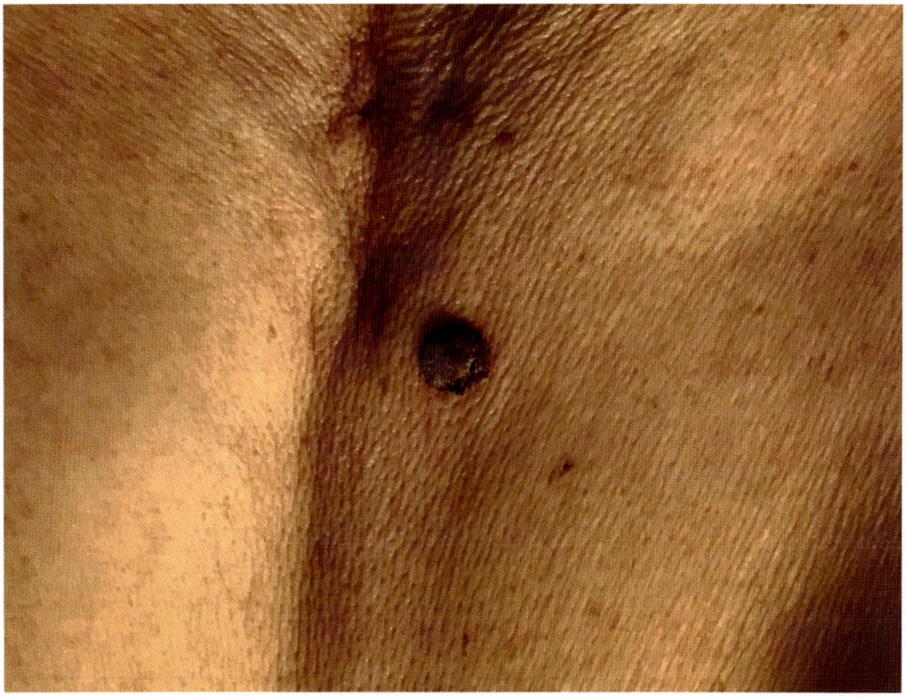

Foto 1 Imagen clínica. Lesión nodular en dorso de 12 mm de diámetro, coloración amarronada, superficie lisa y bordes bien definidos, de 3 años de evolución.

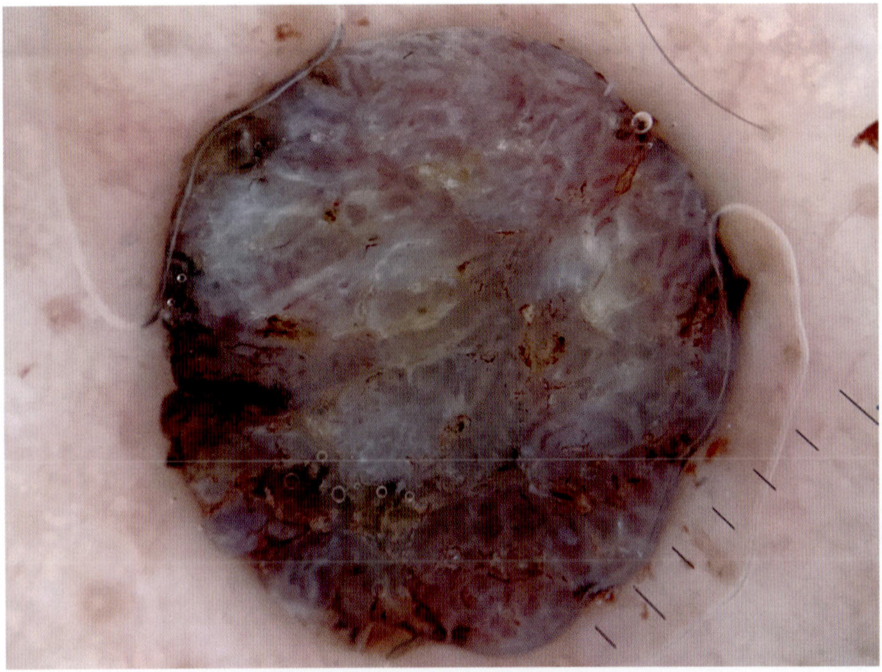

Foto 2 Imagen dermatoscópica.

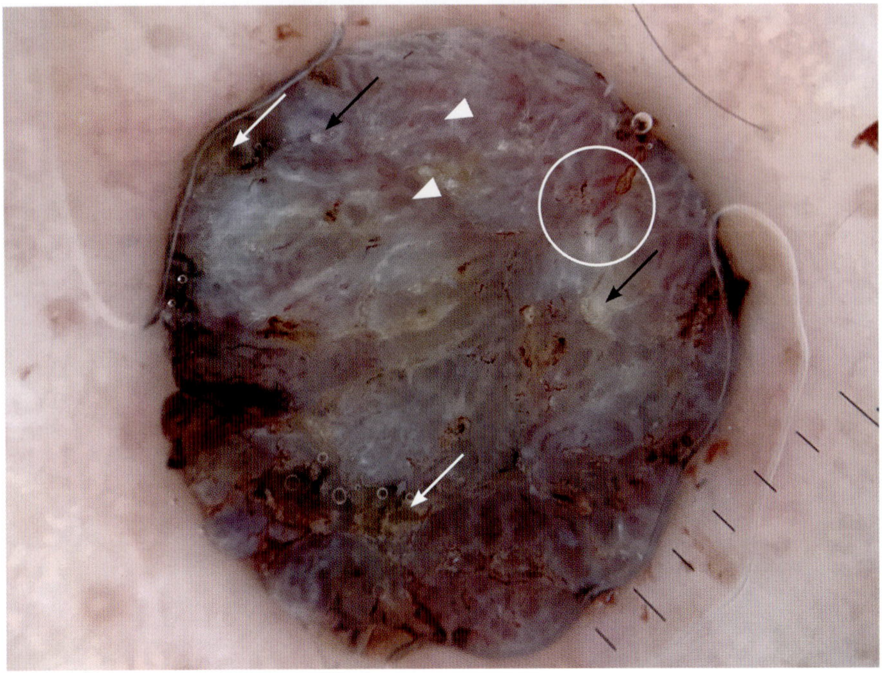

Foto 3 Con dermatoscopia de luz polarizada se observan seudoquistes de *milium* (*flechas negras*), seudoaperturas foliculares (*flechas blancas*), múltiples vasos lineales con forma de hebilla rodeados de un halo blanco periférico (*círculo blanco*) y estructuras redondas rosadas sobre un fondo blanquecino (*puntas de flechas blancas*).

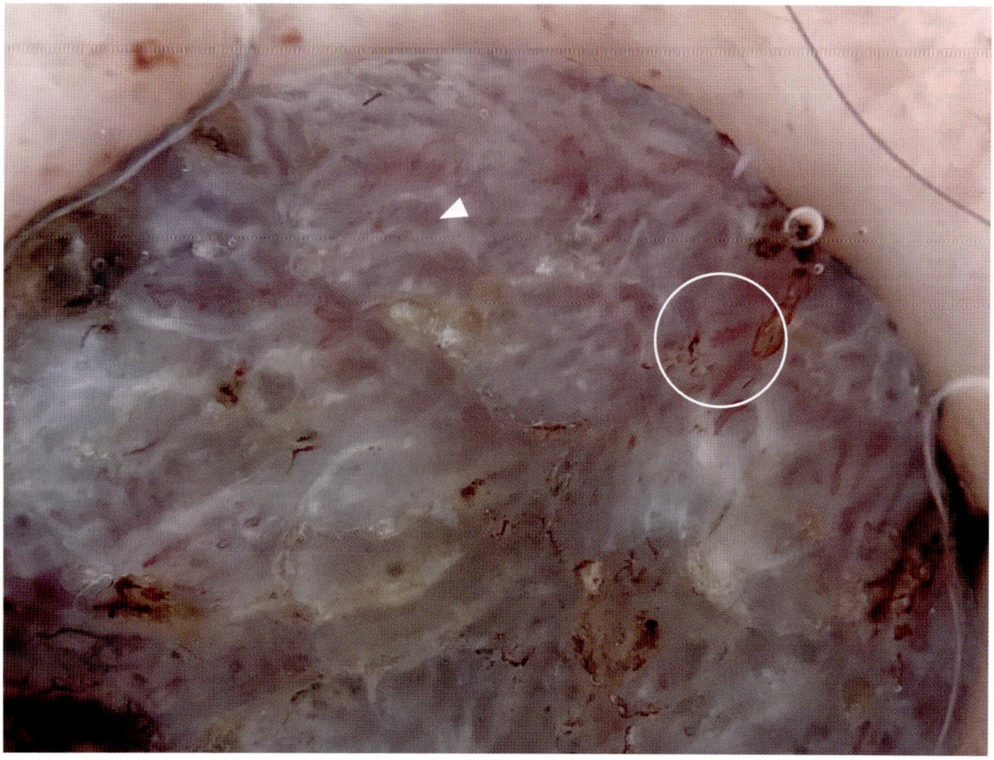

Foto 4 A mayor aumento la imagen muestra los vasos en hebilla con halo blanquecino (*círculo*) y las estructuras redondas rosadas sobre un fondo blanquecino (*punta de flecha*).

Diagnóstico

Queratosis seborreica irritada.

Mensaje clave

Las queratosis seborreicas irritadas suelen mostrar con menos frecuencia las características típicas de las queratosis seborreicas clásicas, tienden a presentar múltiples vasos en hebilla con halo blanco periférico de distribución regular, característico de las lesiones queratinizantes y estructuras redondas rosadas pequeñas sobre un fondo blanquecino.

Bibliografía sugerida

Cabo H. Atlas color de Dermatoscopia. Buenos Aires: Ediciones Journal, 2020.

Kitamura S, Hata H, Imafuku K, Fujita Y, Shimizu H. Dermoscopic findings of irritated seborrheic keratosis. J Eur Acad Dermatol Venereol 2016; 30 (10): 94-6.

Caso 48 | Rosario Peralta

Historia clínica del paciente	
Sexo	Femenino
Edad	54 años
Superficie	Plana
Lesión	Pigmentada
Diámetro máximo (mm)	2
Duración de la lesión	1 año
Historia de cambios morfológicos	Crecimiento en los últimos meses
Antecedentes personales de cáncer de piel	No
Antecedentes familiares de cáncer de piel	No
Fototipo de piel	III
Recuento total de nevos	10-50
Otros hallazgos clínicos	Paciente con gran fotodaño

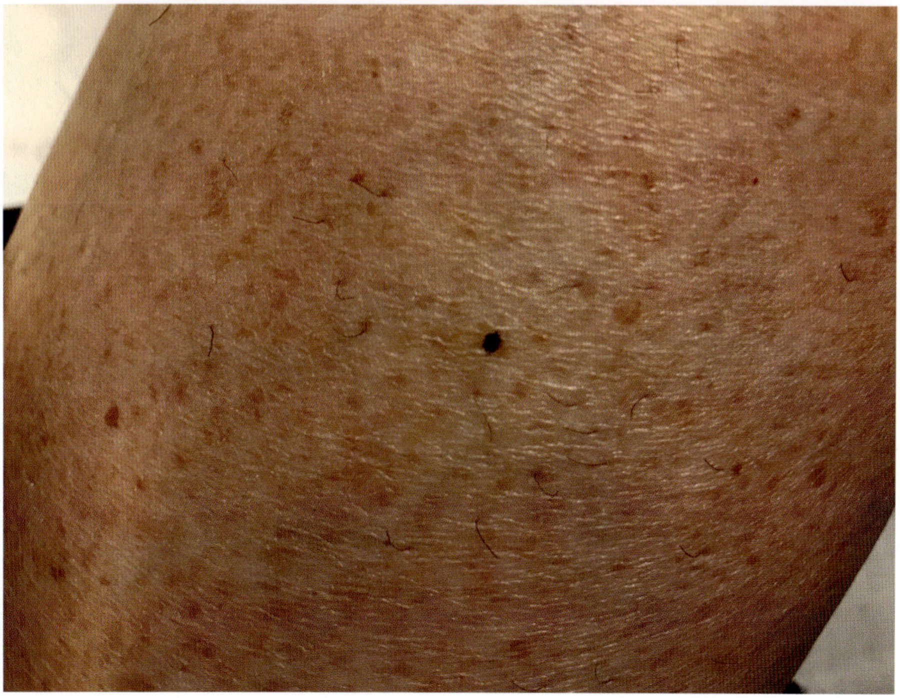

Foto 1 Imagen clínica. Mácula de color negro con bordes irregulares de pocos milímetros de diámetro localizada en pierna derecha.

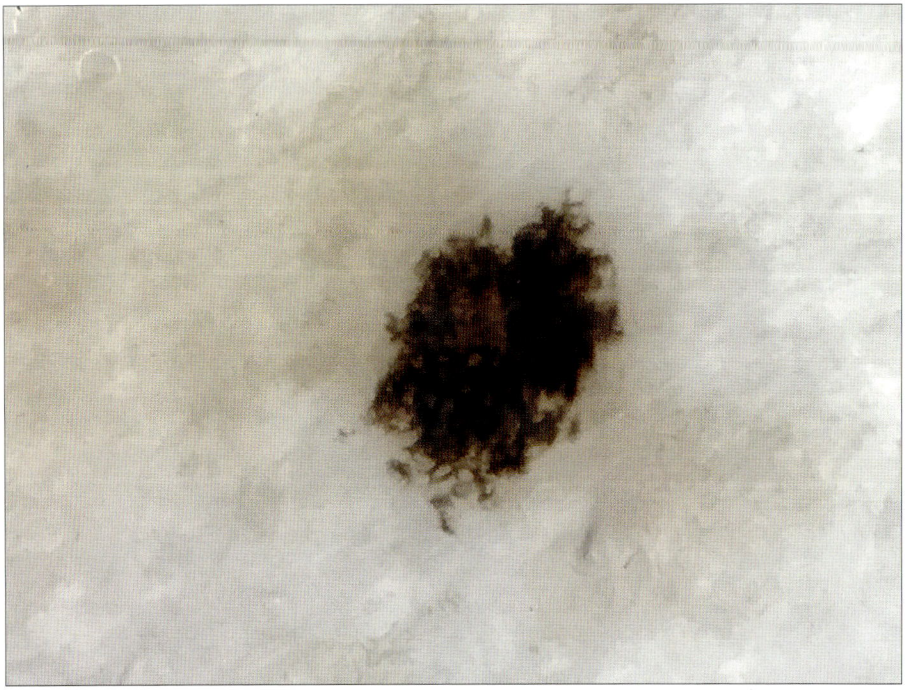

Foto 2 Imagen dermatoscópica.

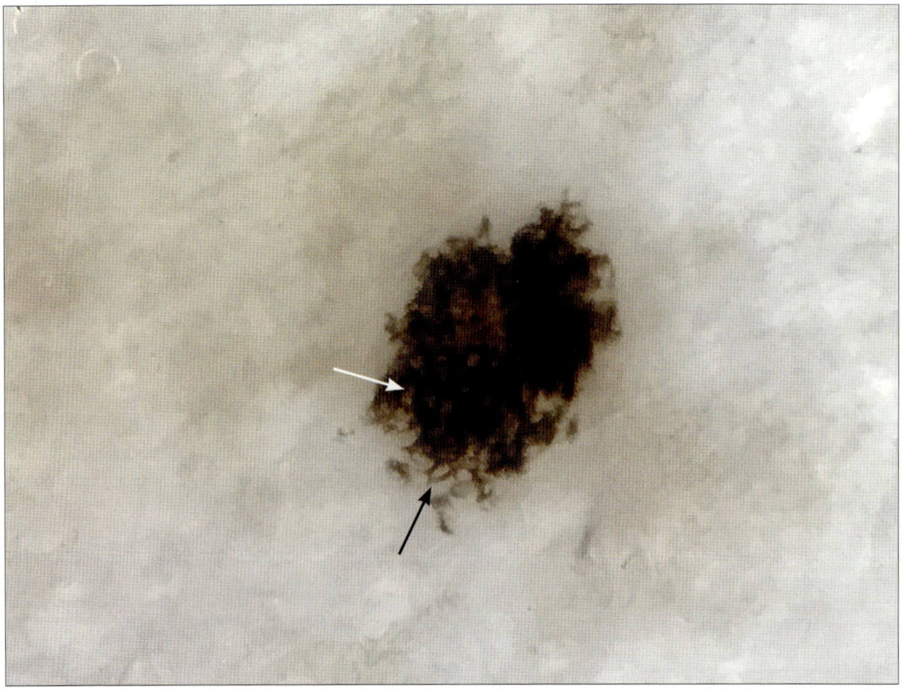

Foto 3 La imagen dermatoscópica muestra líneas reticulares gruesas de color marrón oscuro a negro que forman una red de pigmento irregular (*flecha blanca*). En partes se interrumpen abruptamente, dando como resultado una red de pigmento quebrada (*flecha negra*).

Diagnóstico

Lentigo en mancha de tinta.

Mensaje clave

El lentigo en mancha de tinta es una forma particular de lentigo actínico. Dermatoscópicamente se compone de líneas reticulares de color marrón oscuro a negro que forman una red quebrada. Las líneas reticulares no son 100% específicas de lesiones melanocíticas, pueden producirse, por ejemplo, en lentigos solares y queratosis seborreicas. Es importante su reconocimiento para diferenciarlo del melanoma.

Bibliografía sugerida

Cabo H. Atlas color de Dermatoscopia. Buenos Aires: Ediciones Journal, 2020.
Berger M, Thomas L, Dalle S. Ink spot lentigo. Ann Dermatol Venereol 2017; 144 (3): 225-6.

Caso 49 | Rosario Peralta

Historia clínica del paciente	
Sexo	Femenino
Edad	14 años
Superficie	Palpable
Lesión	Pigmentada
Diámetro máximo (mm)	9
Duración de la lesión	4 meses
Historia de cambios morfológicos	Aparición reciente y crecimiento continuo centrífugo
Antecedentes personales de cáncer de piel	No
Antecedentes familiares de cáncer de piel	No
Fototipo de piel	III
Recuento total de nevos	10-50
Otros hallazgos clínicos	La paciente refiere el antecedente de extirpación por afeitado, hace 4 meses, de lesión sobreelevada pigmentada.

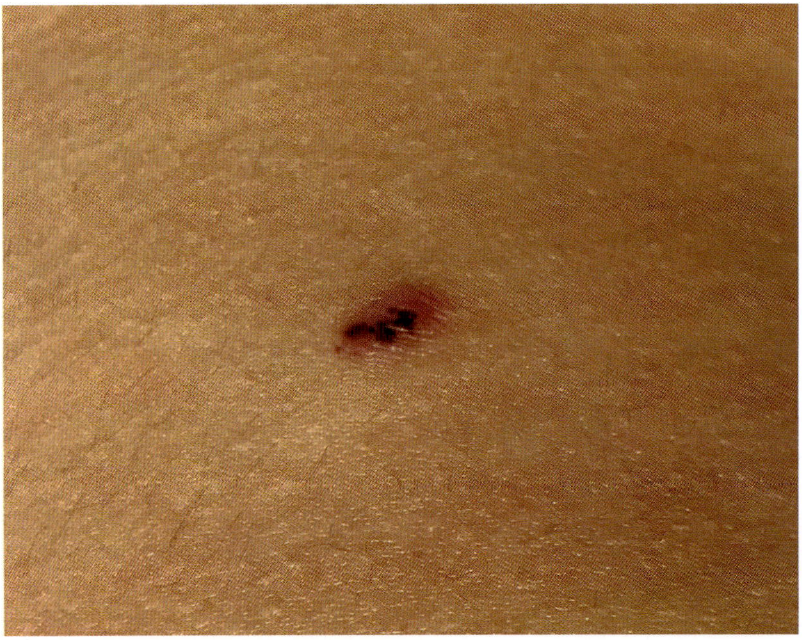

Foto 1 Imagen clínica. Lesión pigmentada en el flanco izquierdo de color marrón oscuro, de forma irregular con un halo eritematoso.

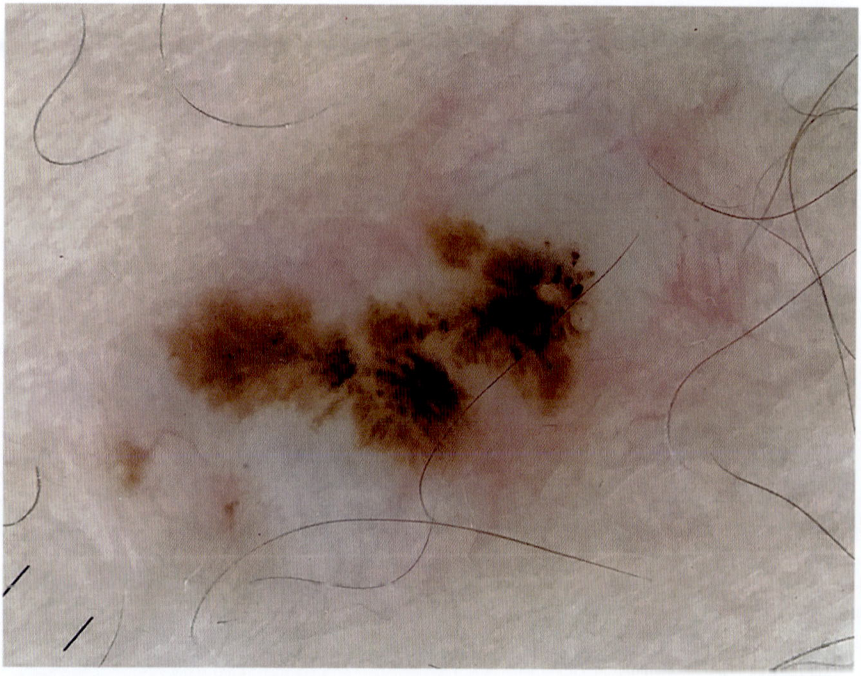

Foto 2 Imagen dermatoscópica.

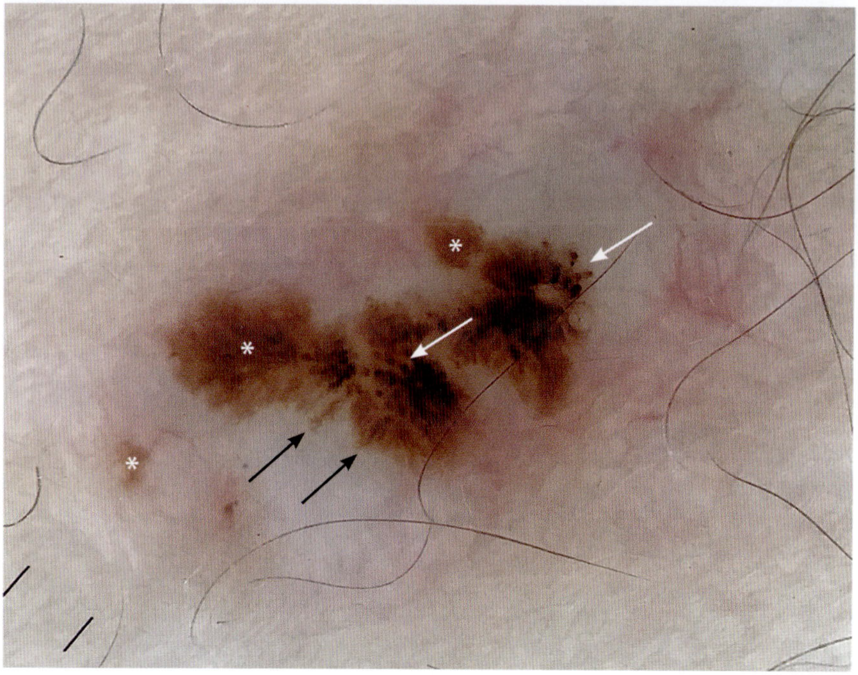

Foto 3 En la imagen dermatoscópica se observan puntos y glóbulos marrón oscuros de diferentes tamaños y distribución (*flechas blancas*), líneas radiales (*flechas negras*) y pigmentación marrón difusa (*asteriscos*), rodeados de un halo blanquecino y eritema en periferia, con vasos lineales finos y telangiectasias. Nótese que la pigmentación no se extiende más allá de los límites de la cicatriz.

Diagnóstico

Nevo recurrente.

Mensaje clave

El nevo recurrente se asocia a pacientes con historia reciente de trauma o extirpación quirúrgica incompleta de un nevo, apareciendo la recurrencia luego de 4-10 meses. Es importante reconocerlo, ya que se lo incluye dentro de los simuladores de melanoma. En el examen dermatoscópico se pueden observar principalmente líneas radiales, simetría y patrón de crecimiento centrífugo con pigmentación que no se extiende más allá de la cicatriz. Debe diferenciarse del melanoma recurrente, caracterizado por círculos, especialmente en la cara, hiperpigmentación excéntrica, patrón de crecimiento caótico, no continuo y pigmentación que se extiende más allá del borde de la cicatriz.

Bibliografía sugerida

Blum A, Hofmann-Wellenhof R, Marghoob AA, et al. Recurrent melanocytic nevi and melanomas in dermoscopy: results of a multicenter study of the International Dermoscopy Society. JAMA Dermatol 2014; 150 (2): 138-45.

Cabo H. Nevo recurrente. En: Cabo H. Dermatoscopía. 2° ed. Buenos Aires: Ediciones Journal, 2012; p: 192-6.

Caso 50 | Sonia Rodríguez Saa

Historia clínica del paciente	
Sexo	Masculino
Edad	71 años
Superficie	Plana
Lesión	Pigmentada
Diámetro máximo (mm)	7
Duración de la lesión	Desconocida
Historia de cambios morfológicos	No
Antecedentes personales de cáncer de piel	Carcinoma basocelular
Antecedentes familiares de cáncer de piel	No
Fototipo de piel	III
Recuento total de nevos	50-100
Otros hallazgos clínicos	Múltiples queratosis seborreicas

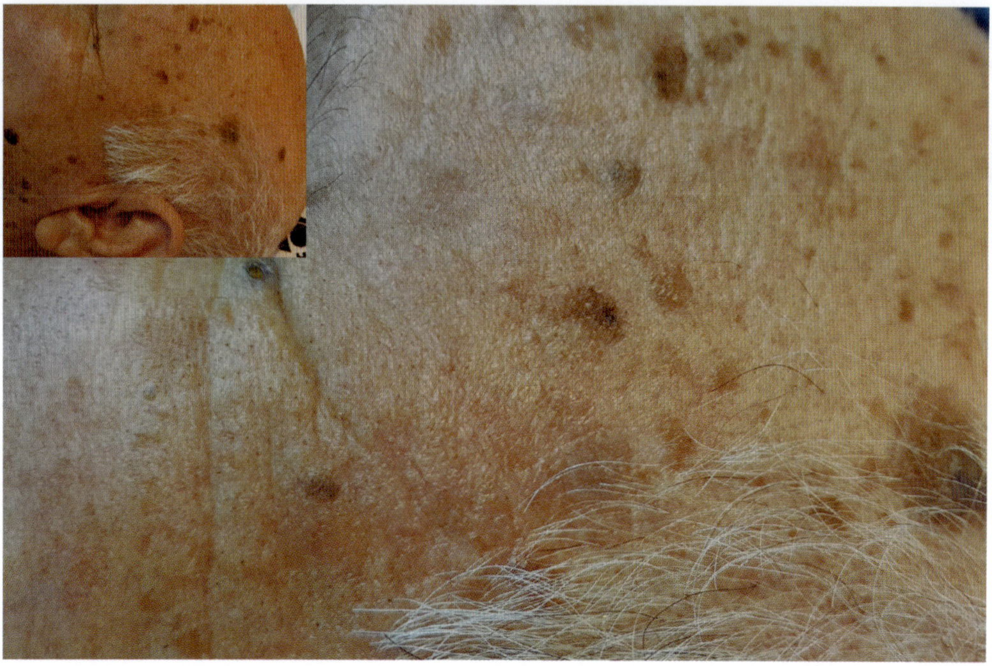

Foto 1 Paciente que consulta para control anual. Al examen se observa en la región de la sien izquierda una mácula marrón clara y oscura, asimétrica, de bordes irregulares, asintomática. Desconoce el tiempo de evolución.

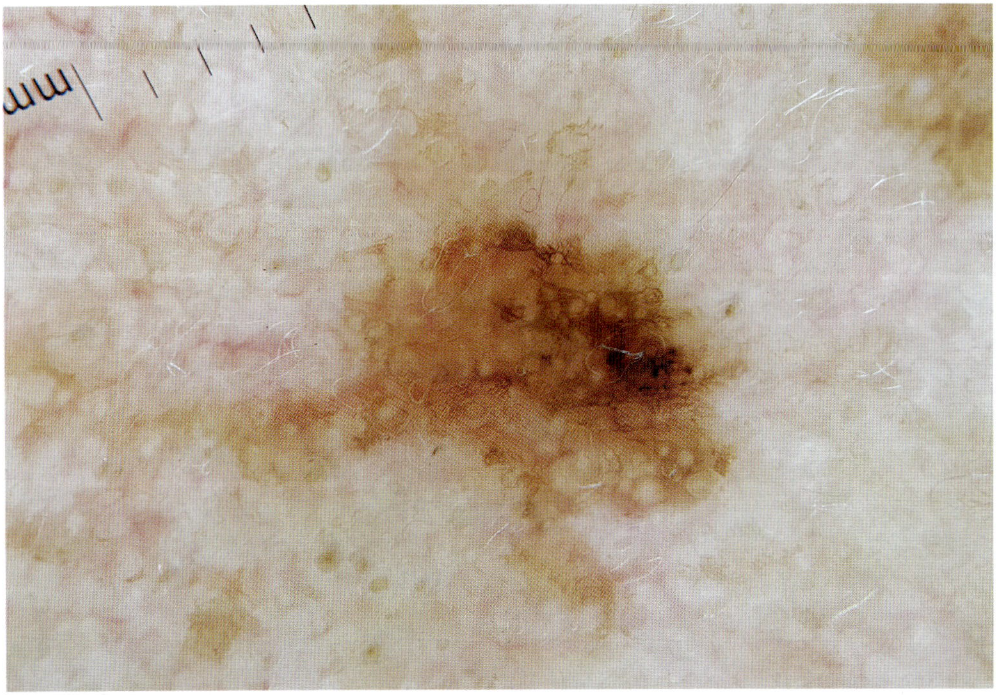

Foto 2 Imagen dermatoscópica.

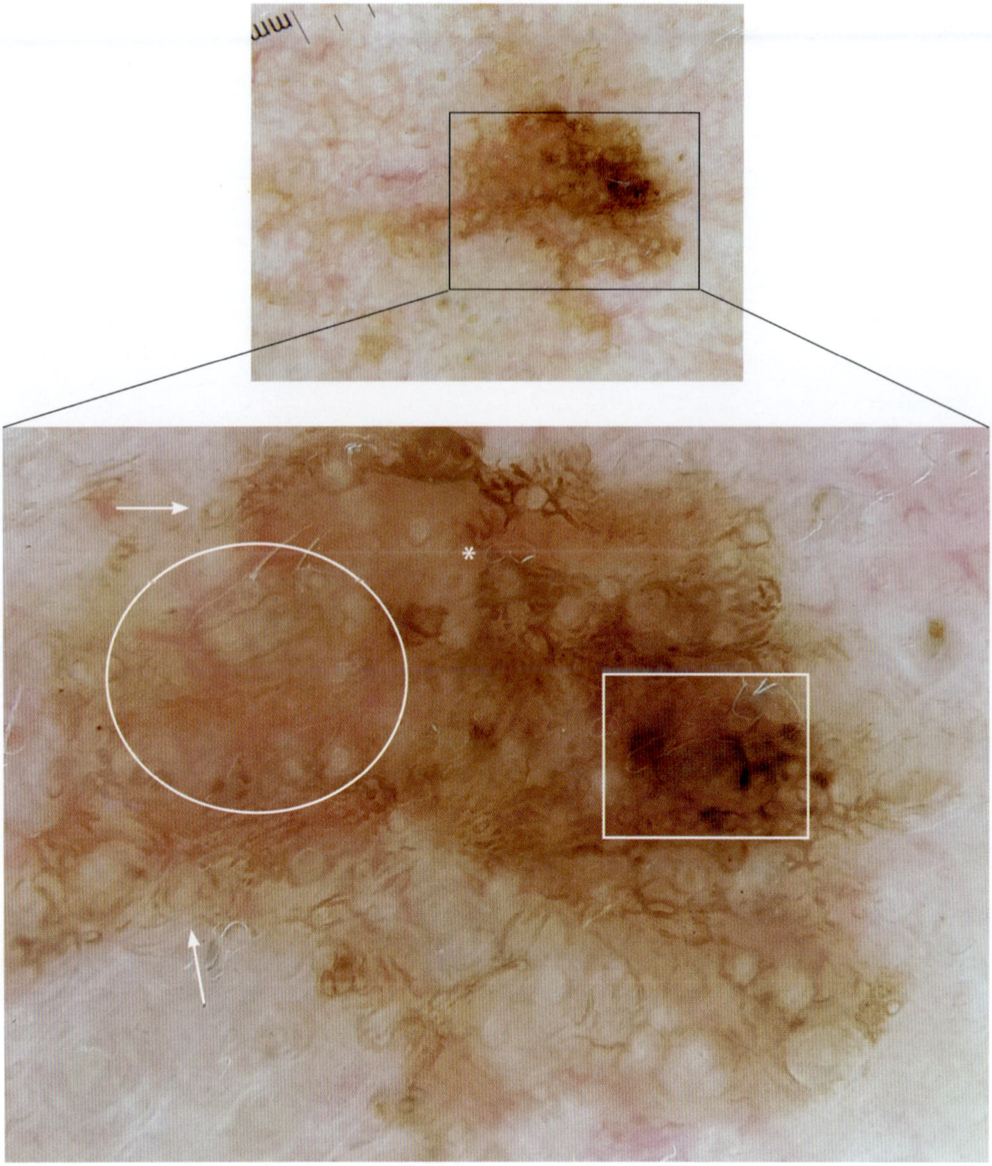

Foto 3 Imagen dermatoscópica. Lesión pigmentada, marrón clara y oscura, asimétrica con seudorred de pigmento, pigmentación folicular y estructuras romboidales rojas (*círculo blanco*). Se observan también estructuras romboidales oscuras y área homogénea con oclusión de las salidas foliculares (*cuadrado blanco*), estructuras en isobaras o doble círculo (*flechas blancas*) y estructuras targetoides (*asterisco blanco*).

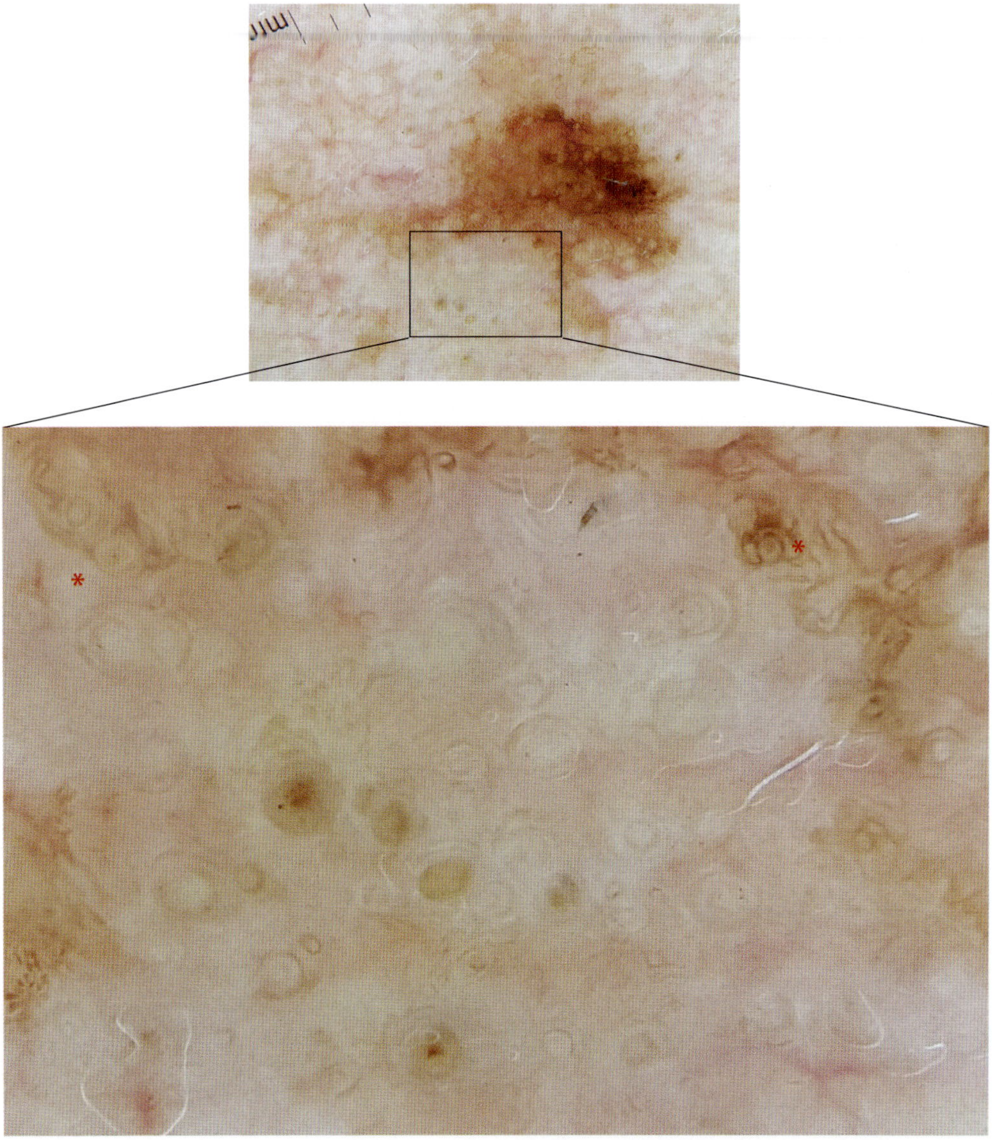

Foto 4 Imagen dermatoscópica. A mayor aumento se ven en la periferia múltiples estructuras en isobaras o doble círculo, estructuras targetoides (*asteriscos*) y la pigmentación de las aperturas foliculares.

Diagnóstico

Melanoma lentigo maligno. (Breslow 0,2 mm, Clark II).

Mensaje clave

Aunque el método de referencia continúa siendo la histología, la dermatoscopia ha demostrado ser una herramienta útil en el diagnóstico del lentigo maligno, pudiendo ser utilizada también para definir el mejor sitio para una biopsia o para delimitar los bordes de la lesión.

Son múltiples las estructuras dermatoscópicas descritas en el lentigo maligno/lentigo maligno melanoma:

- Patrón anular granular:
  - Pigmentación de aperturas foliculares: simétrica, asimétrica o en doble círculo.
  - Puntos y glóbulos gris pizarra perifoliculares.
  - Líneas perifoliculares.
- Estructuras romboidales.
- Áreas homogéneas azul grisáceas sin o con invasión de las aperturas foliculares.
- Oscurecimiento al examen dermatoscópico.
- Patrón en blanco de tiro.
- Estructuras vasculares:
  - Aumento de la densidad de la red vascular.
  - Estructuras romboidales rojas.

Bibliografía sugerida

Costa-Silva M, Calistru A, Barros AM, Lopes S, Esteves M, Azevedo F. Dermatoscopy of flat pigmented facial lesions — the evolution of lentigo maligna. Dermatol Pract Concept 2018; 8(3): 198-203.

Lallas A, Tschandl P, Kyrgidis A, et al. Dermoscopic clues to differentiate facial lentigo maligna from pigmented actinic keratosis. Br J Dermatol 2016; 174 (5): 1079-85.

Caso 51 | Sonia Rodríguez Saa

Historia clínica del paciente	
Sexo	Femenino
Edad	72
Superficie	Plana
Lesión	Pigmentada
Diámetro máximo (mm)	15
Duración de la lesión	Desconoce el tiempo de evolución
Historia de cambios morfológicos	No
Antecedentes personales de cáncer de piel	Carcinoma basocelular
Antecedentes familiares de cáncer de piel	No
Fototipo de piel	III
Recuento total de nevos	10-50
Otros hallazgos clínicos	Severo daño solar crónico

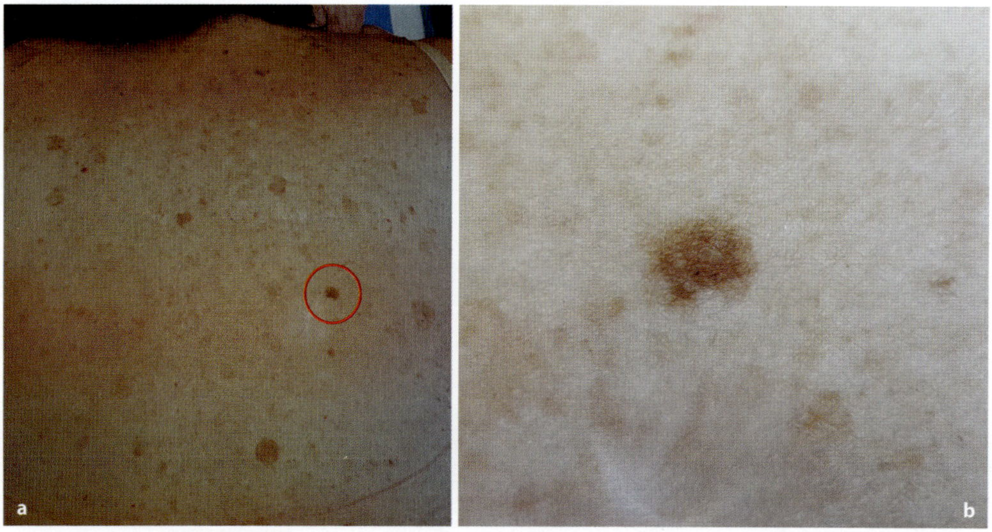

Foto 1 Imagen clínica. Se observa, durante el examen dermatológico de control, una lesión pigmentada en la periferia de una cicatriz de crioterapia por un carcinoma basocelular realizada hace diez años. Mácula marrón clara, asintomática (*círculo rojo* en **a**); acercamiento (**b**).

Foto 2 Imagen dermatoscópica.

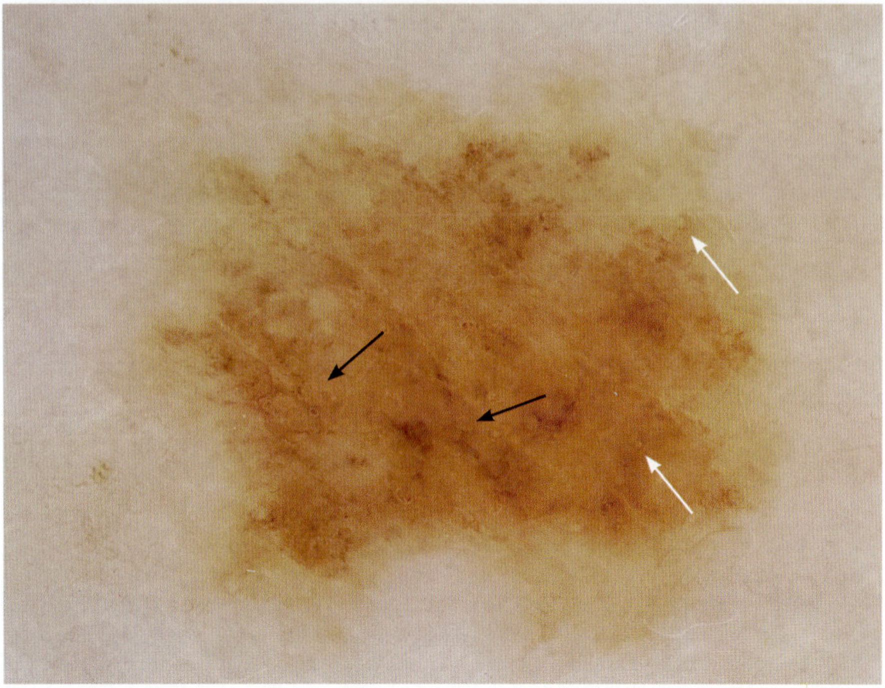

Foto 3 Imagen dermatoscópica. Se observa pigmentación asimétrica de las aperturas foliculares (*flechas blancas*), finos puntos grises y líneas anguladas que forman estructuras poligonales incompletas (*flechas negras*).

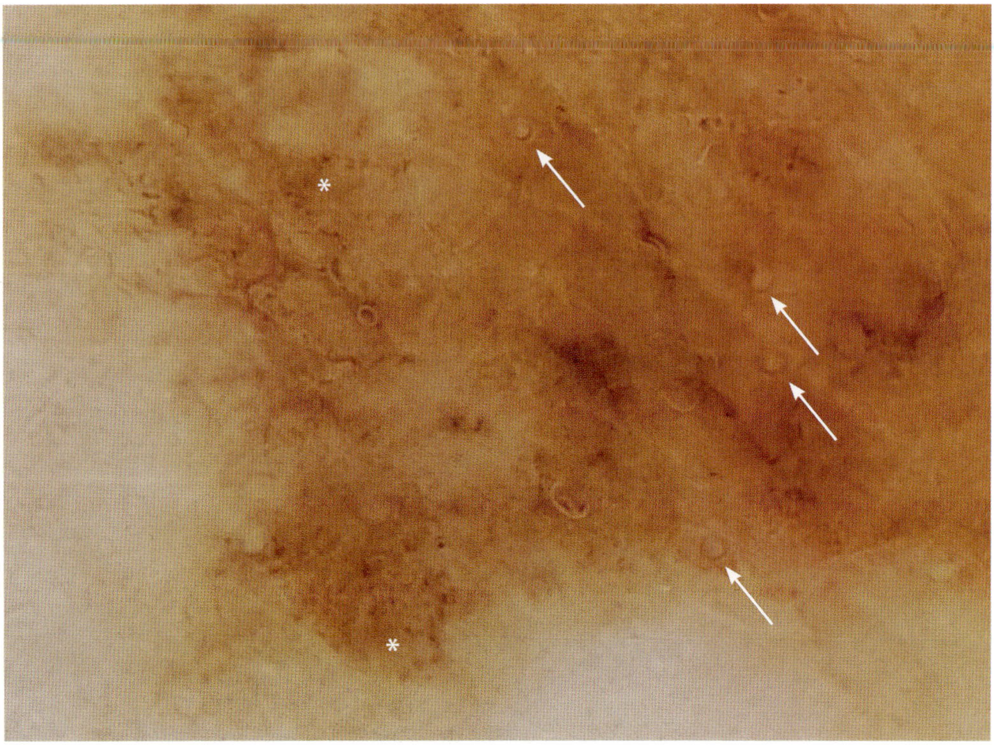

Foto 4 Imagen dermatoscópica a mayor aumento donde se ven claramente los puntos grises (*asteriscos blancos*) y la pigmentación asimétrica de las aperturas foliculares (*flechas blancas*).

Diagnóstico

Lentigo maligno extrafacial.

Mensaje clave

En la dermatoscopia del lentigo maligno extrafacial (LME) se pueden observar patrones que corresponden tanto al lentigo maligno facial como al melanoma extensivo superficial, estos últimos principalmente en las lesiones de mayor tamaño.

El diagnóstico de LME es más probable ante la presencia de pigmentación asimétrica de las aperturas foliculares y de líneas anguladas.

Las líneas anguladas corresponden a líneas de color gris-marrón, que están conectadas en ángulo y que pueden coalescer para formar estructuras poligonales completas o incompletas.

Bibliografía sugerida

Jaimes N, Marghoob A, Rabinovitz H, et al. Clinical and Dermoscopic Characteristics of Melanomas on Nonfacial Chronically Sun-Damaged Skin. J Am Acad Dermatol, 72 (6), 1027-35.

Martínez-Leboráns L, Garcías-Ladaria J, Oliver-Martínez V, Alegre de Miquel V. Extrafacial Lentigo Maligna: A Report on 14 Cases and a Review of the Literature. Actas Dermosifiliogr 2016; 107 (8): e57-63.

Caso 52 | Sonia Rodríguez Saa

Historia clínica del paciente	
Sexo	Masculino
Edad	72 años
Superficie	Nodular
Lesión	Pigmentada
Diámetro máximo (mm)	30
Duración de la lesión	Refiere el paciente desde el nacimiento
Historia de cambios morfológicos	Aumento de tamaño
Antecedentes personales de cáncer de piel	No
Antecedentes familiares de cáncer de piel	No
Fototipo de piel	III
Recuento total de nevos	10-50
Otros hallazgos clínicos	No

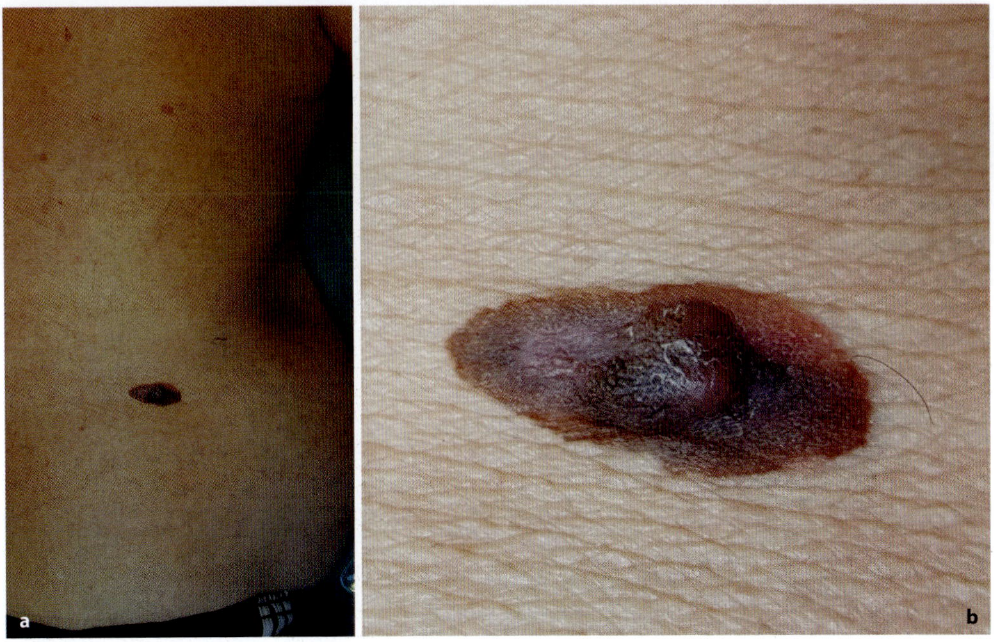

Foto 1 Paciente internado en clínica médica por accidente cerebrovascular, al que al examen se le observa una lesión en la región lumbar derecha por la cual realizan interconsulta. El paciente refiere que presenta la lesión desde el nacimiento con leve aumento de tamaño en el último año. Asintomática. Imagen clínica (**a**) y acercamiento (**b**).

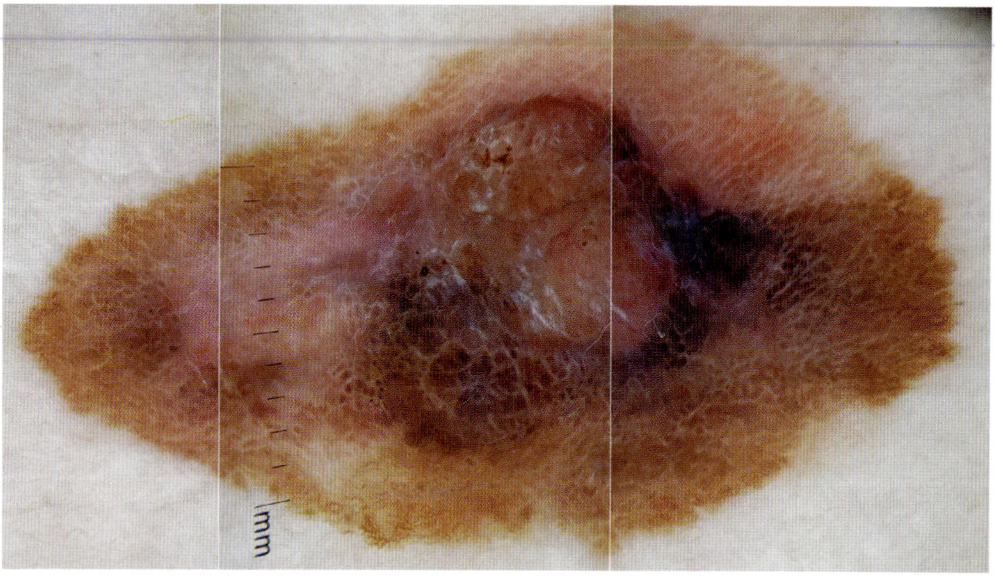

Foto 2 Imagen dermatoscópica. Se observa una lesión asimétrica, de color marrón claro y oscuro, rojo, blanco, gris y negro, con patrón multicomponente.

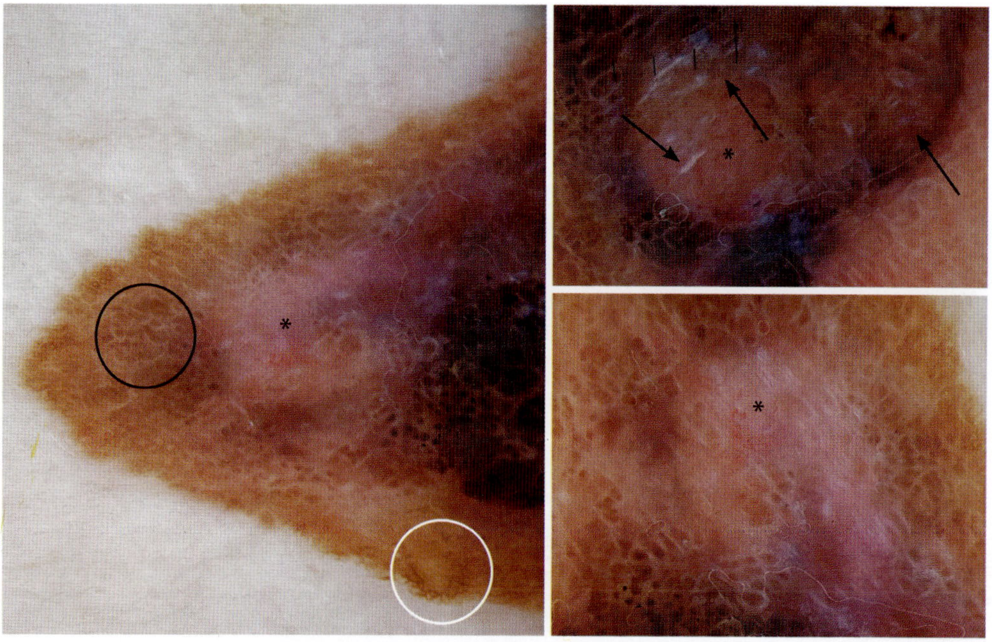

Foto 3 Imagen dermatoscópica donde se observan múltiples estructuras: red de pigmento (*círculo blanco*) y red invertida (*círculo negro*), glóbulos de color, tamaño y forma irregulares. También presenta áreas rojo-lechosas y patrón vascular atípico (*asteriscos negros*). Con luz polarizada se aprecian múltiples estructuras cristalinas blanco-brillantes (*flechas negras*).

Diagnóstico

Melanoma extensivo superficial con crecimiento vertical. (Breslow 3 mm, Clark IV).

Mensaje clave

Las siguientes son características dermatoscópicas que orientan a pensar en un melanoma invasor:

- Dos o más colores.
- Áreas rojo lechosas.
- Red invertida.
- Ulceración.
- Velo azul grisáceo.
- Presencia de vasos.

Bibliografía sugerida

Cabo H, González V, Peralta R, Rodríguez Saa S, Salerni G. Dermatoscopía: casos clínicos. 1° ed. Buenos Aires: Ediciones Journal, 2019.

Marino ML, Carrera C, Marchetti MA, Marghoob AA. Practice Gaps in Dermatology: Melanocytic Lesions and Melanoma. Dermatol Clin 2016; 34: 353-62.

Caso 53 | Sonia Rodríguez Saa

Historia clínica del paciente	
Sexo	Femenino
Edad	55 años
Superficie	Palpable
Lesión	Pigmentada
Diámetro máximo (mm)	50
Duración de la lesión	5 años
Historia de cambios morfológicos	Lento aumento de tamaño
Antecedentes personales de cáncer de piel	Múltiples carcinomas basocelulares
Antecedentes familiares de cáncer de piel	No
Fototipo de piel	III
Recuento total de nevos	< 10
Otros hallazgos clínicos	No

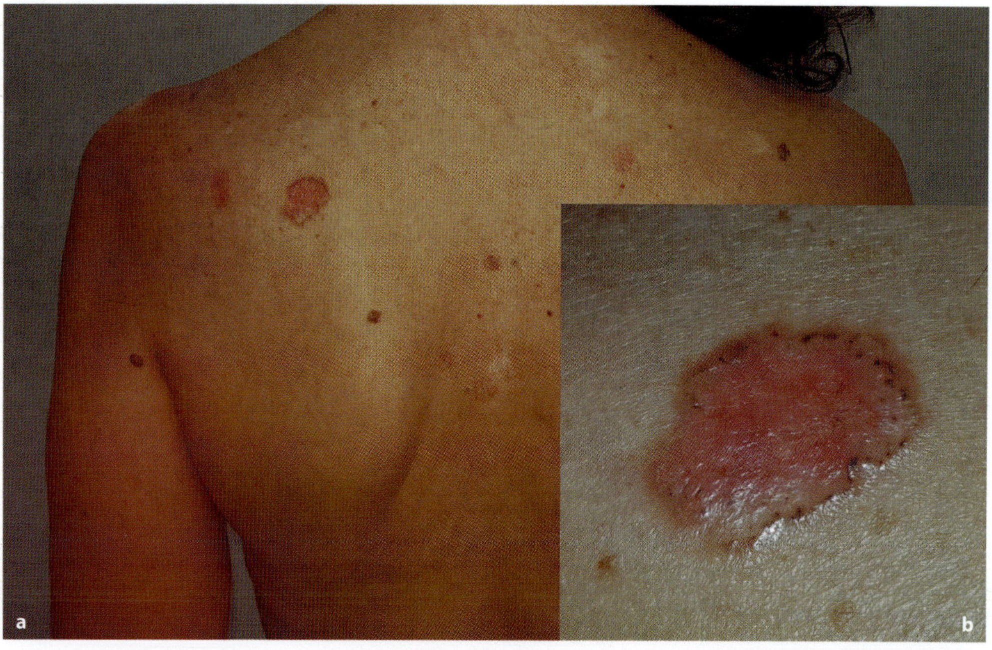

Foto 1 Paciente con antecedente de radioterapia hace treinta años por linfoma que presenta múltiples placas eritematosas en el tronco, con lento pero persistente aumento de tamaño. En la región escapular superior, placa eritematosa de superficie lisa y brillante con borde pigmentado. Asintomática (**a**); acercamiento (**b**).

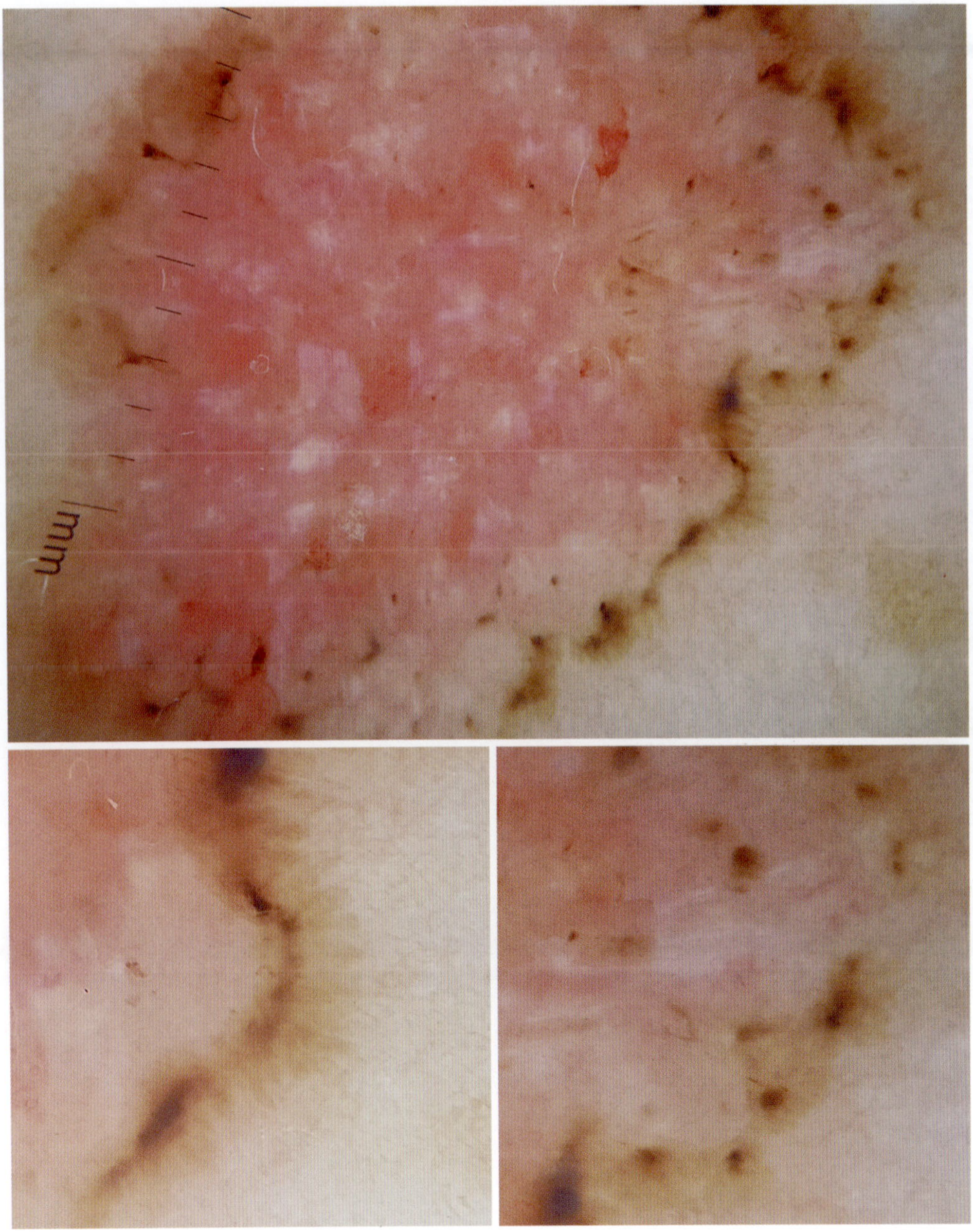

Foto 2 Imagen dermatoscópica.

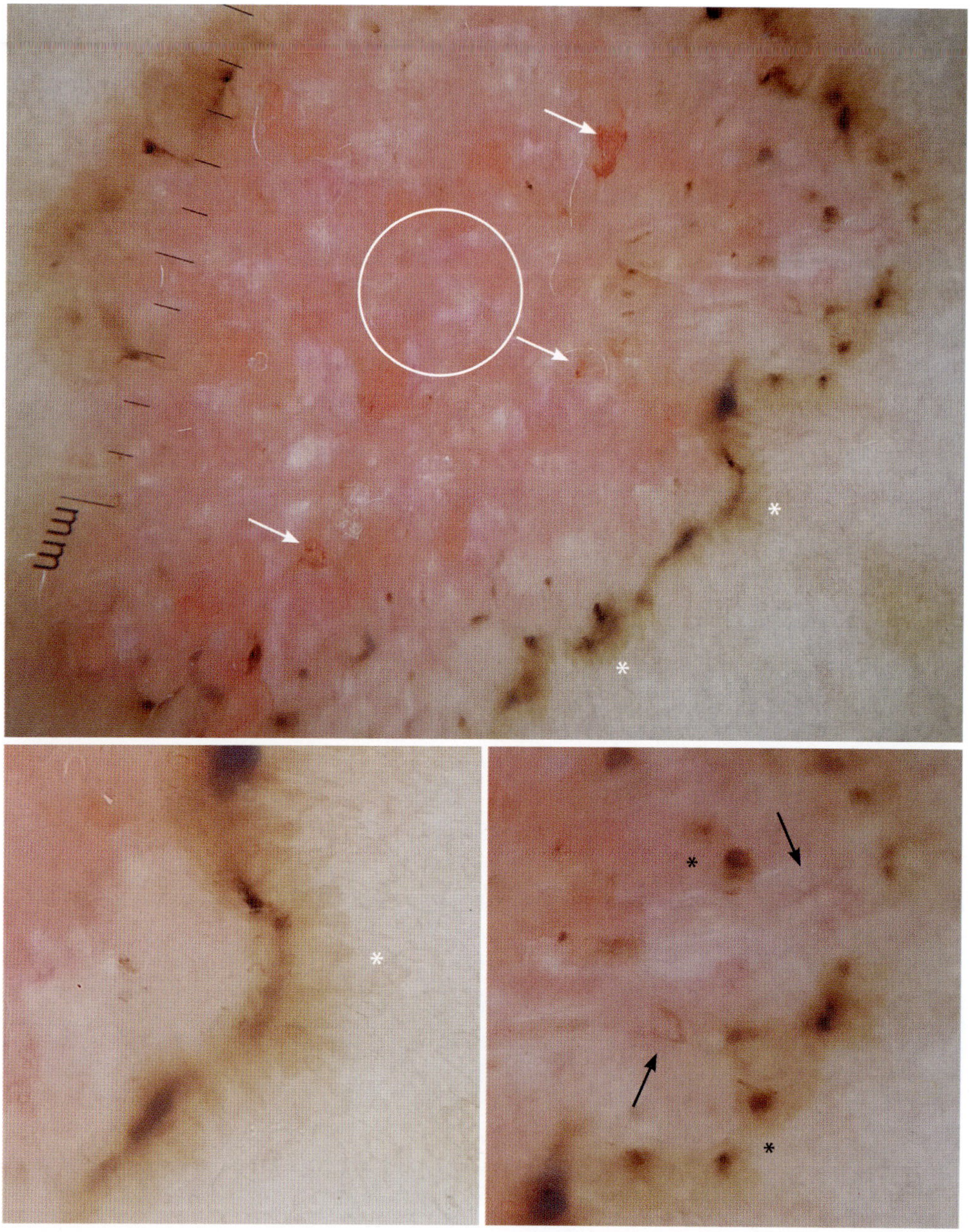

Foto 3 La dermatoscopia con luz polarizada muestra un fondo blanco-rojizo con áreas blancas brillantes (*círculo blanco*). Presenta múltiples erosiones (*flechas blancas*) estructuras concéntricas (*asteriscos negros*) y áreas en forma de hoja (*asteriscos blancos*). Se pueden ver algunas telangiectasias cortas y finas (*flechas negras*).

Diagnóstico

Carcinoma basocelular superficial pigmentado.

Mensaje clave

La presencia de estructuras en forma de hoja o digitiformes con telangiectasias finas y cortas, en ausencia de nidos ovoides azul grisáceos, vasos arboriformes y ulceración tiene un alto valor predictivo para el diagnóstico de carcinoma basocelular superficial.

Aumentan la posibilidad de este diagnóstico la observación de múltiples erosiones pequeñas y áreas sin estructuras blanco-rojizas.

Bibliografía sugerida

Lallas A, Tzellos T, Kyrgidis A, et al. Accuracy of dermoscopic criteria for discriminating superficial from other subtypes of basal cell carcinoma. J Am Acad Dermatol 2014; 70: 303-11.

Wozniak-Rito A, Zalaudek I, Rudnicka L. Dermoscopy of basal cell carcinoma. Clin Exp Dermatol 2018; 43 (3): 241-7.

Caso 54 | Virginia Mariana González

Historia clínica del paciente	
Sexo	Masculino
Edad	72 años
Superficie	Palpable
Lesión	Pigmentada
Diámetro máximo (mm)	12
Duración de la lesión	Desconocida
Historia de cambios morfológicos	Cambio de forma y pigmentación y sangrado en la última semana
Antecedentes personales de cáncer de piel	No
Antecedentes familiares de cáncer de piel	No
Fototipo de piel	II
Recuento total de nevos	> 100
Otros hallazgos clínicos	Gran fotodaño con múltiples lentigos solares

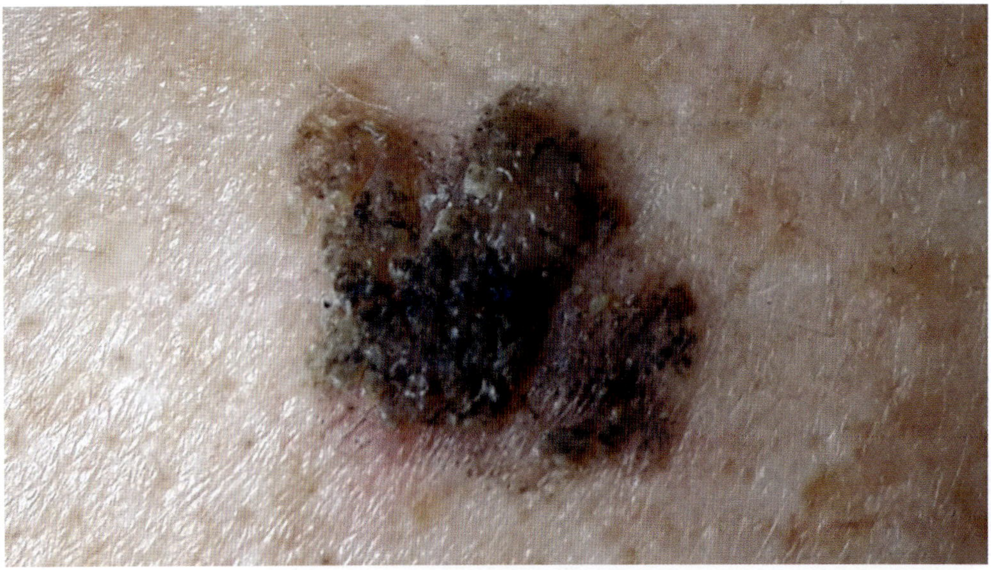

Foto 1 Imagen clínica. Placa de bordes irregulares, de superficie verrugosa con algunos sectores planos, de varios colores, de 12 mm de diámetro, localizada en la región lateral del dorso. El paciente desconoce el tiempo de evolución pero refiere modificaciones en los días previos a la consulta.

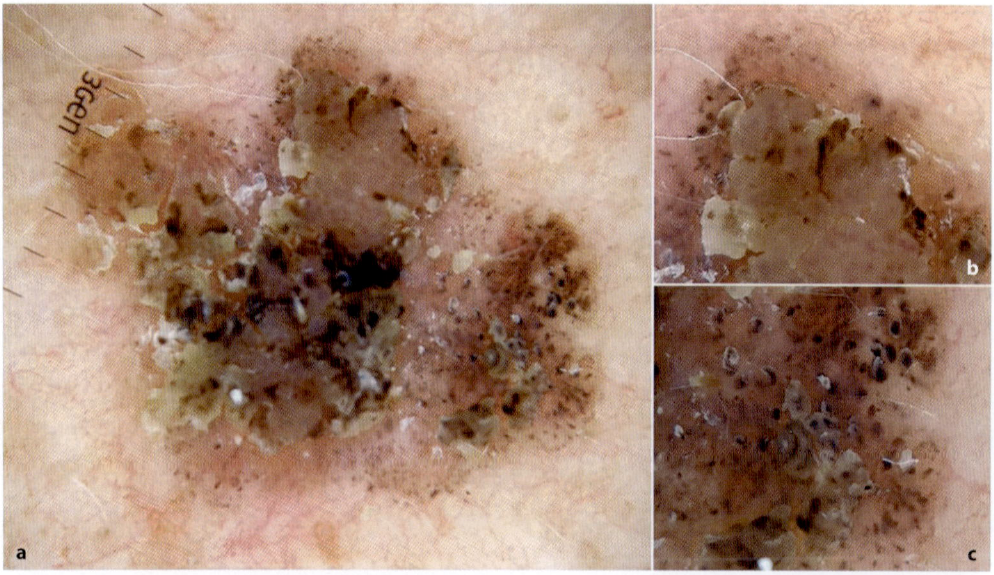

Foto 2 Imagen dermatoscópica con luz polarizada con contacto (aumento original 10x) (**a**). Imágenes con mayor aumento de hora 1 (**b**) y 3 (**c**).

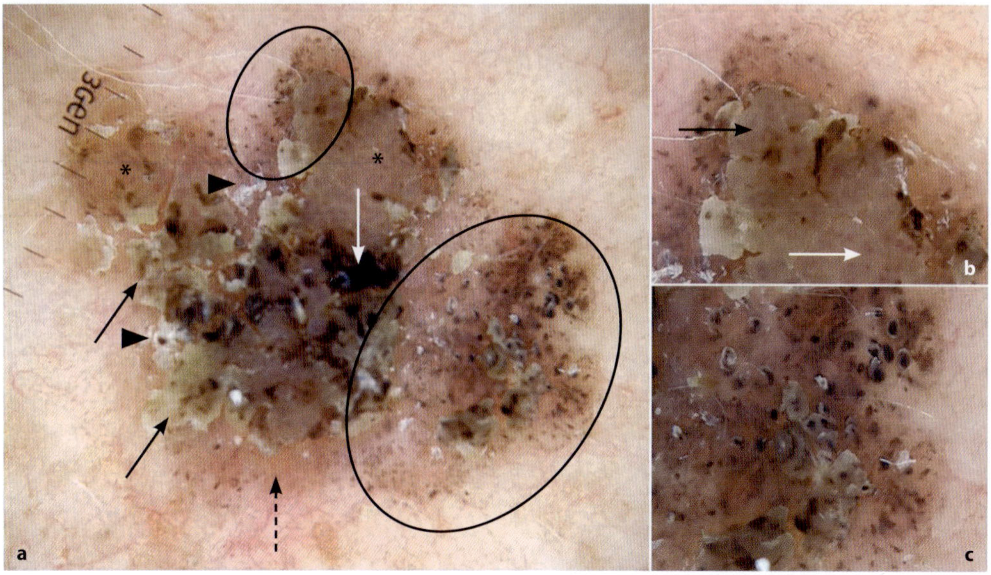

Foto 3 Imagen dermatoscópica. **a** Lesión con sectores verrugosos color piel a rosado (*asteriscos*), con sectores focales periféricos planos con patrón granular (*círculos*) sobre fondo eritematoso (*flecha punteada*), pequeñas áreas homogéneas negruzcas que corresponden a focos hemorrágicos (*flecha blanca*), restos de queratina (*flechas negras*) y algunas escamas blanquecinas (*cabezas de flecha*). **b** Imagen a mayor aumento de hora 1 en la que se observan vasos en hebilla (*flecha negra*) y glomerulares (*flecha blanca*) de distribución centrada con halo blanquecino periférico. **c** En hora 3 se observan múltiples puntos gruesos y glóbulos irregulares, de color marrón-gris y azul-gris formando un patrón granular.

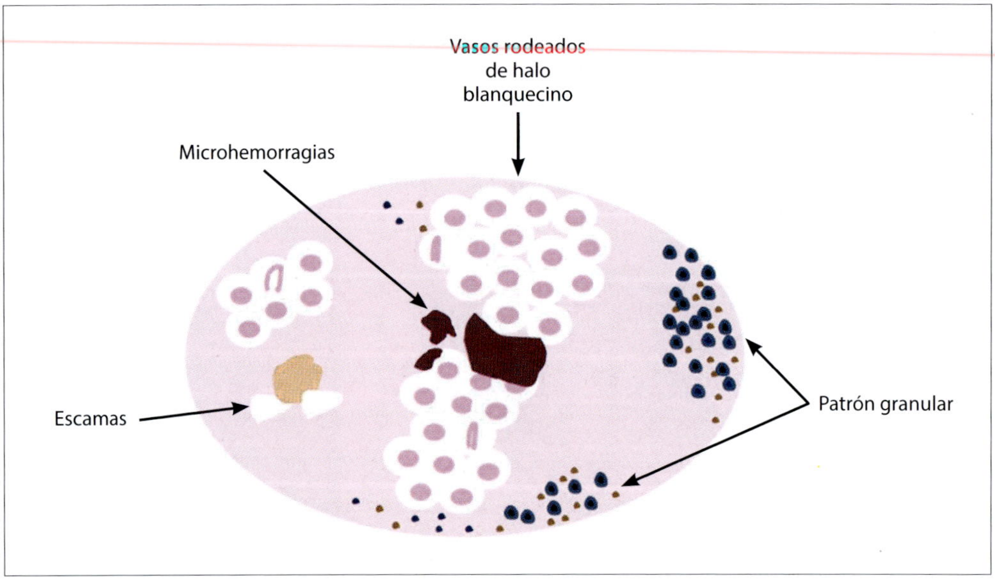

Gráfico 1 Representación esquemática de la lesión.

Diagnóstico

Queratosis seborreica irritada.

Mensaje clave

Las queratosis seborreicas constituyen el tumor epitelial benigno más frecuente y predominan en pacientes de edad media y avanzada. La gran mayoría presenta criterios dermatoscópicos típicos ya conocidos. Sin embargo, existen variantes infrecuentes que pueden simular otras lesiones, tanto benignas como malignas. Dentro de este grupo se encuentra la forma irritada, ya sea de manera espontánea o traumática. Esta variedad puede no tener ningún hallazgo dermatoscópico clásico de queratosis seborreica. En lugar de ello suele presentar escamas blanco-amarillentas, microerosiones, microhemorragias, áreas de eritema y vasos glomerulares o en hebilla o pequeñas estructuras redondeadas rosadas, rodeadas por un halo blanquecino. Esto se produce por acantosis que rodea vasos dilatados en la dermis papilar, y es característico de los tumores queratinizantes, entre los cuales se encuentran las queratosis seborreicas. Por otro lado, el fenómeno de regresión que se genera por la inflamación, con el hallazgo histológico de melanófagos y gránulos de melanina, se traduce en la dermatoscopia como puntos gruesos y glóbulos irregulares que conforman un "patrón granular" muy característico. Este patrón puede afectar la lesión en forma focal al inicio y luego hacerse difuso, constituyendo uno de los patrones dermatoscópicos típicos de la queratosis de tipo liquen plano. Esto debe ser diferenciado de la regresión de otras lesiones, incluyendo al melanoma. Sin embargo, en este caso, la presencia de vasos centrados con halo blanquecino periférico orienta al diagnóstico de queratosis seborreica irritada con áreas de regresión.

Bibliografía sugerida

Kitamura S, Hata H, Imafuku K, Fujita Y, Shimizu H. Dermoscopic findings of irritated seborrheic keratosis. J Eur Acad Dermatol Venereol 2016; 30: e94-e96.

Zaballos P, Ara M, Puig S, Malvhey J. Clinical and dermoscopic image of an intermediate stage of regressing seborrheic keratosis in a lichenoid keratosis. Dermatol Surg 2005; 31: 102-3.

Caso 55 | Virginia Mariana González

Historia clínica del paciente	
Sexo	Masculino
Edad	67 años
Superficie	Plana
Lesión	Pigmentada
Diámetro máximo (mm)	8
Duración de la lesión	1 año
Historia de cambios morfológicos	Aumento gradual de tamaño
Antecedentes personales de cáncer de piel	No
Antecedentes familiares de cáncer de piel	No
Fototipo de piel	III
Recuento total de nevos	50-100
Otros hallazgos clínicos	Fotodaño con gran elastosis por exposición solar recreacional

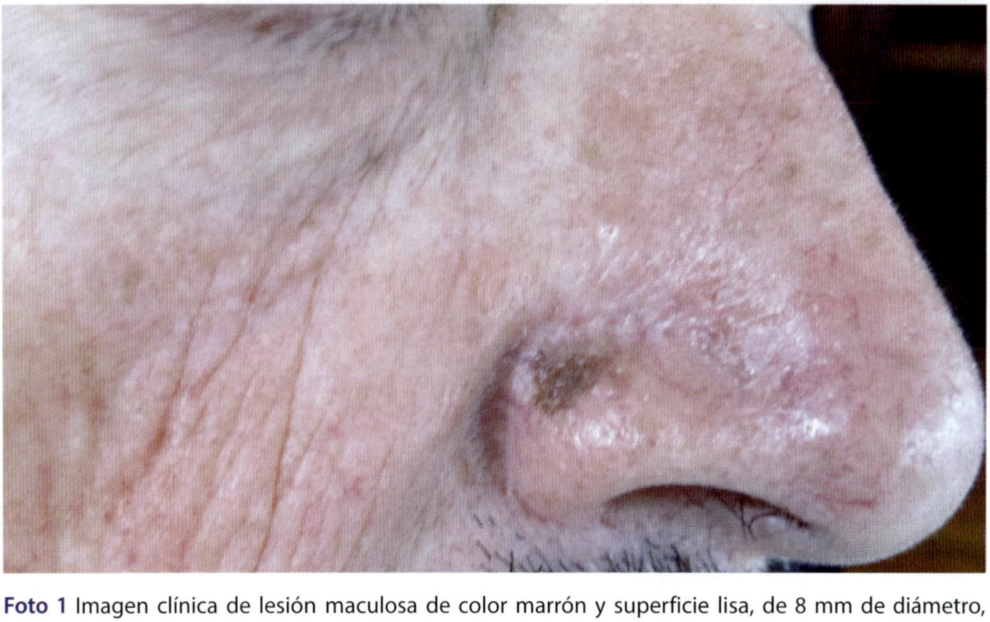

Foto 1 Imagen clínica de lesión maculosa de color marrón y superficie lisa, de 8 mm de diámetro, localizada en el ala nasal derecha. El paciente refiere notarla desde hace un año y que gradualmente aumentó de tamaño y de pigmentación.

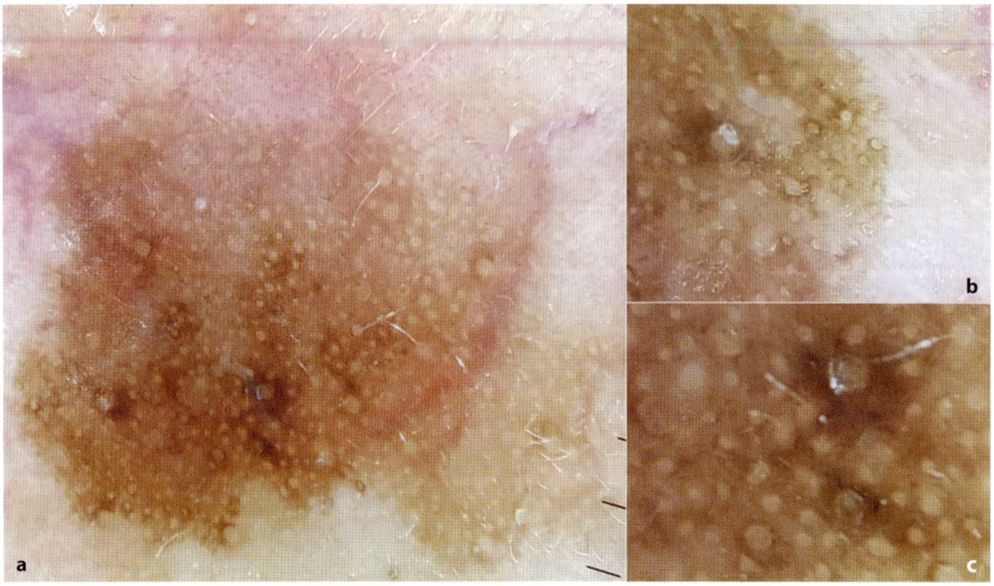

Foto 2 a-c Imagen dermatoscópica con luz polarizada de contacto (aumento original 10x).

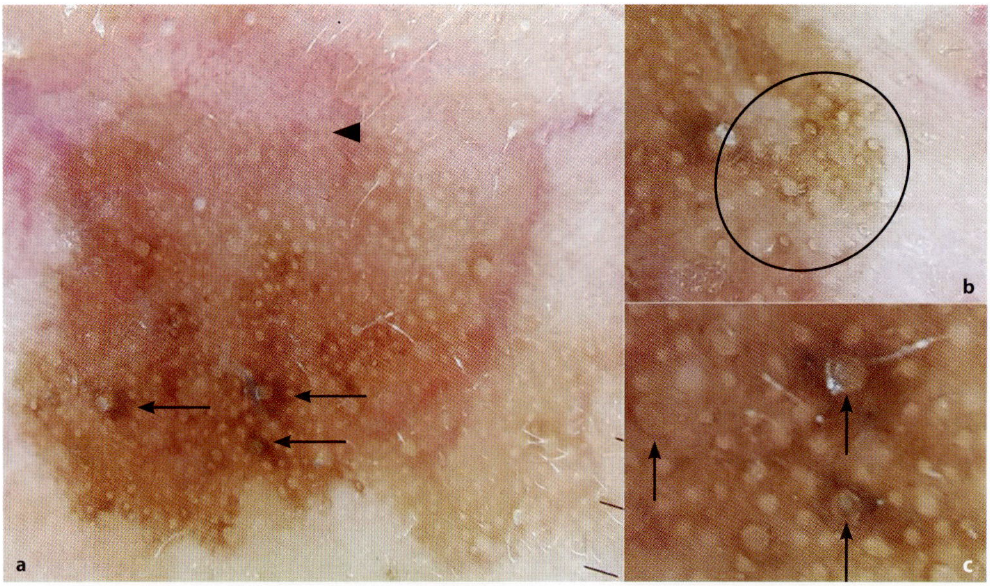

Foto 3 a Imagen dermatoscópica panorámica en la que se observa en una lesión plana de contornos poco netos, con dos tonos de marrón y gris, asimetría en el tamaño y pigmentación de las aperturas foliculares, eritema (*cabeza de flecha*) y pigmentación perifolicular marrón-grisácea que tiende a formar estructuras romboidales (*flechas*). **b** A mayor detalle la pigmentación asimétrica de las aperturas forma círculos completos e incompletos (*círculo*). **c** En algunos folículos existe un círculo dentro de otro círculo o círculos concéntricos, de color gris (*flechas*), altamente sugestivos de malignidad.

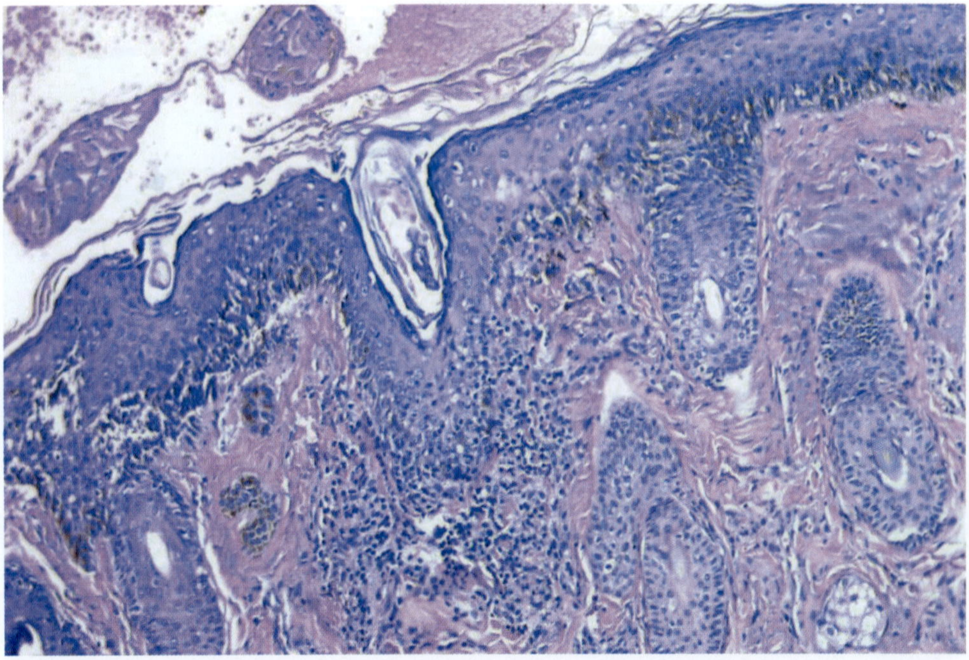

Foto 4 Imagen histológica (H&E 40x) en la que se observa una proliferación de melanocitos atípicos en la unión dermoepidérmica con patrón lentiginoso y extensión a unidades pilosebáceas.

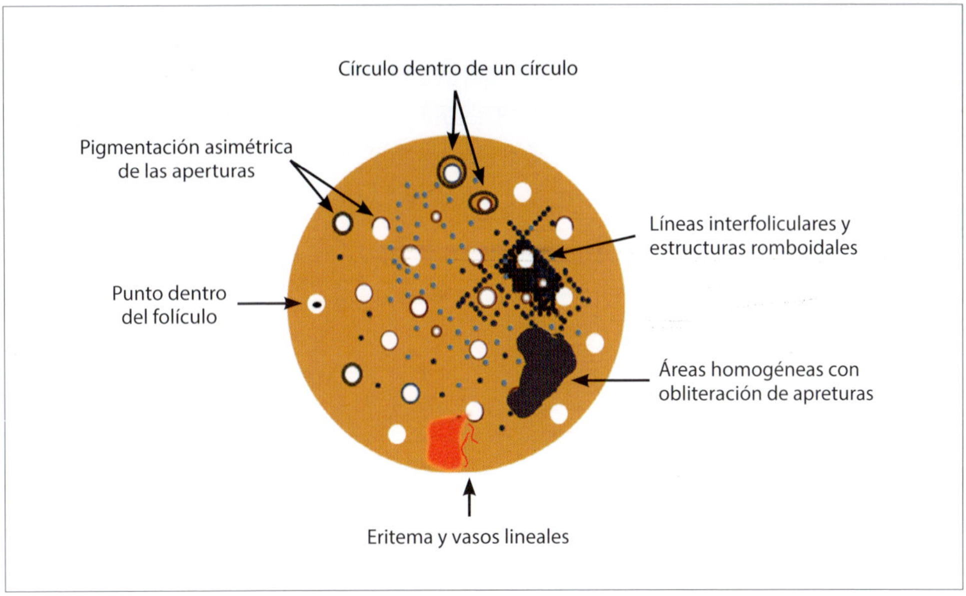

Gráfico 1 Representación esquemática de los principales criterios dermatoscópicos del lentigo maligno de Hutchinson.

Diagnóstico

Lentigo maligno de Hutchinson.

Mensaje clave

El lentigo maligno de Hutchinson (LMH) es una forma de melanoma *in situ* que afecta preferentemente la piel fotodañada de la cara de personas añosas. La dermatoscopia es una herramienta indispensable para identificarlo y diferenciarlo de otras lesiones pigmentadas.

Sus criterios dermatoscópicos incluyen los siguientes:

- Contorno difuso.
- Oscurecimiento de la imagen dermatoscópica respecto a la clínica.
- Pigmentación asimétrica de las aperturas foliculares (círculos marrones o grises completos o incompletos).
- Patrón anular-granular (puntos y círculo grises alrededor del folículo).
- Círculo dentro de otro círculo (o círculos concéntricos).
- Punto dentro del folículo (estructura en diana).
- Líneas anguladas o poligonales (estructuras romboidales), especialmente en la piel extrafacial.
- Aumento de la vasculatura en la lesión (eritema, estructuras romboidales rojas, etc.).

En su progresión agrega las siguientes características:

- Estructuras romboidales.
- Áreas oscuras sin estructura (áreas homogéneas) que finalmente obliteran las aperturas foliculares.

Varias de las estructuras mencionadas pueden estar presentes en queratosis actínicas pigmentadas, excepto el círculo dentro de un círculo y las áreas homogéneas.

Cabe recordar que la presencia de cualquier estructura gris en las lesiones faciales es indicador de malignidad.

Bibliografía sugerida

Cinotti E, Labeille B, Debarbieux S, Carrera C, Lacarrubba F, Witkowski AM, et al. Dermoscopy vs. reflectance confocal microscopy for the diagnosis of lentigo maligna. J Eur Acad Dermatol Venereol 2018; 32: 1284-91.

Tschandl P, Rosendahl C, Kittler H. Dermoscopy of flat pigmented facial lesions. J Eur Acad Dermatol Venereol 2015; 29: 120-7.

Caso 56 | Virginia Mariana González

Historia clínica del paciente	
Sexo	Femenino
Edad	42 años
Superficie	Palpable
Lesión	Pigmentada
Diámetro máximo (mm)	Lesión 1: 10 mm Lesión 2: 6 mm
Duración de la lesión	Desconocida
Historia de cambios morfológicos	No
Antecedentes personales de cáncer de piel	No
Antecedentes familiares de cáncer de piel	No
Fototipo de piel	III
Recuento total de nevos	50-100
Otros hallazgos clínicos	Síndrome del nevo atípico

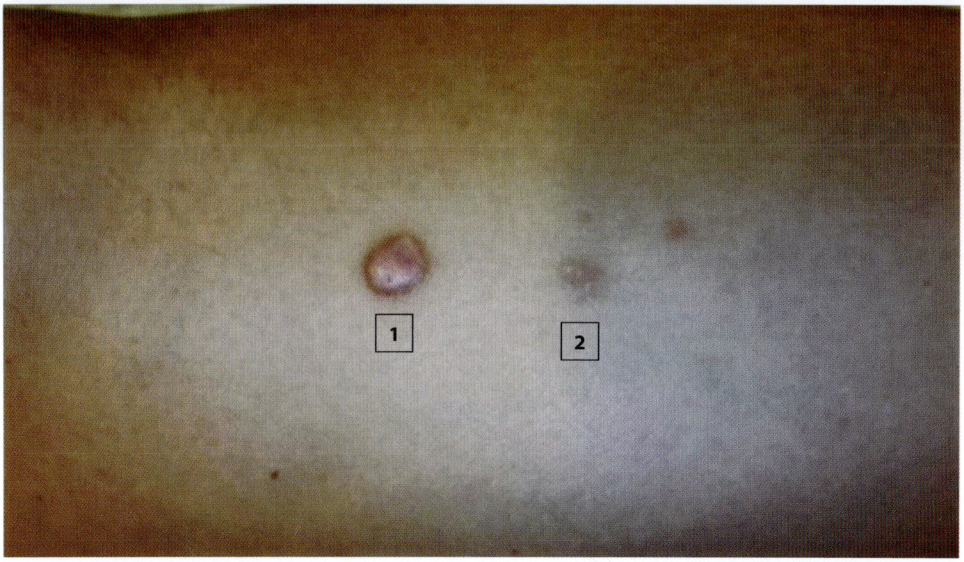

Foto 1 Paciente de 42 años con síndrome del nevo atípico que consulta por examen rutinario de nevos. Presenta en la cara posterior del muslo una placa de superficie lisa, de color rosado con borde pigmentado, de 1 cm de diámetro, que se acompaña de ligero dolor ocasional al tacto (lesión 1). Adyacente a la misma se observa otra placa levemente sobreelevada, de color marrón claro, de 6 mm de diámetro, asintomática (lesión 2). La paciente desconoce el tiempo de evolución de ambas lesiones.

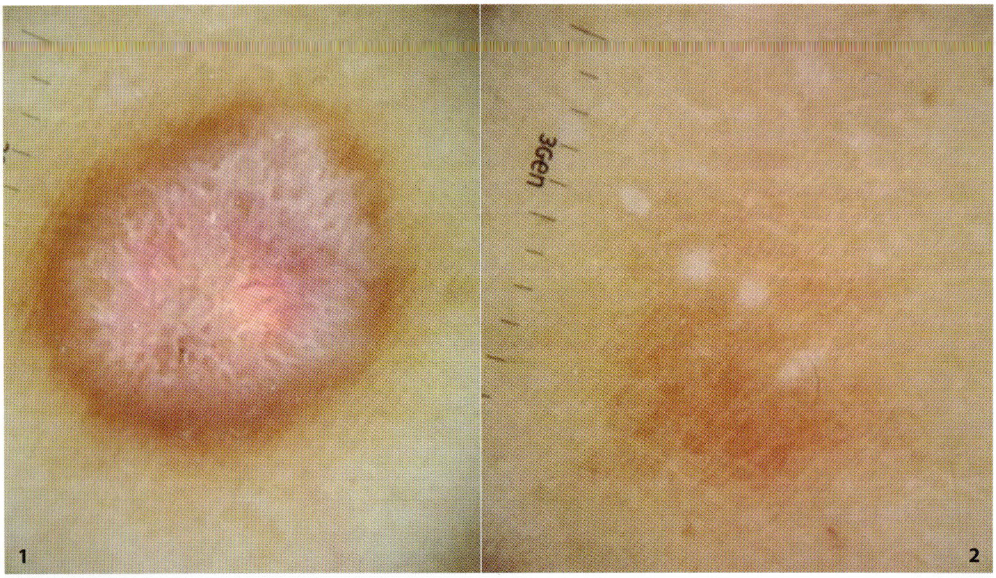

Foto 2 Imagen dermatoscópica con luz polarizada sin contacto de ambas lesiones (aumento original 10x).

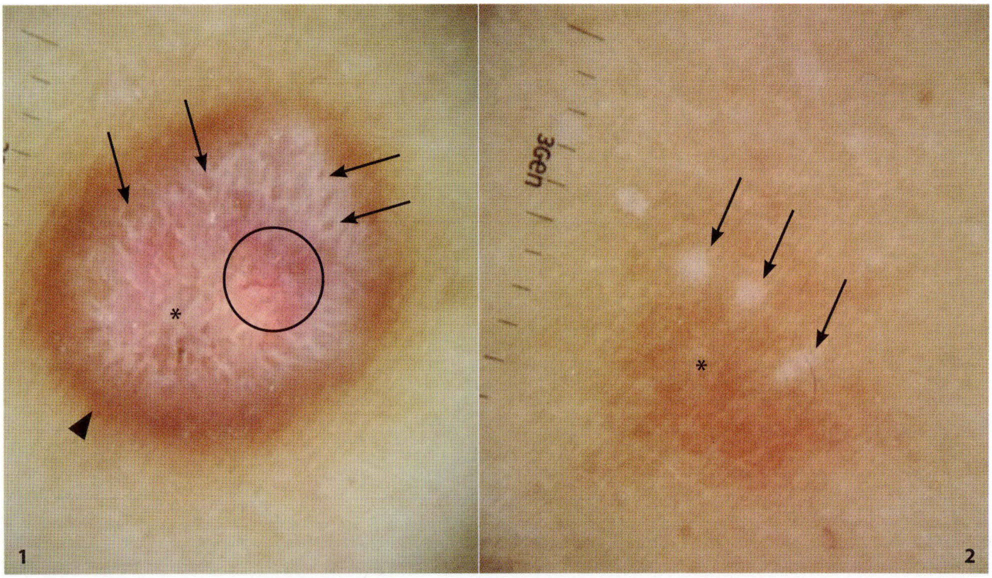

Foto 3 Imagen dermatoscópica. Lesión 1: presenta un parche blanco central en su variante de líneas hipopigmentadas de distribución reticular o red blanca (*asterisco*), con algunos vasos lineales (*círculo*), rodeando estructuras seudoglobulares marrones (*flechas*). En la periferia se observa pigmentación marrón homogénea (*cabeza de flecha*). Lesión 2: presenta patrón marrón homogéneo (*asterisco*) con la variante de múltiples parches blancos centrales (*flechas*).

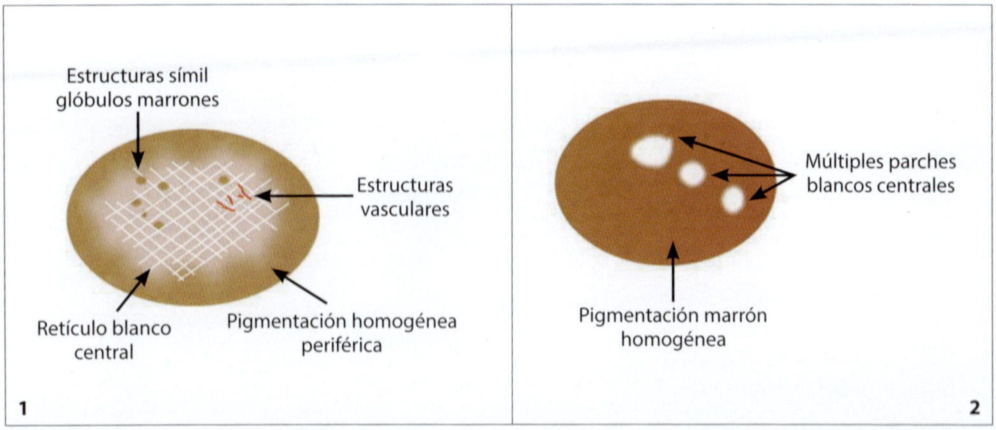

Gráfico 1 Representación esquemática de las lesiones que presentan patrones típicos, aunque menos frecuentes. Patrón de pigmentación homogénea periférica con parche blanco central, variante retículo blanco (lesión 1). Patrón de pigmentación marrón homogénea total con múltiples parches blancos centrales (lesión 2).

Diagnóstico

Dermatofibromas.

Mensaje clave

Los dermatofibromas son tumores benignos dérmicos muy frecuentes, que predominan en el sexo femenino y en los miembros inferiores. Un mismo paciente puede presentar dermatofibromas con distintos patrones dermatoscópicos. Conocer sus criterios permite su mejor reconocimiento, especialmente en las variantes menos frecuentes.

Sus principales hallazgos dermatoscópicos incluyen los siguientes:

- Red de pigmento delicada o, menos frecuentemente, pigmentación marrón homogénea, en la periferia.
- Área central blanca de aspecto cicatrizal (o parche blanco central) con sus variantes: única, múltiple y retículo blanco.
- Estructuras símil glóbulos o puntos de color marrón.
- Patrón vascular dentro del área blanca central: eritema, vasos puntiformes, lineales irregulares.
- Líneas blanco-brillantes.

Otros hallazgos menos frecuentes son retículo delicado en toda la lesión, red de pigmento prominente focal, área homogénea eritemato-violácea (en la variante aneurismática y hemosiderótica), áreas de pigmentación homogénea amarillenta, otros patrones vasculares (vasos lineales ramificados, en hebilla, polimorfos, etc.), estructuras en forma de anillo, fisuras, seudoquistes de *milium*, etc. Existen formas atípicas que simulan lesiones malignas.

Bibliografía sugerida

Ferrari A, Argenziano G, Buccini P, Cota C, Sperduti I, De Simone P, et al. Typical and atypical dermoscopic presentations of dermatofibroma. J Eur Acad Dermatol Venereol 2013; 27: 1375-80.

Zaballos P, Puig S, Llambrich A, Malvehy J. Dermoscopy of dermatofibromas: a prospective morphological study of 412 cases. Arch Dermatol 2008; 144: 75-83.

Caso 57 | Virginia Mariana González

Historia clínica del paciente	
Sexo	Masculino
Edad	68 años
Superficie	Plana
Lesión	Pigmentada
Diámetro máximo (mm)	10
Duración de la lesión	4 meses
Historia de cambios morfológicos	No
Antecedentes personales de cáncer de piel	Carcinomas basocelulares y espinocelulares
Antecedentes familiares de cáncer de piel	No
Fototipo de piel	III
Recuento total de nevos	50-100
Otros hallazgos clínicos	Gran fotodaño con múltiples queratosis solares

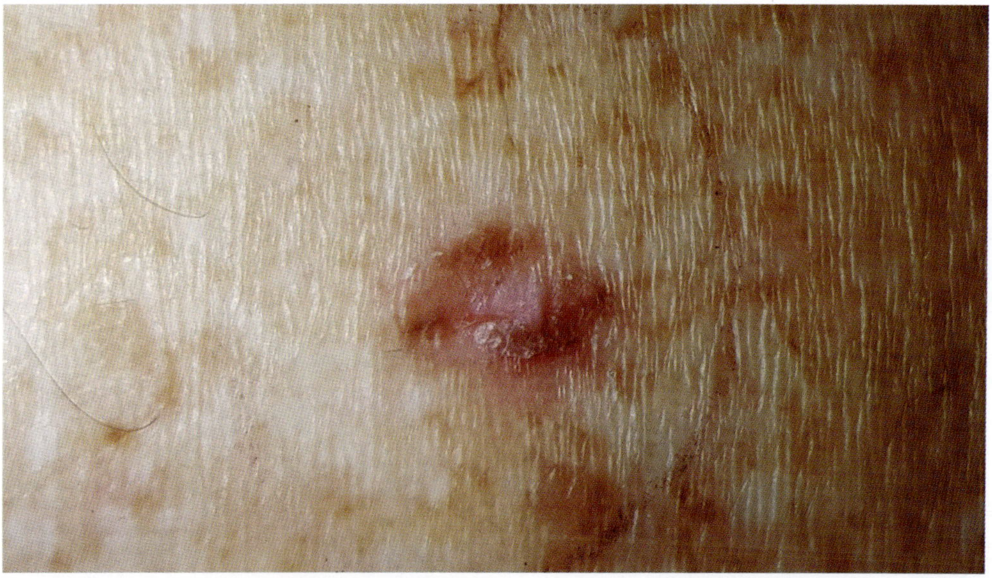

Foto 1 Imagen clínica. Placa ligeramente sobreelevada, de color pardo rosado, con aisladas escamas en la superficie, localizada en la región pretibial de la pierna izquierda, de cuatro meses de evolución. La misma fue detectada en un control rutinario.

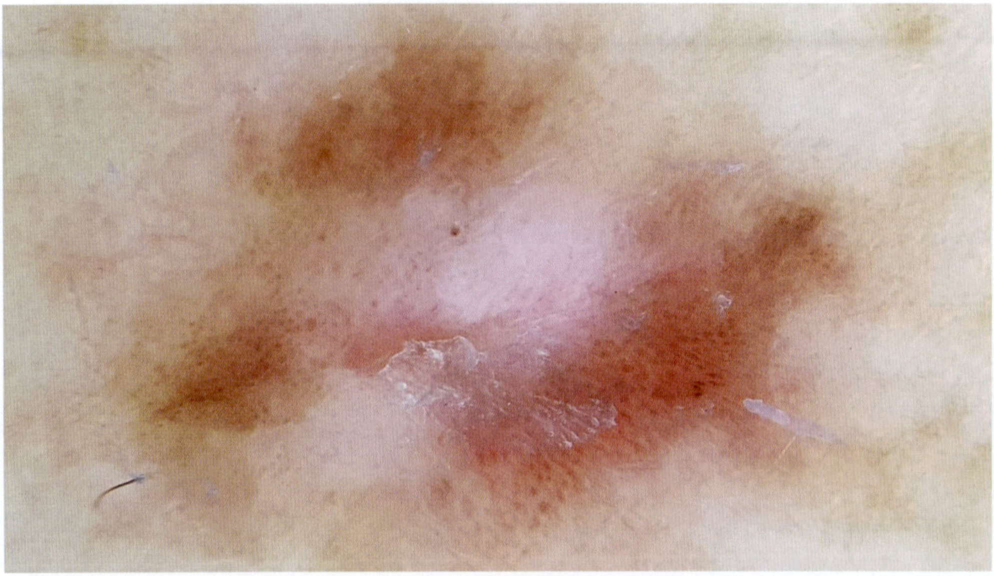

Foto 2 Imagen dermatoscópica con luz polarizada (aumento original 10x).

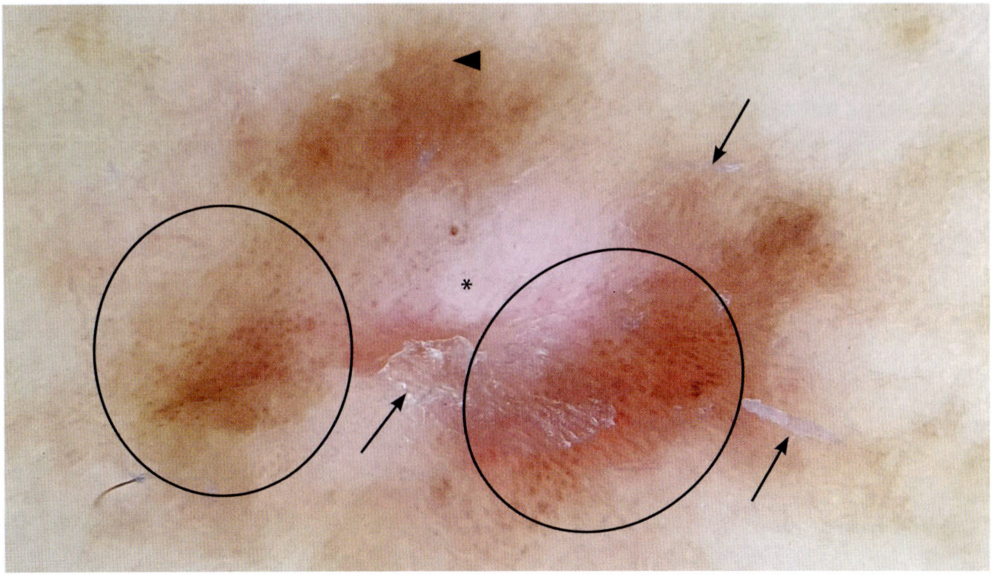

Foto 3 Hallazgos dermatoscópicos: áreas sin estructura hiperpigmentadas en la periferia (*cabeza de flecha*), área sin estructura blanco-rosada central con escasos vasos puntiformes y lineales irregulares (*asterisco*), escamas blanquecinas superficiales (*flechas*) y glóbulos marrones con tendencia a la disposición (*líneas /círculos*).

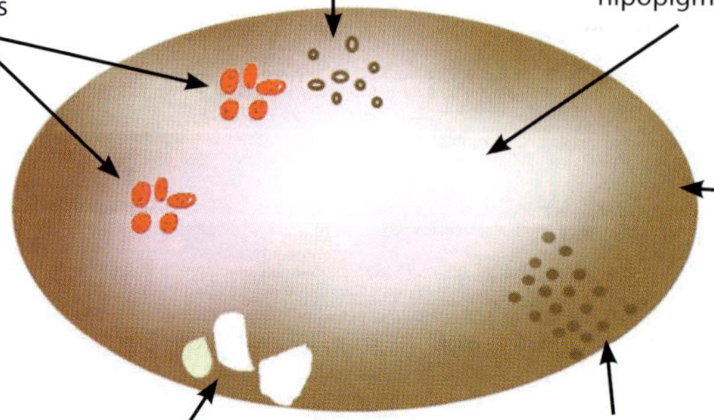

Gráfico 1 Representación esquemática de los principales hallazgos dermatoscópicos de esta patología.

Diagnóstico

Enfermedad de Bowen pigmentada.

Mensaje clave

La enfermedad de Bowen es una forma de carcinoma espinocelular *in situ*, que afecta más frecuentemente a individuos mayores de 50 años. La dermatoscopia facilita notablemente el diagnóstico de este tumor, tanto en su variante pigmentada como no pigmentada. Sus principales criterios dermatoscópicos son los siguientes:

- Áreas blanco-rosadas sin estructura a predominio central.
- Áreas sin estructura marrón o marrón-gris a predominio periférico.
- Escamas.
- Vasos glomerulares agrupados.
- Puntos marrones o grises, frecuentemente de distribución lineal.
- Hallazgos menos frecuentes: úlceras o erosiones, costras amarillas, pequeños círculos marrones, otras morfologías vasculares (lineales irregulares, en hebilla, puntiformes u otros), líneas radiadas periféricas y el signo del doble borde, recientemente descrito en población asiática.

Bibliografía sugerida

Yang Y, Lin J, Fang S, Han S, Song Z. What's new in dermoscopy of Bowen's disease: two new dermoscopic signs and its differential diagnosis. Int J Dermatol 2017; 56: 1022-5.

Zalaudek I, Argenziano G, Leinweber B, Citarella L, Hofmann-Wellenhof R, Malvehy J, et al. Dermoscopy of Bowen's disease. Br J Dermatol 2004; 150: 1112-6.

Caso 58 | Yamila Amicarelli

Historia clínica del paciente	
Sexo	Masculino
Edad	63 años
Superficie	Nodular
Lesión	Pigmentada
Diámetro máximo (mm)	5
Duración de la lesión	1 año
Historia de cambios morfológicos	Crecimiento y sobreelevación
Antecedentes personales de cáncer de piel	No
Antecedentes familiares de cáncer de piel	No
Fototipo de piel	III
Recuento total de nevos	10 50
Otros hallazgos clínicos	Lesión en espalda sobreelevada de coloración azulada, de límites bien definidos de varios meses de evolución

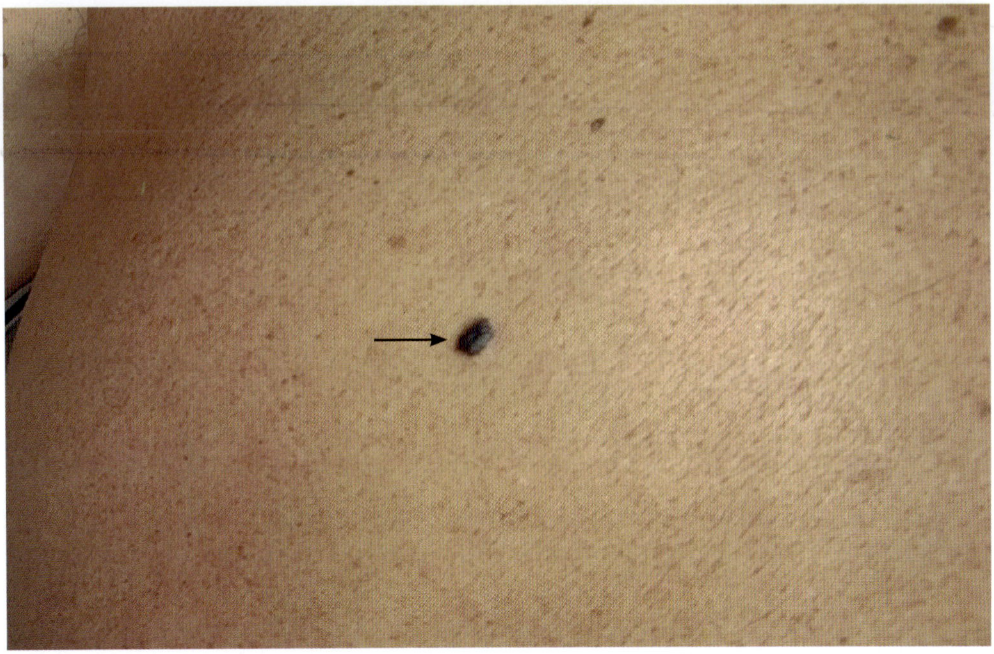

Foto 1 Imagen clínica de lesión en la espalda.

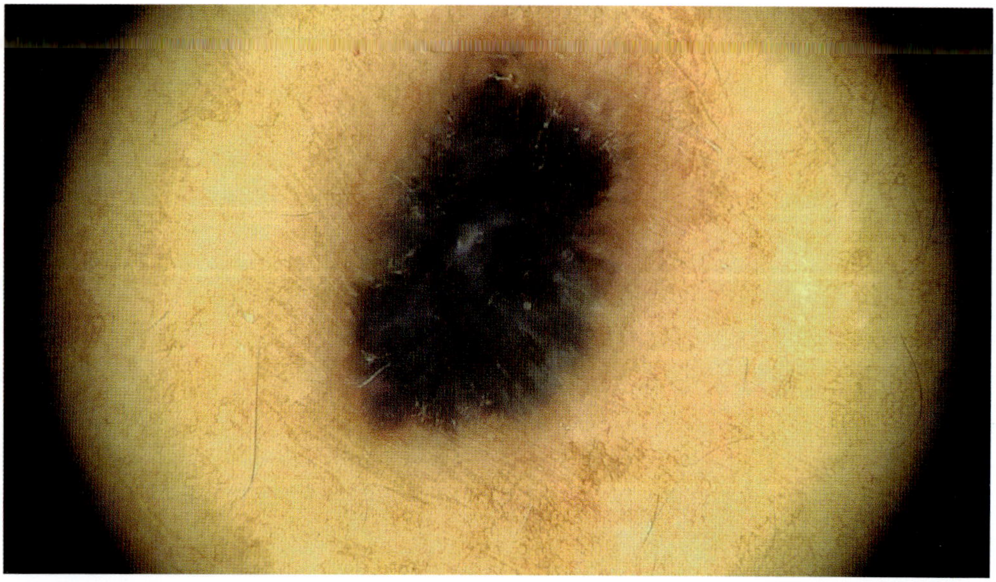

Foto 2 Imagen dermatoscópica.

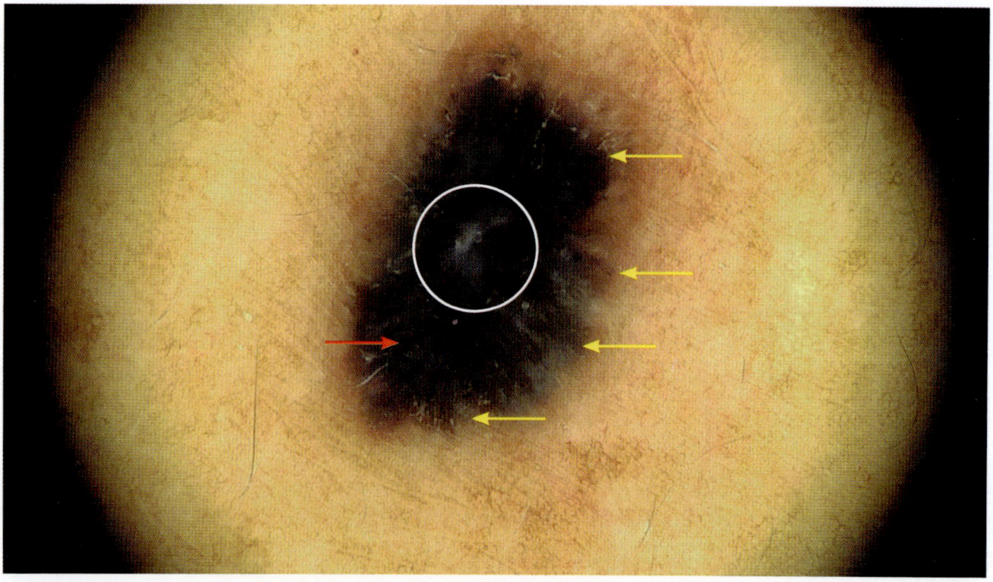

Foto 3 Imagen dermatoscópica donde se observa una lesión con color azul gris difuso, con áreas blancas brillantes (*círculo blanco*), estructuras radiadas periféricas o en forma de hoja (*flechas amarillas*) y puntos color azul-gris (*flecha roja*).

Diagnóstico

Carcinoma basocelular nodular pigmentado.

Mensaje clave

Simulador de melanoma.

Bibliografía sugerida

Altamura D, Menzies SW, Argenziano G, Zalaudek I, et al. Dermatoscopy of basal cell carcinoma: morphologic variability of global and local features and accuracy of diagnosis. J Am Acad Dermatol 2010; 62: 67-75.

Martinez AP, Quiñones R, Guevara E. Carcinoma basocelular pigmentado con patron dermatoscopico atipico: reporte de tres casos, variedad azul-blanca. Dermatol Rev Mex 2012; 56 (3): 203-5.

Caso 59 | Yamila Amicarelli

Historia clínica del paciente	
Sexo	Masculino
Edad	42 años
Superficie	Plana
Lesión	Pigmentada
Diámetro máximo (mm)	12
Duración de la lesión	2 años
Historia de cambios morfológicos	Cambio de color y de tamaño
Antecedentes personales de cáncer de piel	No
Antecedentes familiares de cáncer de piel	No
Fototipo de piel	II
Recuento total de nevos	10-50
Otros hallazgos clínicos	Lesión en espalda, asimétrica, ligeramente palpable, asintomática

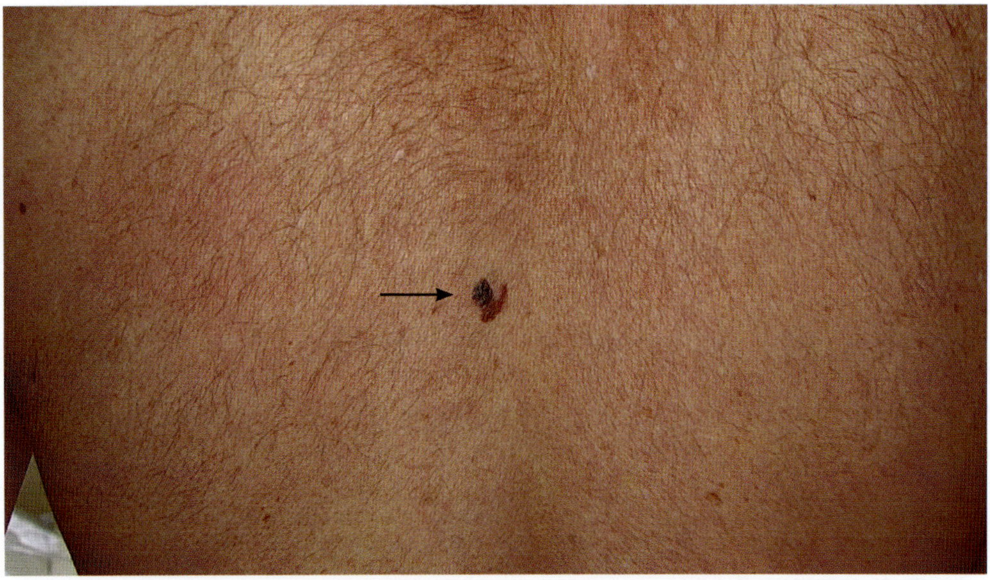

Foto 1 Imagen clínica.

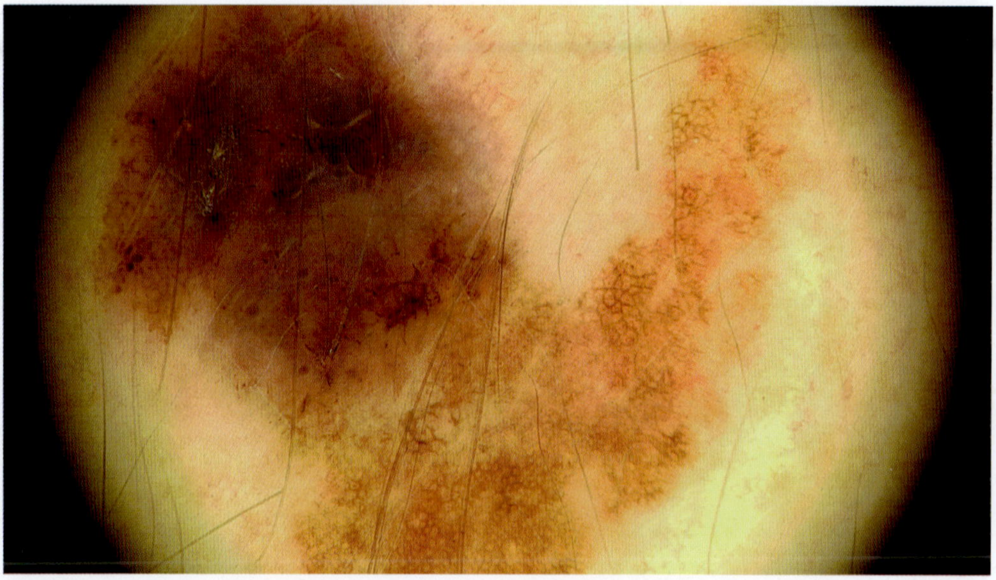

Foto 2 Imagen dermatoscópica.

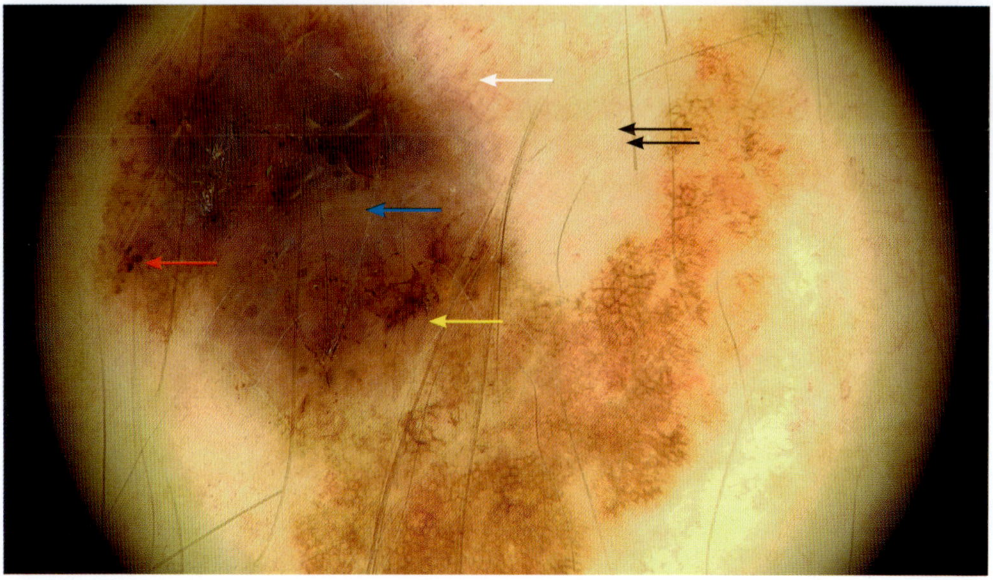

Foto 3 Imagen dermatoscópica donde se observa una lesión asimétrica en estructuras, patrones y colores (patrón multicomponente), con áreas blanquecinas de regresión (*flechas negras*), velo azul blanquecino (*flecha azul*), puntos y glóbulos periféricos irregulares (*flecha roja*), red de pigmento atípica (*flecha amarilla*) y patrón vascular atípico (*flecha blanca*).

Diagnóstico

Melanoma extensivo superficial (Breslow 1,1 mm).

Mensaje clave

La asimetría en estructuras y colores junto a algunas claves específicas, como áreas blanquecinas de regresión, velo azul blanquecino, puntos y glóbulos periféricos irregulares, red de pigmento atípica y patrón vascular atípico, son las claves diagnósticas en este caso.

Bibliografía sugerida

Argenziano G, Kittler H, Ferrara G, et al. Slow-growing melanoma a dermoscopy follow-up study. Br J Dermatol 2010; 162: 267-73.

Rodríguez Saá S, Peralta R, Salerni G, Cohen Sabban E, Cabo H. Dermatoscopía del melanoma extensivo superficial. Dermatología Argentina 2017; 23 (3): 154-6.

Caso 60 | Yamina Julián

Historia clínica del paciente	
Sexo	Femenino
Edad	36 años
Superficie	Plana
Lesión	Pigmentada
Diámetro máximo (mm)	8
Duración de la lesión	Desconocida
Historia de cambios morfológicos	Aumento de la pigmentación detectado por dermatoscopia digital
Antecedentes personales de cáncer de piel	No
Antecedentes familiares de cáncer de piel	No
Fototipo de piel	II
Recuento total de nevos	> 100
Otros hallazgos clínicos	Síndrome del nevo atípico

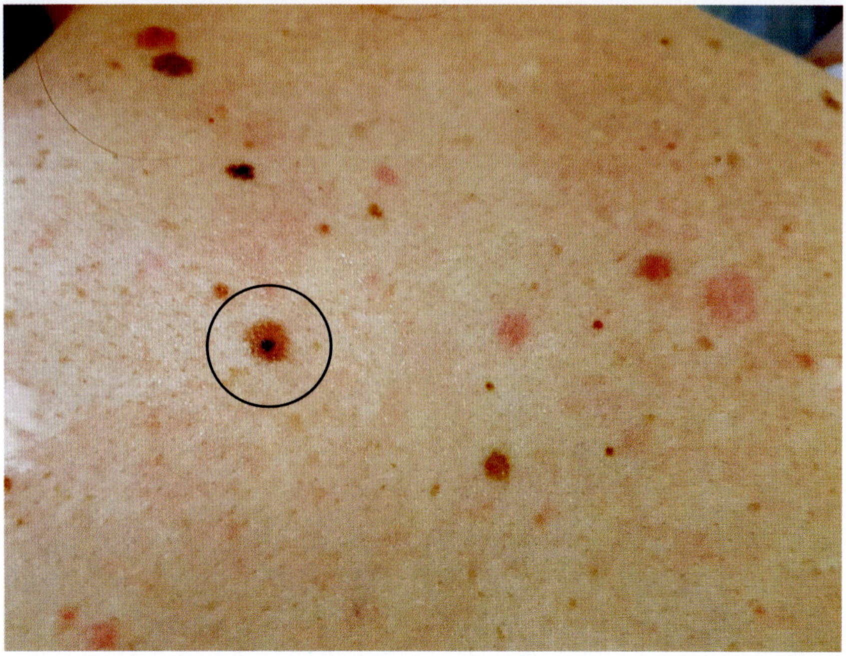

Foto 1 Imagen clínica. Mácula redondeada de 8 mm de diámetro, de coloración heterogénea (contorno externo marrón claro, área del medio rosado y centro negruzco).

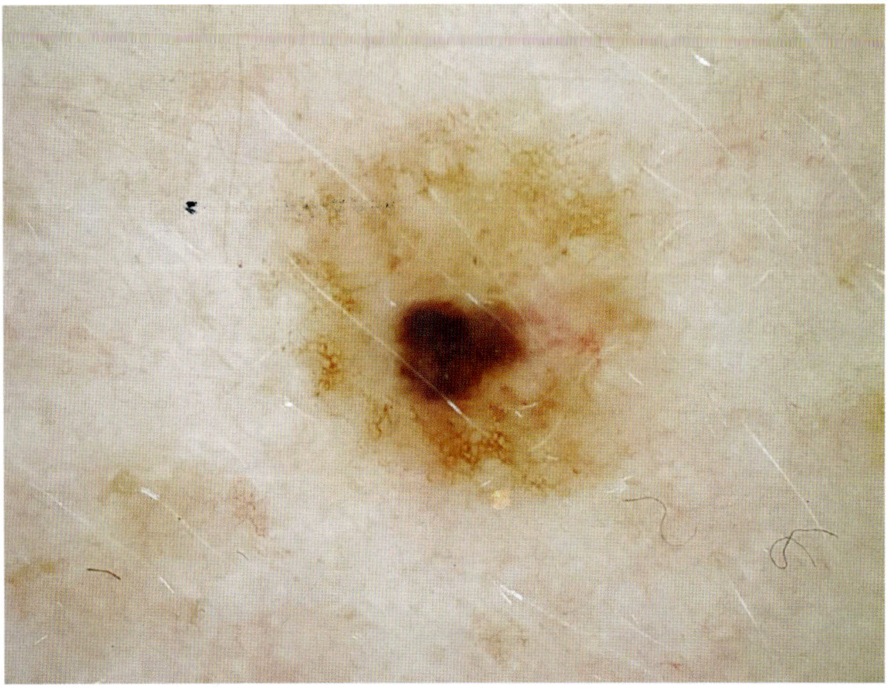

Foto 2 Imagen dermatoscópica.

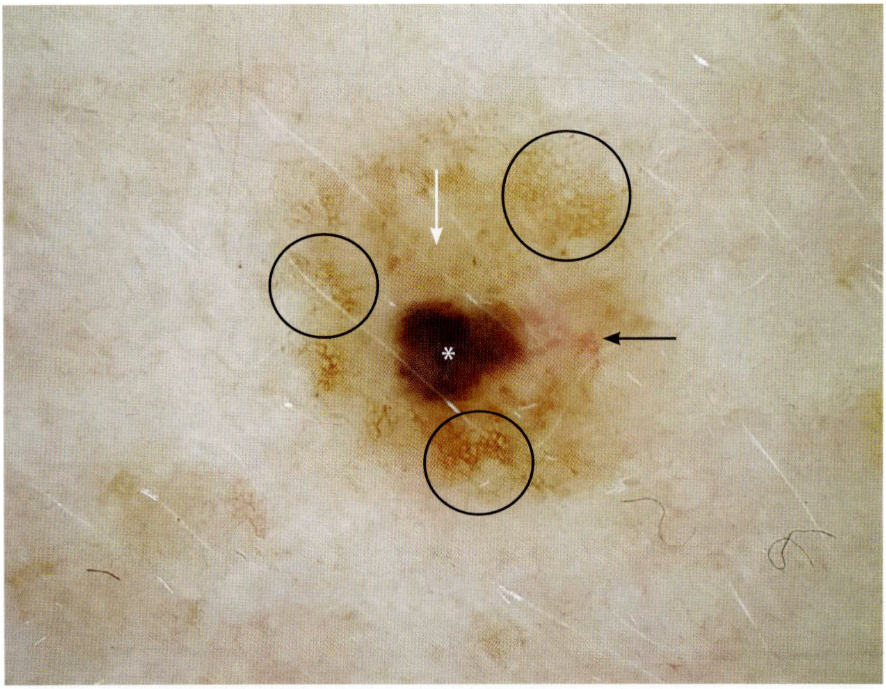

Foto 3 Imagen dermatoscópica. Red de pigmento marrón clara, fina y disgregada en la periferia (*círculo*); continúa hacia el centro un área marrón clara sin estructura (*flecha blanca*) con un sector rosado en hora 3 (*flecha negra*), y en el centro un patrón homogéneo compuesto por sectores azules y rosados (*asterisco*).

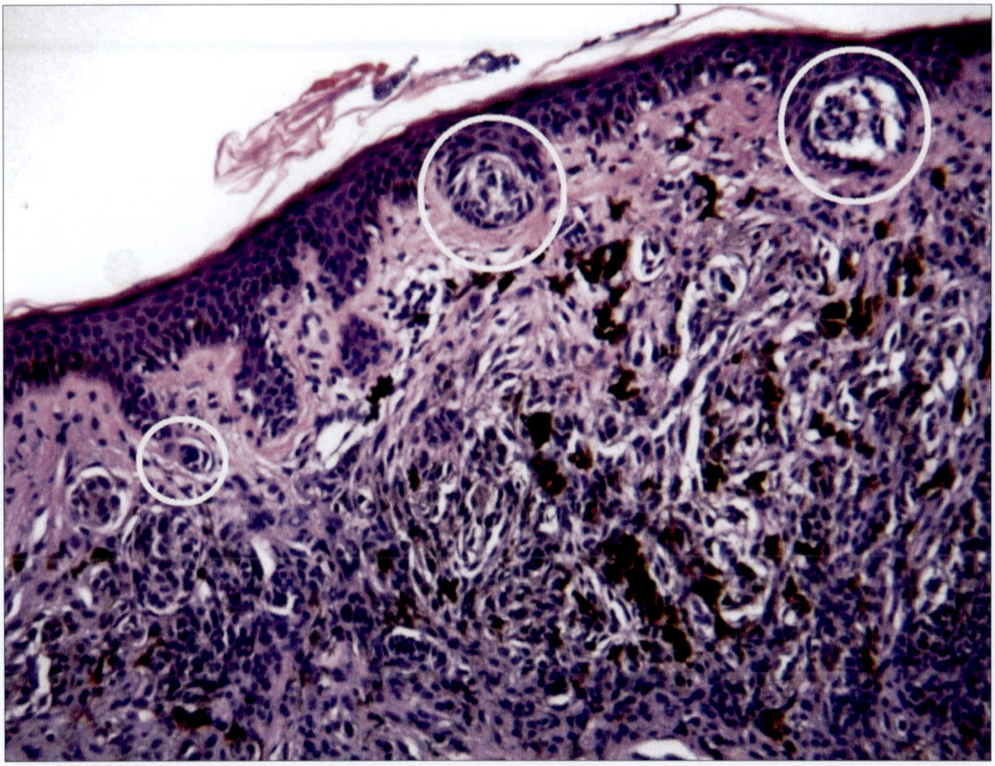

Foto 4 Tecas de melanocitos no equidistantes localizadas en las puntas de las crestas epidérmicas (*círculo pequeño*) y entre las mismas (*círculos grandes*). Estas últimas son de mayor tamaño y contienen melanocitos con atipia leve. En la dermis hay nidos de melanocitos superficiales y pigmento melánico estromal e intracitoplasmático en el centro de la lesión (zona oscura en la imagen clínica y dermatoscópica) (HE 10x).

Diagnóstico

Nevo de Clark con atipia leve.

Mensaje clave

Nevo atípico, red de pigmento, pigmentación heterogénea.

Bibliografía sugerida

Woltsche N, Schmid-Zalaudek K, Deinlein T, Rammel K, Hofmann-Wellenhof R, Zalaudek I. Abundance of the benign melanocytic universe: Dermoscopic-histopathological correlation in nevi. J Dermatol 2017; 44 (5): 499-506.

Zalaudek I, Manzo M, Savarese I, Docimo G, Ferrara G, Argenziano G. The morphologic universe of melanocytic nevi. Semin Cutan Med Surg 2009; 28 (3): 149-56.

Lesiones no pigmentadas

Caso 61 | Aqustín Bollea Garlatti

Historia clínica del paciente	
Sexo	Masculino
Edad	65 años
Superficie	Palpable
Lesión	No pigmentada
Diámetro máximo (mm)	10
Duración de la lesión	3 años
Historia de cambios morfológicos	Crecimiento lento
Antecedentes personales de cáncer de piel	No
Antecedentes familiares de cáncer de piel	No
Fototipo de piel	II
Recuento total de nevos	10-50
Otros hallazgos clínicos	No

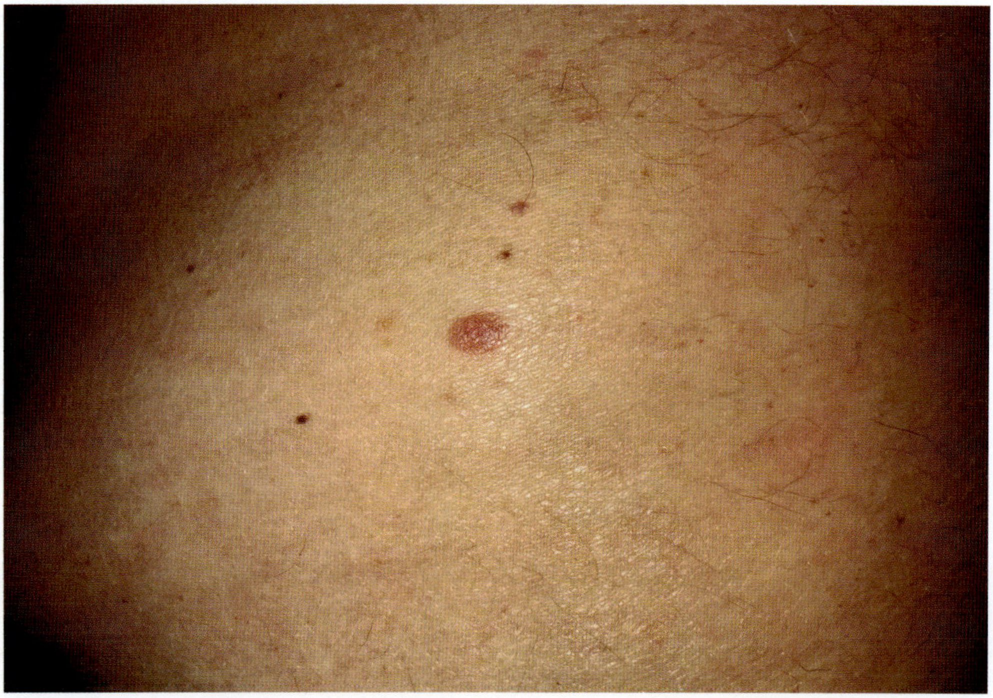

Foto 1 Lesión rosada ligeramente sobreelevada, simétrica, de 10 mm en su diámetro mayor, junto a múltiples nevos melanocíticos pigmentados.

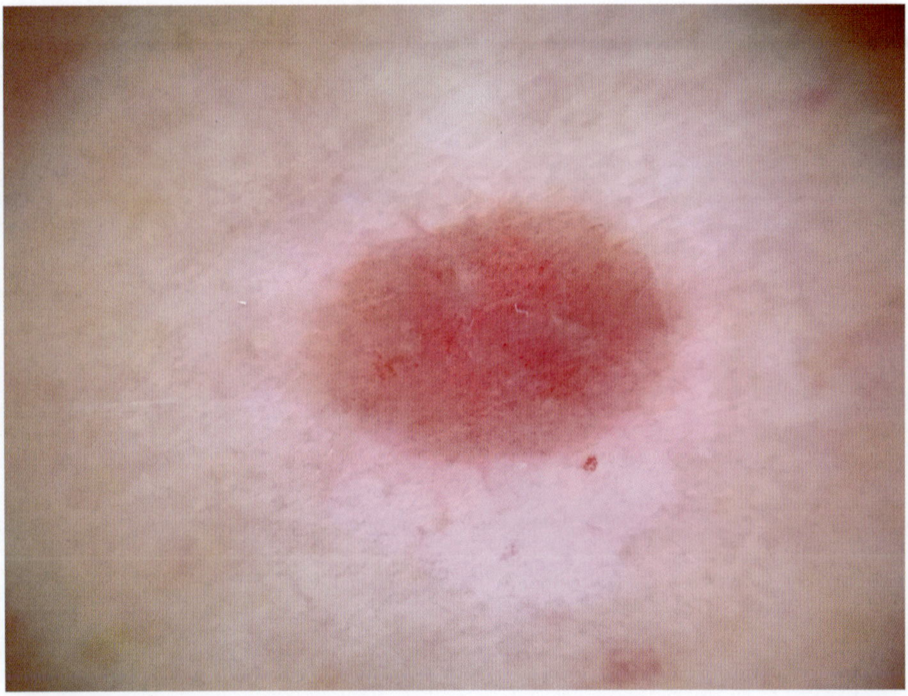

Foto 2 Imagen obtenida con dermatoscopio manual (10x).

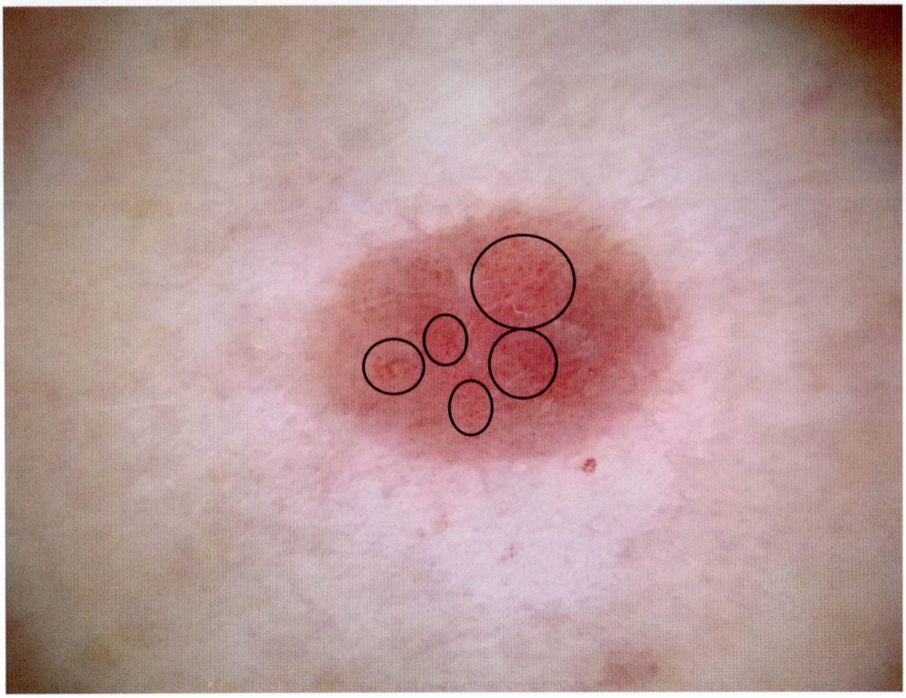

Foto 3 Patrón sin estructura rosado con vasos puntiformes (*círculos*), sin descamación ni criterios adicionales.

Diagnóstico

Melanoma amelanótico *in situ*.

Mensaje clave

El patrón sin estructura rosado con vasos puntiformes es la forma de presentación de los melanomas amelanóticos finos. Este patrón también puede observarse en nevos de Spitz en niños. Las lesiones inflamatorias pueden presentar vasos puntiformes a la dermatoscopia, pero se diferencian por la clínica (prurito, tiempo de evolución, descamación). En este paciente además se cumple el signo de la caperucita rosa: el melanoma era la única lesión melanocítica rosada, diferente a todas las demás del paciente que eran pigmentadas.

Bibliografía sugerida

Menzies S, Kreush J, Byth C, et al. Dermoscopic Evaluation of Amelanotic and Hipomelanotic Melanoma. Arch Dermatol 2008; 144 (9): 1120-7.

Zalaudek I, Kreush J, Giacomel J, et al. How to diagnose nonpigmented skin tumors: a review of vascular structures seen with dermoscopy. Part I. Melanocitic Skin Tumors. J Am Acad Dermatol 2010; 63: 361-74.

Caso 62 | Álvaro Abarzúa

Historia clínica del paciente	
Sexo	Femenino
Edad	65 años
Superficie	Palpable
Lesión	No pigmentada
Diámetro máximo (mm)	8
Duración de la lesión	12 meses
Historia de cambios morfológicos	Crecimiento lento
Antecedentes personales de cáncer de piel	No
Antecedentes familiares de cáncer de piel	No
Fototipo de piel	II
Recuento total de nevos	10 50
Otros hallazgos clínicos	No

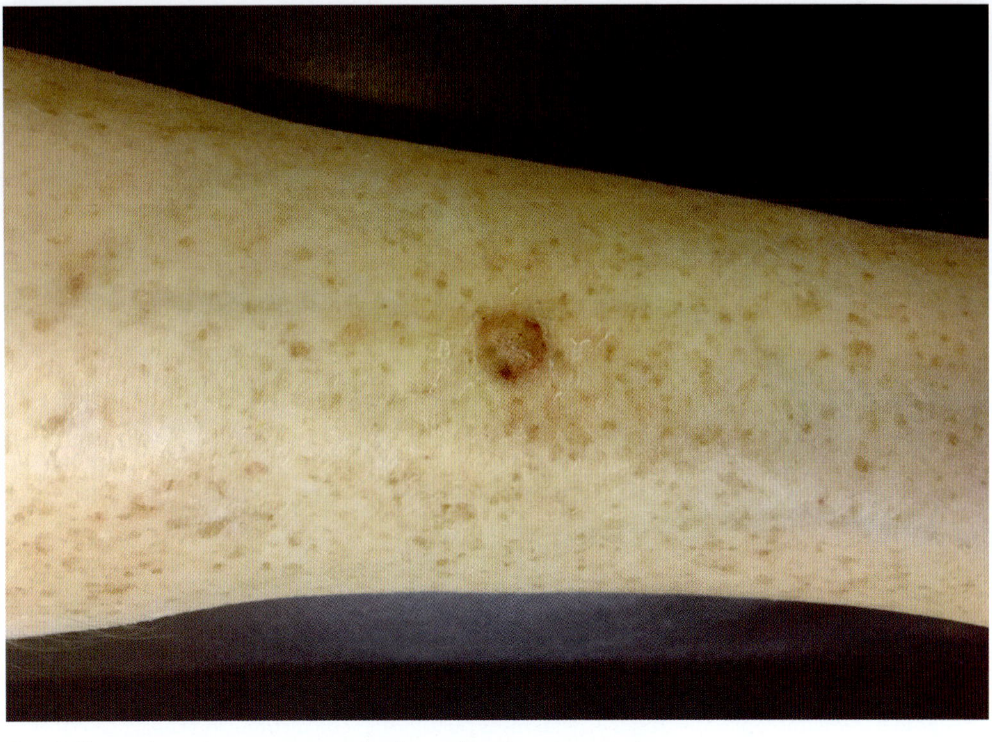

Foto 1 Placa eritemato-escamosa en la pierna derecha, cara anterior.

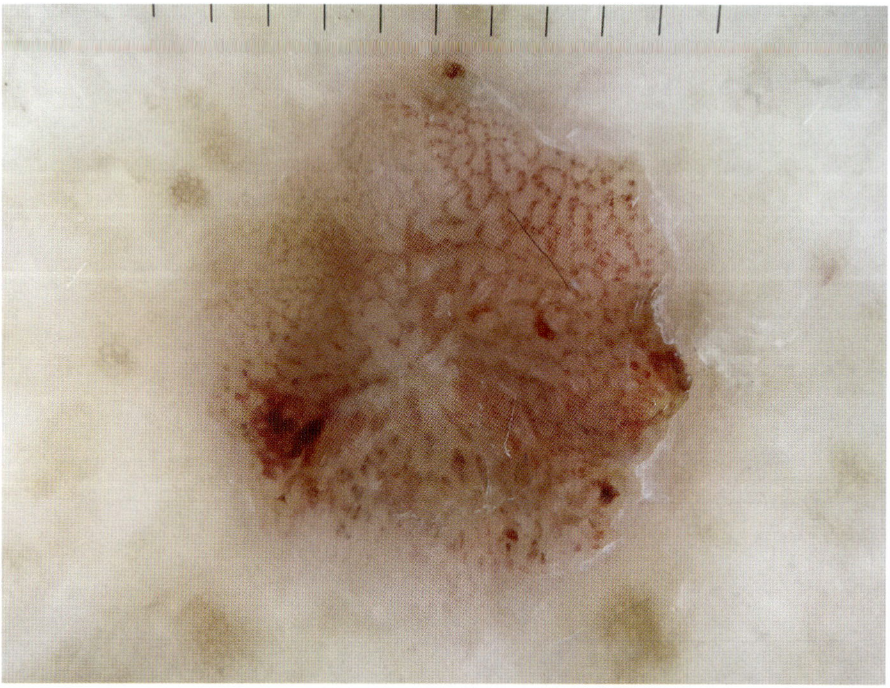

Foto 2 Dermatoscopia con luz polarizada. Escamas y erosiones en periferia con vasos puntiformes predominantes en toda la lesión.

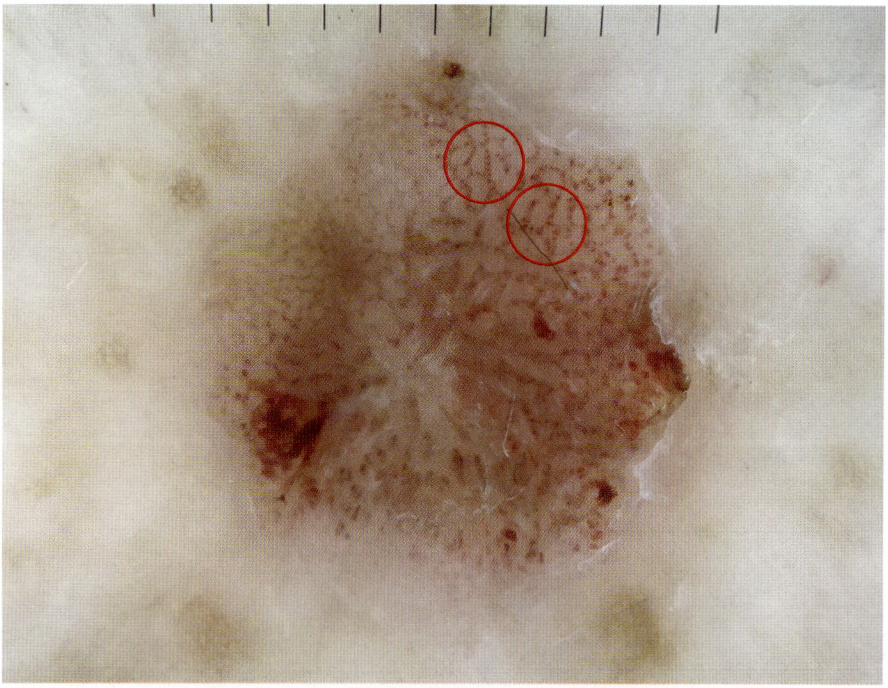

Foto 3 Dermatoscopia con luz polarizada. Vasos puntiformes con distribución lineal tipo collar de perlas (*círculos rojos*).

Diagnóstico

Acantoma de células claras.

Mensaje clave

Vasos puntiformes con distribución lineal tipo collar de perlas.

Bibliografía sugerida

Zalaudek I, Hofmann-Wellenhof R, Argenziano G. Dermoscopy of Clear-Cell Acanthoma Differs from Dermoscopy of Psoriasis. Dermatology 2003; 207 (4): 428.

Caso 63 | Carlos Alonso

Historia clínica del paciente	
Sexo	Masculino
Edad	54 años
Superficie	Plana
Lesión	No pigmentada
Diámetro máximo (mm)	6
Duración de la lesión	12 meses
Historia de cambios morfológicos	Crecimiento
Antecedentes personales de cáncer de piel	No
Antecedentes familiares de cáncer de piel	No
Fototipo de piel	III
Recuento total de nevos	< 10
Otros hallazgos clínicos	No

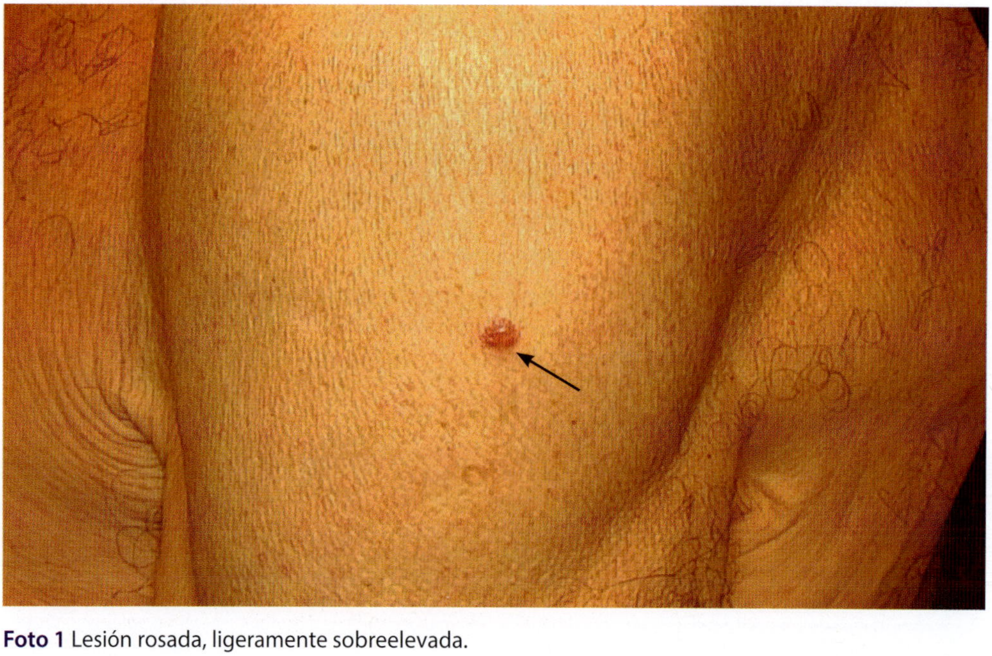

Foto 1 Lesión rosada, ligeramente sobreelevada.

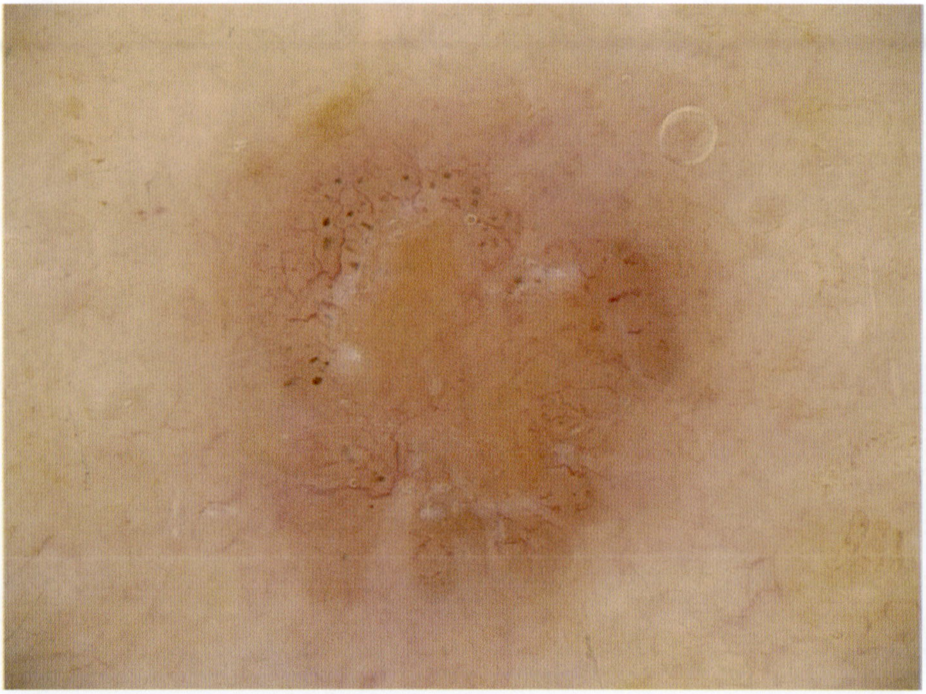

Foto 2 Imagen dermatoscópica.

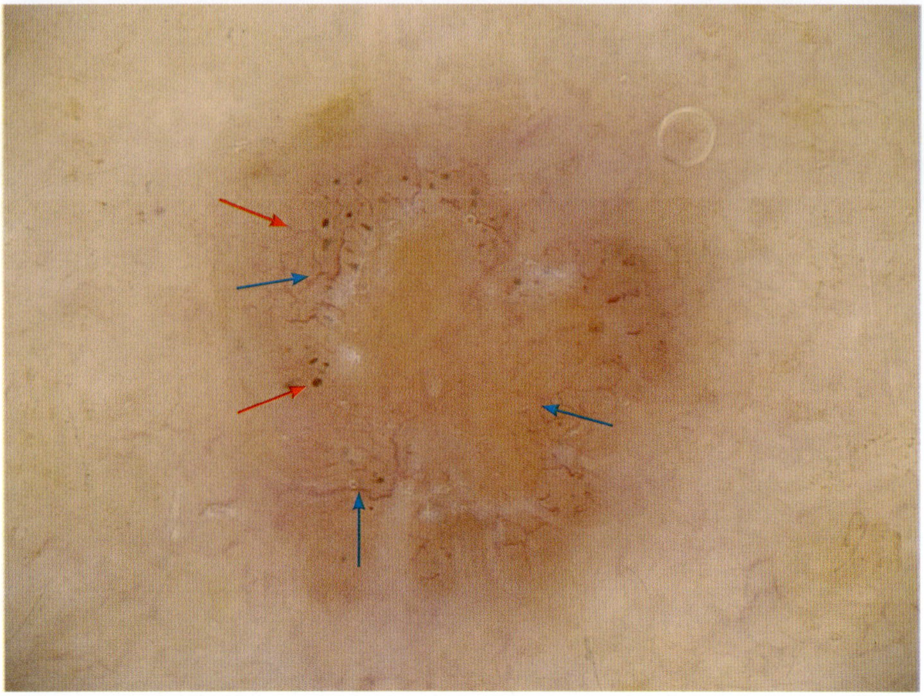

Foto 3 Imagen dermatoscópica. *Flechas azules*: patrón vascular arborizante. *Flechas rojas*: puntos y glóbulos grisáceos.

Diagnóstico

Carcinoma basocelular nodular.

Mensaje clave

Ante una lesión rosada, ligeramente sobreelevada y que en la dermatoscopia se ven vasos arboriformes y puntos y glóbulos grisáceos, descartar un carcinoma basocelular.

Caso 64 | Carolina Spinelli

Historia clínica del paciente	
Sexo	Femenino
Edad	36 años
Superficie	Nodular
Lesión	No pigmentada
Diámetro máximo (mm)	5
Duración de la lesión	1 mes
Historia de cambios morfológicos	Aparición y aumento de tamaño
Antecedentes personales de cáncer de piel	No
Antecedentes familiares de cáncer de piel	Melanoma familiar (madre)
Fototipo de piel	III
Recuento total de nevos	10 50
Otros hallazgos clínicos	No

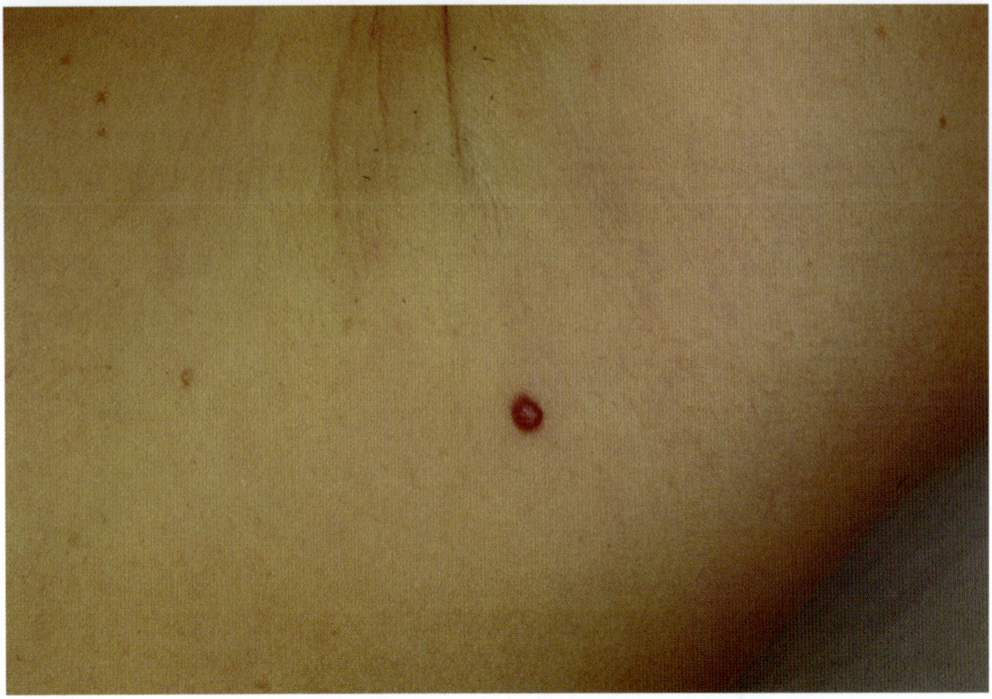

Foto 1 Paciente concurre a control general de nevos. Refiere aparición reciente de lesión en la axila izquierda.

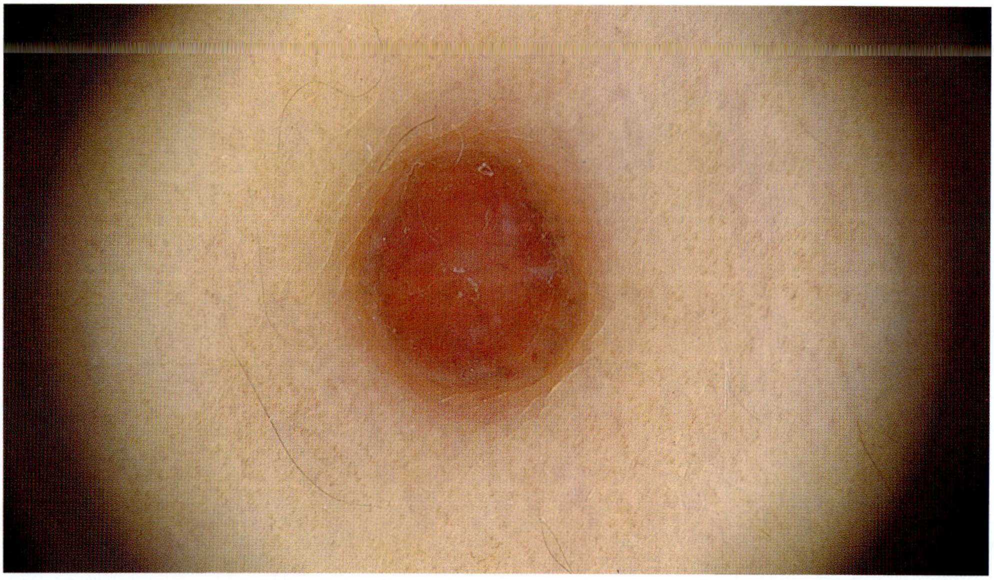

Foto 2 Imagen dermatoscópica. Nódulo rojizo y firme, asintomático.

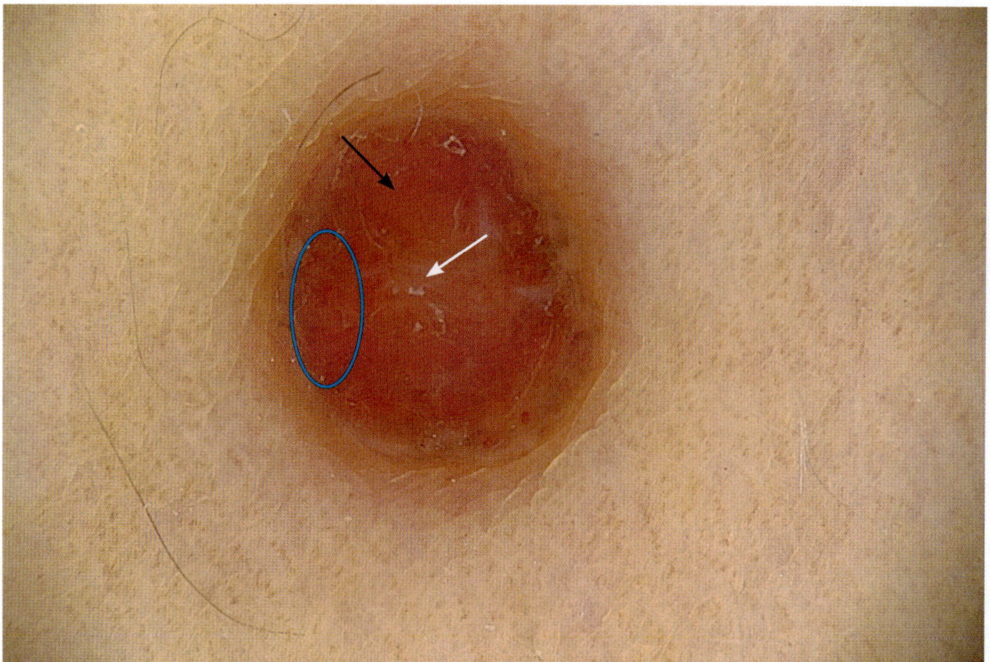

Foto 3 Imagen dermatoscópica. *Flecha negra*: pigmentación rojiza homogénea. *Óvalo azul*: vasos atípicos. *Flecha blanca*: líneas blanquecinas.

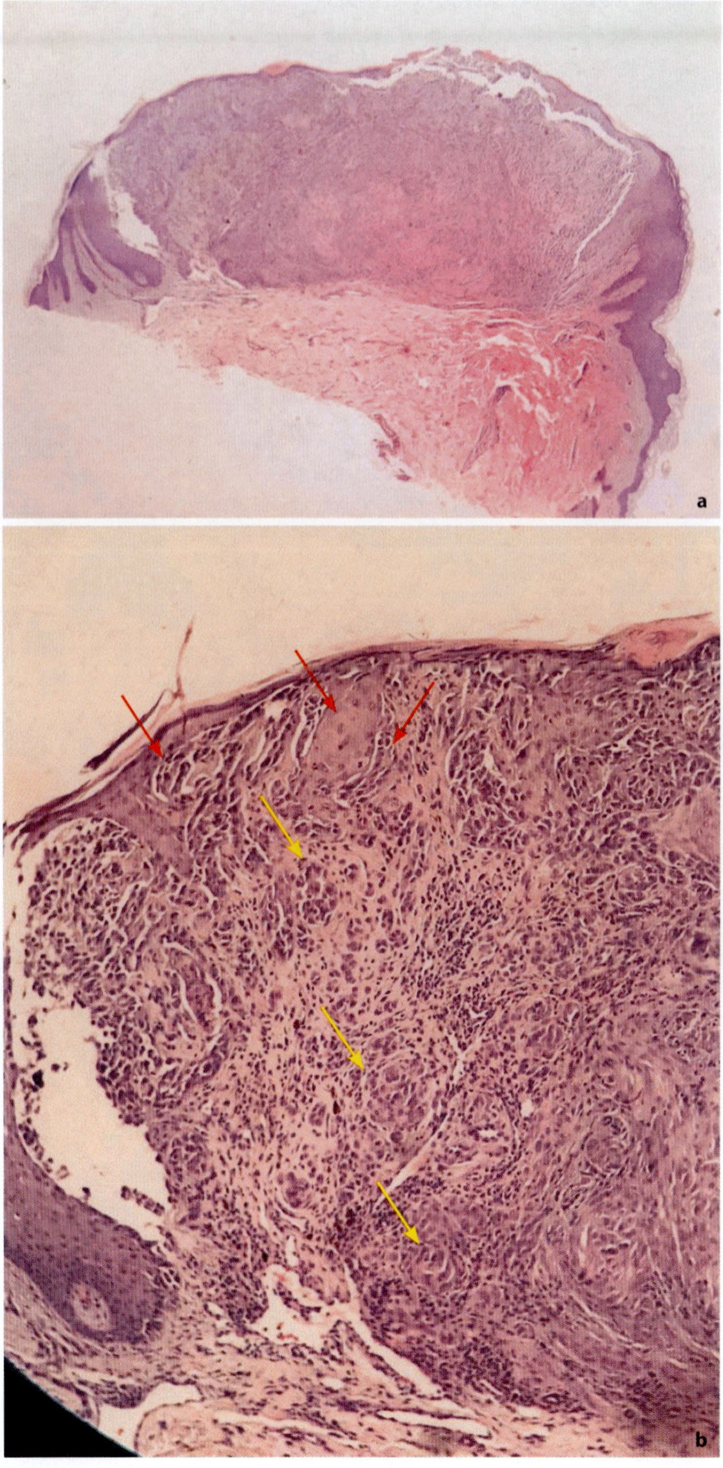

Foto 4 Histopatología. **a** Lesión melanocítica simétrica (hematoxilina-eosina 40 aumentos). **b** Tecas irregulares en la unión dermoepidérmica (*flechas rojas*) y nidos en la dermis (*flechas amarillas*) (hematoxilina-eosina 100 aumentos). ▶

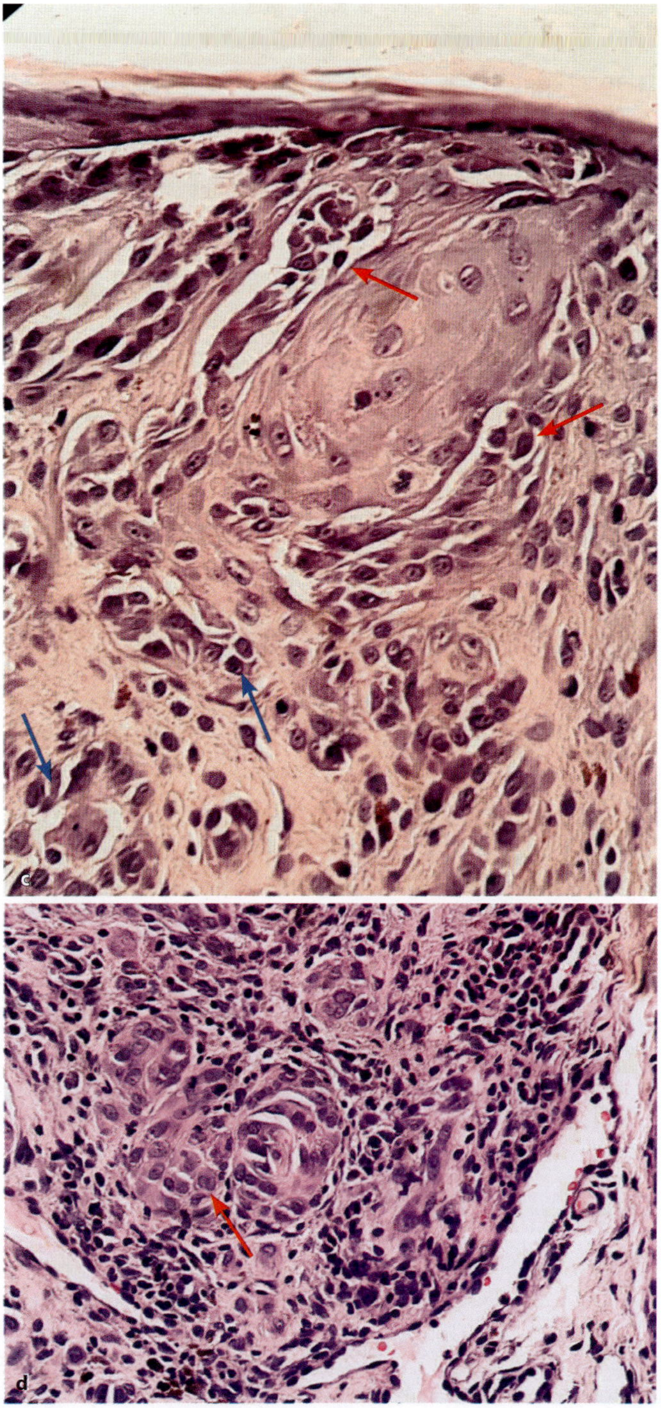

▶ **Foto 4** Histopatología. **c** Nidos irregulares de células melanocíticas con grandes núcleos ovalados, con nucléolos evidentes y amplios citoplasmas dispuestas en la unión dermoepidérmica (*flechas rojas*) y en la dermis (*flechas azules*) (hematoxilina-eosina 400 aumentos). **d** Algunos nidos en la dermis profunda no presentan maduración (las células tienen el mismo aspecto que las células de los sectores más superficiales (*flecha roja*) (hematoxilina-eosina 400 aumentos).

Diagnóstico

Tumor de Spitz atípico.

Mensaje clave

En una lesión nodular hipopigmentada, la ausencia de lagunas bien delimitadas y la presencia de estructuras vasculares atípicas y líneas blanquecinas son la clave diagnóstica.

Bibliografía sugerida

Lallas A, Apalla Z, Loannides D, Lazaridou E, et al. Update on dermoscopy of Spitz/Reed naevi and management guidelines by the International dermoscopy Society. British Journal of Dermatology 2017; 177: 645-65.

Moscarella M, Lallas M, Kyrgidis A, Longo C, et al. Clinical and dermoscopic features of atypical Spitz Tumors: A multicenter, retrospective, case-control study. J Am Acad Dermatol 2015; 73: 777-84.

Caso 65 | Cristian Navarrete-Dechent

Historia clínica del paciente	
Sexo	Femenino
Edad	49 años
Superficie	Palpable
Lesión	No pigmentada
Diámetro máximo (mm)	4
Duración de la lesión	2 meses
Historia de cambios morfológicos	Crecimiento
Antecedentes personales de cáncer de piel	No
Antecedentes familiares de cáncer de piel	No
Fototipo de piel	III
Recuento total de nevos	10-50
Otros hallazgos clínicos	No

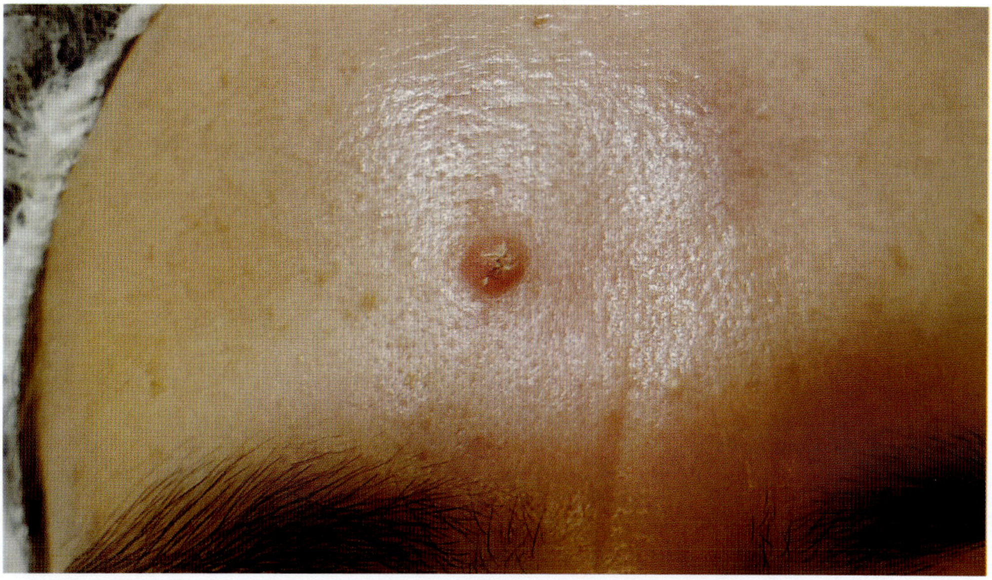

Foto 1 Imagen clínica. Lesión color piel, queratósica, en la región frontal derecha.

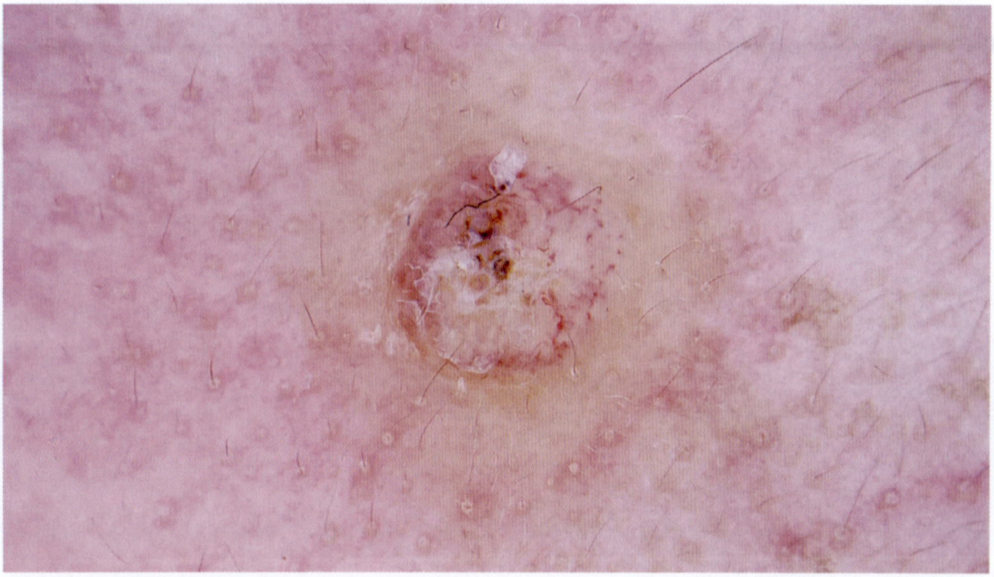

Foto 2 Imagen dermatoscópica.

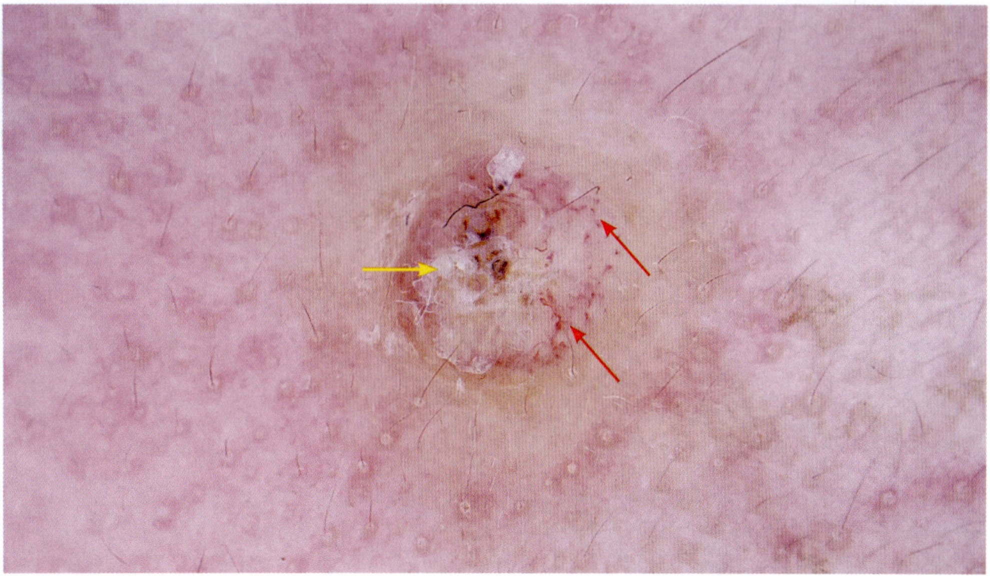

Foto 3 Imagen dermatoscópica. Se observa un centro algo crateriforme con queratina central (*flecha amarilla*) y vasos en horquilla periféricos (*flechas rojas*) con halo blanco (luz polarizada; magnificación original 10x).

Diagnóstico

Queratosis folicular invertida.

Mensaje clave

La queratosis folicular invertida es una lesión benigna originada del epitelio folicular. Se presenta como una lesión solitaria en cabeza y cuello. El diagnóstico diferencial es amplio e incluye principalmente carcinoma espinocelular (CEC), queratoacantoma (QAT), carcinoma basocelular (CBC) y otras lesiones benignas, como queratosis seborreicas y verrugas. A la dermatoscopia, el patrón más común presente en la queratosis folicular invertida es un QAT-símil, observado en casi un 60% de los casos. Este patrón muestra queratina central y vasos en horquilla periféricos con halo blanco, como en el caso presentado. Debido a lo inespecífico de la dermatoscopia, el estudio histopatológico sigue siendo el método de referencia para el diagnóstico de queratosis folicular invertida.

Bibliografía sugerida

Llambrich A, et al. Dermoscopy of inverted follicular keratosis: study of 12 cases. Clin Exp Dermatol 2016; 41 (5); 468-73.

Caso 66 | Cristian Navarrete-Dechent

Historia clínica del paciente	
Sexo	Femenino
Edad	39 años
Superficie	Palpable
Lesión	No pigmentada
Diámetro máximo (mm)	8
Duración de la lesión	1 mes
Historia de cambios morfológicos	No
Antecedentes personales de cáncer de piel	Carcinoma basocelular
Antecedentes familiares de cáncer de piel	Madre con carcinoma basocelular
Fototipo de piel	I
Recuento total de nevos	50-100
Otros hallazgos clínicos	Fotodaño importante

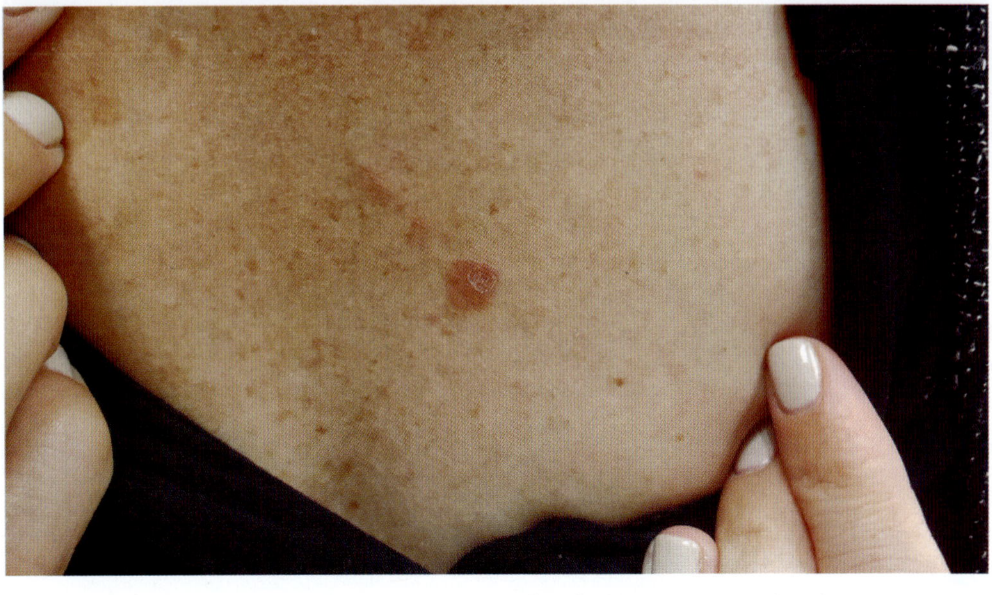

Foto 1 Imagen clínica. Lesión plana, eritematosa, con algo de descamación en el pecho.

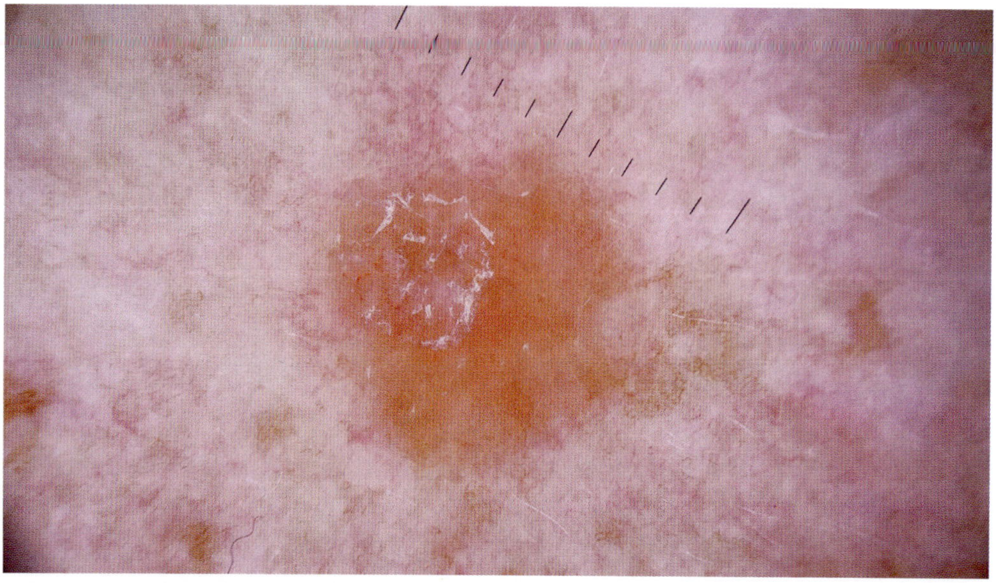

Foto 2 Imagen dermatoscópica.

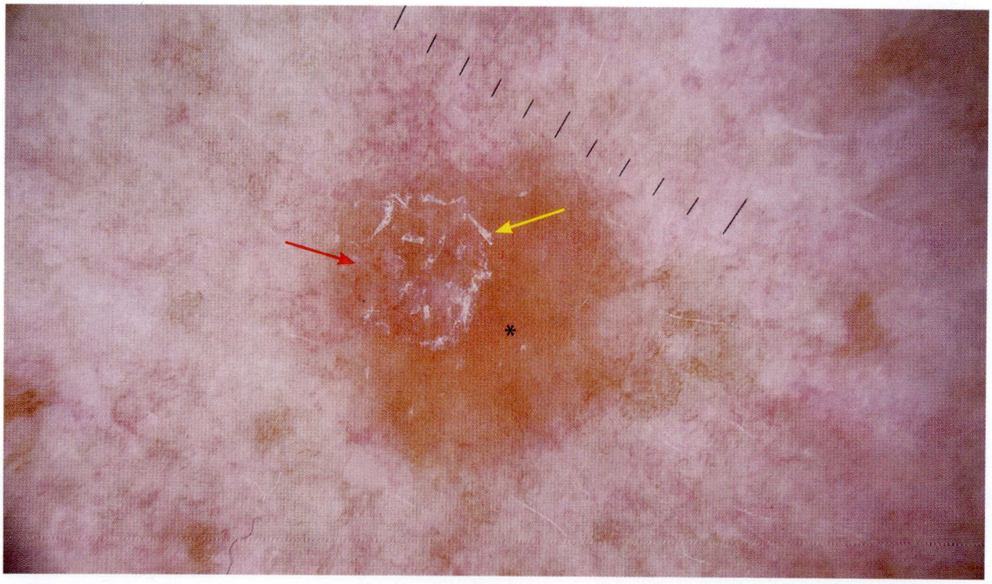

Foto 3 Imagen dermatoscópica. Se observa lesión de fondo anaranjado (*asterisco*), con escama (*flecha amarilla*) y vasos puntiformes (*flecha roja*). Bordes bien definidos (luz polarizada; magnificación original 10x).

Diagnóstico

Queratosis liquenoide.

Mensaje clave

La queratosis liquenoide (QL) es una lesión benigna que puede simular neoplasias malignas. Se cree que se origina por una regresión inmunológica de una lesión preexistente, como lentigo solar o queratosis seborreica. A la dermatoscopia, se observan dos variantes, una variante pigmentada y otra no pigmentada. La variante pigmentada se presenta habitualmente con gránulos (*peppering*) gruesos y remanentes de un lentigo solar o queratosis seborreica. La variante no pigmentada, como en el caso presentado, muestra color anaranjado de fondo, vasos puntiformes y escama.

Es importante reconocer esta entidad benigna, ya que frecuentemente es confundida con neoplasias malignas como melanoma. Pese a las claves dermatoscópicas descritas, la mayoría de las lesiones requieren de una biopsia para confirmar el diagnóstico.

Bibliografía sugerida

Liopyris K, et al. Clinical and dermoscopic features associated with lichen planus-like keratoses that undergo skin biopsy: A single-center, observational study. Australas J Dermatol 2019; 60 (2): e119-e126.

Caso 67 | Emilia N. Cohen Sabban

Historia clínica del paciente	
Sexo	Femenino
Edad	50 años
Superficie	Palpable
Lesión	No pigmentada
Diámetro máximo (mm)	11
Duración de la lesión	Desconocida
Historia de cambios morfológicos	Sangrado
Antecedentes personales de cáncer de piel	No
Antecedentes familiares de cáncer de piel	No
Fototipo de piel	III
Recuento total de nevos	10-50
Otros hallazgos clínicos	No

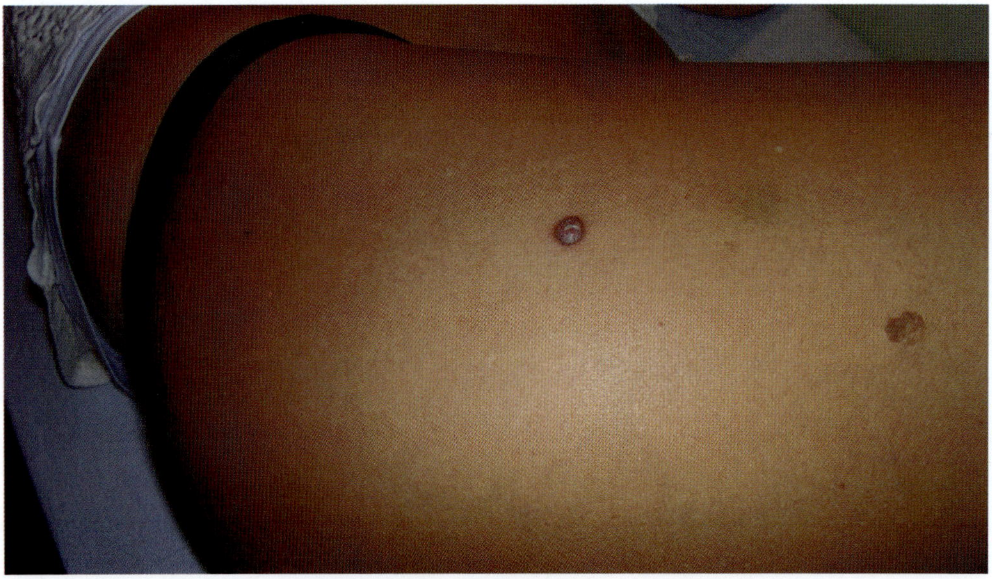

Foto 1 Imagen clínica. Lesión palpable en el muslo derecho.

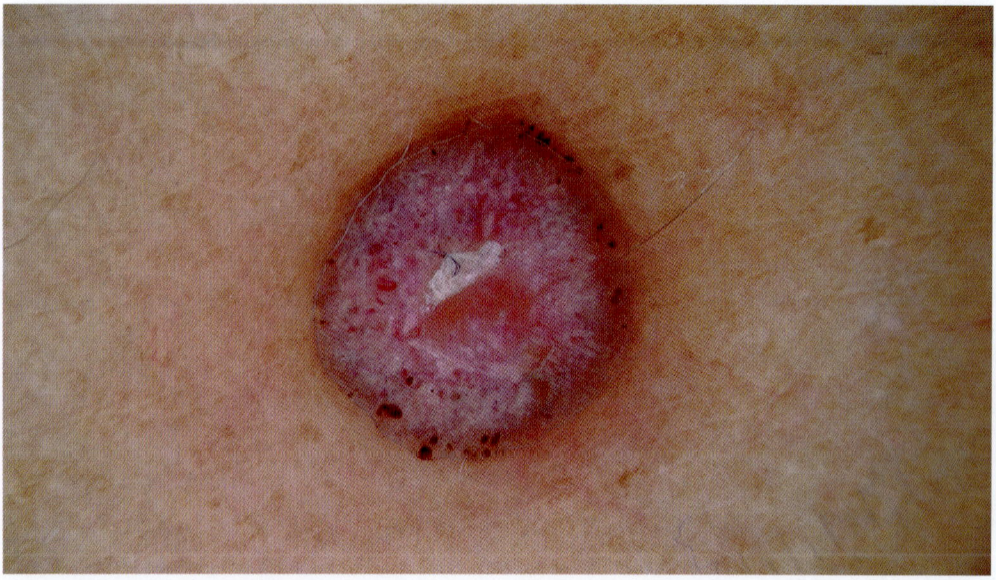

Foto 2 Imagen dermatoscópica.

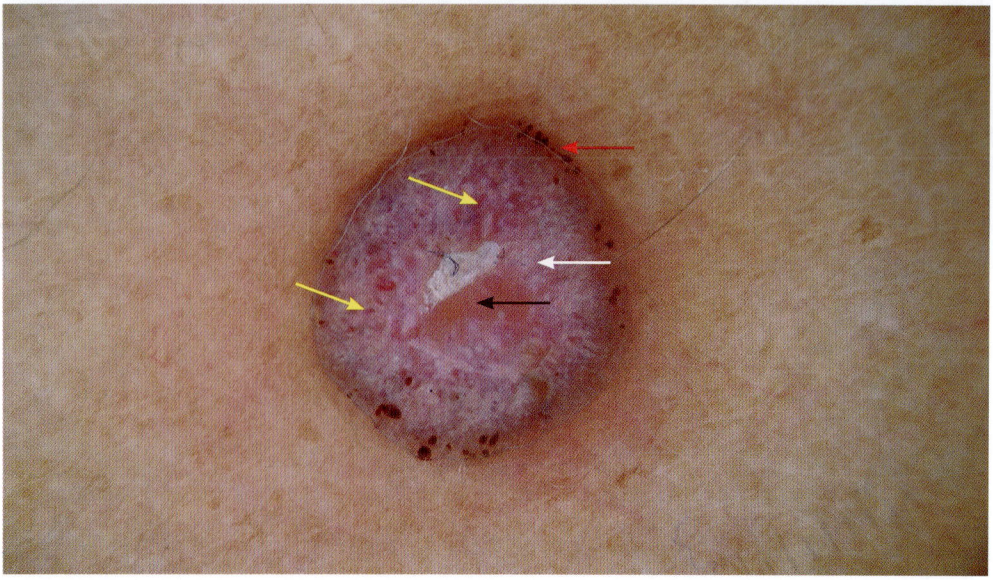

Foto 3 Imagen dermatoscópica. Lesión hipopigmentada, redonda, con un aspecto en general reticular negativo donde predominan áreas rosadas rodeadas de líneas blancas: vasos puntiformes y lineales rodeados de un halo blanquecino (*flechas amarillas*); áreas y líneas blanco-brillantes (*flecha blanca*); puntos y glóbulos hemorrágicos periféricos (*flecha roja*), y erosión central con área rosada homogénea (*flecha negra*).

Diagnóstico

Nevo de Spitz traumatizado.

Mensaje clave

El nevo de Spitz tiene una variante pigmentada con los patrones reticular, globular, en estallido, homogéneo y atípico, y la variedad hipopigmentada con el patrón vascular de vasos puntiformes fundamentalmente, con presencia de red negativa y estructuras blanco-brillantes. En nuestro caso el traumatismo agrega los puntos hemorrágicos y la erosión central, lo que dificulta el diagnóstico.

Bibliografía sugerida

Berger M, Thomas L, Dalle S. Ink spot lentigo. Ann Dermatol Venereol 2017; 144 (3): 225-6.
Cabo H. Atlas color de Dermatoscopia. Buenos Aires: Ediciones Journal, 2020.

Caso 68 | Emilia N. Cohen Sabban

Historia clínica del paciente	
Sexo	Femenino
Edad	67 años
Superficie	Nodular
Lesión	No pigmentada
Diámetro máximo (mm)	12
Duración de la lesión	3 meses
Historia de cambios morfológicos	Crecimiento rápido
Antecedentes personales de cáncer de piel	No
Antecedentes familiares de cáncer de piel	No
Fototipo de piel	III
Recuento total de nevos	10-50
Otros hallazgos clínicos	No

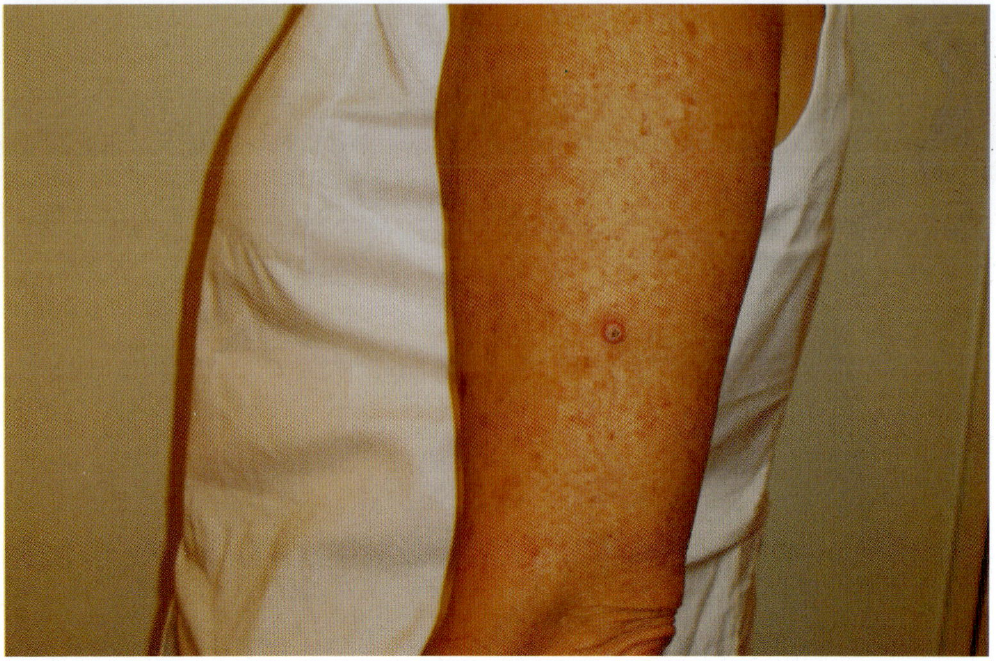

Foto 1 Imagen clínica de una lesión nodular hipopigmentada de rápido crecimiento en el brazo izquierdo.

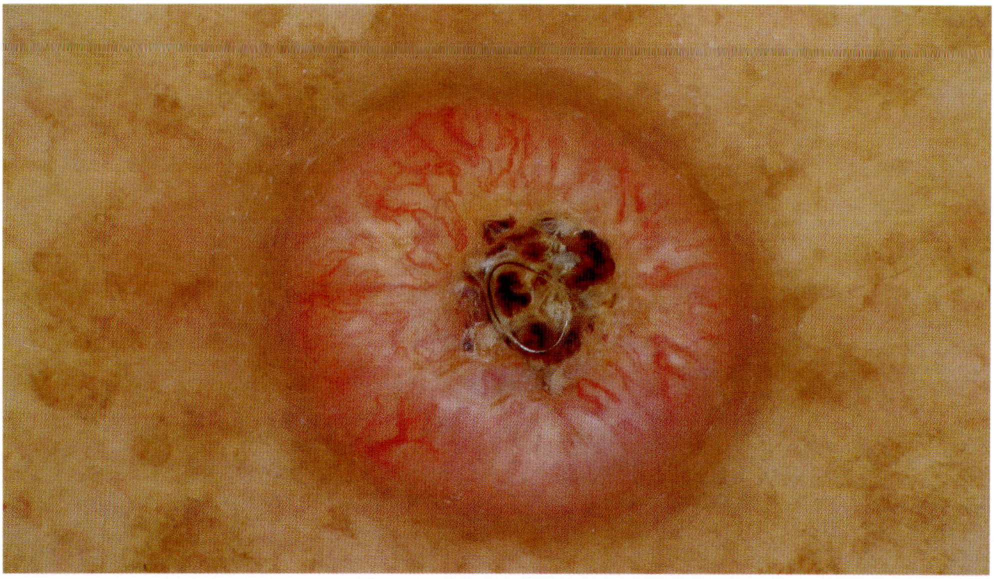

Foto 2 Imagen dermatoscópica.

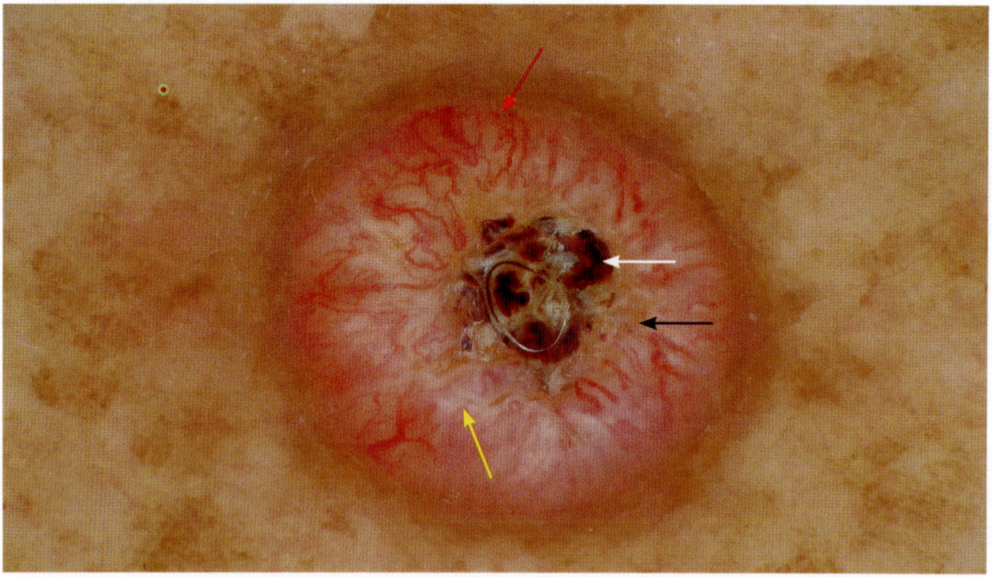

Foto 3 Imagen dermatoscópica donde se observan vasos en hebilla (*flecha roja*); queratina central (*flecha negra*); manchas de sangre (*flecha blanca*) y áreas blancas (*flecha amarilla*).

Diagnóstico

Queratoacantoma.

Mensaje clave

La imagen dermatoscópica del queratoacantoma y el carcinoma espinocelular infiltrante son muy semejantes, lo que confirma que puede tratarse de la misma lesión con un potencial de agresividad diferente. La presencia de una masa de queratina central con manchas de sangre, los vasos periféricos en hebilla y las áreas y círculos blancos son las características dermatoscópicas más importantes.

Bibliografía sugerida

Cabo H. Atlas color de Dermatoscopia. Buenos Aires: Ediciones Journal, 2020.

Caso 69 | Emilia N. Cohen Sabban

Historia clínica del paciente	
Sexo	Masculino
Edad	68 años
Superficie	Palpable
Lesión	No pigmentada
Diámetro máximo (mm)	12
Duración de la lesión	Más de un año
Historia de cambios morfológicos	Crecimiento y sangrado
Antecedentes personales de cáncer de piel	No
Antecedentes familiares de cáncer de piel	No
Fototipo de piel	III
Recuento total de nevos	10-50
Otros hallazgos clínicos	No

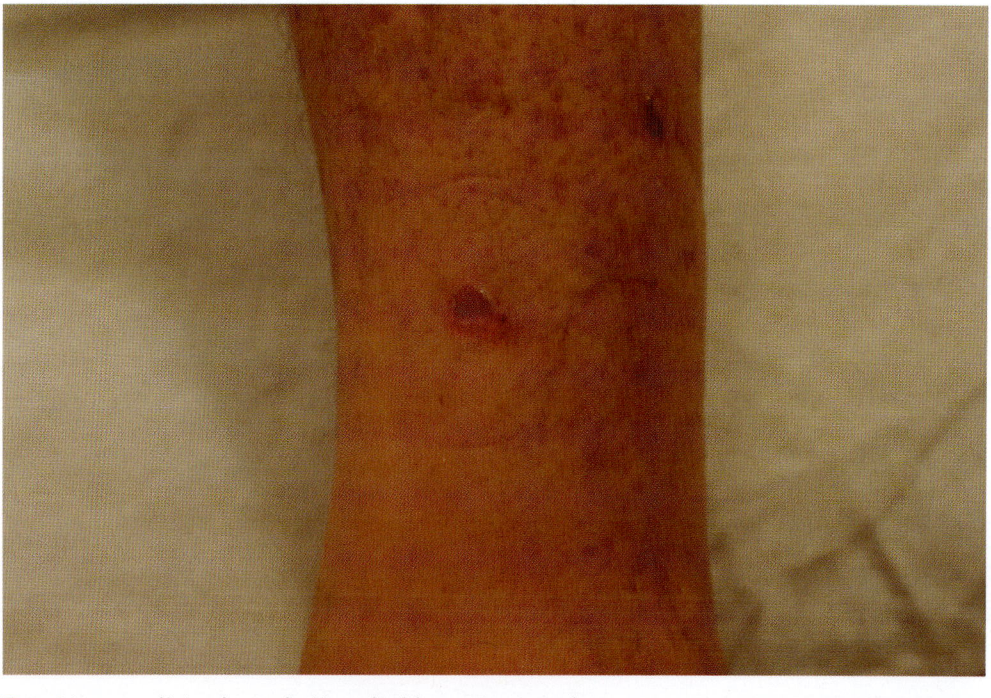

Foto 1 Imagen clínica de una lesión palpable no pigmentada.

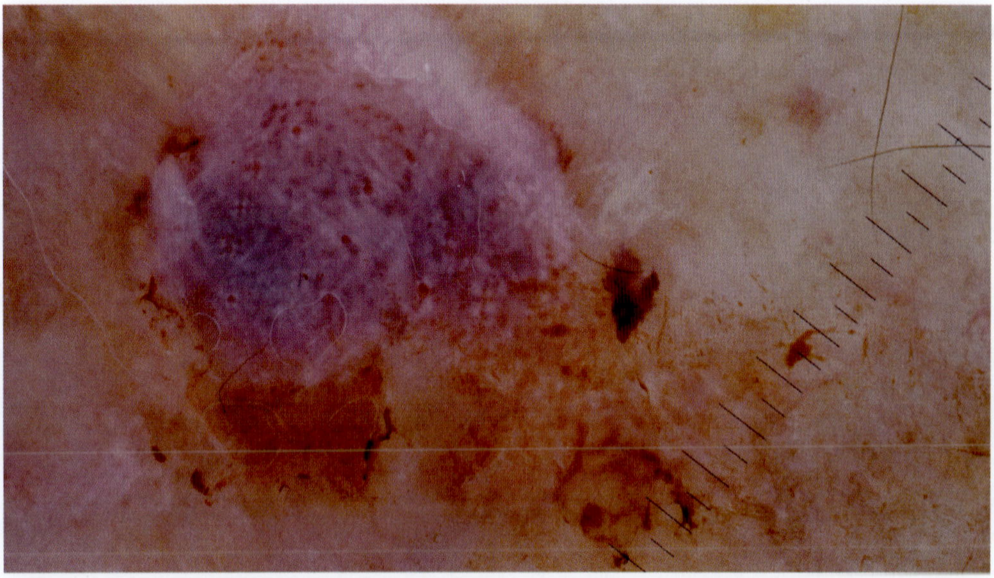

Foto 2 Imagen dermatoscópica con luz polarizada.

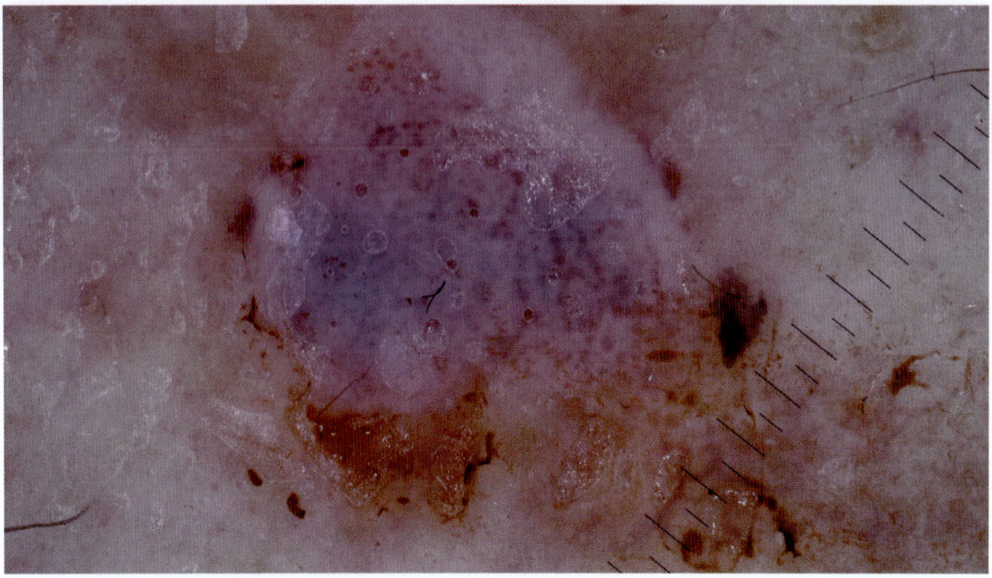

Foto 3 Imagen dermatoscópica con luz no polarizada.

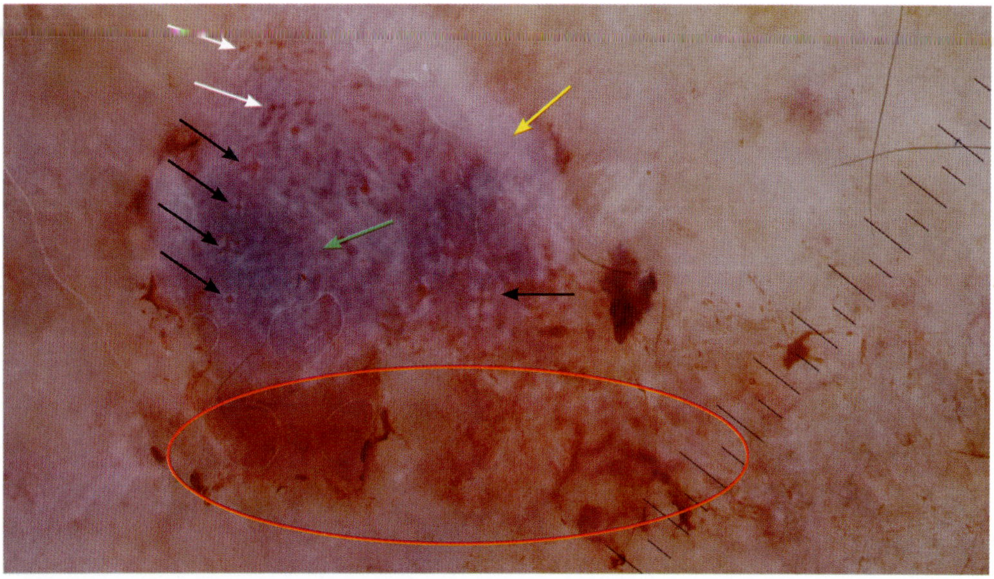

Foto 4 Imagen dermatoscópica con luz polarizada donde se observan rosetas (*flechas negras*); vasos puntiformes (*flechas blancas*); áreas blancas (*flecha amarilla*); patrón en frutilla (*flecha verde*) y área de traumatismo (*óvalo rojo*).

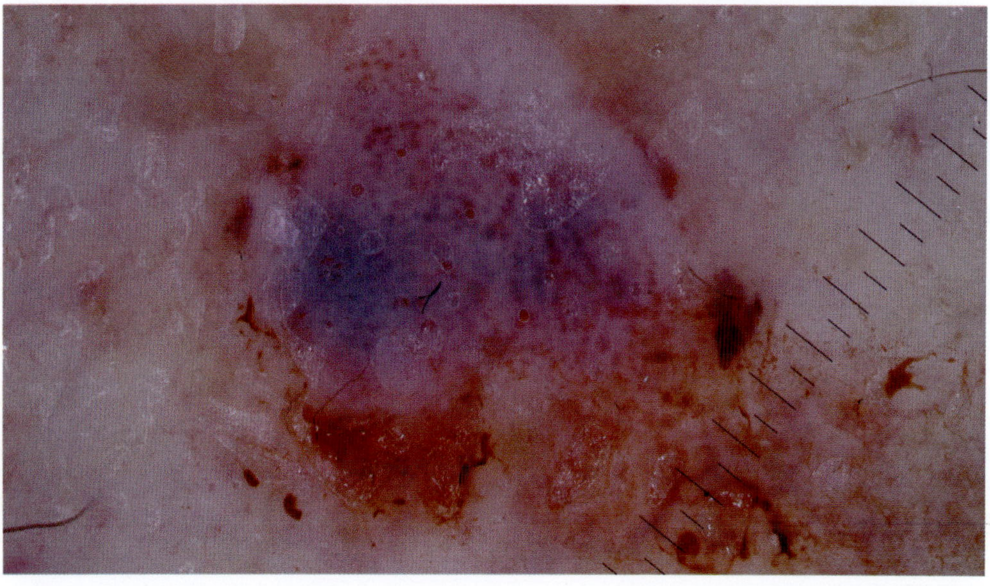

Foto 5 Imagen dermatoscópica con luz no polarizada donde no se observan rosetas ni áreas blancas y sí el resto de las estructuras dermatoscópicas.

Diagnóstico

Queratosis actínica.

Mensaje clave

Las queratosis actínicas son en ocasiones de diagnóstico difícil.

Es primordial distinguir las pigmentadas del lentigo maligno, cuando aquellas asientan en la cara, al igual que cuando asientan en el cuerpo diferenciarlas de un carcinoma escamoso. Como un porcentaje de la queratosis actínicas evolucionan hacia un carcinoma espinocelular, tenemos que tratar de diferenciarlos. En este caso estamos ante la presencia de dos dificultades, una de ellas es que la lesión es sobreelevada y la otra es que ha sufrido un traumatismo.

La presencia de rosetas, vasos puntiformes y patrón en frutilla nos orienta al diagnóstico.

Bibliografía sugerida

Cabo H. Atlas color de Dermatoscopia. Buenos Aires: Ediciones Journal, 2020.

Caso 70 | Emilia N. Cohen Sabban

Historia clínica del paciente	
Sexo	Femenino
Edad	52 años
Superficie	Plana
Lesión	No pigmentada
Diámetro máximo (mm)	20
Duración de la lesión	Más de 4 años
Historia de cambios morfológicos	Crecimiento progresivo
Antecedentes personales de cáncer de piel	No
Antecedentes familiares de cáncer de piel	No
Fototipo de piel	III
Recuento total de nevos	10-50
Otros hallazgos clínicos	No

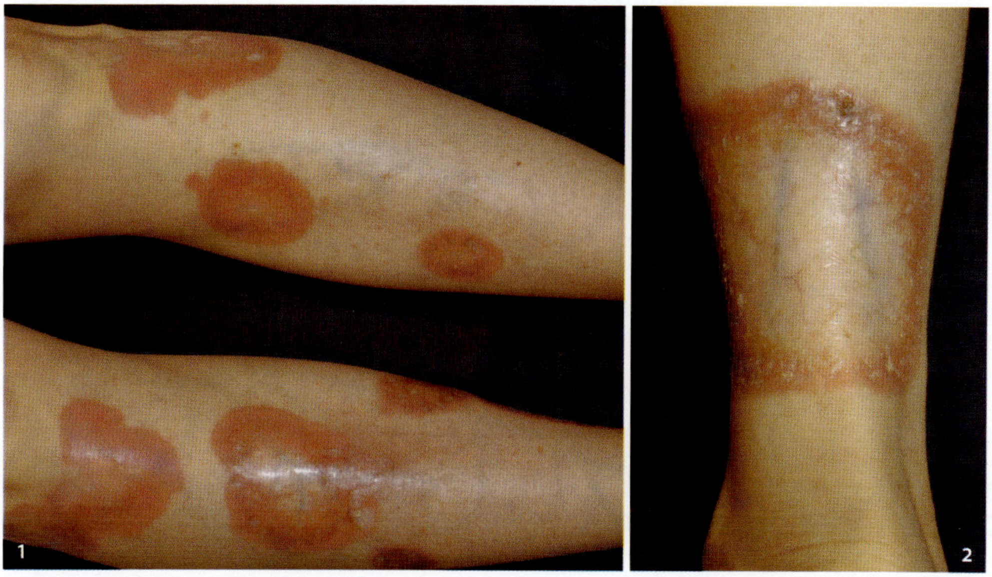

Foto 1 Imagen clínica. Lesión 1: lesiones en ambas piernas, planas, con bordes activos y parte central involutiva. Lesión 2: acercamiento de una de las lesiones.

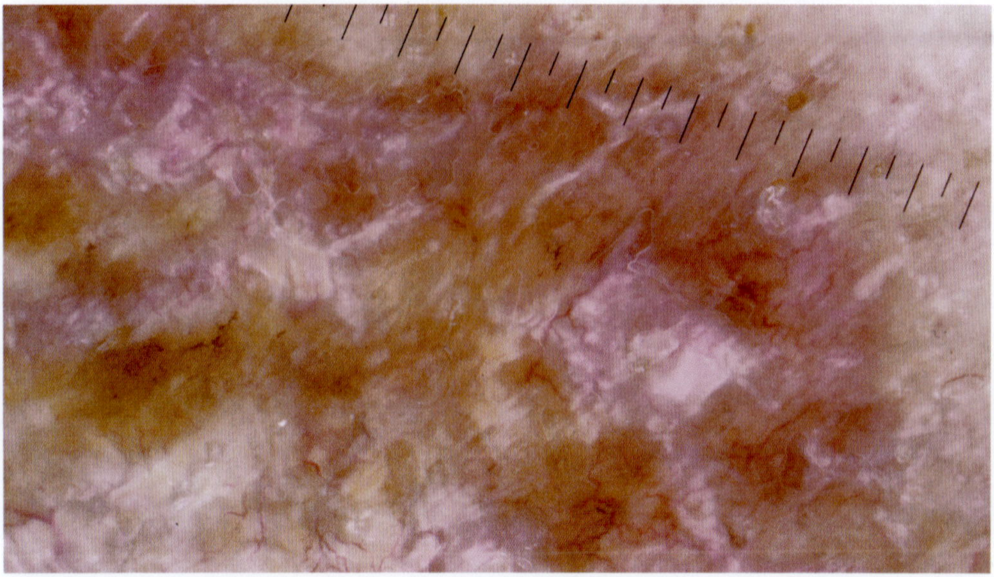

Foto 2 Imagen dermatoscópica con luz polarizada del borde de la lesión 2.

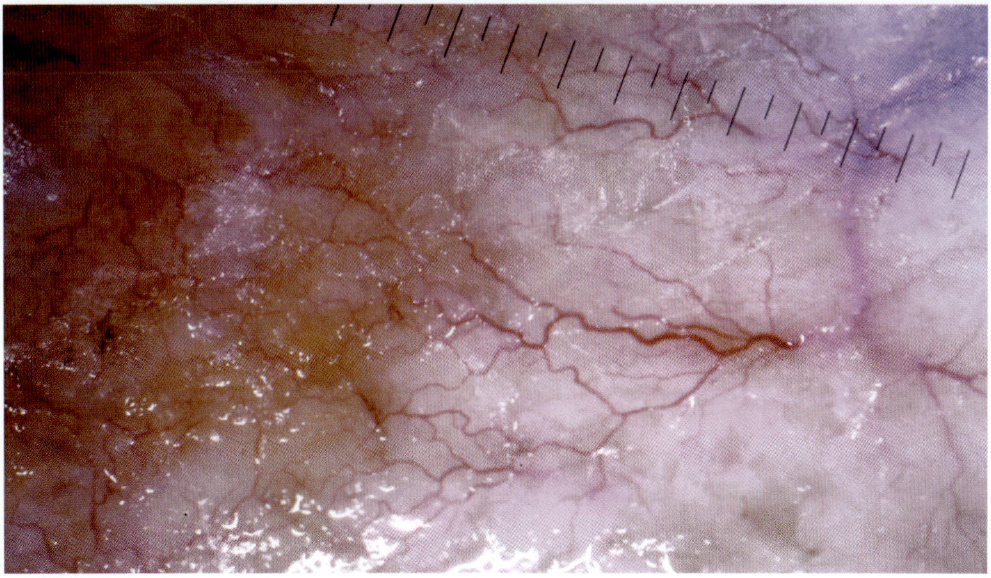

Foto 3 Imagen dermatoscópica con luz polarizada del centro de la lesión 2.

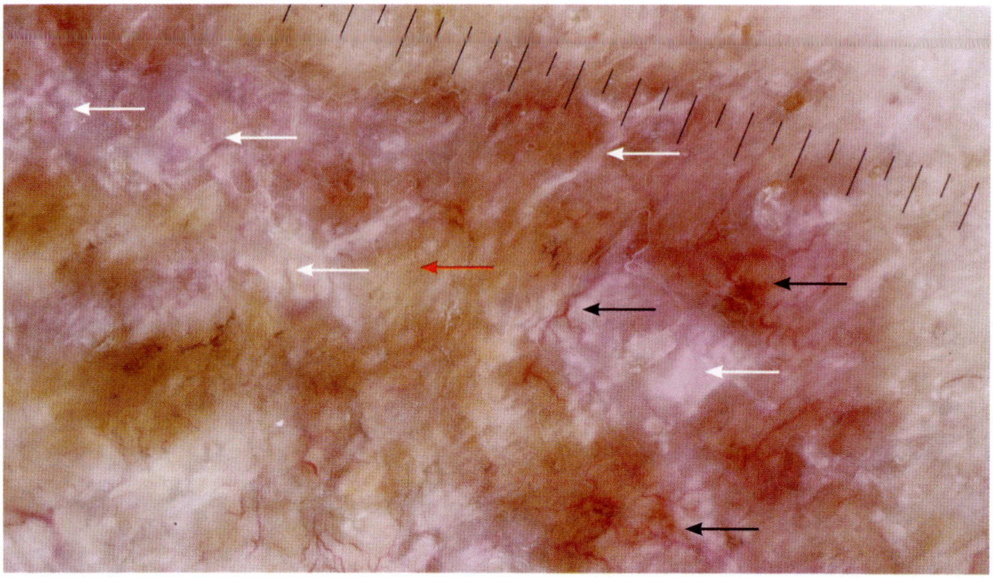

Foto 4 Imagen dermatoscópica con luz polarizada del borde de la lesión 2. Red de vasos lineales más gruesos en el centro que tienden a afinarse hacia la periferia (*flechas negras*); áreas y líneas blancas (*flechas blancas*) y áreas amarronadas reticulares (*flecha roja*), con un fondo de color amarillento.

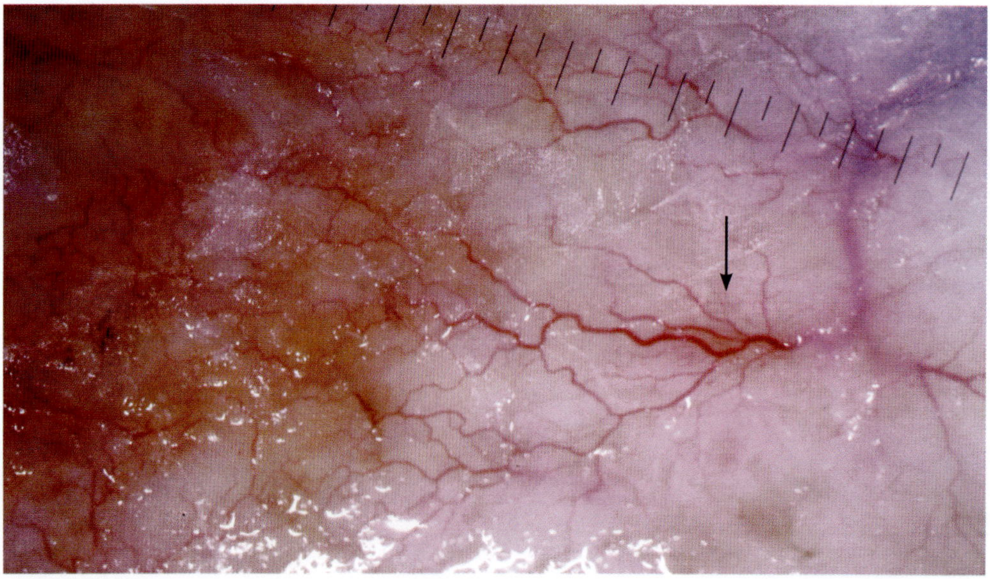

Foto 5 Imagen dermatoscópica con luz polarizada del centro de la lesión 2. Vasos lineales más gruesos en el centro que tienden a afinarse hacia la periferia (*flecha negra*), sobre un fondo amarillento.

Diagnóstico

Necrobiosis lipoídica.

Mensaje clave

La dermatoscopia es un complemento más para el estudio de las manifestaciones dermatológicas en la clínica médica.

En este caso, la clínica nos orienta hacia una necrobiosis lipoídica debiendo realizar el diagnóstico diferencial con el granuloma anular y otras enfermedades granulomatosas.

La presencia de vasos lineales más gruesos en el centro que tienden a afinarse hacia la periferia en un fondo amarillento, junto con áreas y líneas blanco brillantes, nos orientan al diagnóstico de necrobiosis lipoídica. Pistas adicionales: áreas amarronadas reticulares, áreas blancas sin estructura y ulceraciones.

Bibliografía sugerida

Errichetti E, Stinco G. Dermoscopy in General Dermatology: A Practical Overview. Dermatology and Therapy 2016; 6 (4): 471-507.

Lallas A, et al. Dermoscopic patterns of granuloma annulare and necrobiosis lipoidica. Clinical and Experimental Dermatology 2013; 38: 424-9.

Caso 71 | Emilia N. Cohen Sabban

Historia clínica del paciente	
Sexo	Masculino
Edad	76 años
Superficie	Nodular
Lesión	No pigmentada
Diámetro máximo (mm)	9
Duración de la lesión	Más de un año
Historia de cambios morfológicos	Crecimiento en el último año
Antecedentes personales de cáncer de piel	No
Antecedentes familiares de cáncer de piel	No
Fototipo de piel	III
Recuento total de nevos	10-50
Otros hallazgos clínicos	No

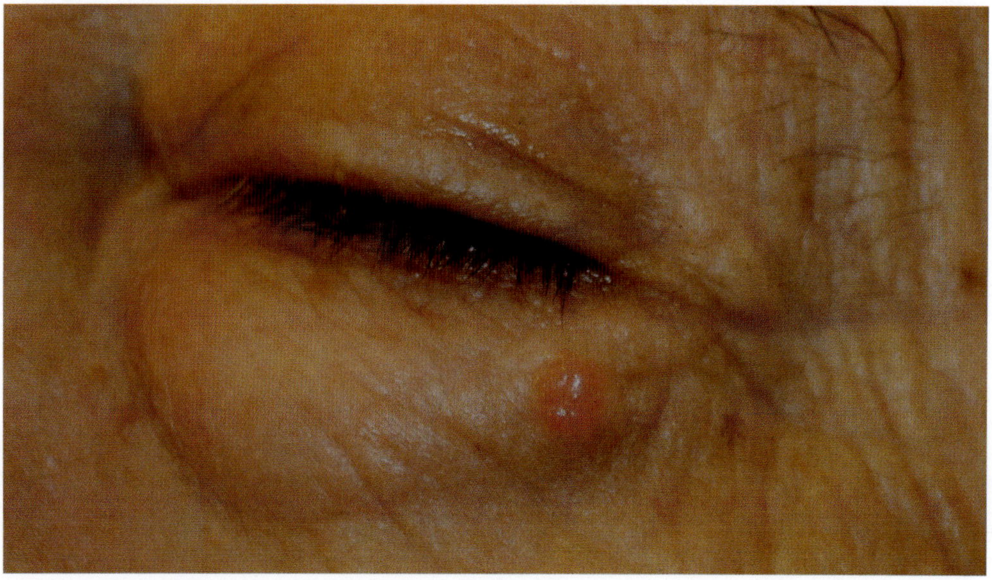

Foto 1 Imagen clínica de la lesión nodular no pigmentada de superficie lisa y brillante en el párpado inferior izquierdo.

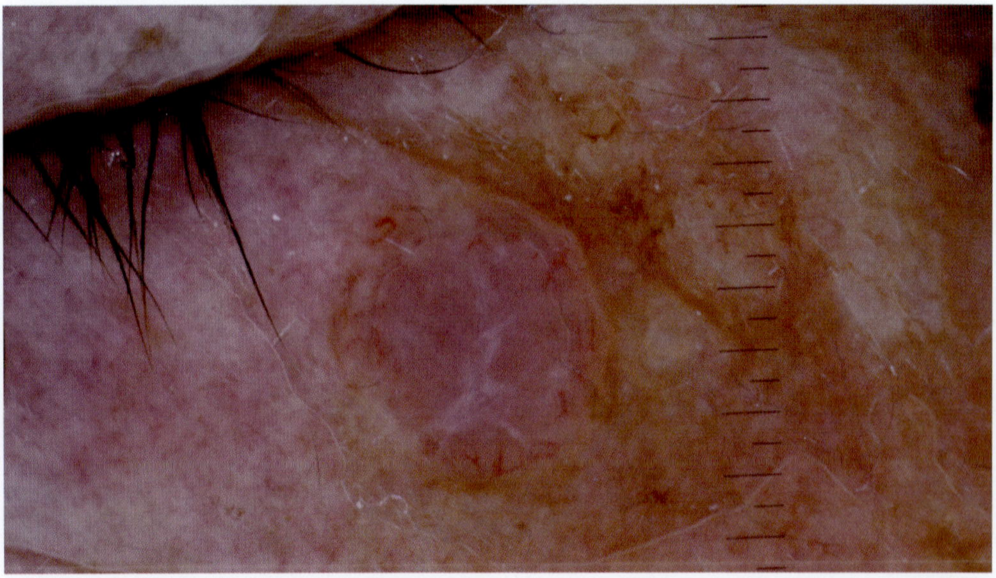

Foto 2 Imagen dermatoscópica con luz polarizada.

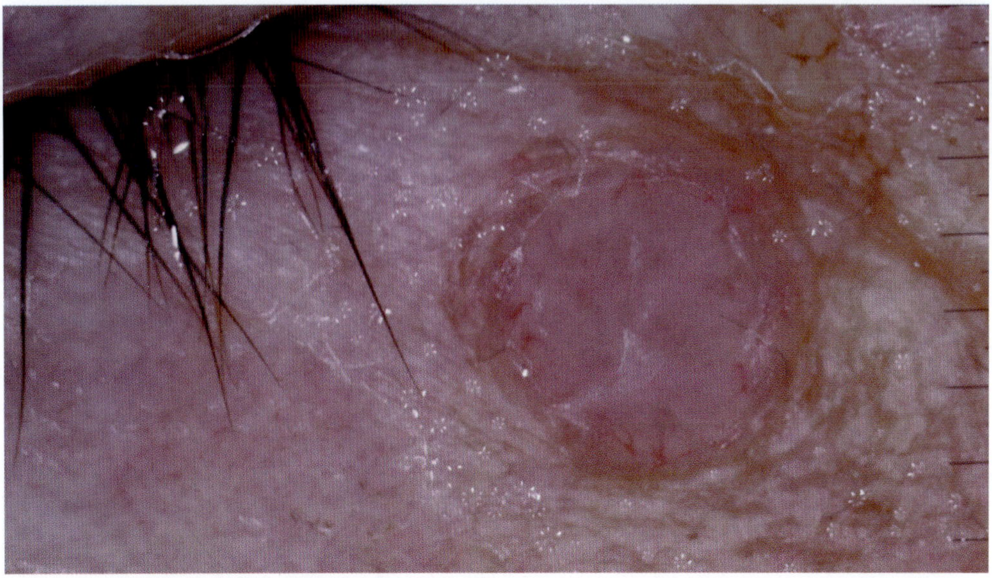

Foto 3 Imagen dermatoscópica con luz no polarizada.

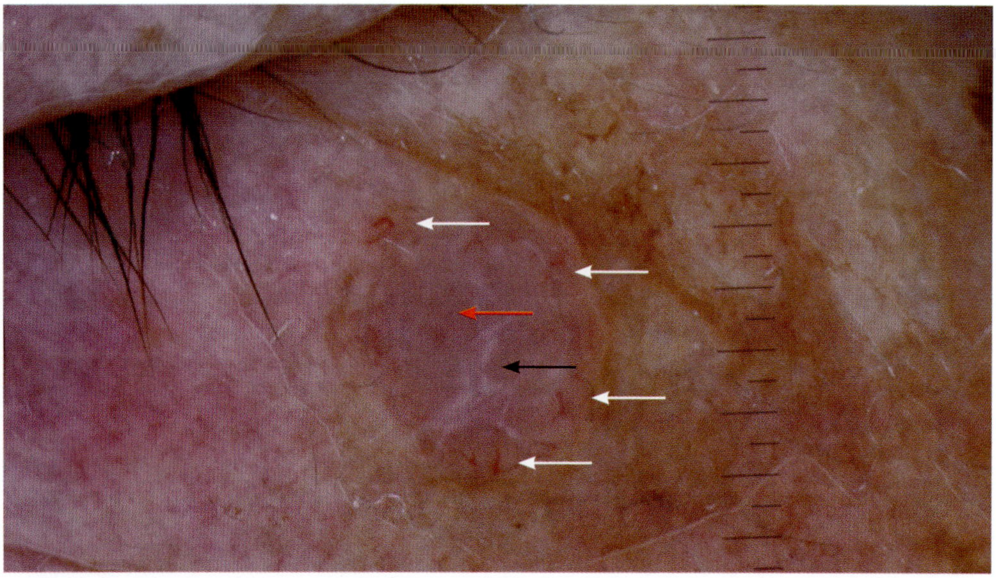

Foto 4 Imagen dermatoscópica con luz polarizada donde se observan áreas rosadas sin estructura (*flecha roja*); vasos gruesos con ramificaciones (*flechas blancas*) y líneas blanco brillantes (*flecha negra*).

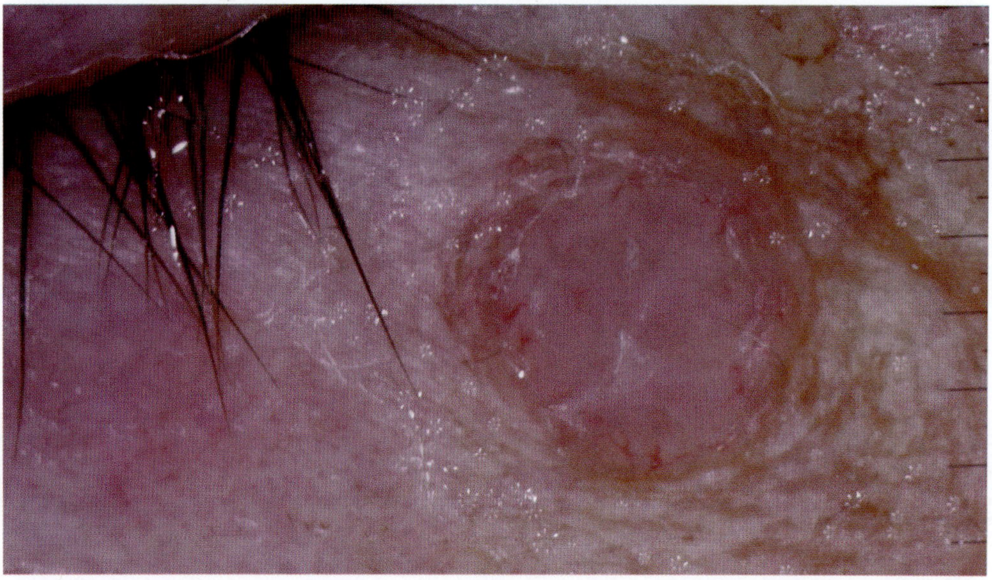

Foto 5 Imagen dermatoscópica con luz no polarizada donde no se observan las líneas blanco brillantes.

Diagnóstico

Carcinoma de células de Merkel.

Mensaje clave

Los diagnósticos diferenciales más importantes de este caso pueden ser, entre otros, el carcinoma basocelular y el melanoma nodular amelanótico.

El reconocer la dermatoscopia del carcinoma de Merkel y su semejanza con los dos anteriormente citados hace que se incluya dentro de los diagnósticos diferenciales clínicos y dermatoscópicos.

Bibliografía sugerida

Dalle S, Parmentier L, Moscarella E, Phan A, Argenziano G, Thomas L. Dermoscopy of Merkel cell carcinoma. Dermatology 2012; 224 (2): 140-4.

Caso 72 | Gabriel Salerni

Historia clínica del paciente	
Sexo	Masculino
Edad	74 años
Superficie	Nodular
Lesión	No pigmentada
Diámetro máximo (mm)	8,5
Duración de la lesión	2 años
Historia de cambios morfológicos	Crecimiento progresivo
Antecedentes personales de cáncer de piel	No
Antecedentes familiares de cáncer de piel	No
Fototipo de piel	III
Recuento total de nevos	< 10
Otros hallazgos clínicos	No

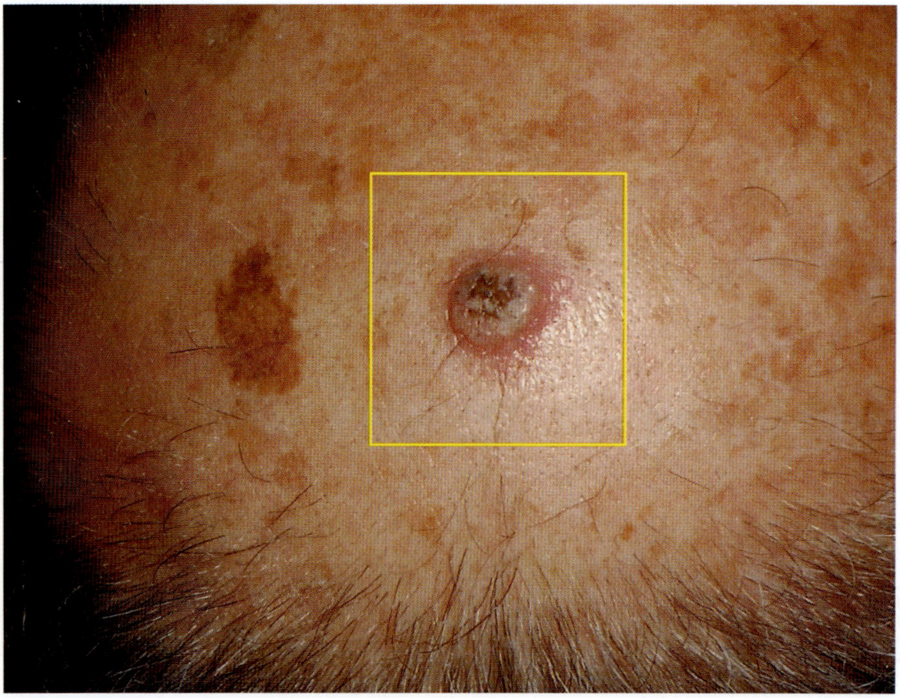

Foto 1 Lesión nodular, acrómica, con aspecto de cráter con acúmulo central de queratina y borde eritematoso, en cuero cabelludo fotodañado.

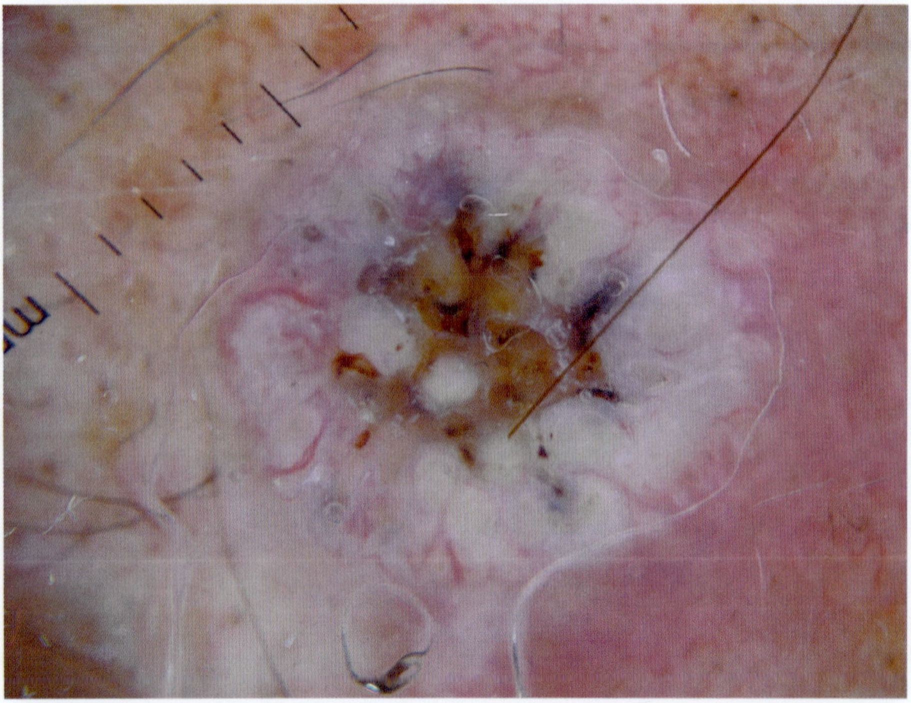

Foto 2 Imagen dermatoscópica.

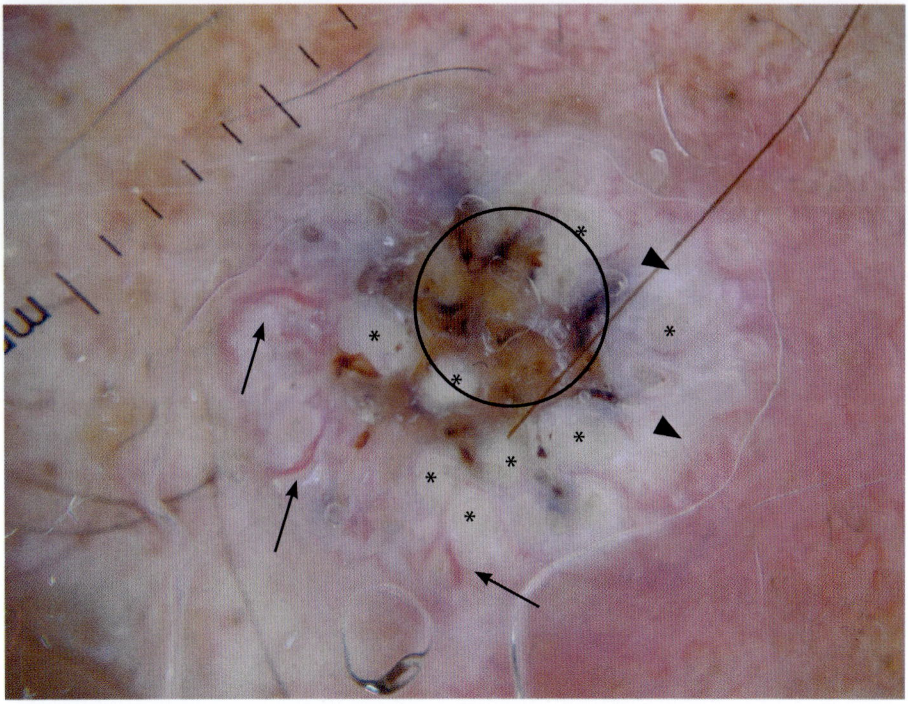

Foto 3 La dermatoscopia muestra la presencia de círculos blancos (*asteriscos*) y áreas blancas sin estructuras (*cabezas de flecha*), vasos lineales irregulares (*flechas*) y queratina central (*círculo*).

Diagnóstico

Carcinoma espinocelular moderadamente diferenciado.

Mensaje clave

Los principales hallazgos en el carcinoma espinocelular moderadamente diferenciado son las áreas de queratina, las áreas blancas sin estructuras, los círculos blancos, los vasos en hebilla y lineales irregulares de localización periférica, las áreas de ulceración, las manchas de sangre y las escamas opacas amarillentas.

Bibliografía sugerida

Rosendahl C, Cameron A, Argenziano G, et al. Dermoscopy of squamous cell carcinoma and keratoacanthoma. Arch Dermatol 2012; 148 (12): 1386-92.

Zalaudek I, Giacomel J, Schmid K, et al. Dermatoscopy of actinic keratosis, intraepidermal carcinoma and invasive squamous cell carcinoma: A progression model. J Am Acad Dermatol 2012; 66 (4): 589-97.

Caso 73 | Gisela D'Atri

Historia clínica del paciente	
Sexo	Femenino
Edad	31 años
Superficie	-
Lesión	No pigmentada
Diámetro máximo (mm)	-
Duración de la lesión	2 años
Historia de cambios morfológicos	-
Antecedentes personales de cáncer de piel	No
Antecedentes familiares de cáncer de piel	Madre con alopecia fibrosante en patrón de distribución
Fototipo de piel	-
Recuento total de nevos	-
Otros hallazgos clínicos	No

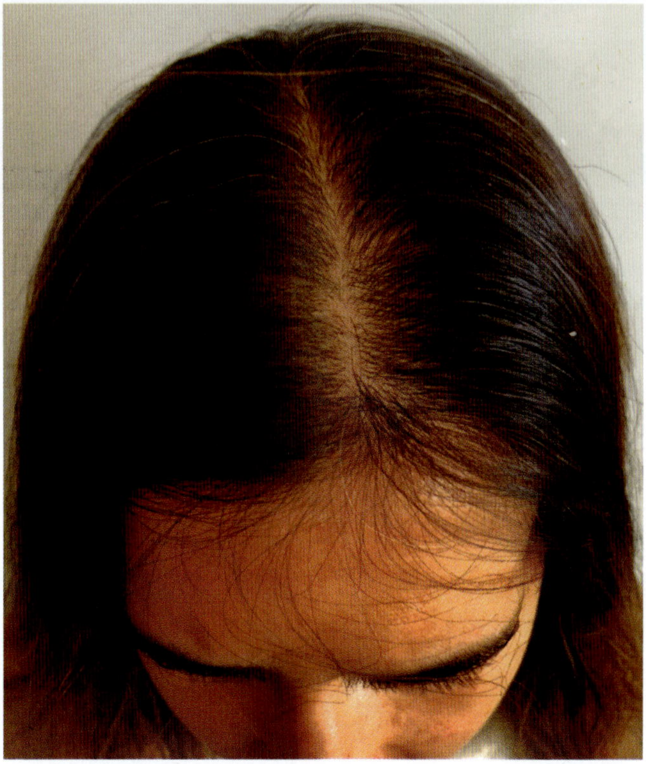

Foto 1 Imagen clínica. Discreto raleamiento en la zona fronto-parietal con conservación de la línea de implantación, sin signos inflamatorios.

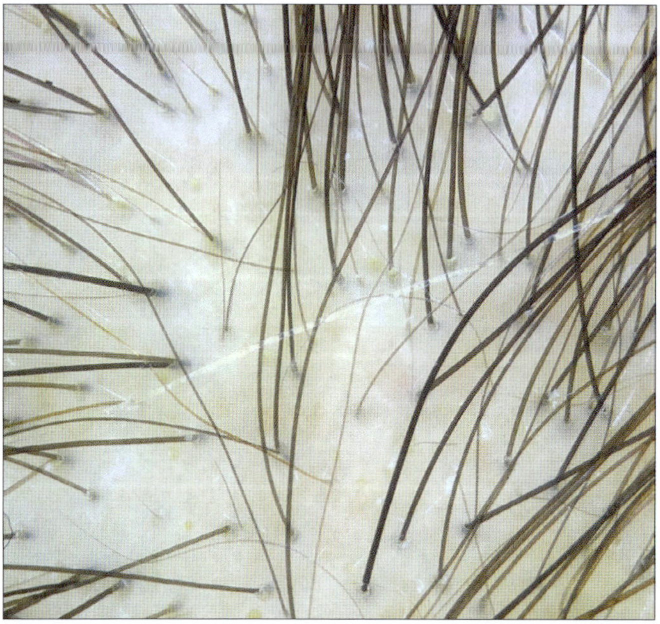

Foto 2 Imagen dermatoscópica del cuero cabelludo.

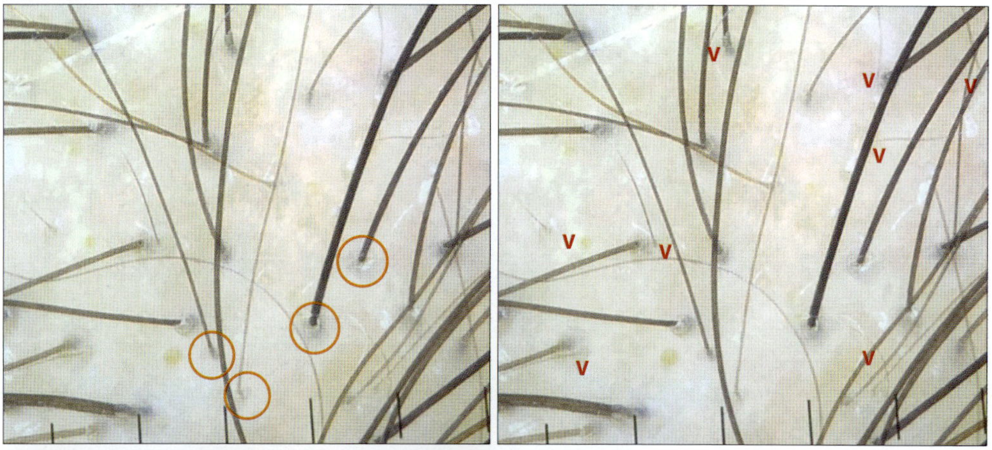

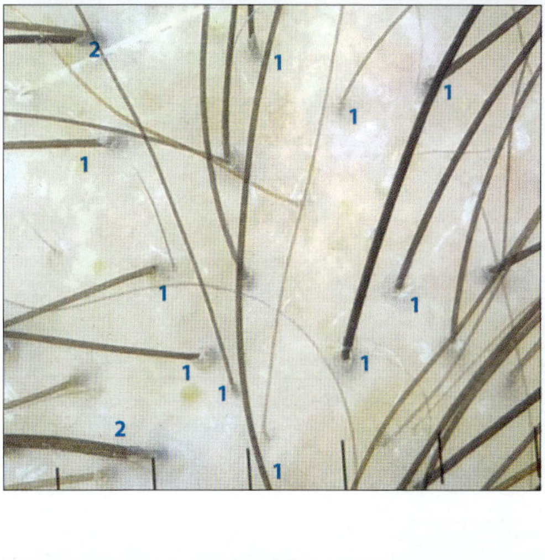

Foto 3 Con dermatoscopia de luz polarizada se observa la coexistencia de fibras de diferentes diámetros (*círculos naranjas*) que se conoce con el término de "anisotricosis" mayor del 20%, aumento del número de vellos (letra *v*, 10% o más de seis) y de las unidades foliculares de un solo pelo (*números azules*).

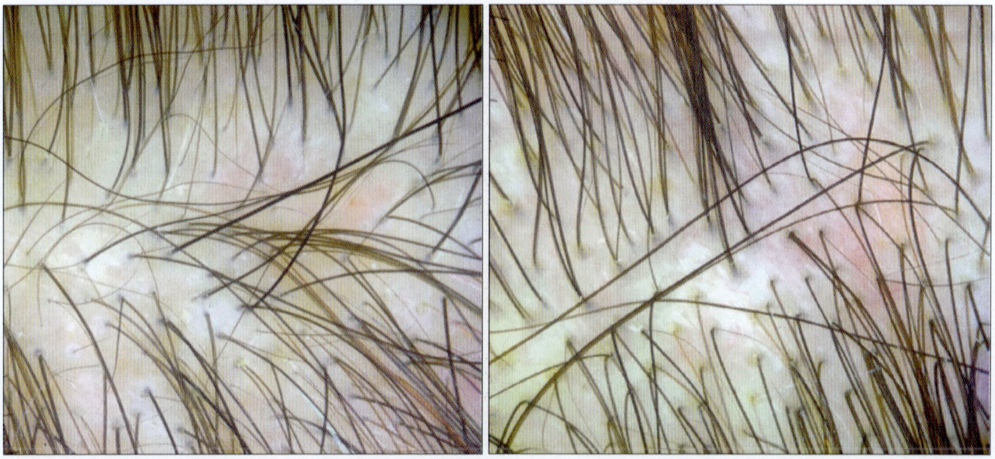

Foto 4 Comparación de la zona parietal con la occipital. En condiciones normales son similares o hay mayor densidad en la zona parietal. Aquí se observa disminución de la densidad parietal, cabellos más finos y aumento de unidades de un solo pelo en comparación con la zona occipital.

Diagnóstico

Alopecia androgenética en estadio precoz.

Mensaje clave

La anisotricosis no es más que la expresión del proceso de miniaturización. Se debe tener presente que para cuando una alopecia es objetivable a simple vista, es porque ya se perdió más del 50% del cabello. El examen dermatoscópico permite hacer un diagnóstico precoz, ayuda a diferenciar el cuadro de otras causas (principalmente efluvio –con el que puede coexistir–, alopecia areata incógnita y fibrosante en patrón de distribución) e instaurar un tratamiento para prevenir la progresión. En este caso se tiene en cuenta, además, el antecedente familiar, ya que el tratamiento para la alopecia androgenética tiene un efecto protector sobre la alopecia fibrosante en patrón de distribución que es destructiva y cicatrizal.

Bibliografía sugerida

Miteva M, Tosti A. Hair and scalp dermatoscopy. J Am Acad Dermatol 2012; 67 (5): 1040-8.

Werner B, Mulinari-Brenner F. Clinical and histological challenge in the differential diagnosis of diffuse alopecia: female androgenetic alopecia, telogen effluvium and alopecia areata - part I. An Bras Dermatol 2012; 87 (5): 742-7.

Caso 74 | Gisela D'Atri

Historia clínica del paciente	
Sexo	Femenino
Edad	67 años
Superficie	-
Lesión	No pigmentada
Diámetro máximo (mm)	-
Duración de la lesión	3 años
Historia de cambios morfológicos	-
Antecedentes personales de cáncer de piel	-
Antecedentes familiares de cáncer de piel	Padre con alopecia androgenética
Fototipo de piel	-
Recuento total de nevos	-
Otros hallazgos clínicos	No

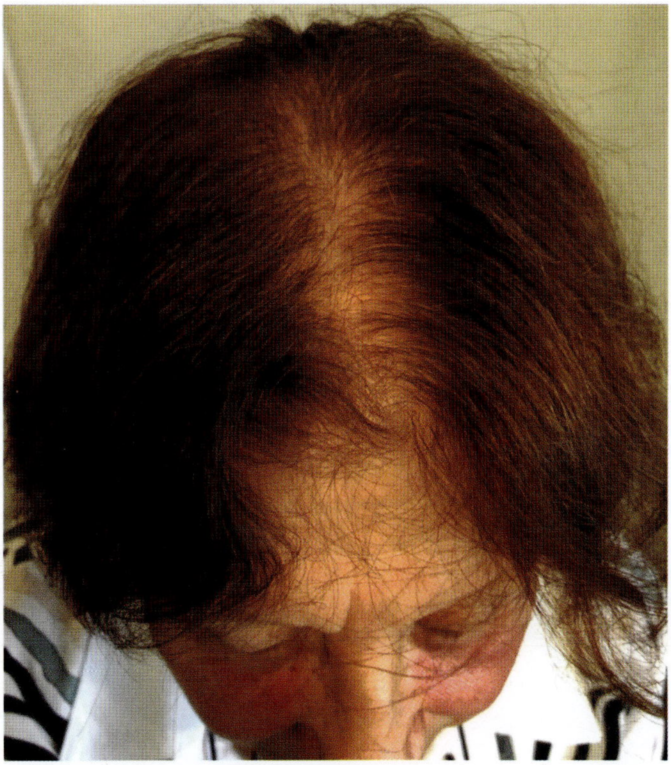

Foto 1 Imagen clínica. Raleamiento en la zona frontoparietal con conservación de la línea de implantación, sin signos inflamatorios.

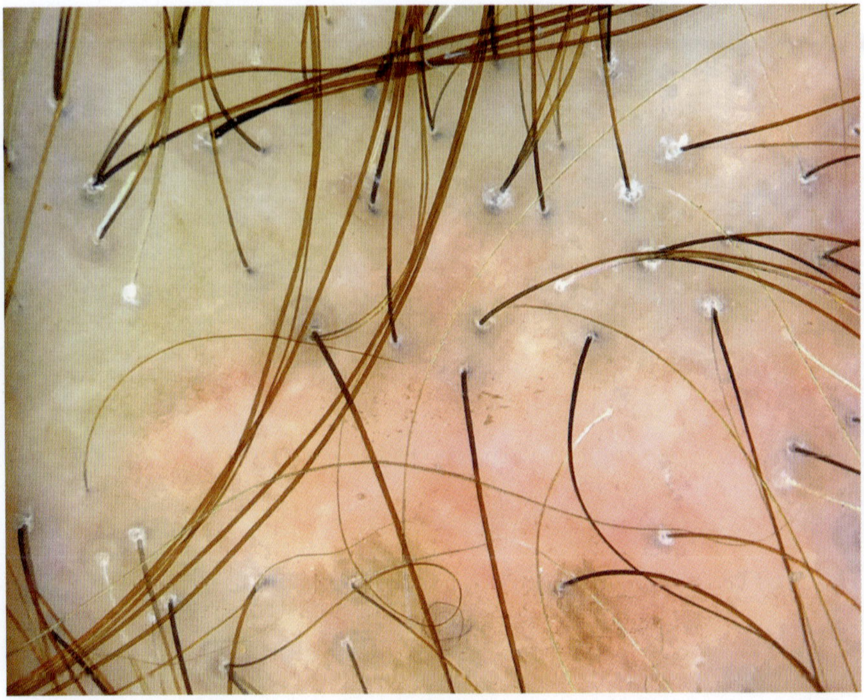

Foto 2 Imagen dermatoscópica del cuero cabelludo.

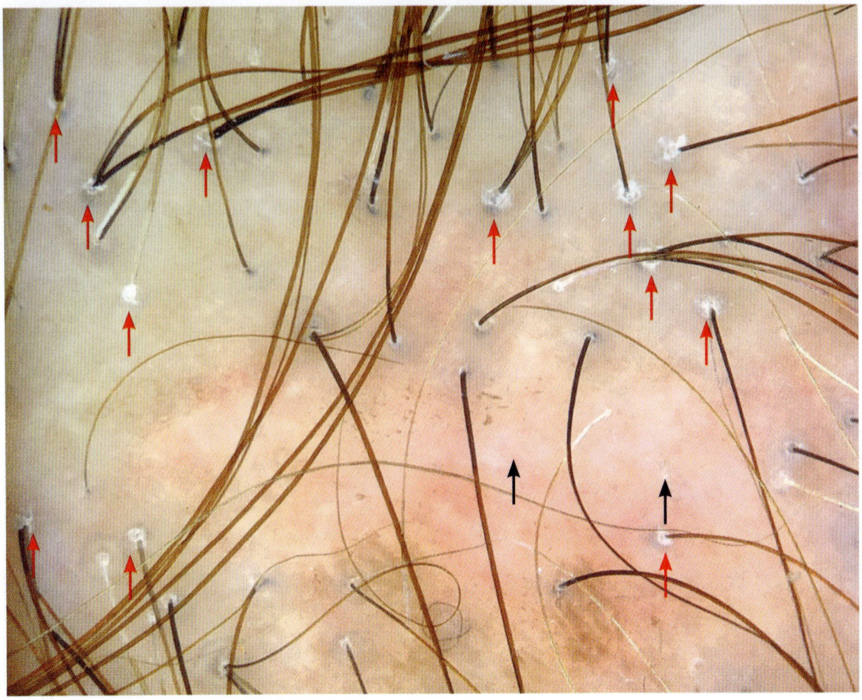

Foto 3 Con dermatoscopia de luz polarizada se observan múltiples escamas de aspecto tubular (*flechas rojas*), eritema, anisotricosis y pequeñas áreas con ausencia de orificios (*flechas negras*).

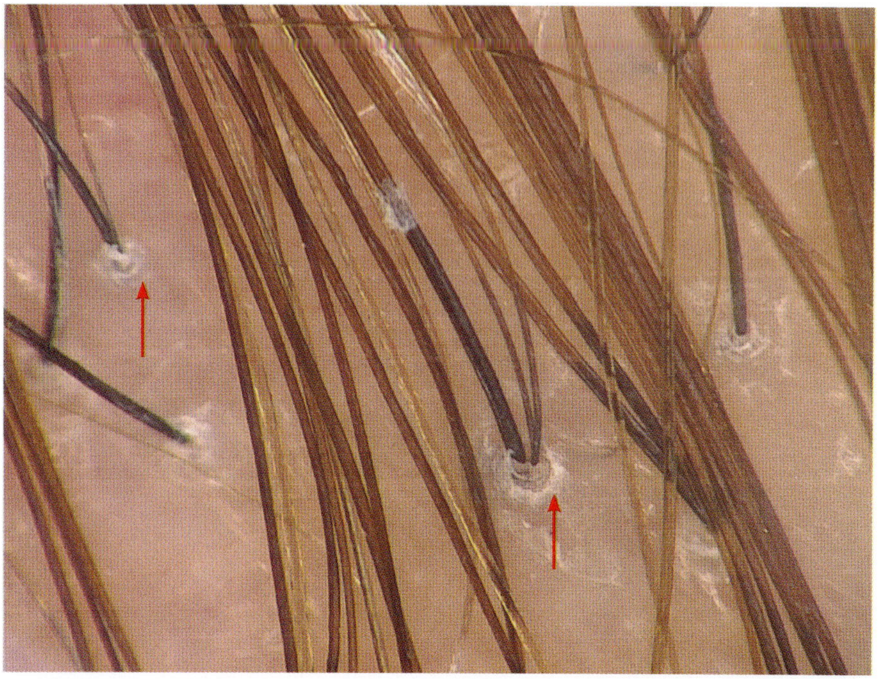

Foto 4 Imagen dermatoscópica a mayor aumento. Se observa que las escamas adoptan una disposición concéntrica y envuelven los tallos desde su emergencia, junto con penachos de pocos pelos rodeados por las mismas escamas (*flechas*).

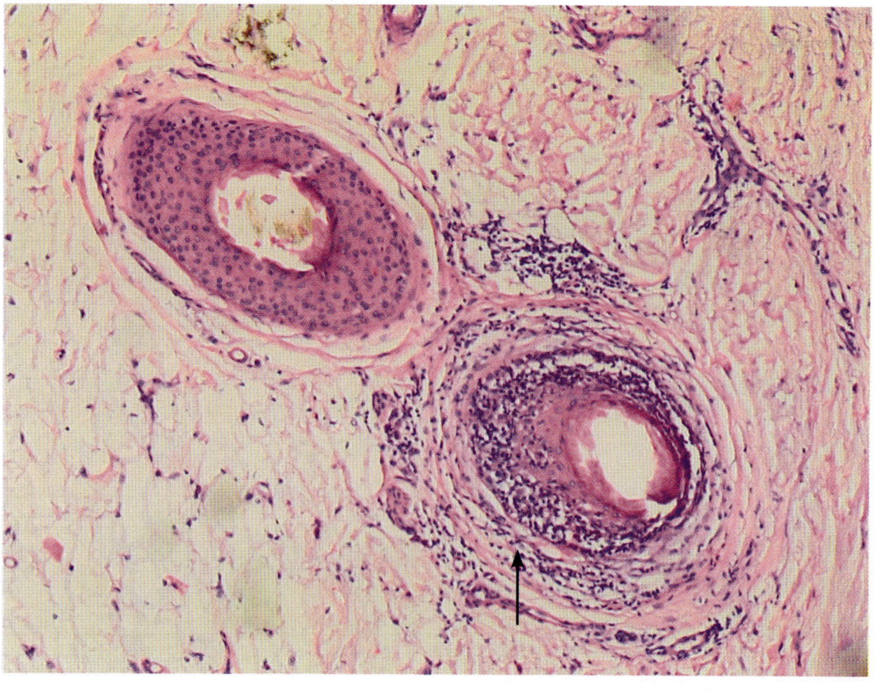

Foto 5 Imagen histológica. Corte histológico transversal que muestra un infiltrado inflamatorio liquenoide perifolicular asociado a fibrosis lamelar concéntrica (*flecha*).

Diagnóstico

Alopecia fibrosante en patrón de distribución.

Mensaje clave

La ausencia de orificios foliculares distingue una alopecia cicatrizal de una no cicatrizal. Las escamas tubulares y los penachos de pocos pelos rodeados de escamas tubulares son sugestivos de liquen plano folicular. La alopecia fibrosante en patrón de distribución es una variedad de liquen plano folicular que presenta lesiones de liquen restringidas a las áreas de la alopecia androgenética, pero sin producir los parches alopécicos típicos de la forma clásica, ni la banda alopécica de la alopecia fibrosante frontal. Clínicamente simula una alopecia androgenética pura y la tricoscopia es una herramienta fundamental para orientar al diagnóstico y guiar el sitio de la biopsia, que debe realizarse de la escama de mayor tamaño. El pronóstico es sustancialmente diferente al de la alopecia androgenética a la que aparenta, de allí la importancia de su reconocimiento.

Bibliografía sugerida

Griggs J, Trüeb RM, Gavazzoni Dias MF, Hordinsky M, Tosti A. Fibrosing alopecia in a pattern distribution. J Am Acad Dermatol 2020; pii: S0190-9622(20)30030-X.

Zinkernagel MS, Trüeb RM. Fibrosing alopecia in a pattern distribution: patterned lichen planopilaris or androgenetic alopecia with a lichenoid tissue reaction pattern? Arch Dermatol 2000; 136: 205-11.

Caso 75 | Horacio A. Cabo

Historia clínica del paciente	
Sexo	Masculino
Edad	62 años
Superficie	Nodular
Lesión	No pigmentada
Diámetro máximo (mm)	11
Duración de la lesión	Más de 8 meses
Historia de cambios morfológicos	Sangrado y crecimiento
Antecedentes personales de cáncer de piel	No
Antecedentes familiares de cáncer de piel	No
Fototipo de piel	III
Recuento total de nevos	10-50
Otros hallazgos clínicos	No

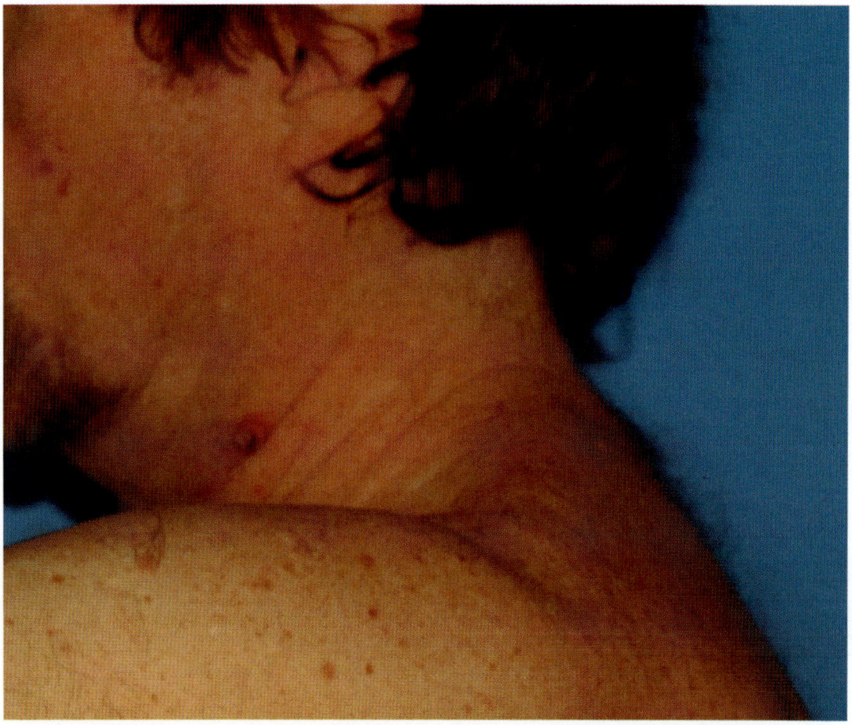

Foto 1 Imagen clínica. Lesión sobreelevada en la cara lateral izquierda del cuello.

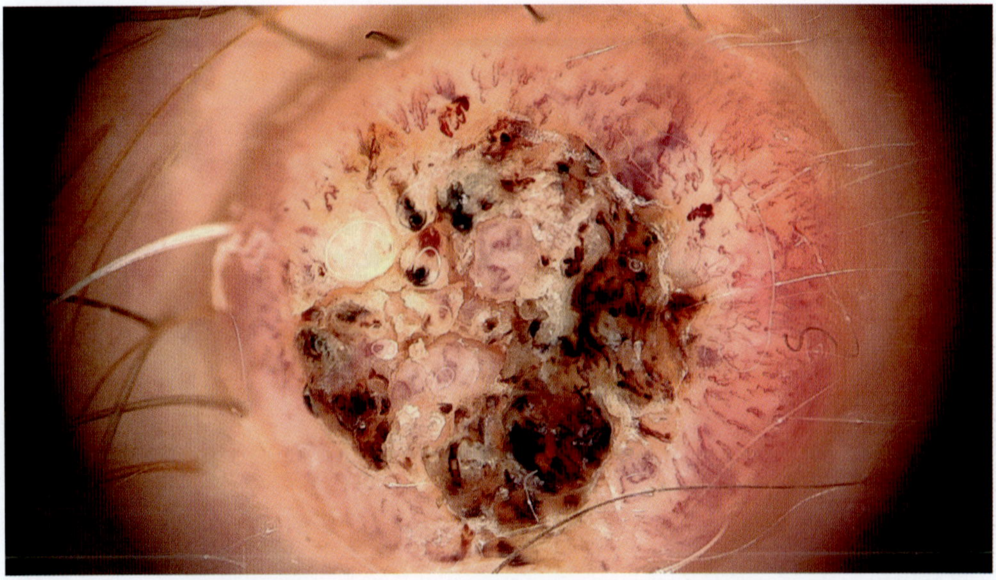

Foto 2 Imagen dermatoscópica.

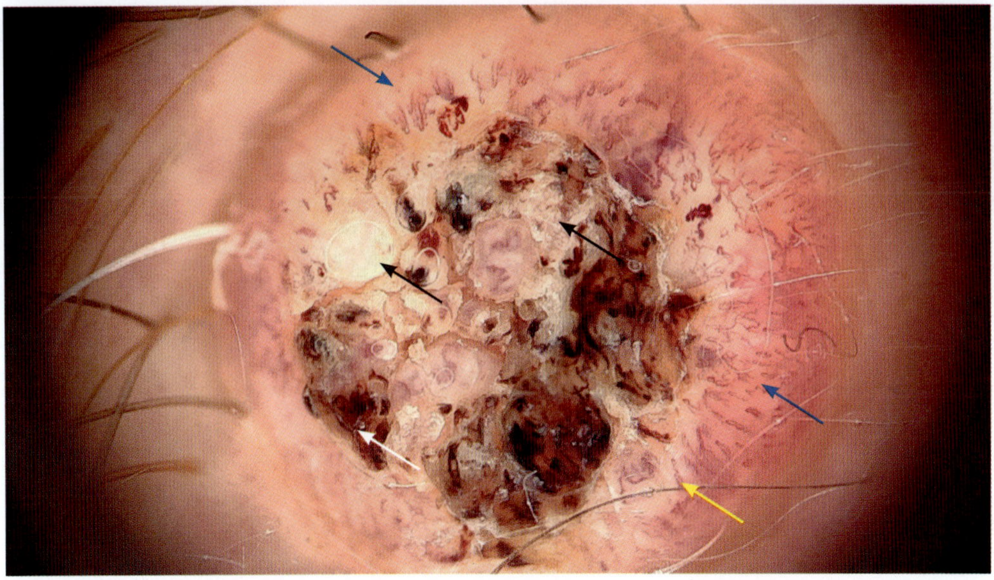

Foto 3 Imagen dermatoscópica donde se observa un área central queratósica (*flechas negras*); manchas de sangre (*flecha blanca*); vasos periféricos en forma de asa rodeados de un halo blanco (*flechas azules*) y áreas blancas (*flecha amarilla*).

Diagnóstico

Carcinoma de células escamosas o carcinoma espinocelular.

Mensaje clave

El carcinoma de células escamosas o espinocelular presenta los siguientes criterios dermatoscópicos:

- Área central queratósica.
- Manchas de sangre dentro de la masa de queratina.
- Ulceraciones.
- Patrón vascular con vasos rodeados de un halo blanco y con una morfología que incluye vasos en forma de asa o hebilla, vasos lineales irregulares y vasos glomerulares o enrollados.
- Áreas o círculos blancos.

Bibliografía sugerida

Berger M, Thomas L, Dalle S. Ink spot lentigo. Ann Dermatol Venereol 2017; 144 (3): 225-6.
Cabo H. Atlas color de Dermatoscopia. Buenos Aires: Ediciones Journal, 2020.

Caso 76 | Horacio A. Cabo

Historia clínica del paciente	
Sexo	Femenino
Edad	73 años
Superficie	Plana
Lesión	No pigmentada
Diámetro máximo (mm)	24
Duración de la lesión	Desconocida
Historia de cambios morfológicos	No
Antecedentes personales de cáncer de piel	No
Antecedentes familiares de cáncer de piel	No
Fototipo de piel	III
Recuento total de nevos	10-50
Otros hallazgos clínicos	No

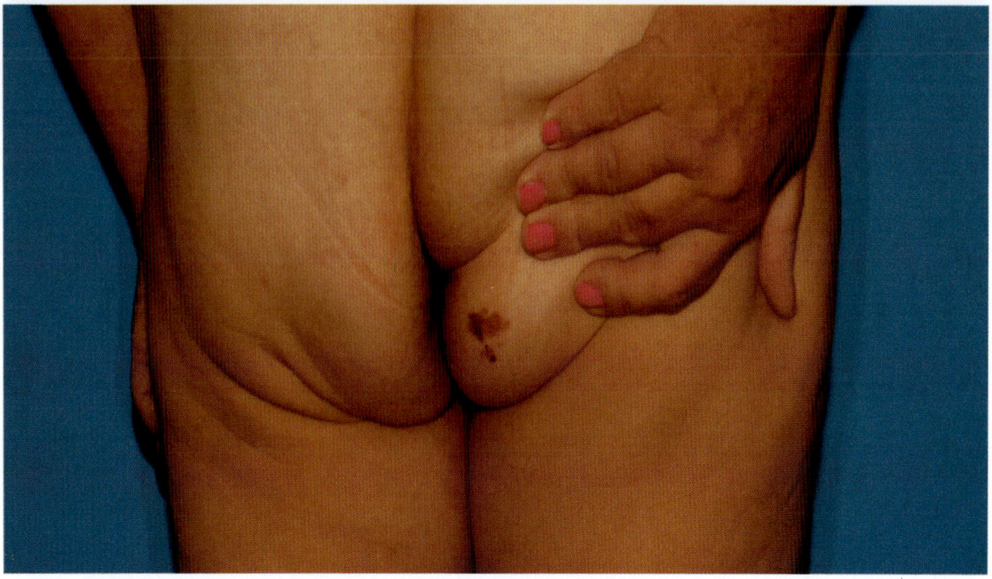

Foto 1 Imagen clínica. Lesión hipopigmentada en la nalga derecha.

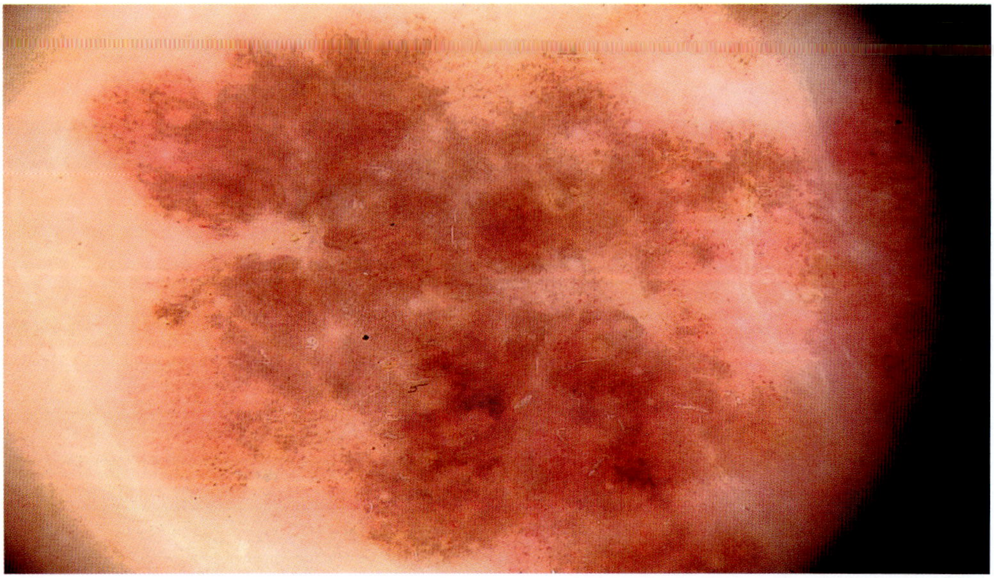

Foto 2 Imagen dermatoscópica.

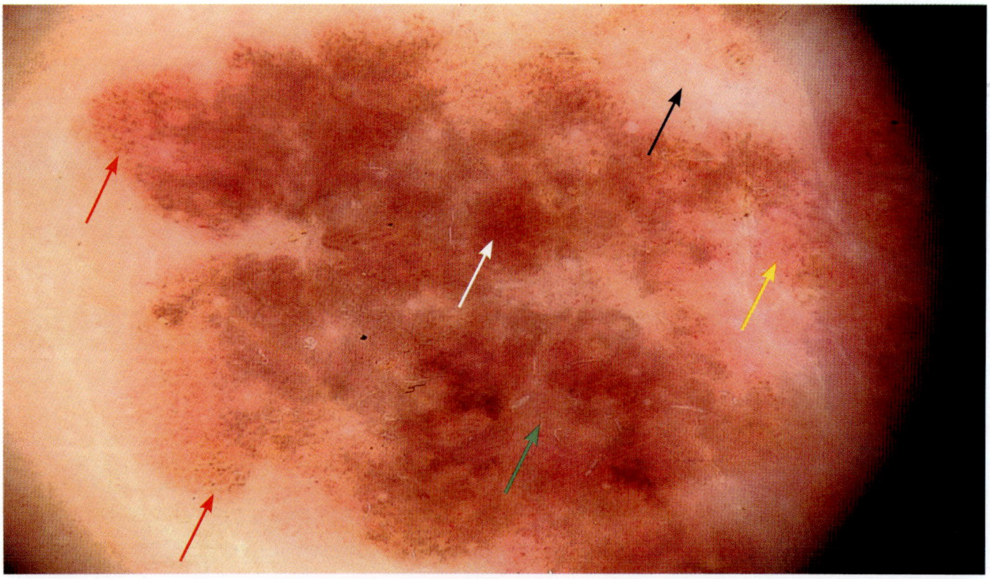

Foto 3 Imagen dermatoscópica donde se observan áreas sin estructura de color blanco (*flecha negra*), de color marrón (*flecha blanca*) y de color rosa (*flecha verde*); vasos enrollados (*flecha amarilla*) y vasos puntiformes con disposición lineal periférica (*flechas rojas*).

Diagnóstico

Carcinoma de células escamosas o carcinoma espinocelular.

Mensaje clave

El carcinoma espinocelular *in situ* hipopigmentado puede presentar las siguientes características dermatoscópicas:

- Puntos con orientación radial periférica de color marrón o rojo.
- Colores:
  - Marrón.
  - Áreas sin estructuras.
  - Áreas hipopigmentadas: rosa, color piel o blanco.
- Vasos:
  - Enroscados o glomerulares.
  - Dispuestos linealmente.
  - Dispuestos en racimos o agrupados.

Bibliografía sugerida

Berger M, Thomas L, Dalle S. Ink spot lentigo. Ann Dermatol Venereol 2017; 144 (3): 225-6.
Cabo H. Atlas color de Dermatoscopia. Buenos Aires: Ediciones Journal, 2020.

Caso 77 | Horacio A. Cabo

Historia clínica del paciente	
Sexo	Masculino
Edad	67 años
Superficie	Palpable
Lesión	No pigmentada
Diámetro máximo (mm)	18
Duración de la lesión	Más de 1 año
Historia de cambios morfológicos	Crecimiento
Antecedentes personales de cáncer de piel	No
Antecedentes familiares de cáncer de piel	No
Fototipo de piel	III
Recuento total de nevos	10-50
Otros hallazgos clínicos	No

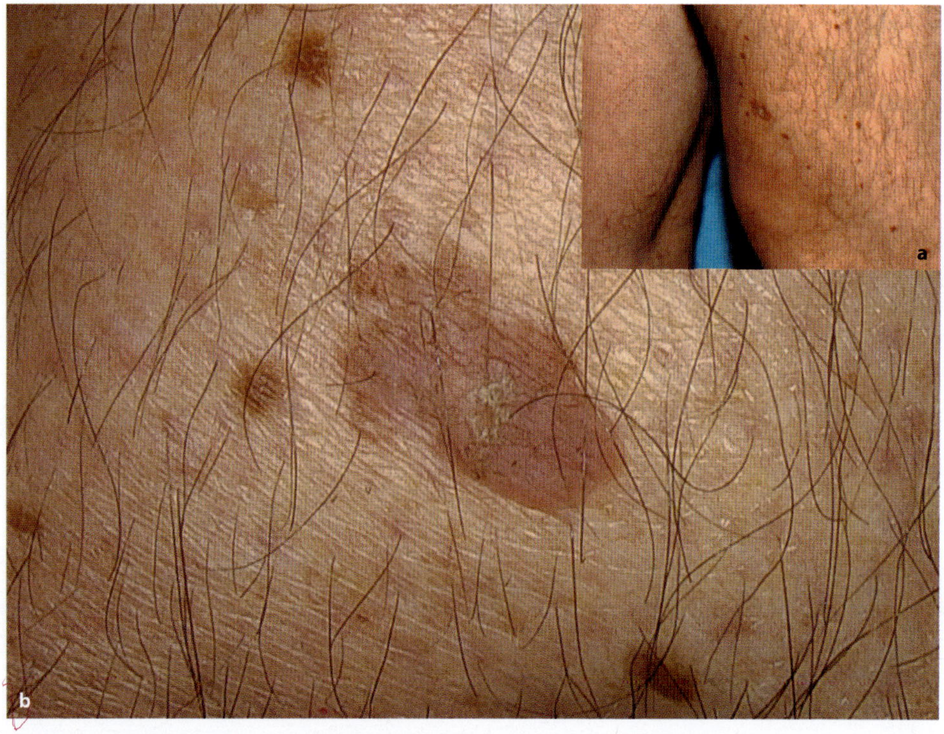

Foto 1 Imagen clínica. **a** Lesión rosada en la cara lateral izquierda del muslo derecho. **b** Acercamiento.

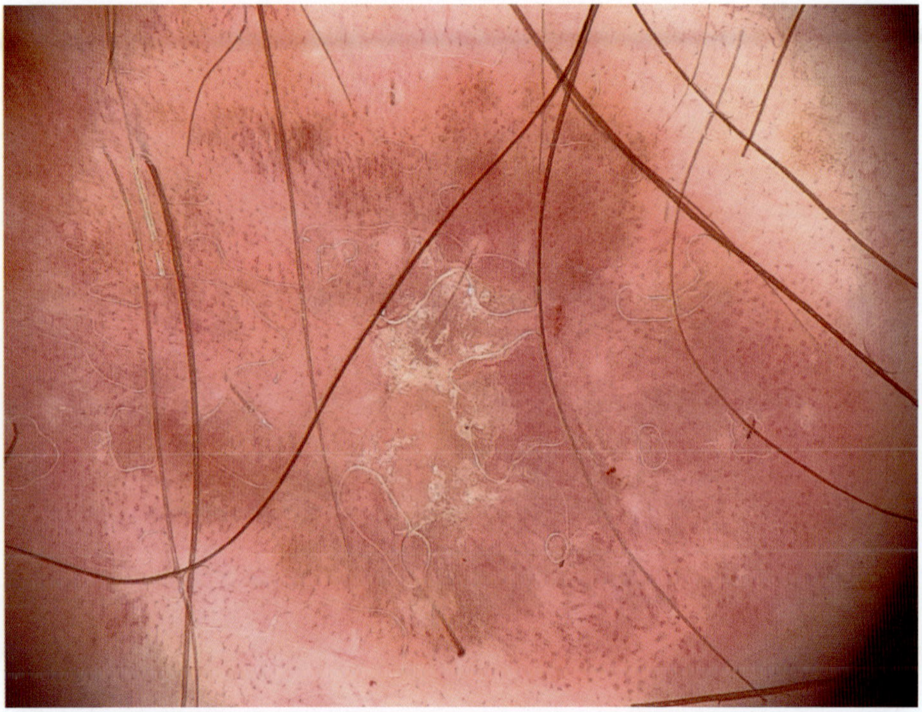

Foto 2 Imagen dermatoscópica.

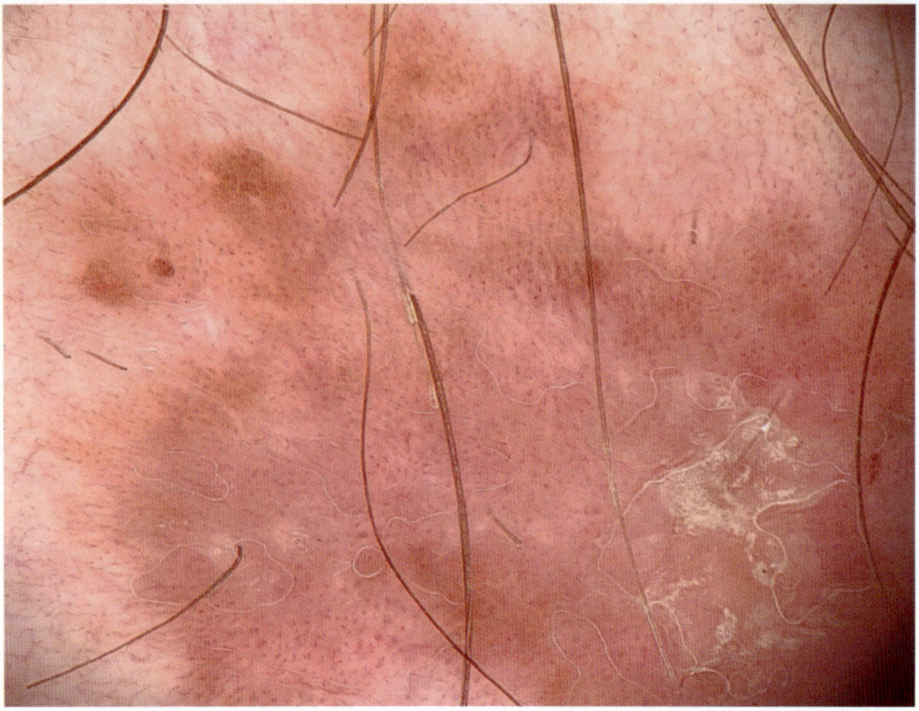

Foto 3 Imagen dermatoscópica: acercamiento.

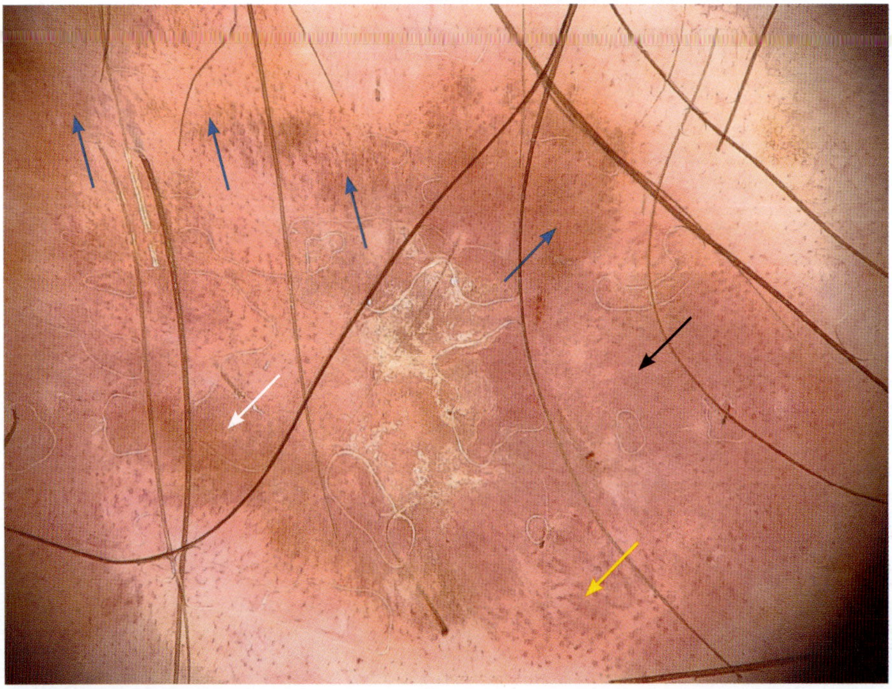

Foto 4 Imagen dermatoscópica donde se observan áreas sin estructura de color marrón (*flecha blanca*) y de color rosa (*flecha negra*); vasos enrollados (*flecha amarilla*) y vasos puntiformes con disposición lineal periférica (*flechas azules*).

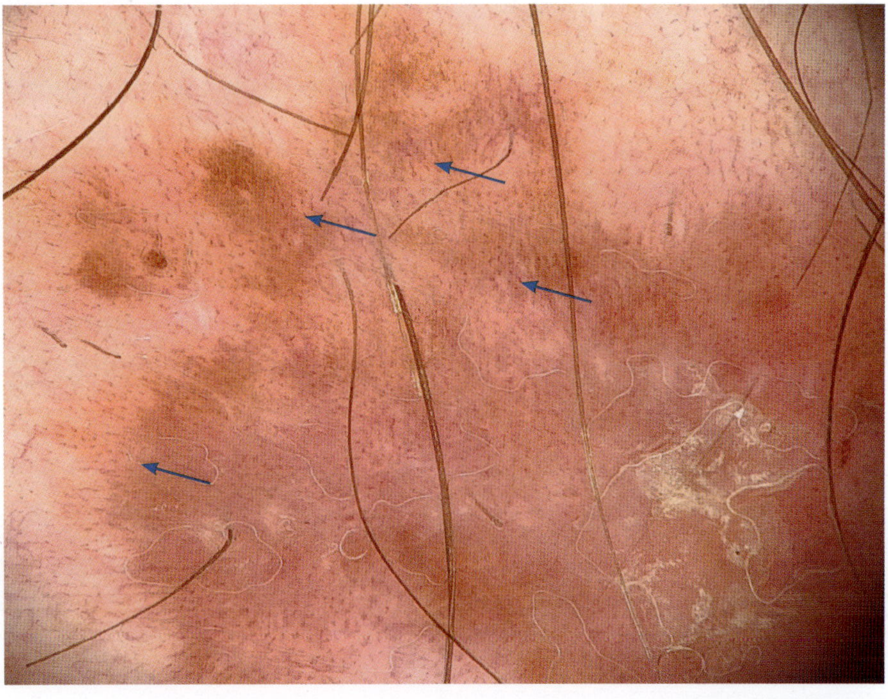

Foto 5 Imagen dermatoscópica de vasos puntiformes con disposición lineal periférica (*flechas azules*).

Diagnóstico

Carcinoma de células escamosas o carcinoma espinocelular hipopigmentado.

Mensaje clave

El carcinoma espinocelular *in situ* hipopigmentado puede presentar las siguientes características dermatoscópicas:

- Puntos con orientación radial periférica de color marrón o rojo.
- Colores:
  - Marrón.
  - Áreas sin estructuras.
  - Áreas hipopigmentadas: rosa, color piel o blanco.
- Vasos:
  - Enroscados o glomerulares.
  - Dispuestos linealmente.
  - Dispuestos en racimos o agrupados.

Bibliografía sugerida

Berger M, Thomas L, Dalle S. Ink spot lentigo. Ann Dermatol Venereol 2017; 144 (3): 225-6.
Cabo H. Atlas color de Dermatoscopia. Buenos Aires: Ediciones Journal, 2020.

Caso 78 | Horacio A. Cabo

Historia clínica del paciente	
Sexo	Masculino
Edad	70 años
Superficie	Palpable
Lesión	No pigmentada
Diámetro máximo (mm)	6
Duración de la lesión	Desconocida
Historia de cambios morfológicos	No
Antecedentes personales de cáncer de piel	No
Antecedentes familiares de cáncer de piel	Sí
Fototipo de piel	III
Recuento total de nevos	10-50
Otros hallazgos clínicos	No

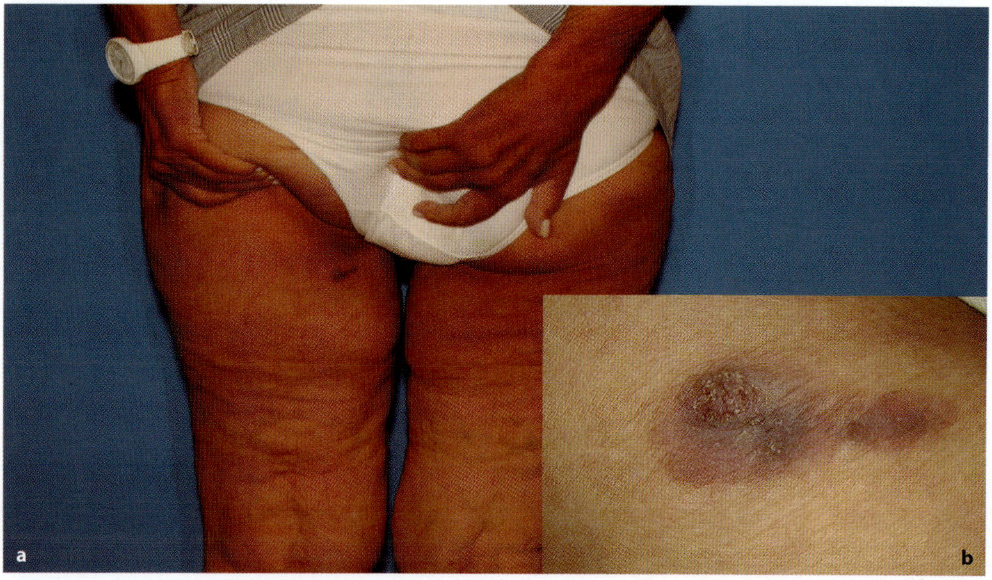

Foto 1 a Imagen clínica. **b** Acercamiento.

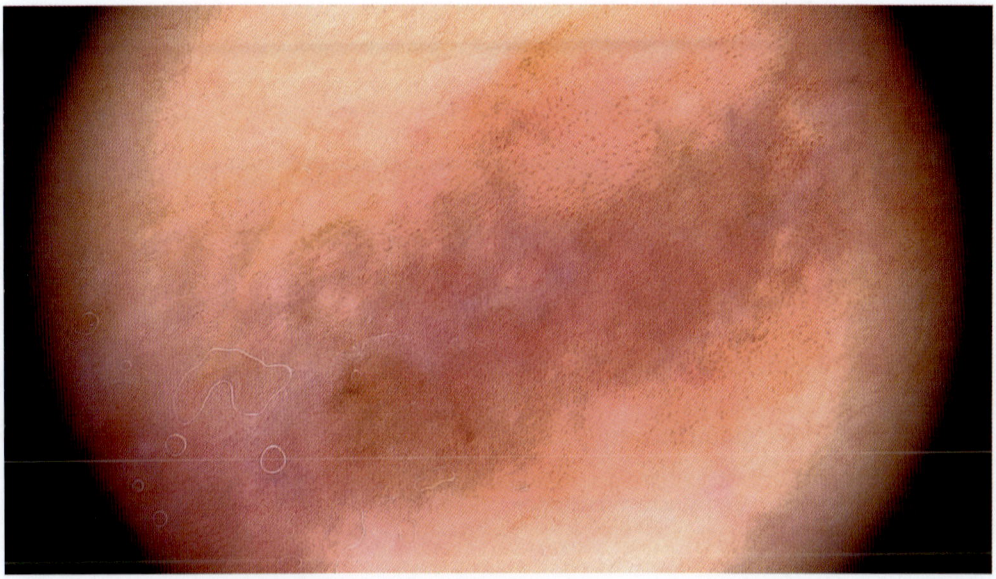

Foto 2 Imagen dermatoscópica.

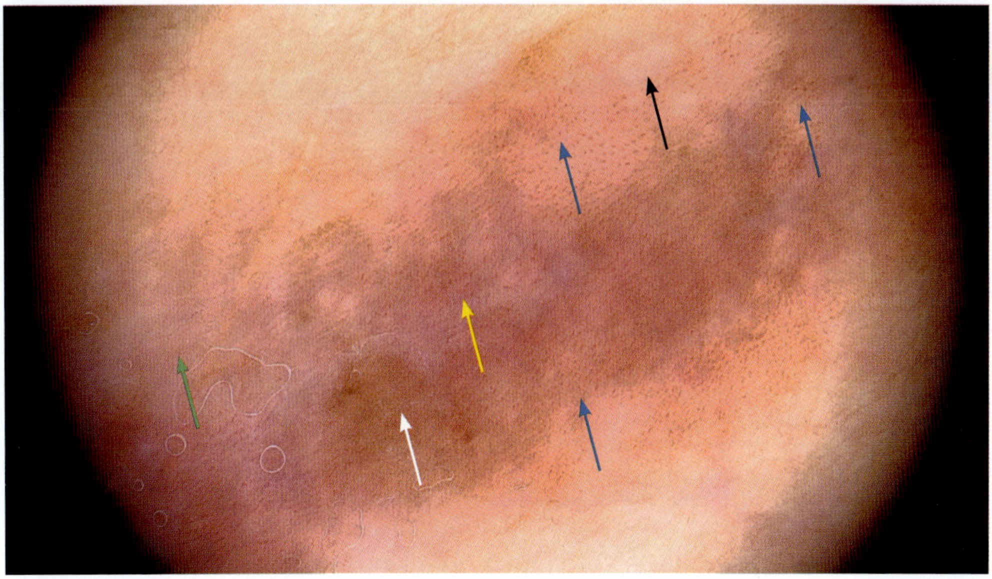

Foto 3 Imagen dermatoscópica donde se observan áreas sin estructura de color blanco (*flecha negra*), de color marrón (*flecha blanca*) y de color rosa (*flecha verde*); vasos enrollados (*flecha amarilla*) y vasos puntiformes con disposición lineal periférica (*flechas azules*).

Diagnóstico

Carcinoma espinocelular *in situ* hipopigmentado.

Mensaje clave

El carcinoma espinocelular *in situ* hipopigmentado puede presentar las siguientes características dermatoscópicas:

- Puntos con orientación radial periférica de color marrón o rojo.
- Colores:
  - Marrón.
  - Áreas sin estructuras.
  - Áreas hipopigmentadas: rosa, color piel o blanco.
- Vasos:
  - Enroscados o glomerulares.
  - Dispuestos linealmente.
  - Dispuestos en racimos o agrupados.

Bibliografía sugerida

Berger M, Thomas L, Dalle S. Ink spot lentigo. Ann Dermatol Venereol 2017; 144 (3): 225-6.
Cabo H. Atlas color de Dermatoscopia. Buenos Aires: Ediciones Journal, 2020.

Caso 79 | Louise Lovatto

Historia clínica del paciente	
Sexo	Femenino
Edad	32 años
Superficie	Plana
Lesión	No pigmentada
Diámetro máximo (mm)	8
Duración de la lesión	12 meses
Historia de cambios morfológicos	Crecimiento no documentado
Antecedentes personales de cáncer de piel	No
Antecedentes familiares de cáncer de piel	No
Fototipo de piel	IV
Recuento total de nevos	< 10
Otros hallazgos clínicos	Exéresis de carcinoma basocelular 12 meses antes, márgenes comprometidos. La paciente refiere crecimiento progresivo de la lesión en los últimos meses.

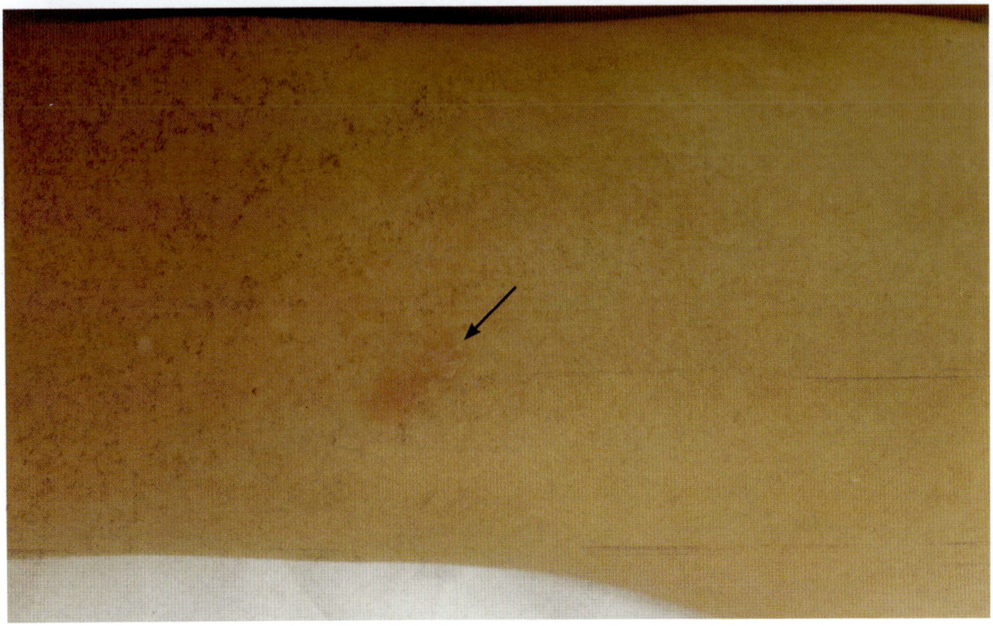

Foto 1 Imagen clínica. Lesión hipopigmentada en el muslo izquierdo.

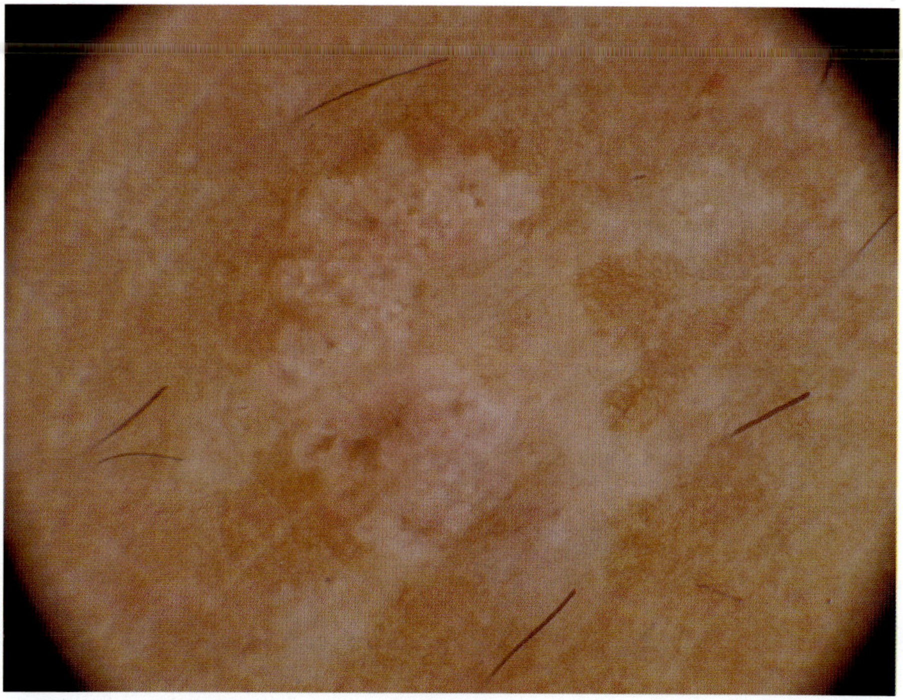

Foto 2 Imagen dermatoscópica con luz polarizada.

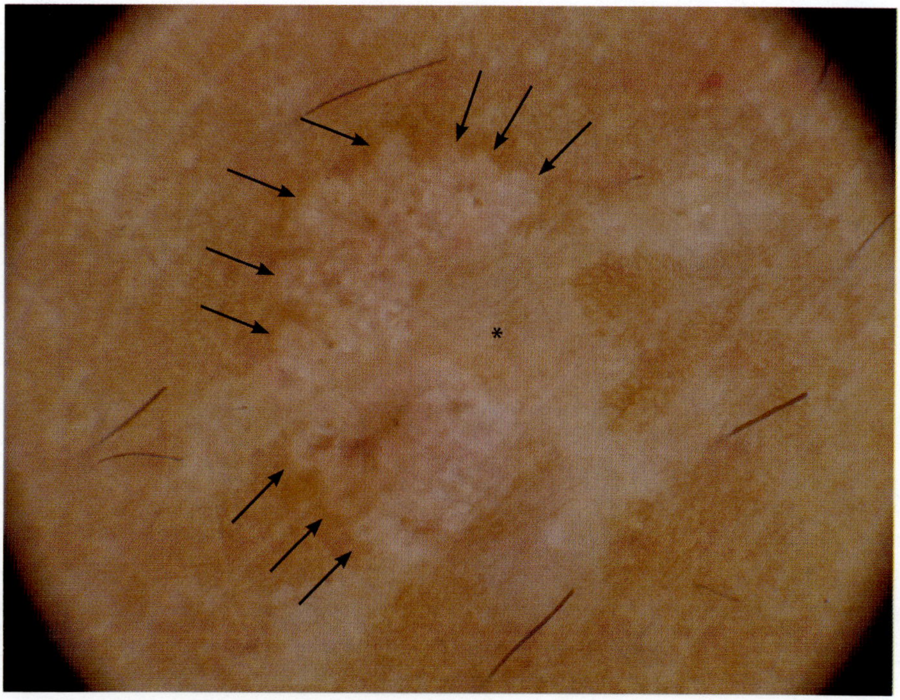

Foto 3 Imagen dermatoscópica de luz polarizada. Se observa negativo de las hojas de arce (*flechas negras*) y cicatriz de la exéresis anterior del carcinoma basocelular (*asterisco*).

Diagnóstico

Carcinoma basocelular superficial.

Mensaje clave

El negativo de las hojas de arce es un hallazgo útil para el reconocimiento de los márgenes y recidiva de los carcinomas basocelulares.

Bibliografía sugerida

Imbernón-Moya A, Sidro M, Malvehy J, Puig S. Negative maple-leaf-like areas: a new clue for basal cell carcinoma margin recognition. Br J Dermatol 2016; 175 (4): 818-20.

Caso 80 | Lucía María Santillán

Historia clínica del paciente	
Sexo	Femenino
Edad	32 años
Superficie	Palpable
Lesión	No pigmentada
Diámetro máximo (mm)	4
Duración de la lesión	60 días
Historia de cambios morfológicos	No
Antecedentes personales de cáncer de piel	Carcinoma basocelular
Antecedentes familiares de cáncer de piel	No
Fototipo de piel	III
Recuento total de nevos	10-50
Otros hallazgos clínicos	No

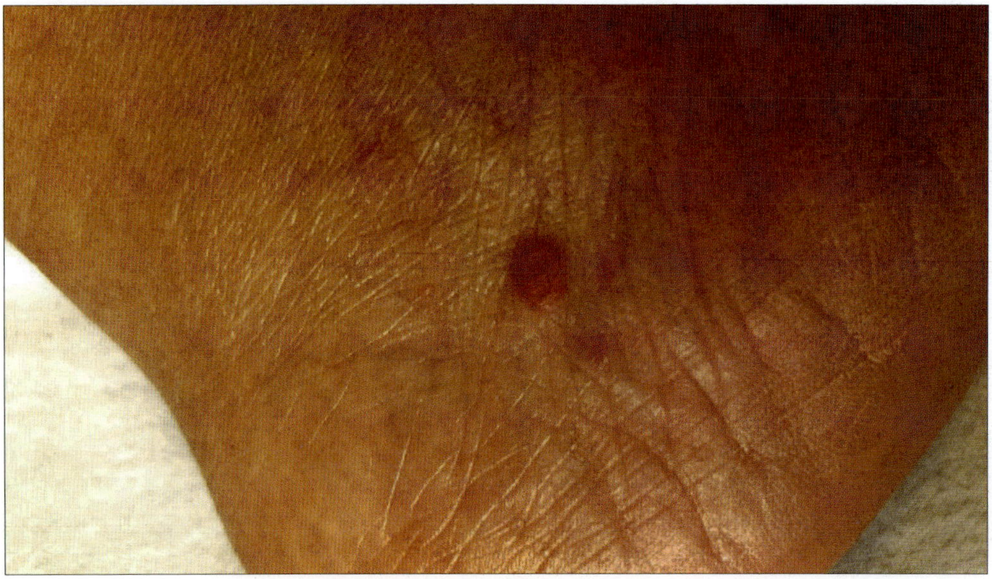

Foto 1 Pápula eritematosa de consistencia firme y umbilicada en la cara interna del pie izquierdo.

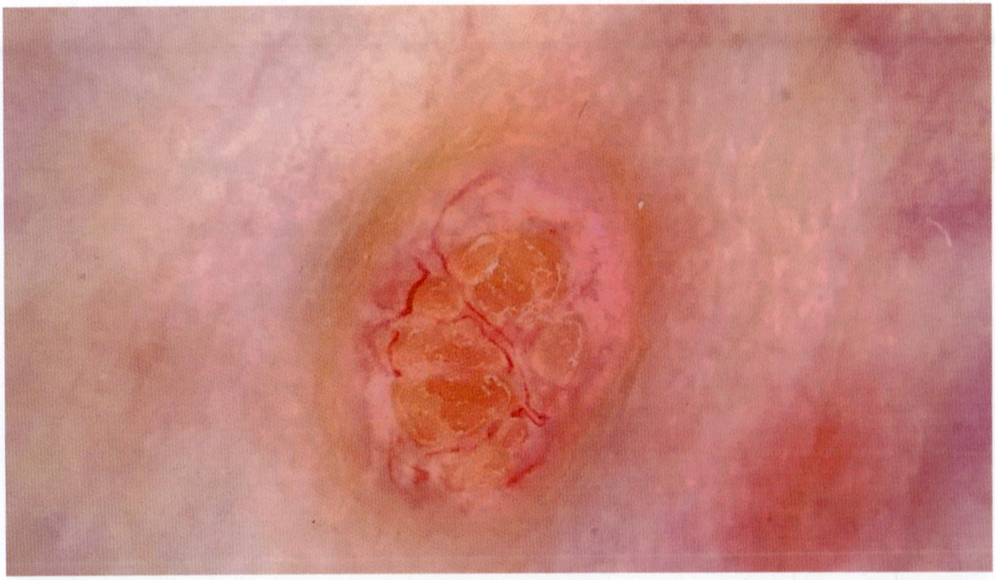

Foto 2 Imagen dermatoscópica con luz polarizada de la lesión.

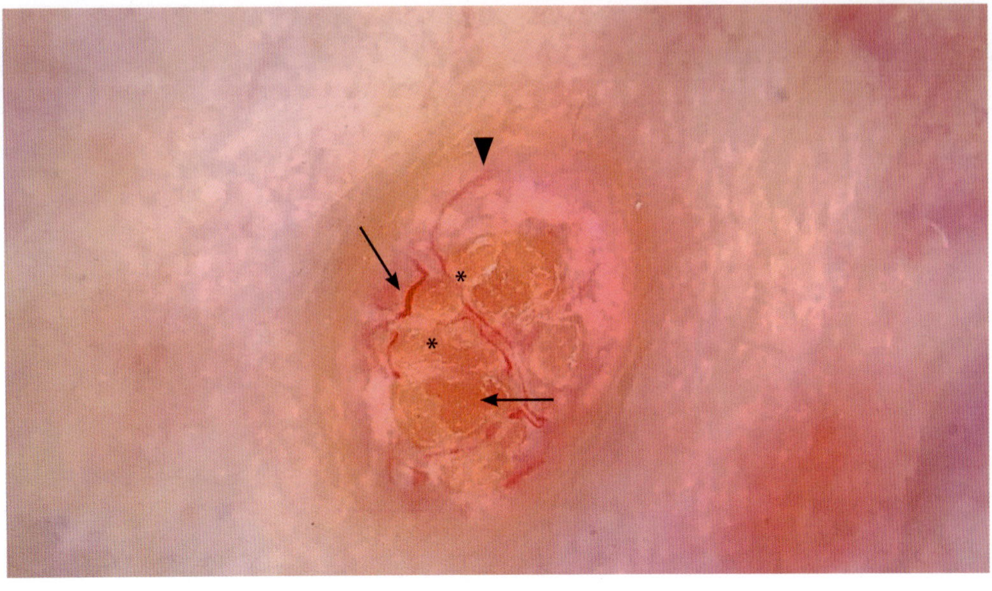

Foto 3 Imagen dermatoscópica. Vasos en corona roja rodeando el orificio (*flechas*), orificios con estructuras amorfas polilobuladas (*asteriscos*), vasos radiados (*cabeza de flecha*).

Diagnóstico

Molusco contagioso.

Mensaje clave

Los hallazgos dermatoscópicos más característicos del molusco contagioso son los orificios/poros centrales que contienen estructuras amorfas polilobuladas, comúnmente conocidas como cuerpos de molusco, que son conglomerados de material viral.

Asimismo, podemos encontrar vasos lineales radiados que no cruzan el centro de la lesión, vasos en hebilla dispuestos en corona roja y con menor frecuencia y asociados a inflamación del molusco, vasos puntiformes. Estos patrones vasculares pueden coexistir o estar presentes de forma aislada. La combinación del patrón radiado con el patrón lineal en corona da lugar al patrón mixto en flor.

Bibliografía sugerida

Craich L, Rodrigeuz Saa S, Cohen Sabban EN, Cabo H. Dermatoscopía de molusco contagioso y verruga vulgar. Dermatol Argent 2014, 20 (1): 65-6.

Ianhez M, Cestari SCP, Enokihara MY, Seize MBPM. Padrões dermatoscópicos do molusco contagioso: estudo de 211 lesões confirmadas por exame histopatológico. An Bras Dermatol 2011; 86 (1): 74-9.

Morales A, Puig S, Malvehy J, Zaballos P. Dermoscopy of molluscum contagiosum. Arch Dermatol 2005; 141: 1644.

Caso 81 | Maite Lisa Eliceche

Historia clínica del paciente	
Sexo	Masculino
Edad	67 años
Superficie	Palpable
Lesión	No pigmentada
Diámetro máximo (mm)	4
Duración de la lesión	Desconocida
Historia de cambios morfológicos	No
Antecedentes personales de cáncer de piel	No
Antecedentes familiares de cáncer de piel	No
Fototipo de piel	III
Recuento total de nevos	10-50
Otros hallazgos clínicos	No

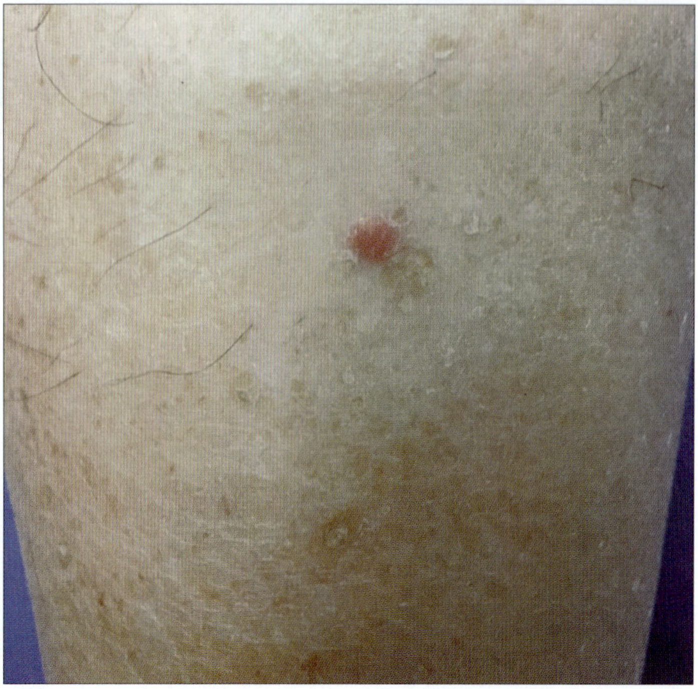

Foto 1 Imagen clínica. Pápula eritematosa de 4 mm de diámetro, bien definida, asintomática, localizada en la cara posterior de la pierna derecha.

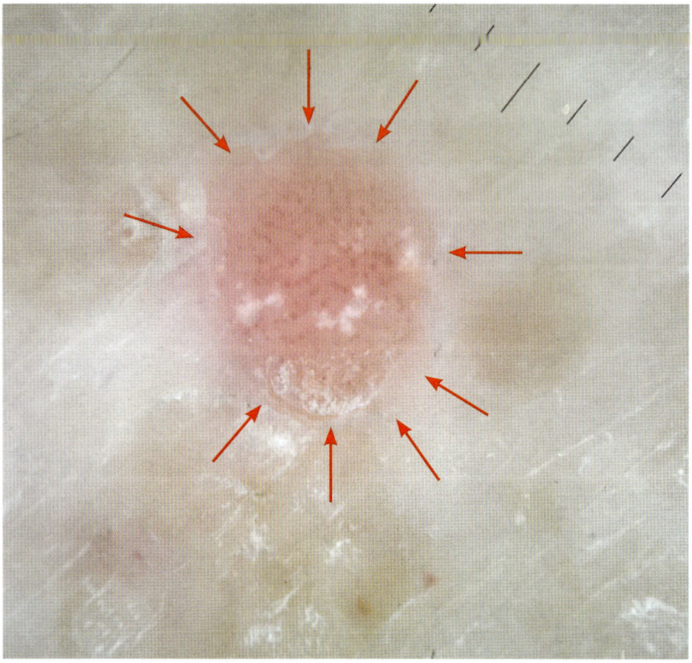

Foto 2 Imagen dermatoscópica con luz polarizada sin contacto, se observa collarete blanco descamativo periférico (*flechas rojas*).

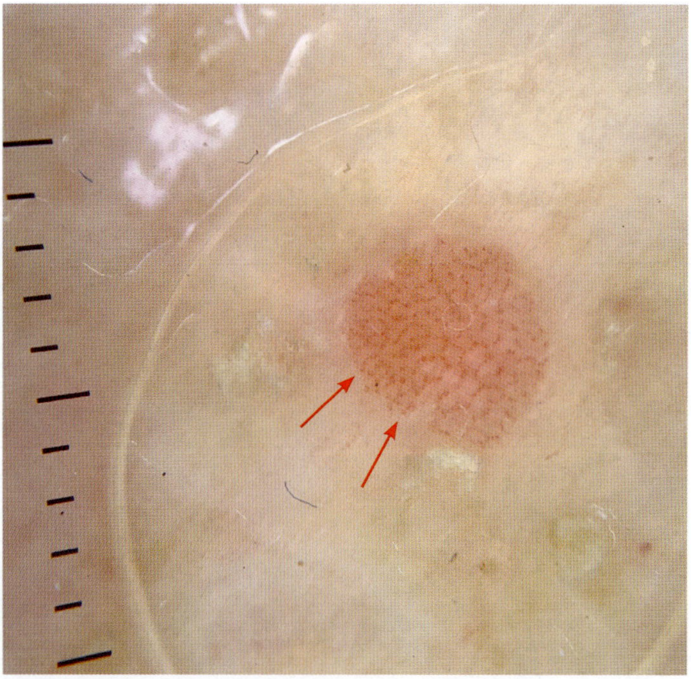

Foto 3 Imagen de dermatoscopia con luz polarizada de contacto: se observa un patrón vascular monomorfo, con vasos puntiformes que se disponen de manera lineal en un patrón similar a un collar de perlas (*flechas rojas*).

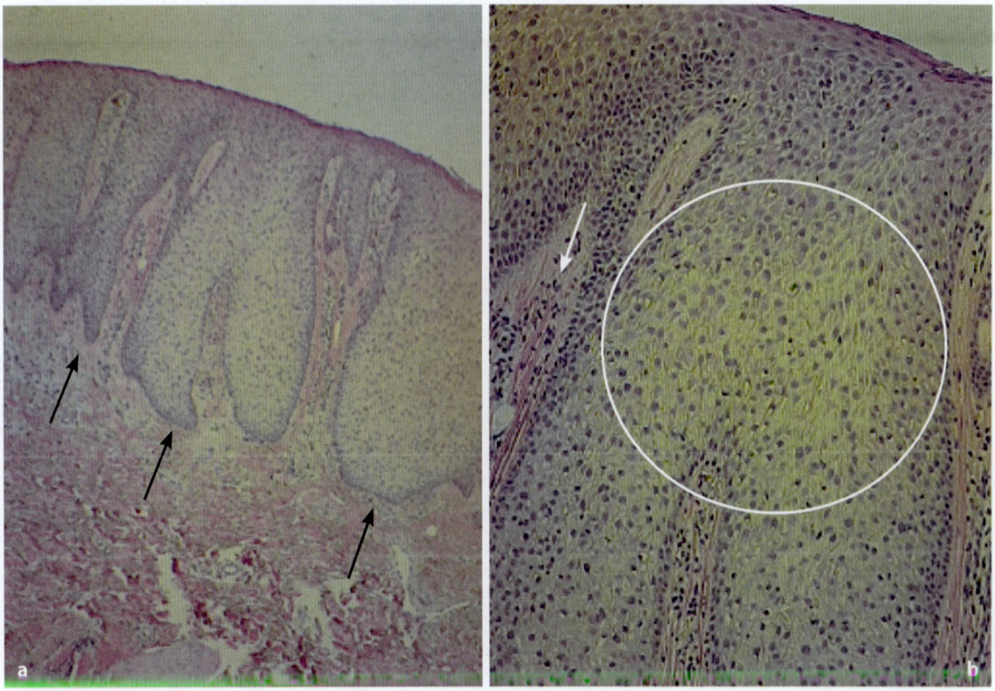

Foto 4 a-b Imagen de histopatología con hematoxilina y eosina. Lesión epidérmica bien delimitada constituida por epidermis con acantosis psoriasiforme (*flechas negras*) compuesta por queratinocitos de citoplasma claro (*círculo blanco*) y papilas dérmicas vascularizadas (*flecha blanca*).

Diagnóstico

Acantoma de células claras.

Mensaje clave

- Patrón vascular: vasos puntiformes o glomerulares que se disponen de manera lineal-serpiginosa o en "collar de perlas".
- Otros criterios: collarete periférico descamativo, escamas, costras anaranjadas y costras hemorrágicas.

Bibliografía sugerida

Lyons G, Chamberlain AJ, Kelly JW. Dermoscopic features of clear cell acanthoma: five new cases and a review of existing published cases. Australas J Dermatol 2015; 56 (3): 206-11.

Tiodorovic-Zivkovic D, Lallas A, Longo C, et al. Dermoscopy of clear cell acanthoma. J Am Acad Dermatol 2015; 72 (1): 47-9.

Zalaudek I, Kreusch J, Giacomel J, et al. How to diagnose nonpigmented skin tumors: a review of vascular structures seen with dermoscopy: part II. Nonmelanocytic skin tumors. J Am Acad Dermatol 2010; 63 (3): 377-86.

Caso 82 | María Belén Marín

Historia clínica del paciente	
Sexo	Masculino
Edad	78 años
Superficie	Nodular
Lesión	No pigmentada
Diámetro máximo (mm)	9 mm
Duración de la lesión	Tiempo de evolución desconocido
Historia de cambios morfológicos	Aumento de tamaño y sangrado
Antecedentes personales de cáncer de piel	No
Antecedentes familiares de cáncer de piel	No
Fototipo de piel	III
Recuento total de nevos	50-100
Otros hallazgos clínicos	Importante fotodaño

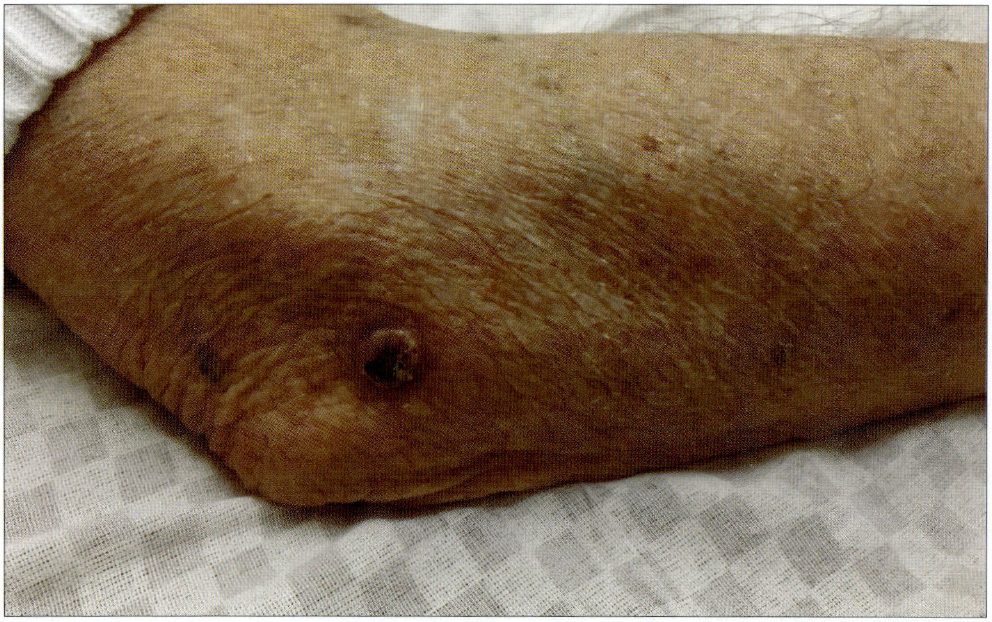

Foto 1 Imagen clínica.

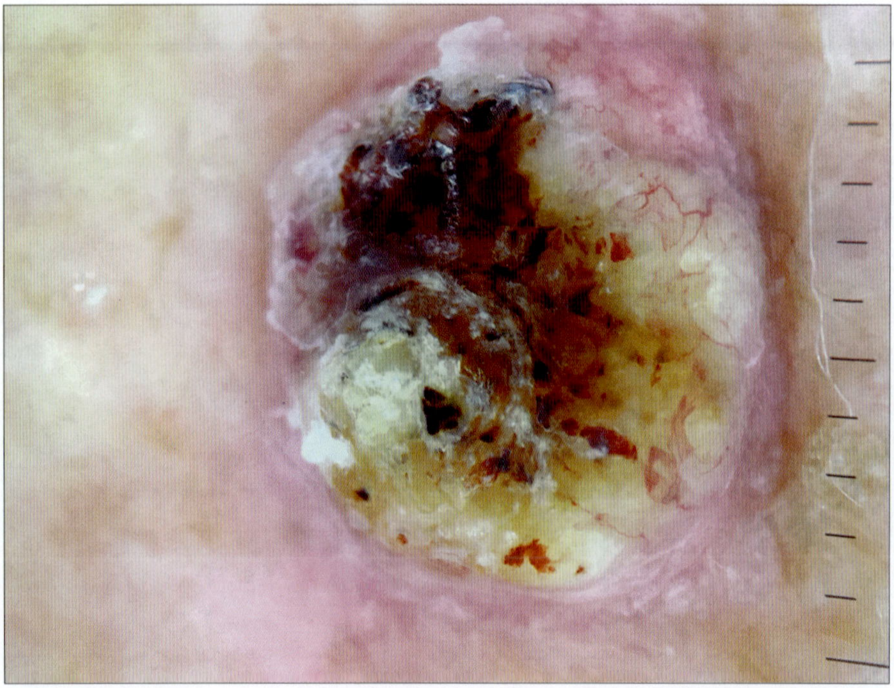

Foto 2 Imagen dermatoscópica.

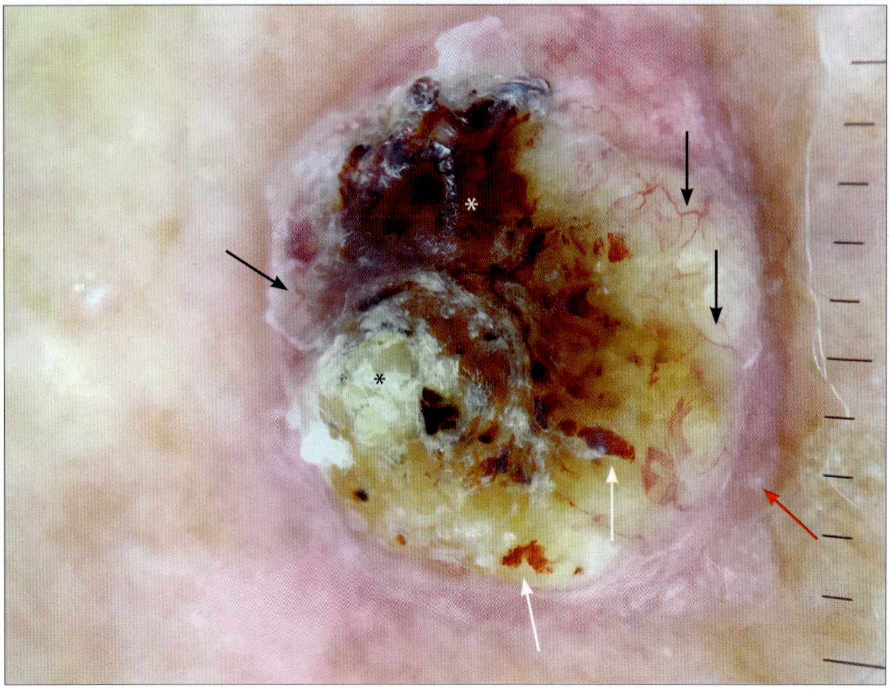

Foto 3 Imagen dermatoscópica. Áreas blancas sin estructura (*flecha roja*), vasos lineales irregulares (*flechas negras*), masa de queratina (*asterisco negro*), ulceración (*asterisco blanco*), manchas de sangre (*flechas blancas*).

Diagnóstico

Carcinoma espinocelular moderadamente diferenciado.

Mensaje clave

El color blanco predominante está dado por las áreas de queratina, círculos blancos y áreas blancas sin estructuras característico de los carcinomas escamosos bien diferenciados. En los carcinomas escamosos pobremente diferenciados el color predominante es el rojo dado por un patrón vascular polimorfo (vasos lineales delgados, en hebilla o glomerulares) y áreas de sangrado.

En este caso el estudio histopatológico informó carcinoma escamoso moderadamente diferenciado, lo que explica la presencia de ambos colores (blanco y rojo).

Bibliografía sugerida

Cabo H, et al. Conceptos fundamentales de la Dermatoscopia. Lesiones no melanociticas malignas. En: Cabo H, et al (eds). Dermatoscopía: Casos clínicos. 1° ed. Buenos Aires: Ediciones Journal, 2018.

Zalaudek I, Argenziano G. Dermoscopy of actinic keratosis, intraepidermal carcinoma and squamous cell carcinoma. Curr Probl Dermatol 2015; 46: 70-6.

Caso 83 | María Belén Marín

Historia clínica del paciente	
Sexo	Masculino
Edad	75 años
Superficie	Plana
Lesión	No pigmentada
Diámetro máximo (mm)	1,6 mm
Duración de la lesión	Tiempo de evolución desconocido
Historia de cambios morfológicos	No
Antecedentes personales de cáncer de piel	No
Antecedentes familiares de cáncer de piel	No
Fototipo de piel	II
Recuento total de nevos	10 50
Otros hallazgos clínicos	Múltiples angiomas y nevos rubí

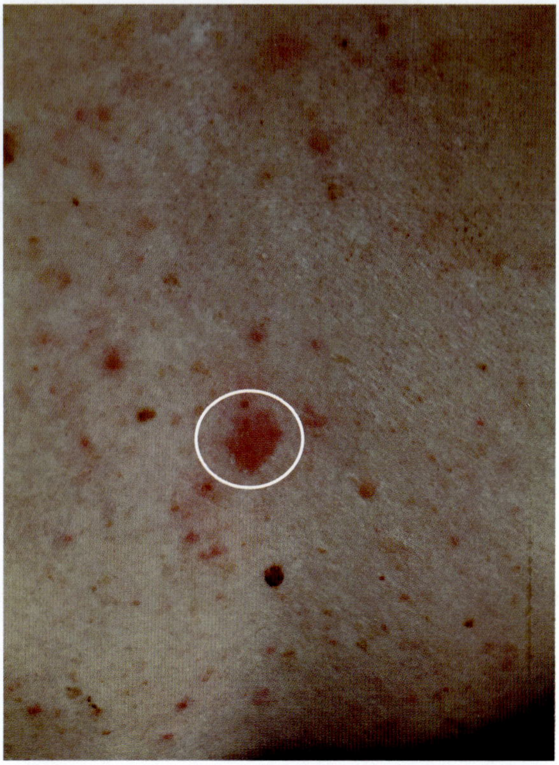

Foto 1 Imagen clínica. Placa única, rosada con escamas blanquecinas de borde irregular y bien delimitado localizada en la región lumbar.

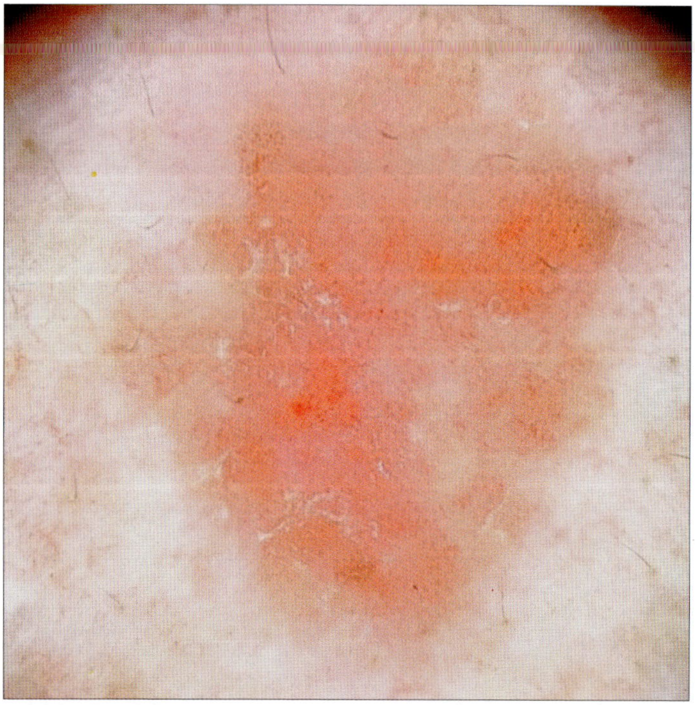

Foto 2 Imagen dermatoscópica.

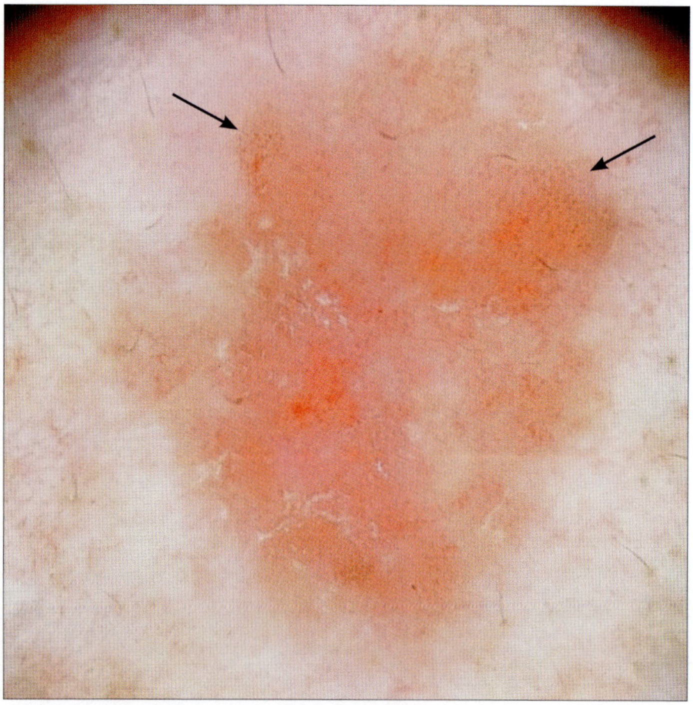

Foto 3 Imagen dermatoscópica. Vasos glomerulares (*flechas negras*) de distribución focal, patrón monomorfo y escamas blanquecinas.

Diagnóstico

Carcinoma escamoso *in situ* no pigmentado (enfermedad de Bowen).

Mensaje clave

En esta lesión los vasos glomerulares (vasos tortuosos y convolutos semejantes al aparato glomerular del riñón), de distribución focal o agrupados y patrón monomorfo (un solo tipo de vaso) y superficie escamosa, son sugestivos de carcinoma escamoso *in situ* no pigmentado (enfermedad de Bowen).

Bibliografía sugerida

Cabo H. Dermatoscopia. 2° ed. Buenos Aires: Ediciones Journal, 2012; p. 118-25.

Zalaudek I, Giacomel J, Schmid K, Bondino S, et al. Dermatoscopy of actinic keratosis, intraepidermal carcinoma and invasive squamous cell carcinoma: A progression model. J Am Acad Dermatol 2012; 66: 589-97.

Caso 84 | María Clara de Diego

Historia clínica del paciente	
Sexo	Masculino
Edad	82 años
Superficie	Nodular
Lesión	No pigmentada
Diámetro máximo (mm)	30
Duración de la lesión	3 meses
Historia de cambios morfológicos	No
Antecedentes personales de cáncer de piel	No
Antecedentes familiares de cáncer de piel	No
Fototipo de piel	II
Recuento total de nevos	< 10
Otros hallazgos clínicos	No

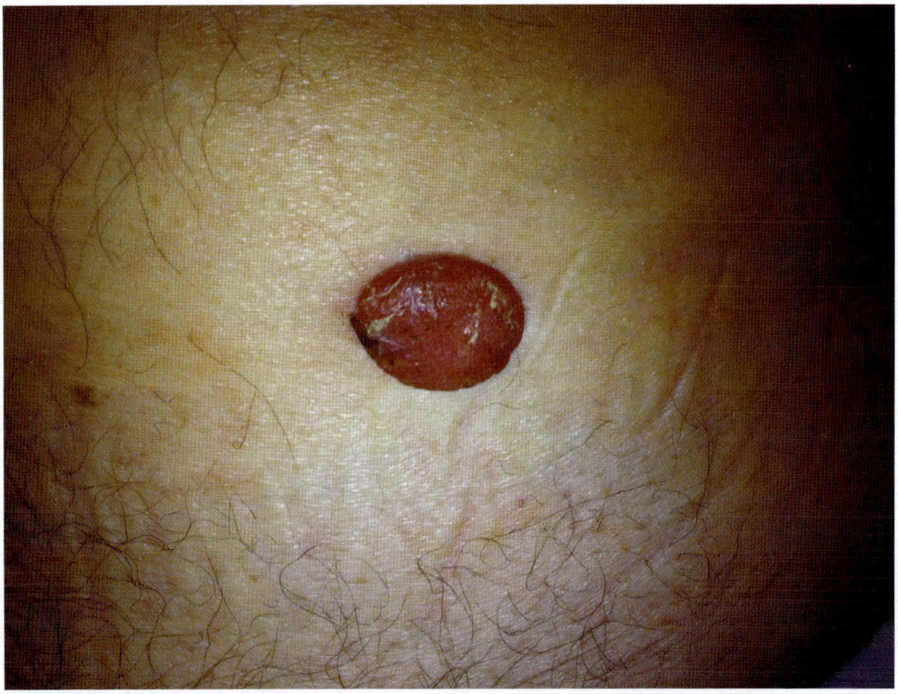

Foto 1 Imagen clínica. Tumor sésil bien circunscrito de color rojo, cubierto por algunas escamas, blando e indoloro a la palpación, localizado en la fosa lumbar derecha.

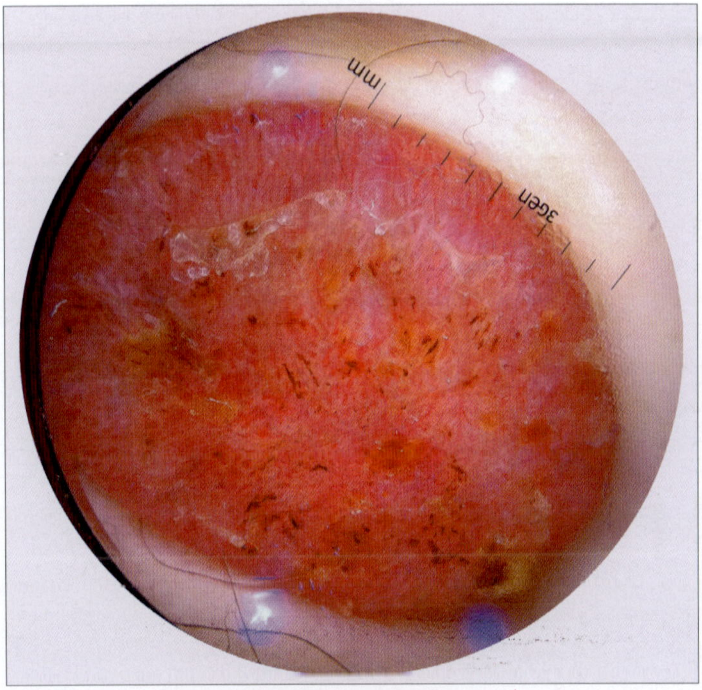

Foto 2 Imagen dermatoscópica.

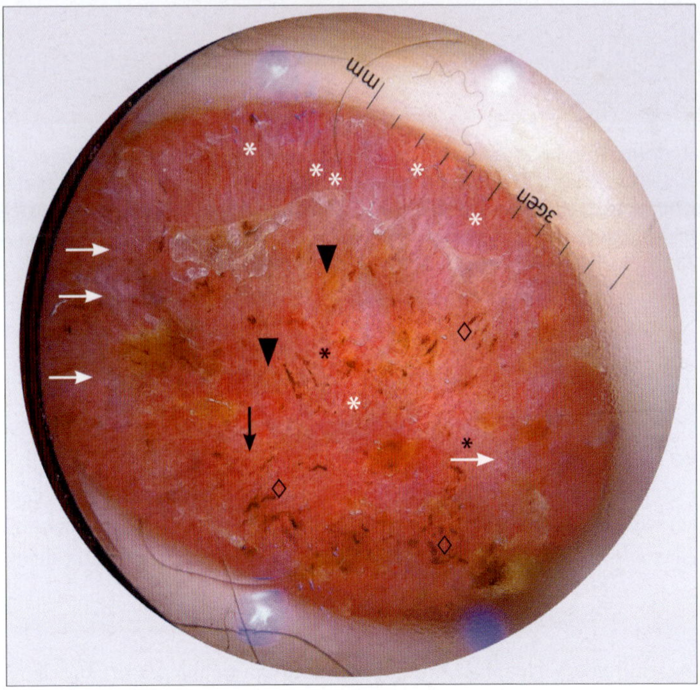

Foto 3 Imagen dermatoscópica. Patrón vascular polimorfo, se observan vasos lineales en asa irregulares (*asteriscos blancos*), lineales enrollados (*flecha negra*) y vasos ramificados con terminaciones redondeadas (*asteriscos negros*). Puntos hemorrágicos (*rombos sin relleno*), áreas amarillas sin estructura (*puntas de flecha*), áreas blancas entrelazadas alrededor de vasos (*flechas blancas*).

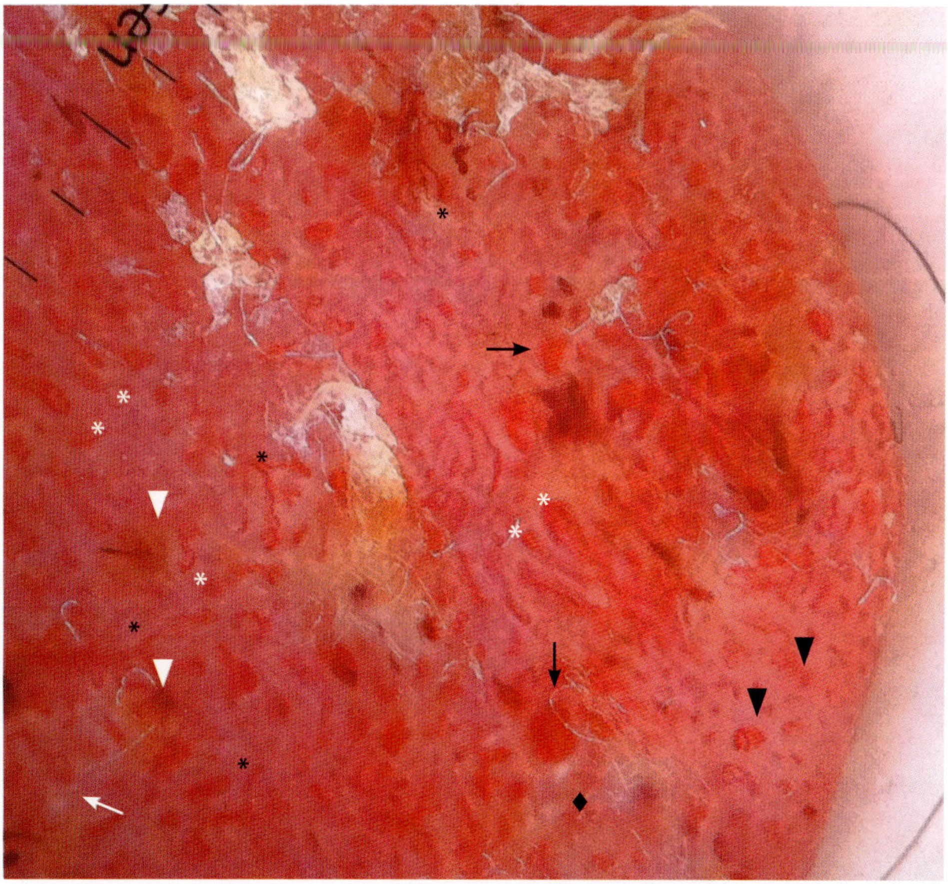

Foto 4 Imagen dermatoscópica (ampliación). Patrón vascular polimorfo, se observan vasos lineales en asa irregulares (*asteriscos blancos*), lineales enrollados (*flechas negras*), lineales helicoidales (*puntas de flecha negras*) y vasos ramificados con terminaciones redondeadas (*asteriscos negros*). Áreas amarillas sin estructura (*puntas de flecha blancas*), áreas blancas entrelazadas alrededor de vasos (*flecha blanca*) y en sectores con aspecto redondeado símil "huevos de rana" (*rombo negro*).

Diagnóstico

Poroma ecrino.

Mensaje clave

El poroma ecrino exhibe una amplia variabilidad dermatoscópica, y presenta características específicas, pero poco prevalentes. La presencia de vasos ramificados con terminaciones redondeadas y las áreas blancas entrelazadas alrededor de vasos, son una de ellas.

Bibliografía sugerida

Marchetti MA, Marino ML, Virmani P, Dusza SW, et al. Dermoscopic feature and patterns of poromas: a multicentre observational case-control study conducted by the International Dermoscopy Society. J Eur Acad Dermatol Venereol 2018; 32: 1263-71.

Sgouros D, Piana S, Argenziano G, Longo C, Moscarella E, et al. Clinical, dermoscopic and histopathological features of eccrine poroid neoplasms. Dermatology 2013; 227 (2): 175-9.

Caso 85 | María Eugenia Cappetta

Historia clínica del paciente	
Sexo	Femenino
Edad	49 años
Superficie	Plana
Lesión	No pigmentada
Diámetro máximo (mm)	Compromiso difuso del cuero cabelludo a predomio frontal
Duración de la lesión	5 años
Historia de cambios morfológicos	No
Antecedentes personales de cáncer de piel	No
Antecedentes familiares de cáncer de piel	No
Fototipo de piel	III
Recuento total de nevos	10-50
Otros hallazgos clínicos	Alopecia difusa a predominio frontal, pruriginosa; no hay alopecia en otras zonas anatómicas; laboratorio normal incluyendo TSH, perfil hormonal, VDRL y FAN negativos; sutil mejora con finasteride 2,5 mg/día desde hace 1 año (indicación *off label*).

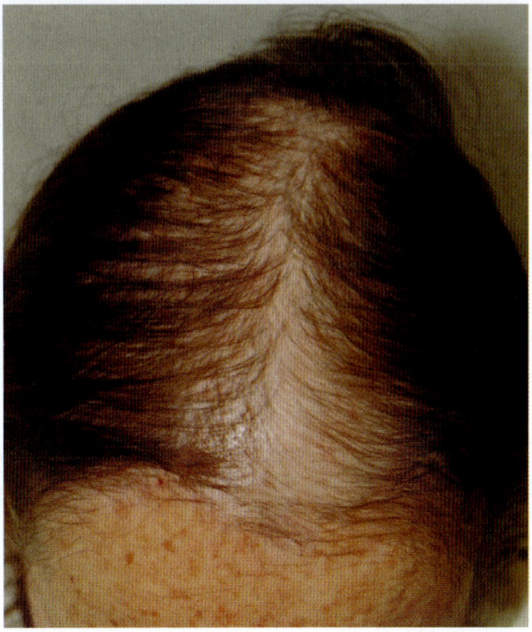

Foto 1 Fotodaño en zonas expuestas (frente). Alopecia difusa con patrón femenino (compromiso frontal-parietal, conserva la línea de implantación frontal).

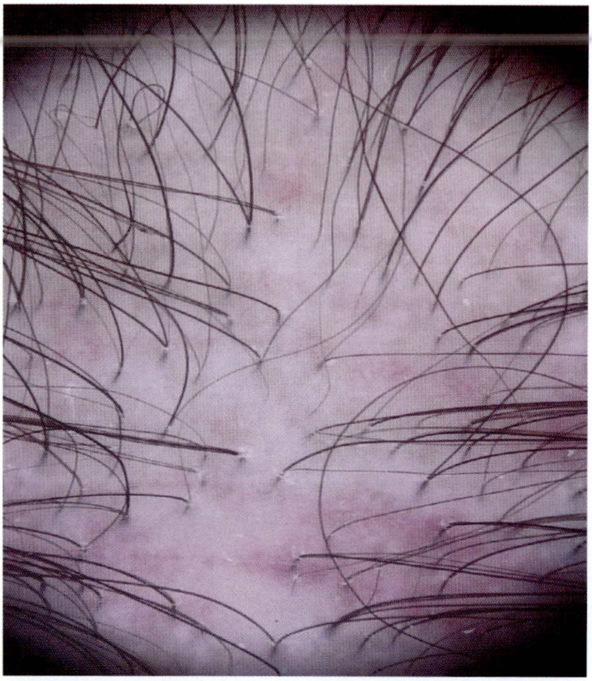

Foto 2 Tricoscopia de región frontal.

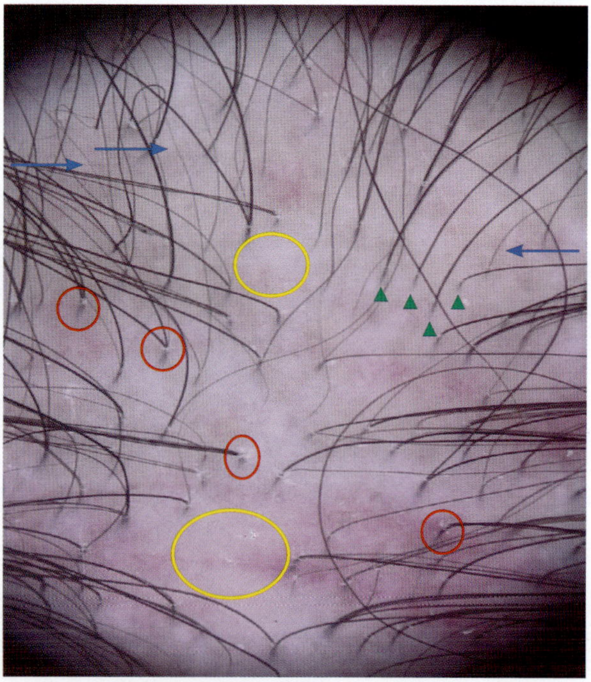

Foto 3 Ausencia de *ostium* foliculares (alopecia cicatrizal), coloración marmolada en sectores marfilina (*círculos amarillos*). Pelos miniaturizados (*flechas azules*). Anisotricosis (diversidad de diámetros de las fibras capilares que reflejan el proceso de miniaturización). Escama perifolicular (*círculos rojos*). Presencia de unidades foliculares de un solo pelo (*triángulos verdes*).

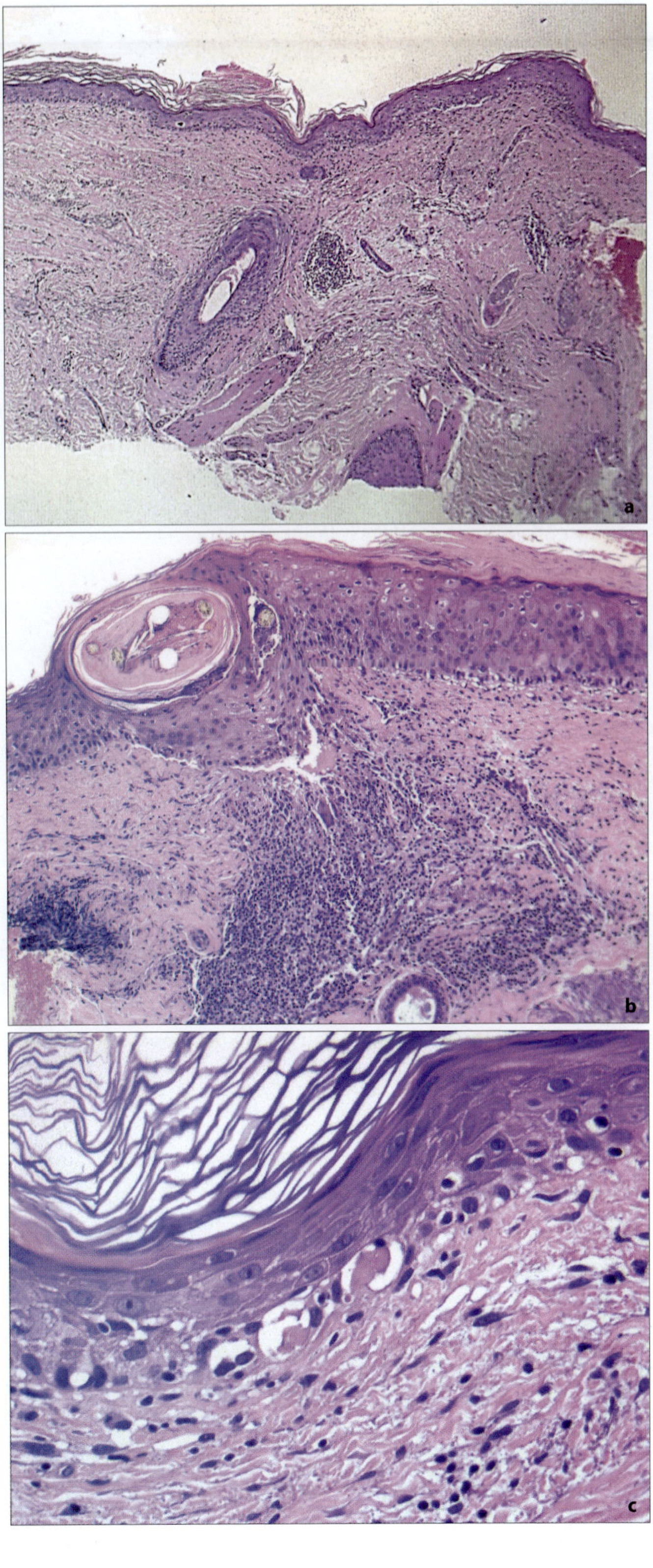

Foto 4 a-c Imagen histológica.

Diagnóstico

Alopecia fibrosante en patrón de distribución.

Mensaje clave

La alopecia fibrosante en patrón de distribución es una alopecia cicatrizal primaria linfocítica que pertenece al espectro liquenoide no clásico de entidades que afecta el cuero cabelludo (alopecia fibrosante frontal, alopecia cicatrizal en patrón, liquen plano pilar en patrón difuso). Existe superposición clínica e histológica entre estas entidades, y no está claro aún si no representan distintos estadios evolutivos de un mismo proceso.

La alopecia fibrosante en patrón de distribución reúne las características de inflamación liquenoide sumado a miniaturización folicular que afecta zonas típicas de las zonas de la alopecia androgenética y de patrón femenino.

Es fundamental el rol de la tricoscopia para diferenciar esta patología de causas no cicatrizales, como la alopecia androgenética/dermatitis seborreica, para guiar la biopsia de cuero cabelludo y monitorear la respuesta al tratamiento.

El tratamiento antiinflamatorio debe ser agregado al esquema terapéutico y desalentar el tratamiento quirúrgico (trasplante capilar).

Bibliografía sugerida

Starace M, Orlando G, Baraldi C, et al Diffuse Variants of Scalp Lichen Planopilaris: Clinical, Trichoscopic, and Histopathologic Features of 40 Patients. J Am Acad Dermatol 2019; doi: 10.1016/j.jaad.2019.11.006.

Zinkernagel M, Trüeb R. Fibrosing Alopecia in a Pattern Distribution: Patterned Lichen Planopilaris or Androgenetic Alopecia With a Lichenoid Tissue Reaction Pattern? Arch Dermatol 2000; 136 (2): 205-11.

Caso 86 | María Eugenia Caram

Historia clínica del paciente	
Sexo	Masculino
Edad	39 años
Superficie	Nodular
Lesión	No pigmentada
Diámetro máximo (mm)	9
Duración de la lesión	2 meses
Historia de cambios morfológicos	Crecimiento progresivo
Antecedentes personales de cáncer de piel	No
Antecedentes familiares de cáncer de piel	No
Fototipo de piel	III
Recuento total de nevos	< 10
Otros hallazgos clínicos	No

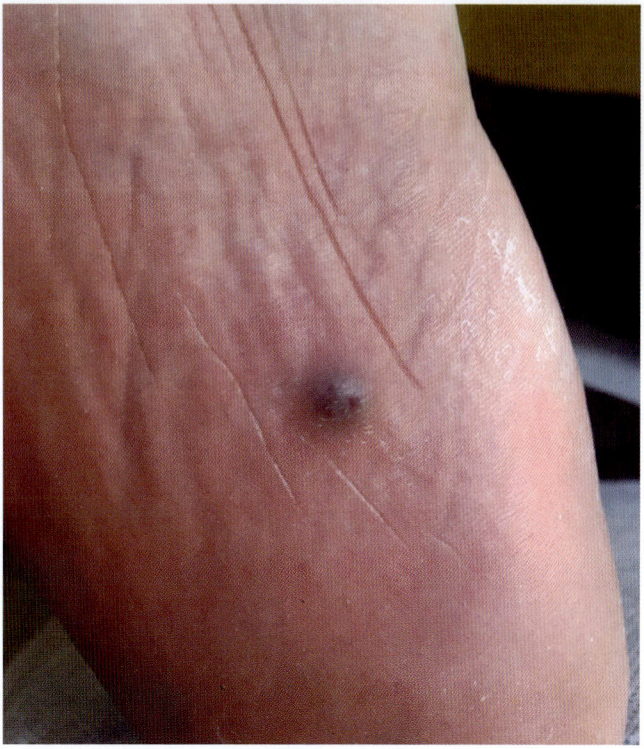

Foto 1 Imagen clínica. Nódulo violáceo, duroelástico, no adherido a planos profundos, asintomático, localizado en la planta del pie izquierdo.

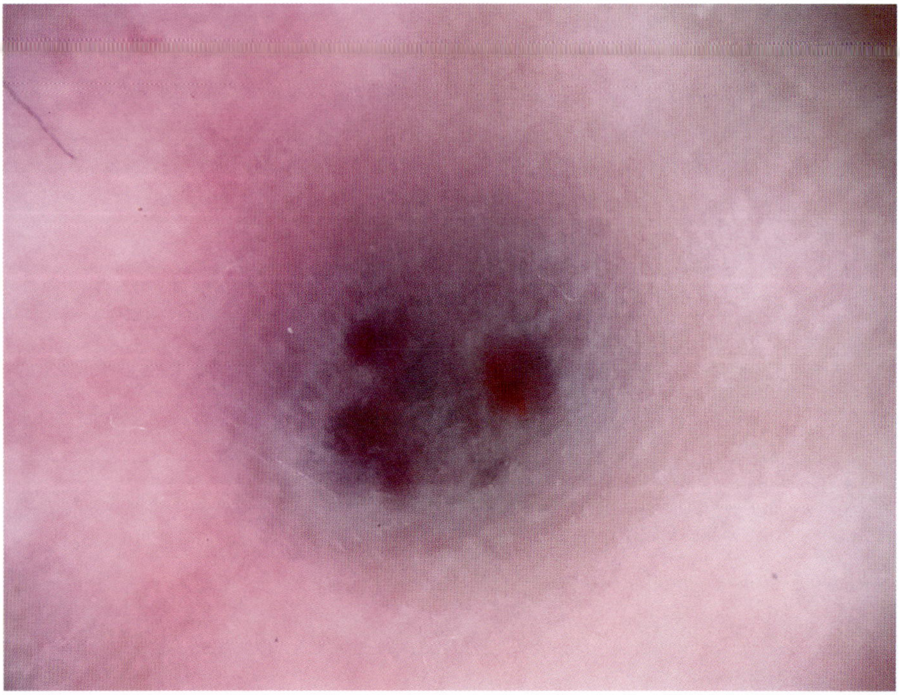

Foto 2 Imagen dermatoscópica con luz polarizada.

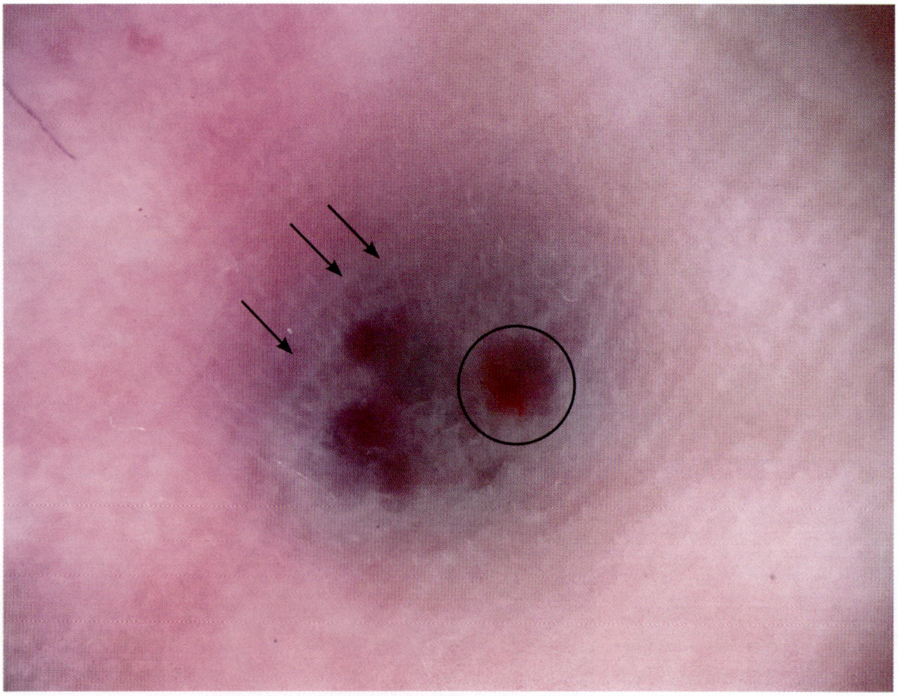

Foto 3 Imagen dermatoscópica que muestra una lesión nodular policromática, azul, púrpura y blanca, líneas blancas (*flechas*) y un vaso en serpentina (*círculo*).

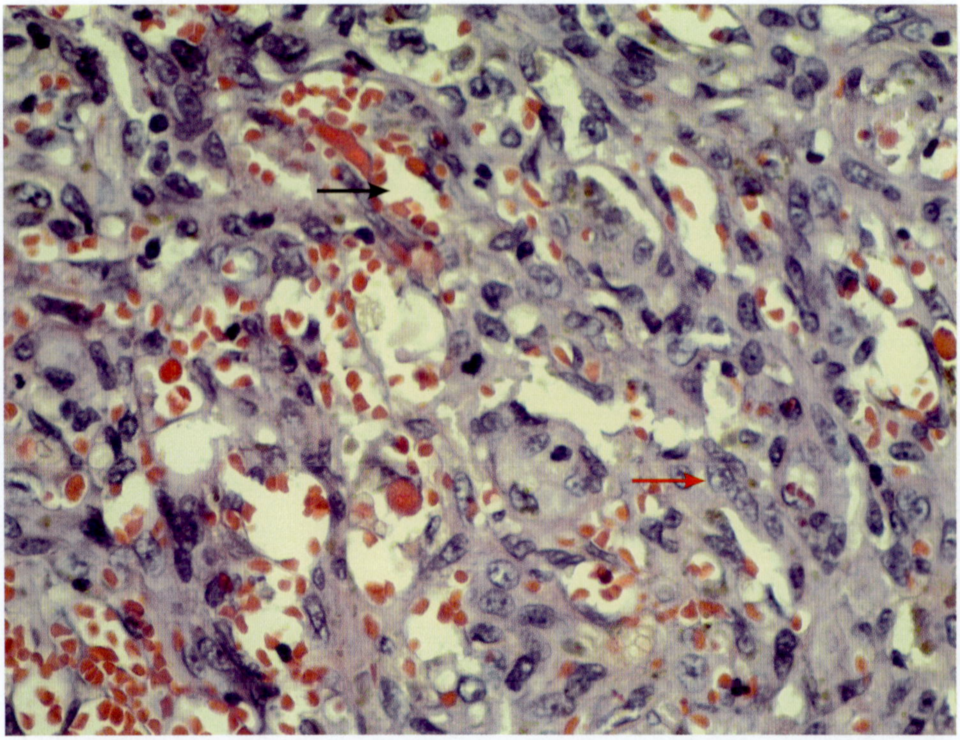

Foto 4 Imagen histopatológica. H&E 40x. Se observan espacios vasculares dilatados (*flecha negra*), células fusiformes elongadas con citoplasma definido, atipia nuclear y algunas mitosis (*flecha roja*). Antígeno nuclear latente 1 (LANA1) para el herpes del virus humano 8 (HHV-8) positivo.

Diagnóstico

Sarcoma de Kaposi.

Mensaje clave

Los cambios policromáticos con presencia de azul, púrpura y blanco, se asocian con mayor frecuencia a lesiones en estadio tumoral y se correlacionan con la presencia de glóbulos hialinos eosinofílicos intracelulares y extracelulares. Las líneas y los glóbulos blancos corresponden a fibras de colágeno engrosadas y se observan con mayor frecuencia en lesiones superficiales. Otras estructuras son los glóbulos blancos agrupados en cuatro, que corresponde a la hipergranulosis que rodea al acrosiringio. El signo del collarete se relaciona con áreas de hiperqueratosis, con mayor frecuencia en piel volar. Las estructuras vasculares que se pueden observar son vasos en serpentina, puntiformes, curvos y enroscados que corresponden a capilares dilatados en la región de la dermis superficial y profunda.

Bibliografía sugerida

Ertürk Yılmaz T, Nisa Akay B, Okçu Heper A. Dermoscopic findings of Kaposi sarcoma and dermatopathological correlations. Australas J Dermatol 2020; 61: 46-53.

Hu SCS, Ke CLK, Lee CH, Wu CS, et al. Dermoscopy of Kaposi's sarcoma: areas exhibiting the multicoloured 'rainbow pattern'. J Eur Acad Dermatol Venereol 2009; 23: 1128-32.

Caso 87 | María Eugenia Caram

Historia clínica del paciente	
Sexo	Masculino
Edad	32 años
Superficie	Nodular
Lesión	No pigmentada
Diámetro máximo (mm)	10
Duración de la lesión	3 años
Historia de cambios morfológicos	Crecimiento progresivo
Antecedentes personales de cáncer de piel	No
Antecedentes familiares de cáncer de piel	No
Fototipo de piel	III
Recuento total de nevos	10-50
Otros hallazgos clínicos	No

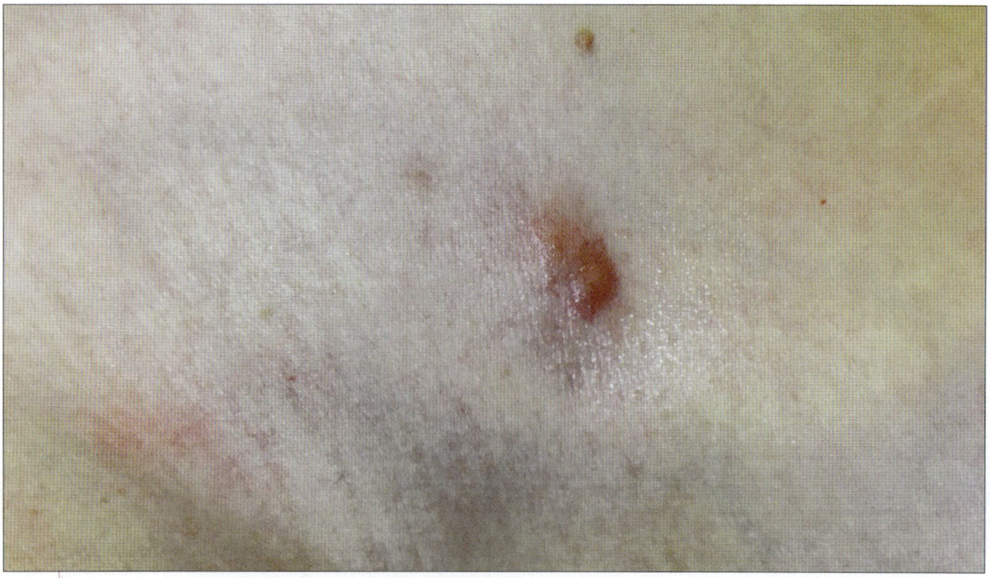

Foto 1 Imagen clínica. Nódulo eritematoso duroelástico, adherido a planos profundos, asintomático, localizado en hombro derecho.

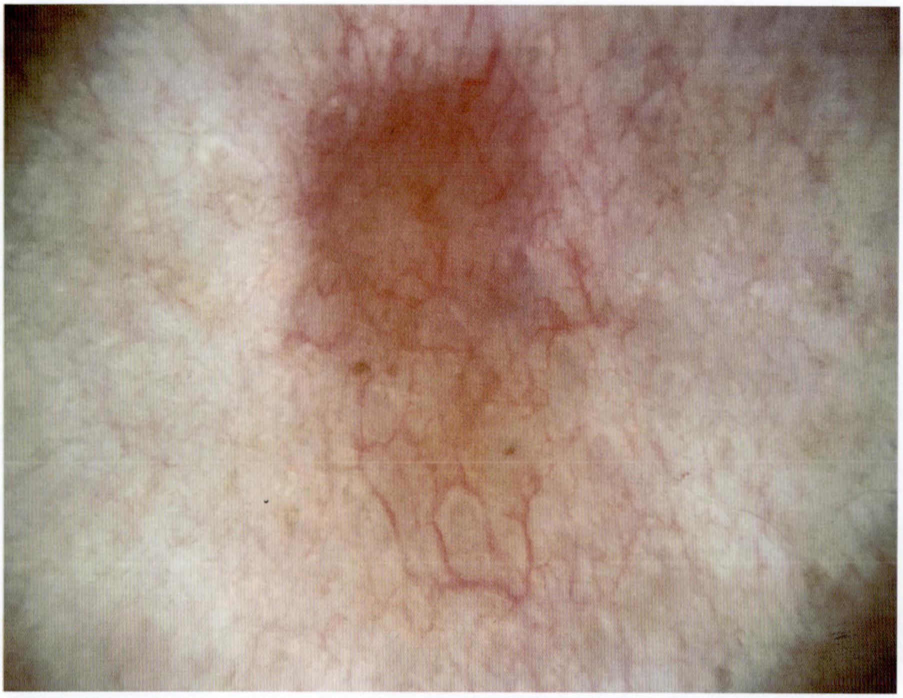

Foto 2 Imagen dermatoscópica con luz polarizada.

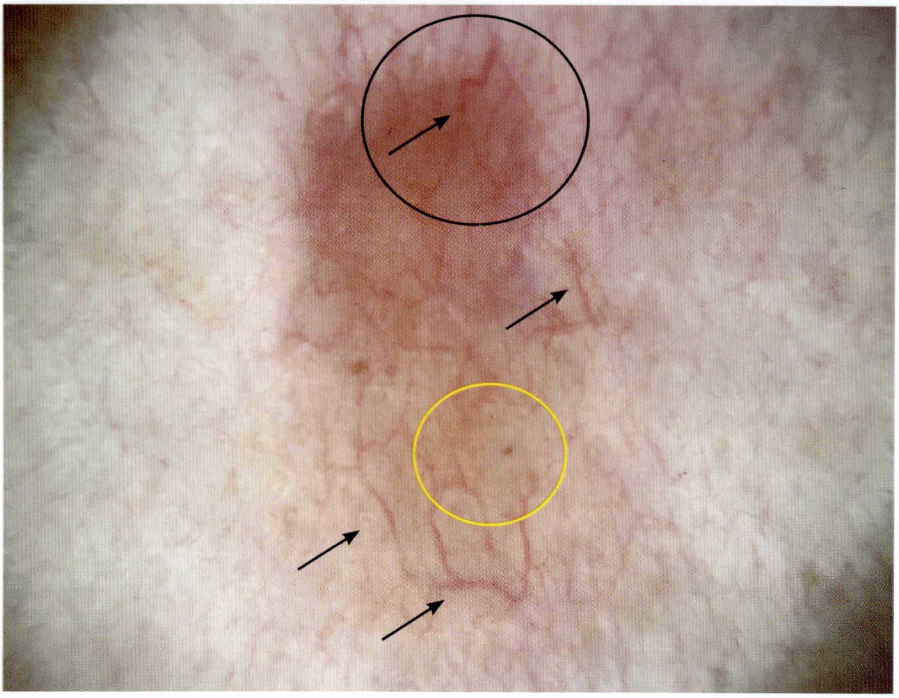

Foto 3 Imagen dermatoscópica que muestra una lesión nodular con un fondo rosado (*círculo negro*), un área marrón clara sin estructura (*círculo amarillo*) y vasos arboriformes no enfocados (*flechas negras*).

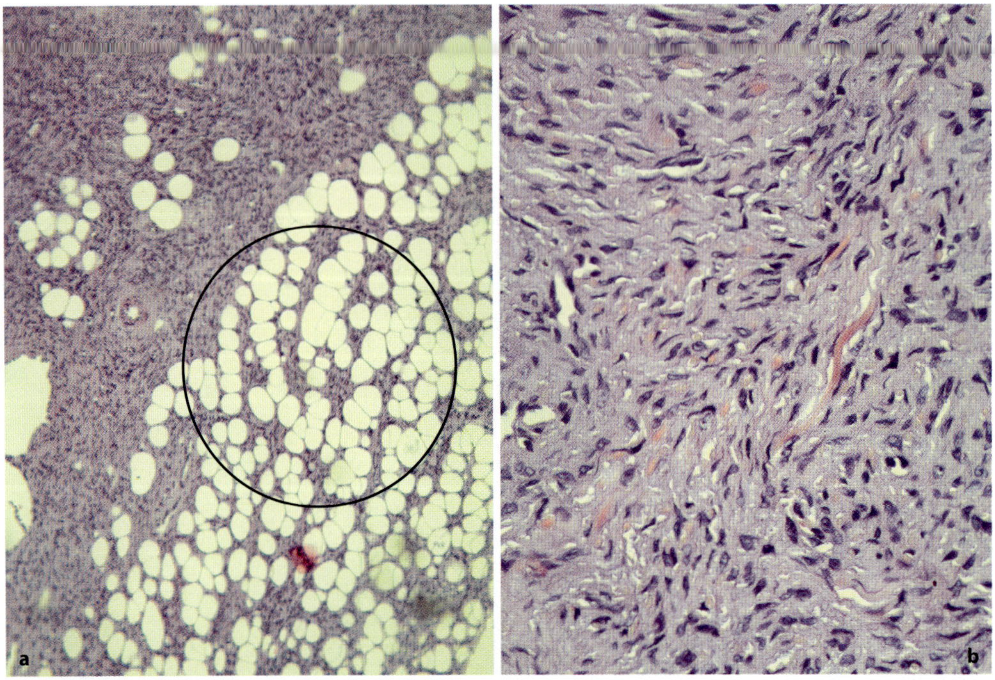

Foto 4 Imagen histopatológica. H&E 20x (**a**) y 40x (**b**), respectivamente. Se observa una proliferación neoplásica de células ahusadas, con patrón estoriforme que infiltra hipodermis (*círculo negro*). Escasa actividad mitótica y pleomorfismo nuclear. Inmunihistoquímica positiva para CD34 (**b**).

Diagnóstico

Dermatofibrosarcoma protuberans (DFSP).

Mensaje clave

Los tres patrones dermatoscópicos más comunes son la presencia de vasos arboriformes, el fondo rosado y la fina red de pigmento (se incluye dentro de las lesiones no melanocíticas que pueden presentar red de pigmento). Otros hallazgos son áreas hipopigmentadas e hiperpigmentadas marrón claras sin estructura y líneas blancas. Con frecuencia se encuentran vasos arboriformes no enfocados y en ocasiones pueden estar asociados a algunos en foco. Es frecuente encontrar la coexistencia de múltiples patrones en el DFSP (más de cuatro), por lo que se destaca la importancia del diagnóstico diferencial frente a lesiones multicomponentes.

Bibliografía sugerida

Bernard J, Poulalhon N, Argenziano G, Debarbieux S, et al. Dermoscopy of dermatofibrosarcoma protuberans: a study of 15 cases. Br J Dermatol 2013; 169: 85-90.

Escobar GF, Ribeiro CK, Leite LL, Barone CR. Dermoscopy of Dermatofibrosarcoma Protuberans: What Do We Know? Dermatol Pract Concept 2019; 9: 139-45.

Caso 88 | María Florencia Pedrini Cinqualbrez

Historia clínica del paciente	
Sexo	Masculino
Edad	83 años
Superficie	Palpable
Lesión	No pigmentada
Diámetro máximo (mm)	20
Duración de la lesión	Desconocida
Historia de cambios morfológicos	Desconocido
Antecedentes personales de cáncer de piel	Carcinoma basocelular
Antecedentes familiares de cáncer de piel	No
Fototipo de piel	II
Recuento total de nevos	< 10
Otros hallazgos clínicos	No

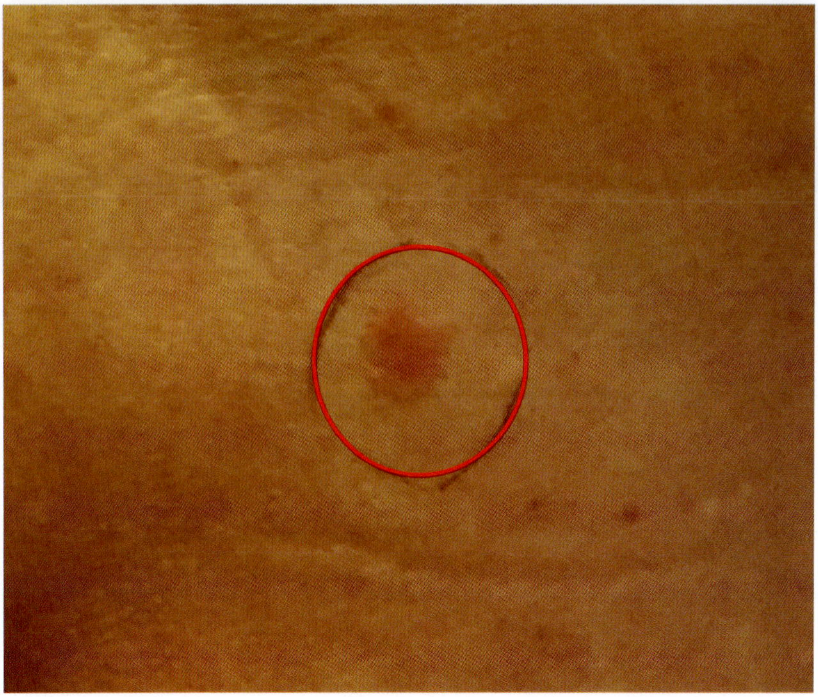

Foto 1 Placa eritematosa, de superficie lisa, de límites irregulares y de 2 cm de diámetro. Localización: región lumbosacra derecha (*círculo rojo*).

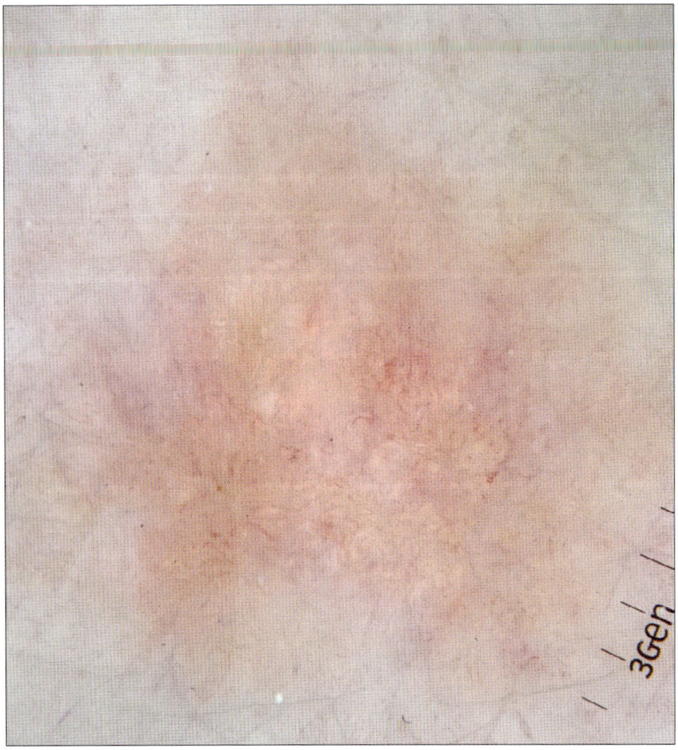

Foto 2 Imagen dermastoscópica.

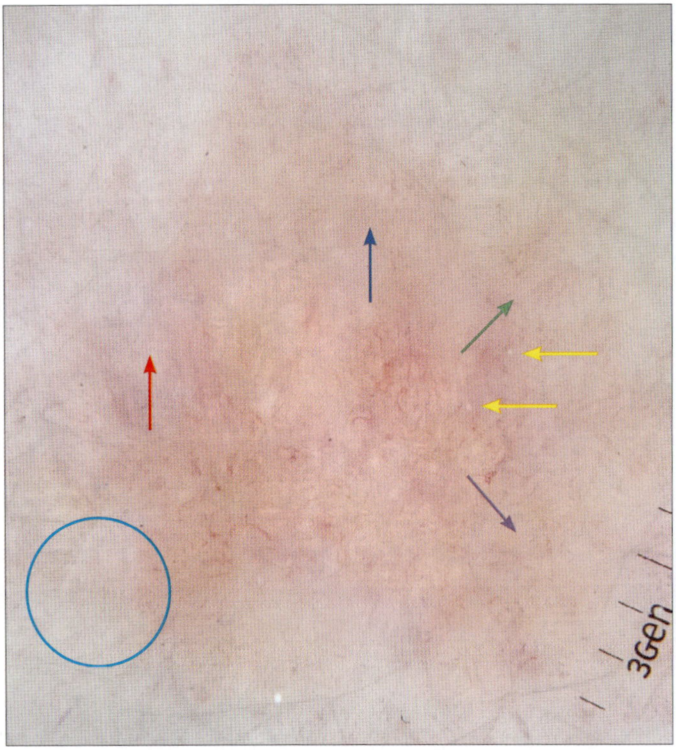

Foto 3 Vasos puntiformes (*flecha roja*), vasos arboriformes finos (*flecha azul*), vasos lineales irregulares (*flecha verde*), vaso en flor (*flecha violeta*), seudoquistes de *millium* (*flechas amarillas*) y líneas blanco-brillantes (*círculo celeste*).

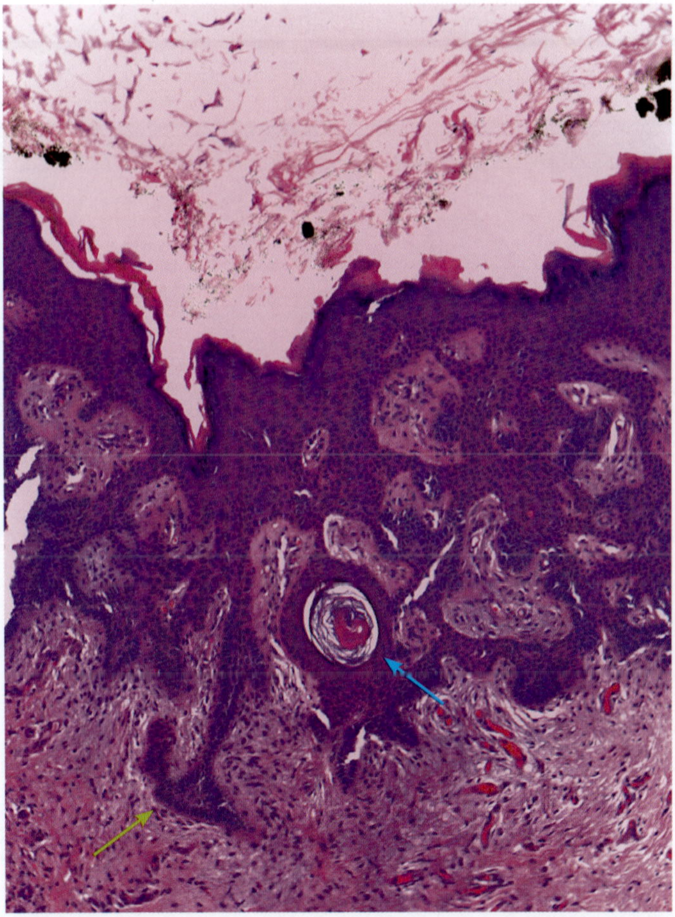

Foto 4 Hiperplasia epidérmica de la que surgen múltiples brotes epiteliales de estirpe basocelular, rodeados de un estroma fibroepitelial (*flecha verde*). Además, en la región de la epidermis se puede observar un quiste córneo (*flecha celeste*).

Diagnóstico

Tumor fibroepitelial de Pinkus.

Mensaje clave

La presencia de vasos arboriformes orienta al diagnóstico de carcinoma basocelular.

Los seudoquistes de *millium* pueden aparecer en esta variante de carcinoma basocelular.

El patrón polimorfo de los vasos también puede presentarse en el tumor fibroepitelial de Pinkus, siendo este el patrón característico de los tumores malignos.

Bibliografía sugerida

Cuenca-Barrales C, Ruiz-Carrascosa JC, Ruiz-Villaverde R. Fibroepithelioma of Pinkus: A Basal Cell Carcinoma With Distinctive Dermoscopic Features. Actas Dermosifiliogr 2018; 109 (10): 908-9.

Zalaudek I, Ferrara G, Broganelli P, Moscarella E, Mordente I, Giacomel J, Argenziano G. Dermoscopy patterns of fibroepithelioma of pinkus. Arch Dermatol 2006; 142 (10): 1318-22.

Caso 89 | María Florencia Pedrini Cinqualbrez

Historia clínica del paciente	
Sexo	Masculino
Edad	62 años
Superficie	Plana
Lesión	No pigmentada
Diámetro máximo (mm)	1
Duración de la lesión	2 meses
Historia de cambios morfológicos	No
Antecedentes personales de cáncer de piel	No
Antecedentes familiares de cáncer de piel	No
Fototipo de piel	II
Recuento total de nevos	< 10
Otros hallazgos clínicos	No

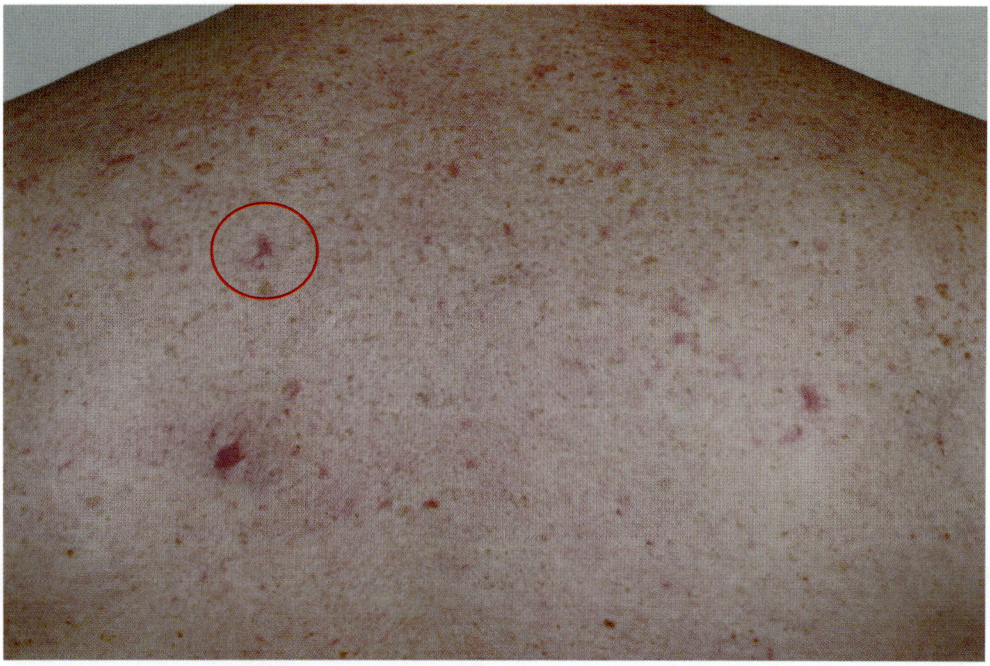

Foto 1 Múltiples placas eritematosas de límites irregulares, superficie lisa y de 1 cm de diámetro aproximadamente. Signo de Darier positivo (*círculo rojo*).

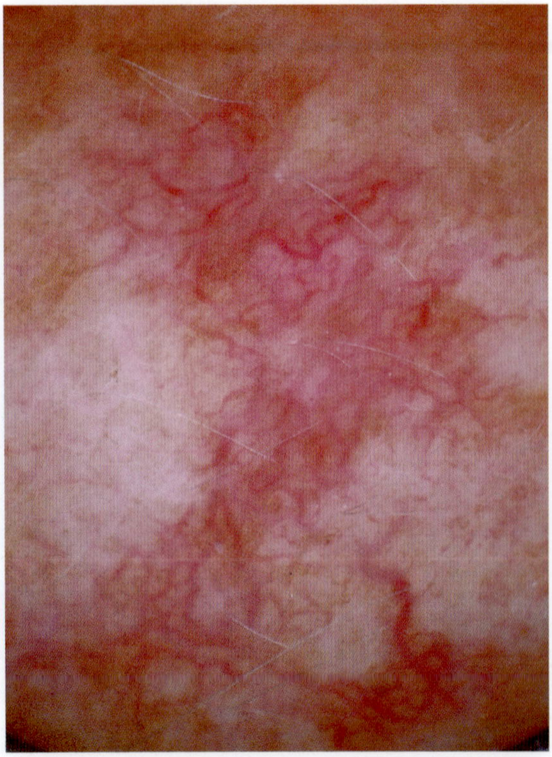

Foto 2 Imagen dermatoscópica.

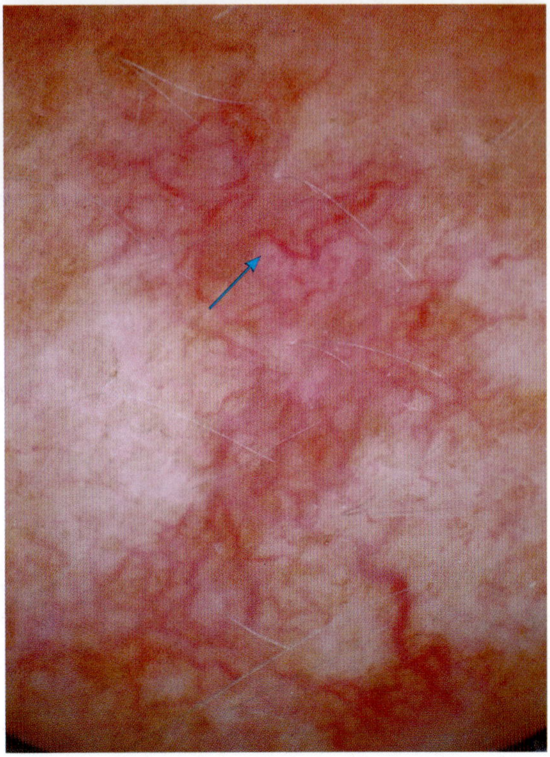

Foto 3 Imagen dermatoscópica. El patrón vascular reticular orienta al diagnóstico de mastocitosis, que aparece con más frecuencia en esta forma clínica (TMEP) (*flecha celeste*).

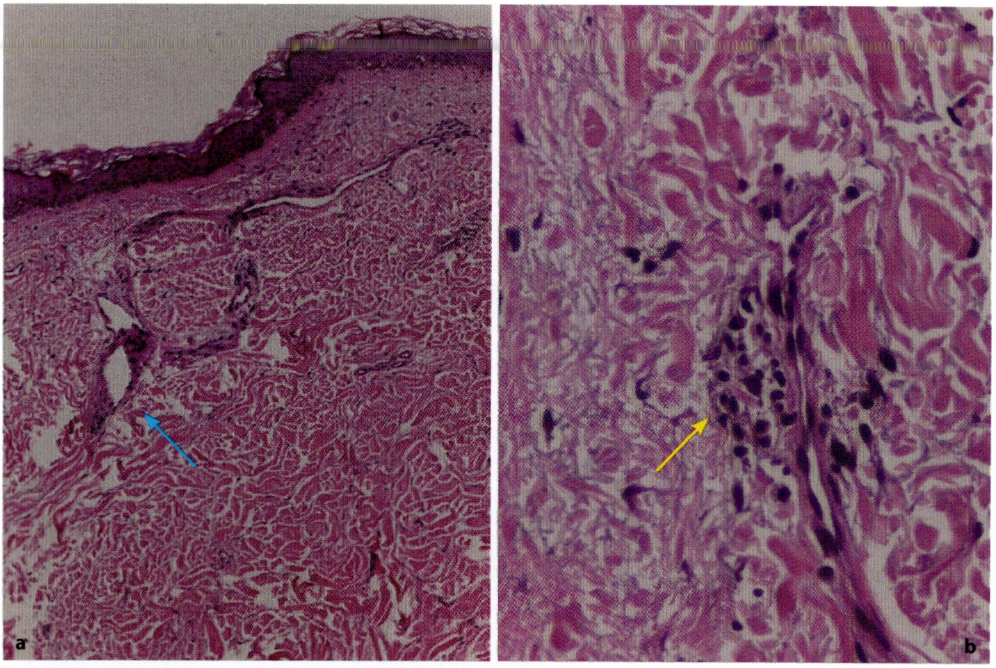

Foto 4 a En la epidermis se observa hiperpigmentación melánica basal y en la dermis papilar vasos telangiectásicos (*flecha celeste*). **b** Se observa vasodilatación capilar y presencia de un infiltrado linfocitario perivascular que incluye numerosos mastocitos (*flecha amarilla*).

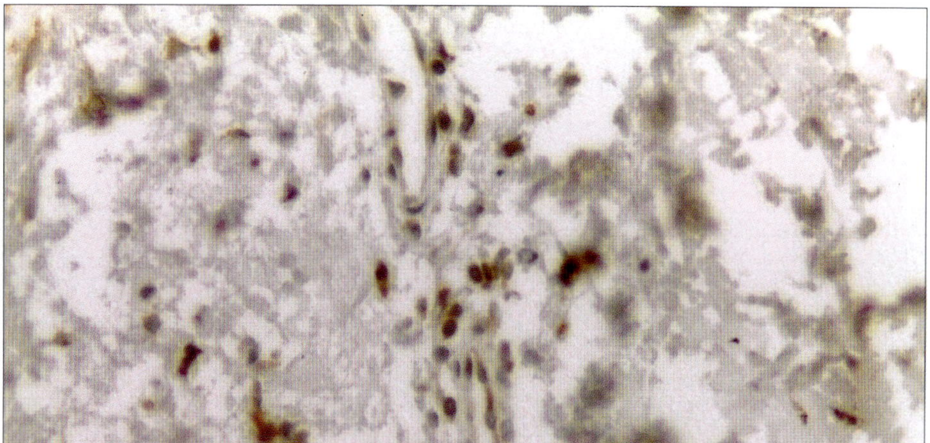

Foto 5 CD 117+ (marcador de mastocitos).

Diagnóstico

Telangiectasia *macularis* eruptiva *perstans* (TMEP).

Mensaje clave

El patrón vascular reticular orienta al diagnóstico de mastocitosis, que aparece con más frecuencia en esta forma clínica (TMEP).

Bibliografía sugerida

Akay BN, Kittler H, Sanli H, Harmankaya K, Anadolu R. Dermatoscopic findings of cutaneous mastocytosis. Dermatology 2009; 218 (3): 226-30.

Unterstell N, Lavorato FG, Nery NS, Mann D, Alves Mde F, Barcauí C. Dermatoscopic findings in telangiectasia macularis eruptiva perstans. An Bras Dermatol 2013; 88 (4): 643-5.

Caso 90 | María Liliana Mariño

Historia clínica del paciente	
Sexo	Femenino
Edad	79 años
Superficie	Palpable
Lesión	No pigmentada
Diámetro máximo (mm)	3
Duración de la lesión	3 meses
Historia de cambios morfológicos	Crecimiento leve
Antecedentes personales de cáncer de piel	Melanoma
Antecedentes familiares de cáncer de piel	No
Fototipo de piel	I
Recuento total de nevos	10-50
Otros hallazgos clínicos	No

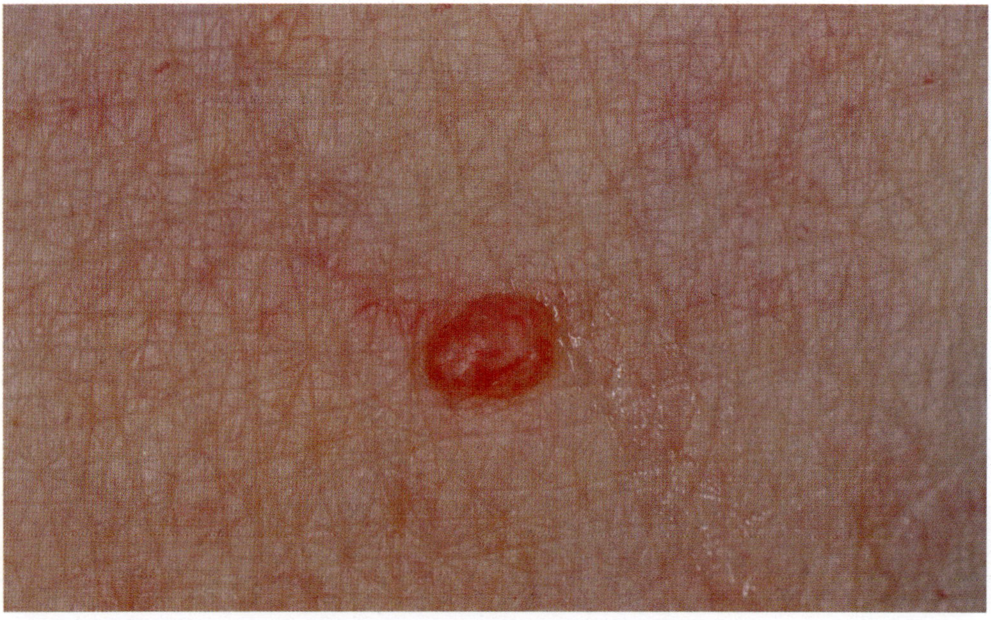

Foto 1 Paciente con antecedente de melanoma, quien presenta lesión de reciente aparición en el antebrazo derecho. Al examen físico se encuentra una lesión eritematosa de bordes bien definidos de 3 mm de diámetro.

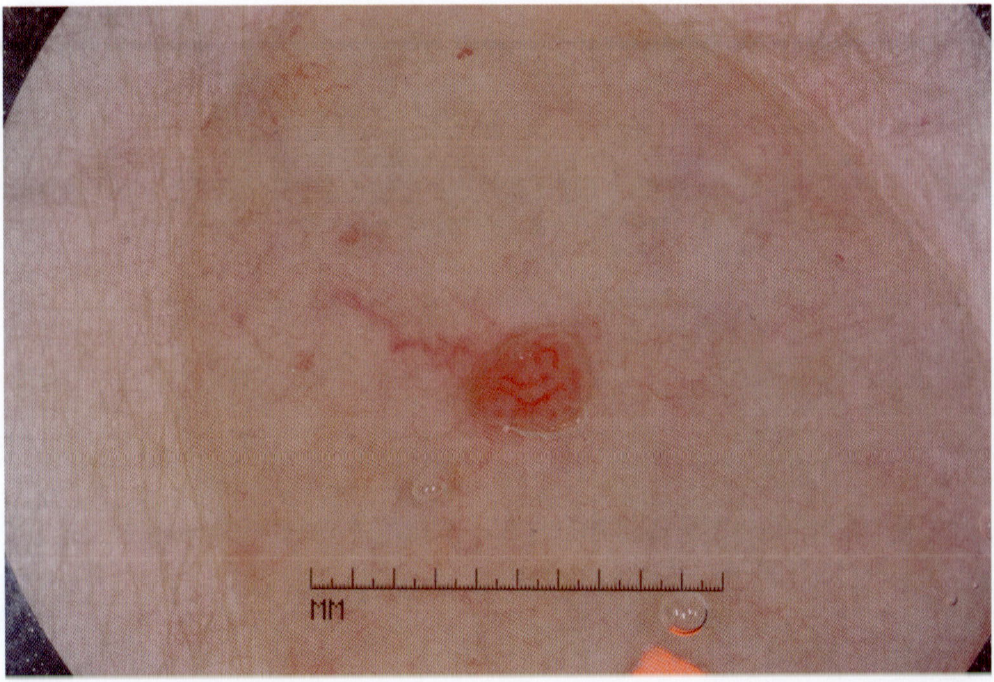

Foto 2 Imagen dermatoscópica.

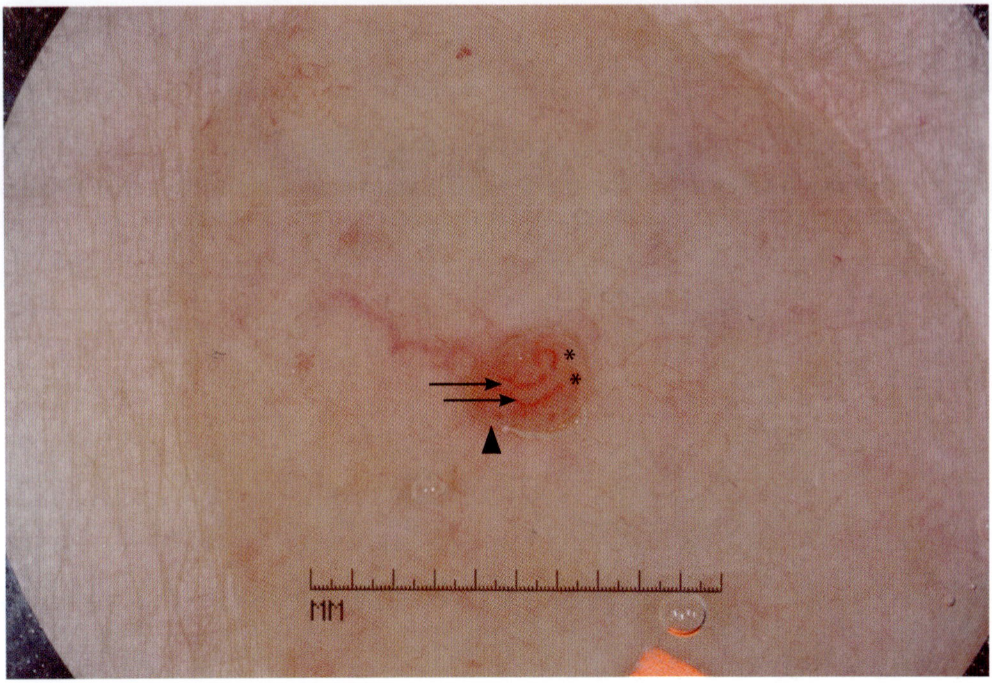

Foto 3 Imagen dermatoscópica: nótese los vasos ramificados con final redondeado semejando a "flor de cerezo" (*flechas*), también se observan áreas rojo lechosas (*asteriscos*) y halo blanquecino rodeando los vasos (*triángulo*).

Diagnóstico

Poroma ecrino.

Mensaje clave

Los poromas ecrinos pueden carecer de collarete y aparecen en diferentes localizaciones distintas de las acrales. Presentan usualmente vasos polimorfos, siendo frecuente encontrar vasos en flor de cerezo o ramificados con finales redondeados y usualmente siendo estos rodeados por un halo blanquecino.

Bibliografía sugerida

Lallas A, Chellini PR, Guimarães MG, Cordeiro N, et al. Eccrine poroma: the great dermoscopic imitator J Eur Acad Dermatol Venereol 2016; 30 (10): 61-3.

Marchetti MA, Marino ML, Virmani P, Dusza SW, et al. Dermoscopic features and patterns of poromas: a multicentre observational case-control study conducted by the International Dermoscopy Society. Journal of the European Academy of Dermatology and Venereology 2017; 32 (8): 1263-71.

Caso 91 | María Liliana Mariño

Historia clínica del paciente	
Sexo	Femenino
Edad	43 años
Superficie	Palpable
Lesión	No pigmentada
Diámetro máximo (mm)	4
Duración de la lesión	2 meses
Historia de cambios morfológicos	Crecimiento leve y dolor
Antecedentes personales de cáncer de piel	No
Antecedentes familiares de cáncer de piel	Madre con melanoma metastásico
Fototipo de piel	II
Recuento total de nevos	< 10
Otros hallazgos clínicos	No

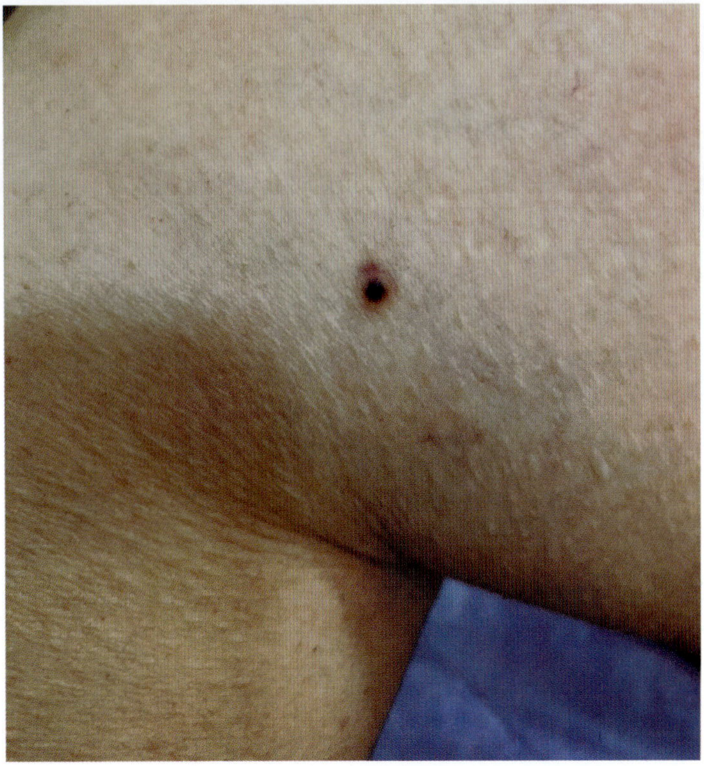

Foto 1 Paciente con antecedente familiar de melanoma, quien presenta una lesión de reciente aparición en la cara interna del muslo derecho. Al examen físico se encuentra una lesión negra sobreelevada, de bordes bien definidos, de 4 mm de diámetro, rodeada por un halo eritematoso.

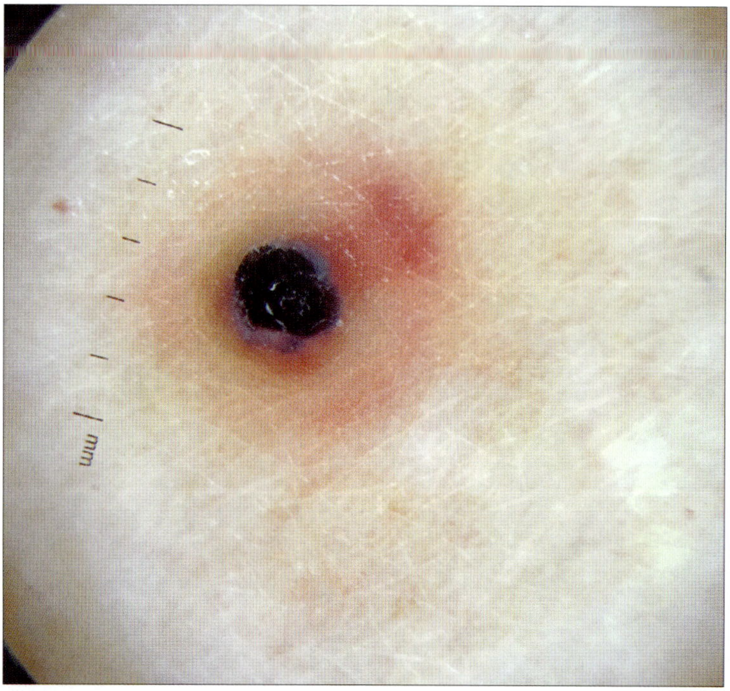

Foto 2 Imagen dermatoscópica.

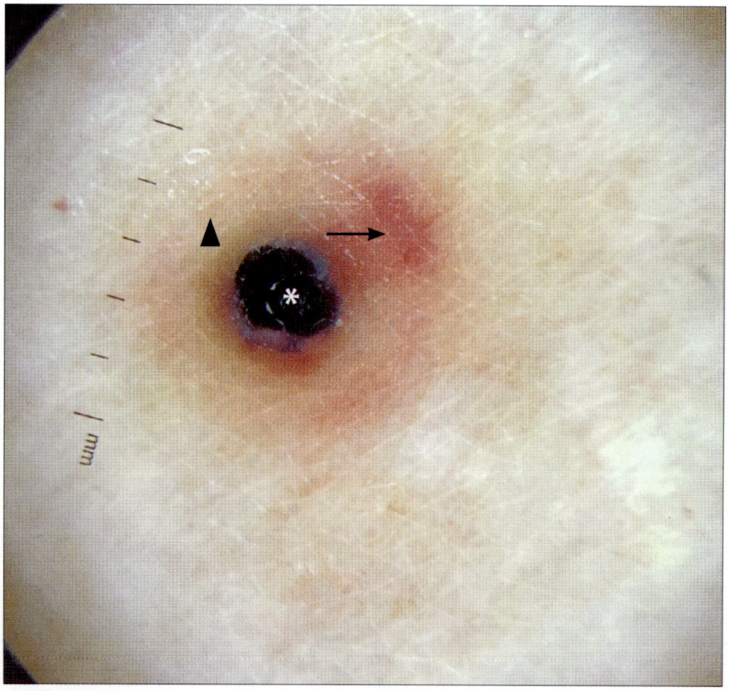

Foto 3 Imagen dermatoscópica. Nótese la laguna violácea oscura central (*asterisco*) rodeada por un área homogénea eritematosa en la periferia (*flecha*) y un área intermedia color amarillo claro (*triángulo*) que da la apariencia de diana.

Diagnóstico

Hemangioma hemosiderótico targetoide o en diana.

Mensaje clave

El hemangioma hemosiderótico targetoide es una lesión poco frecuente generalmente confinada a la dermis. En este caso, los vasos dérmicos se encontraban trombosados dando el color violáceo oscuro a la laguna central, la cual es rodeada por un área circular equimótica muy característica dando su apariencia targetoide o en diana.

Bibliografía sugerida

Biondo G, Pistone G, Bongiorno MR. A pigmented papule acting like a playful ghost: dermoscopy of three targetoid hemosiderotic hemangiomas. G Ital Dermatol Venereol 2018; 153 (5): 685-91.

Zaballos P, Llambrich A, Del Pozo LJ, Landi C, Pizarro A, Vera A, Bañuls J. Dermoscopy of Targetoid Hemosiderotic Hemangioma: A Morphological Study of 35 Cases Dermatology 2015; 231 (4): 339-44.

Caso 92 | Marina Soledad Meneses

Historia clínica del paciente	
Sexo	Masculino
Edad	56 años
Superficie	Palpable
Lesión	No pigmentada
Diámetro máximo (mm)	8
Duración de la lesión	6 meses
Historia de cambios morfológicos	Crecimiento
Antecedentes personales de cáncer de piel	No
Antecedentes familiares de cáncer de piel	No
Fototipo de piel	III
Recuento total de nevos	10-50
Otros hallazgos clínicos	Lentiginosis

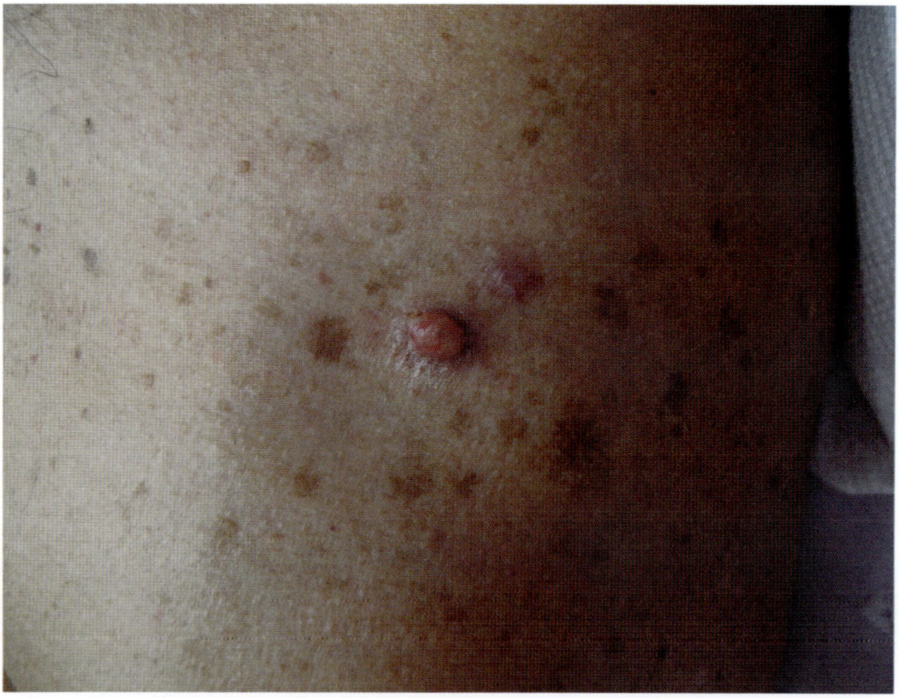

Foto 1 Lesión papulonodular de 8 mm de diámetro, de superficie ligeramente queratósica, asintomática, localizada en la región superior del tórax anterior.

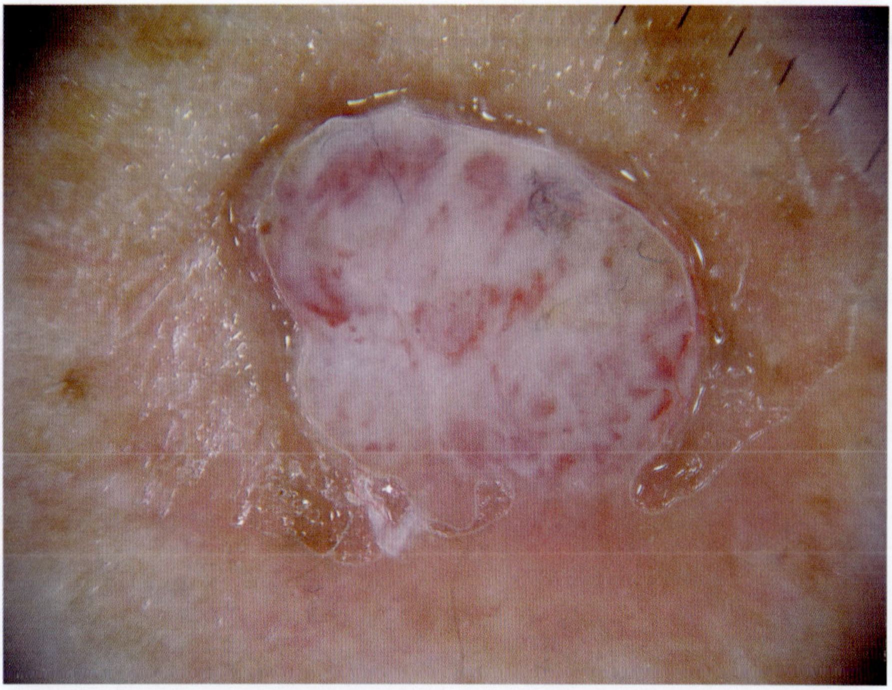

Foto 2 Imagen dermatoscópica de la lesión.

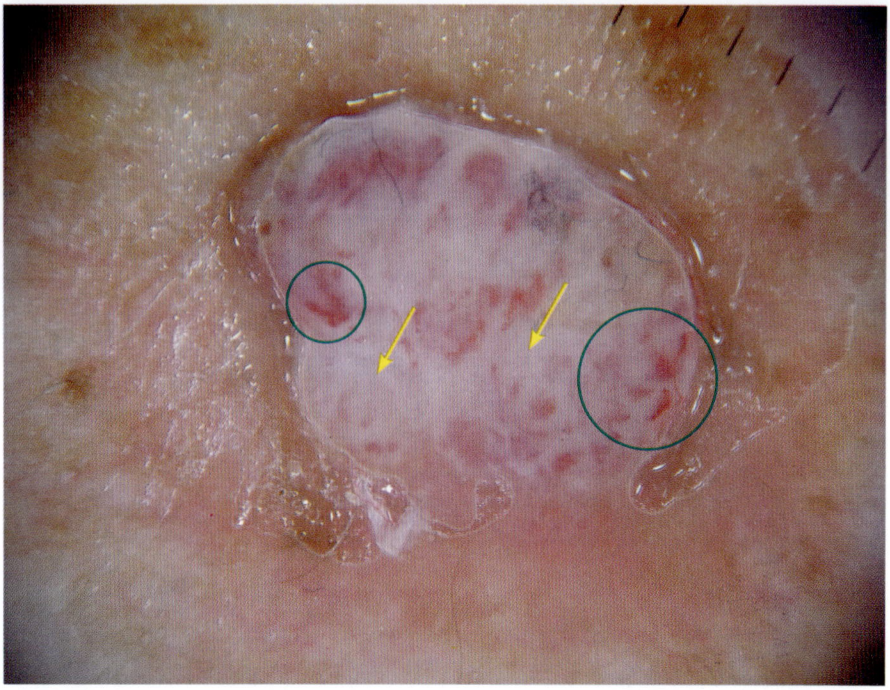

Foto 3 Imagen dermatoscópica de la lesión. Áreas desestructuradas blanquecino-amarillentas en la zona central (*flechas amarillas*). Vasos periféricos, en hebilla y glomerulares, con halo blanco alrededor (*círculos verdes*).

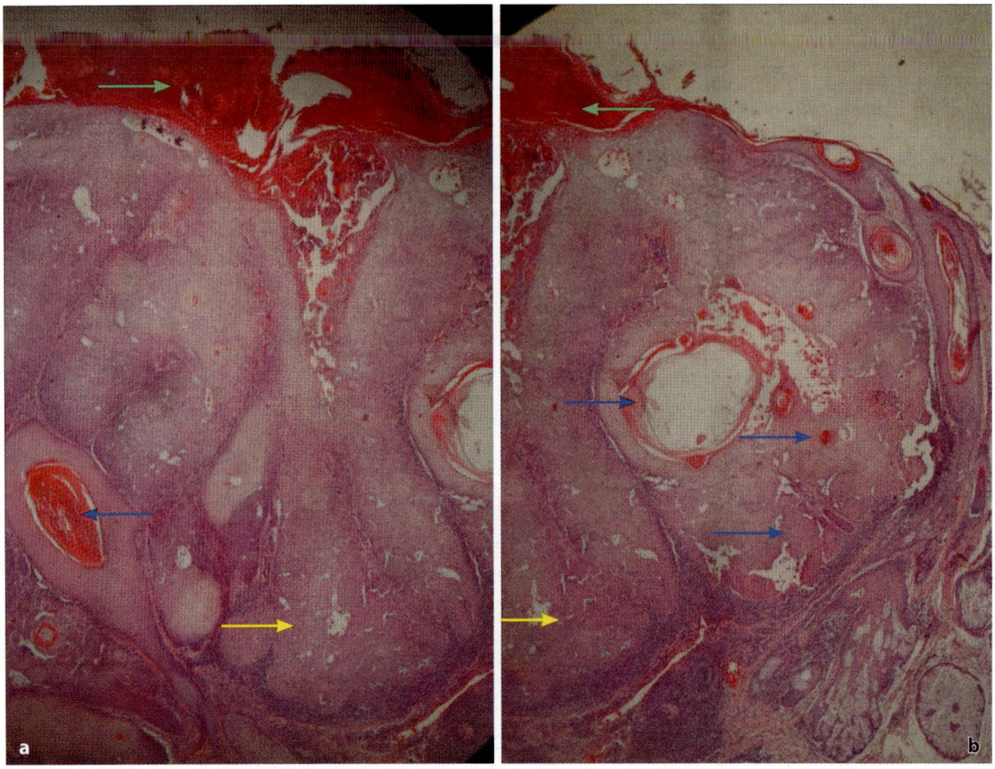

Foto 4 a-b H&E. Imagen de campo: epidermis con paraqueratosis (*flechas verdes*), acantosis y papilomatosis marcada, con alargamiento, ensanchamiento y anastomosis de los procesos interpapilares (*flechas amarillas*). En ellos, una mezcla de células de tipo basal y numerosas células escamosas, sin atipia, con formación de remolinos córneos y perlas de queratinización (*flechas azules*).

Diagnóstico

Queratosis folicular invertida o poroma folicular.

Mensaje clave

La queratosis folicular invertida o poroma folicular es una neoplasia anexial muy poco frecuente. Se presenta con mayor frecuencia en hombres, en edad adulta o avanzada, como una pápula o un nódulo asintomático, de superficie hiperqueratósica. No hay criterios dermatoscópicos específicos, pero las características comunes a las queratosis foliculares invertidas serían la ausencia de pigmentación, la presencia de vasos horizontales largos, glomerulares o arborescentes rodeados por un halo blanquecino y la presencia de un área amorfo blanco-amarillento central. El diagnóstico es anatomopatológico.

Bibliografía sugerida

Llambrich A, Zaballos P, Taberner R, Terrasa F, et al. Dermoscopy of inverted follicular keratosis: study of 12 cases. Clin Exp Dermatol 2016; 41 (5): 468-73.

Muñoz-Garza FZ, González-Ramírez RA. Queratosis folicular invertida: un dilema clínico, histológico y dermatoscópico. Dermatol Rev Mex 2015; 59: 161-5.

Caso 93 | Marina Soledad Meneses

Historia clínica del paciente	
Sexo	Femenino
Edad	13 años
Superficie	Palpable
Lesión	No pigmentada
Diámetro máximo (mm)	10
Duración de la lesión	3 años
Historia de cambios morfológicos	Crecimiento
Antecedentes personales de cáncer de piel	No
Antecedentes familiares de cáncer de piel	No
Fototipo de piel	IV
Recuento total de nevos	< 10
Otros hallazgos clínicos	No

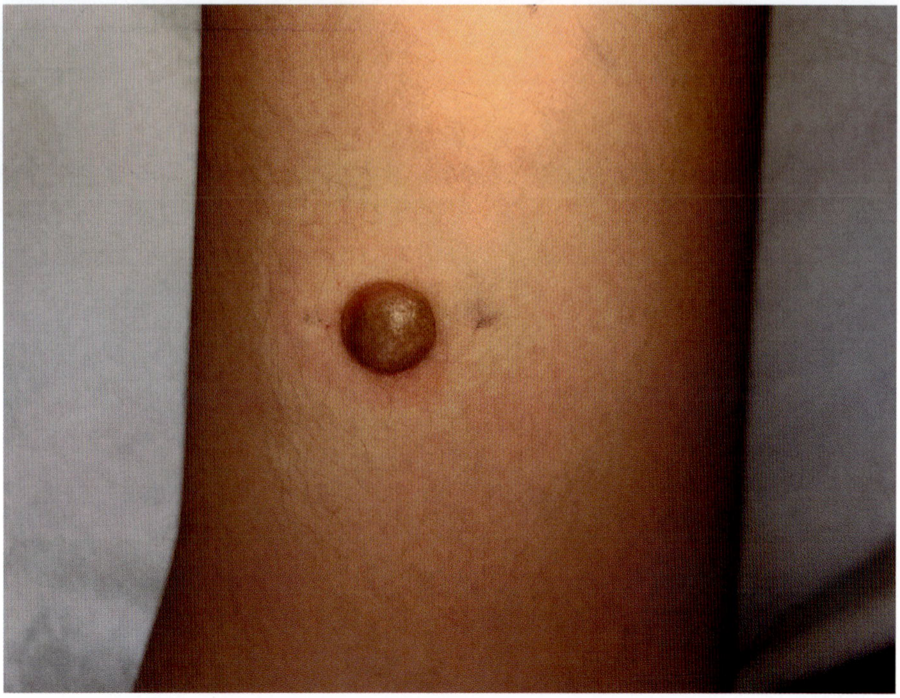

Foto 1 Lesión papulonodular de color marrón-amarillenta, de 1 cm de diámetro, aproximadamente, localizada en el brazo.

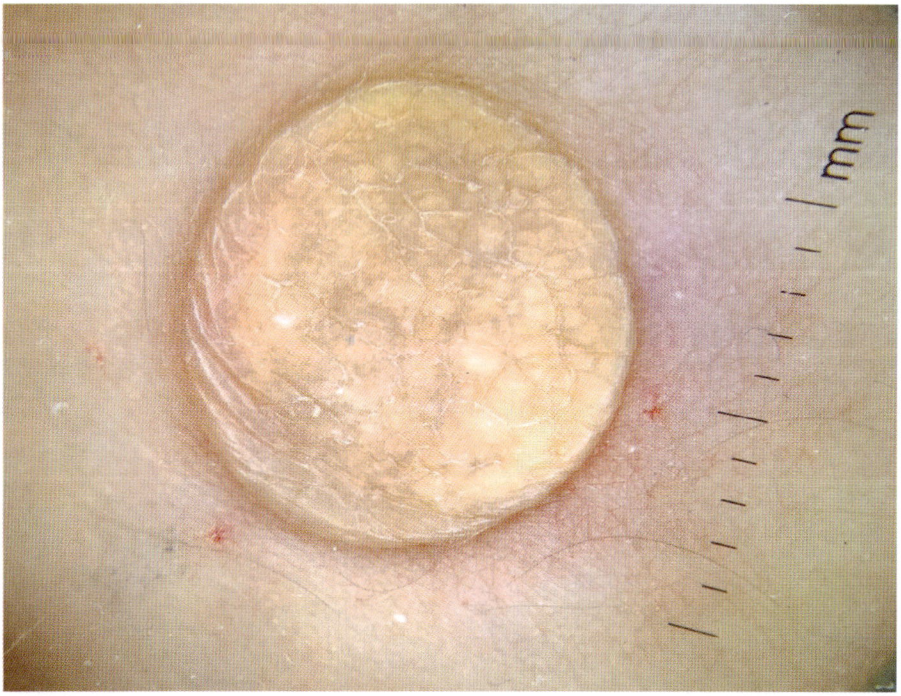

Foto 2 Imagen dermatoscópica de la lesión.

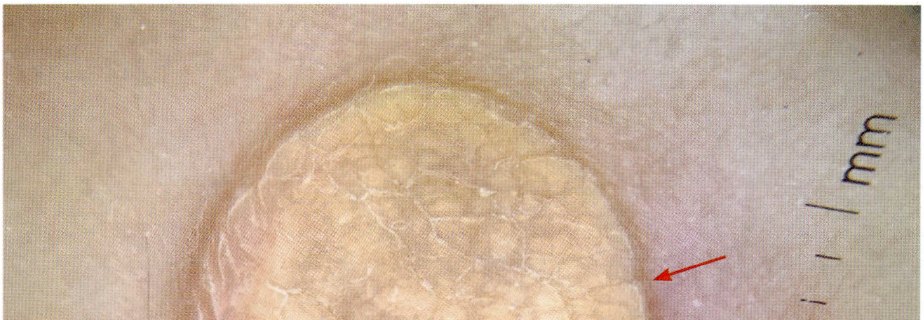

Foto 3 Imagen dermatoscópica de la lesión. Área central amarillo homogénea (*asterisco*). Halo eritematoso periférico (*flecha*).

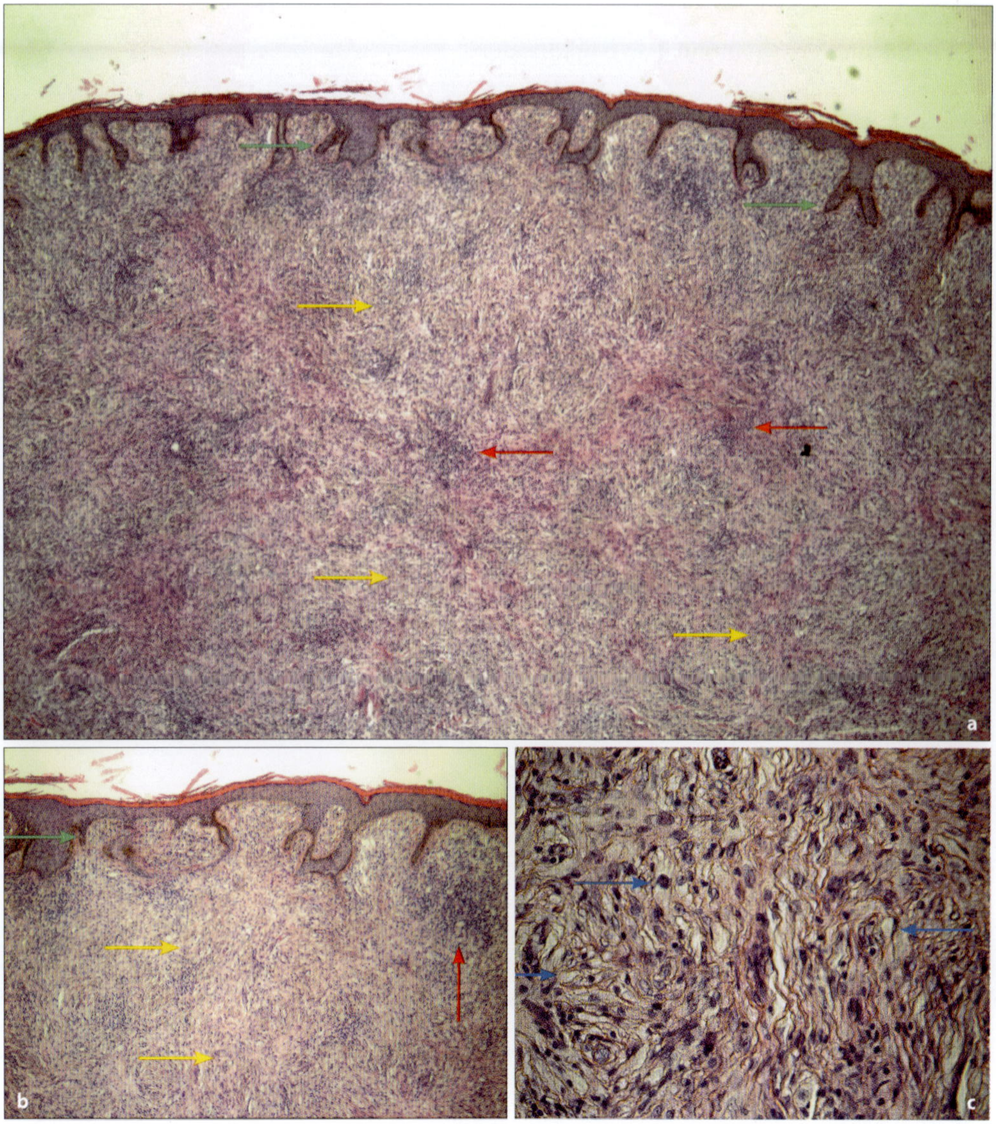

Foto 4 a-b H&E. Imagen de campo: en la dermis papilar y reticular, lesión redondeada delimitada, constituida por proliferación fibrohistiocítica (*flechas amarillas*). En la epidermis, hiperplasia melanocítica basal (*flechas verdes*) e infiltrado linfocitario moderado (*flechas rojas*). **c** H&E 40x. Proliferación de histiocitos xantomizados (*flechas azules*).

Diagnóstico

Dermatofibroma xantomizado o lipidizado.

Mensaje clave

Los dermatofibromas xantomizados son poco frecuentes (2% del total). Se presentan como pápulas solitarias amarillentas, principalmente en los miembros inferiores. Entre los diagnósticos diferenciales se encuentran los xantogranulomas, xantomas, granulomas piógenos, etc. Un área homogénea amarillenta es la estructura dermatoscópica más común asociada con esta entidad (100%); la correlación histopatológica de esta zona homogénea amarilla es la presencia de abundantes histiocitos espumosos (hallazgo característico en esta variante de dermatofibroma).

Bibliografía sugerida

Iwata J, Fletcher CD. Lipidized fibrous histiocytoma: clinicopathologic analysis of 22 cases. Am J Dermatopathol 2000; 22 (2): 126-34.

Zaballos P, Mir-Bonafé JF, Avilés JA, Bañuls J. Dermoscopy of lipidised dermatofibroma: A morphological study of 13 cases. Australas J Dermatol 2019; 60 (2): 127-31.

Caso 94 | Mónica Ruiz

Historia clínica del paciente	
Sexo	Masculino
Edad	71 años
Superficie	Palpable
Lesión	No pigmentada
Diámetro máximo (mm)	10
Duración de la lesión	Desconocida
Historia de cambios morfológicos	No
Antecedentes personales de cáncer de piel	No
Antecedentes familiares de cáncer de piel	No
Fototipo de piel	II
Recuento total de nevos	< 10
Otros hallazgos clínicos	Prurito de 6 meses de evolución

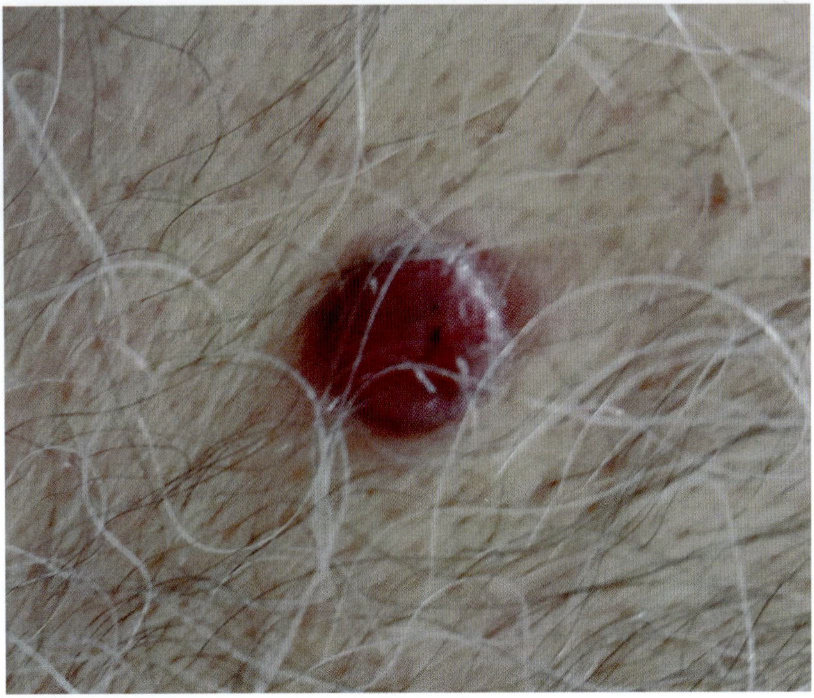

Foto 1 Imagen clínica. Paciente de 71 años. Lesión eritematosa sobreelevada, pruriginosa, en la región infraescapular derecha. Reciente sangrado ante el rascado por el que consulta.

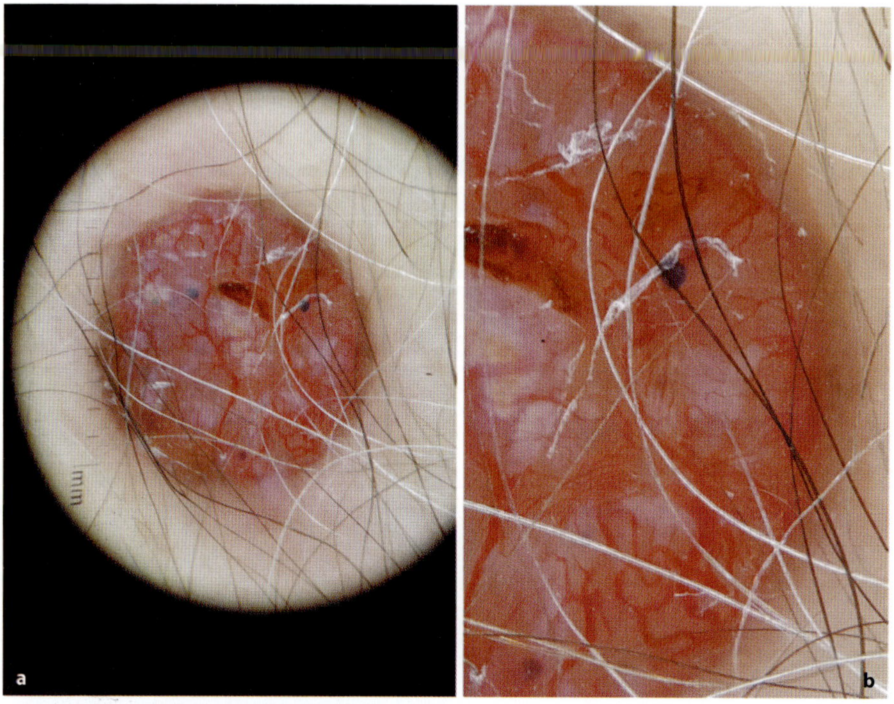

Foto 2 a-b Imagen dermatoscópica.

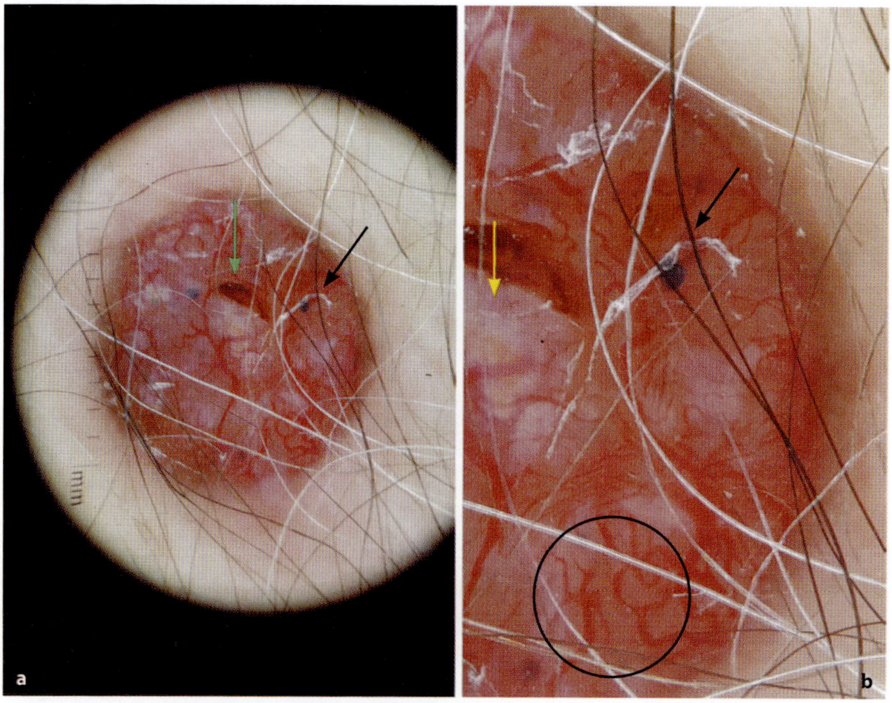

Foto 3 Imagen dermatoscópica. **a** Úlcera (*flecha verde*), nido azul-grisáceo (*flecha negra*). **b** Vasos arboriformes (*círculo negro*), áreas brillantes blanquecinas desestructuradas (*flecha amarilla*).

Diagnóstico

Carcinoma basocelular nodular.

Mensaje clave

Los vasos arboriformes, la pigmentación azul gris y la ulceración son criterios mayores de carcinoma basocelular.

Bibliografía sugerida

Lallas A, Apalla Z, Argenziano G, Longo C, et al. The dermatoscopic universe of basal cell carcinoma. Dermatology Practical & Conceptual 2014; 4 (3).

Wozniak-Rito A, Zalaudek I, Rudnicka L. Dermoscopy of basal cell carcinoma. CED 2018; doi: https://doi.org/10.1111/ced.13387.

Caso 95 | Mónica Ruiz

Historia clínica del paciente	
Sexo	Femenino
Edad	67 años
Superficie	Palpable
Lesión	No pigmentada
Diámetro máximo (mm)	2
Duración de la lesión	1 año
Historia de cambios morfológicos	Crecimiento lento, asintomático
Antecedentes personales de cáncer de piel	No
Antecedentes familiares de cáncer de piel	No
Fototipo de piel	III
Recuento total de nevos	10-50
Otros hallazgos clínicos	No

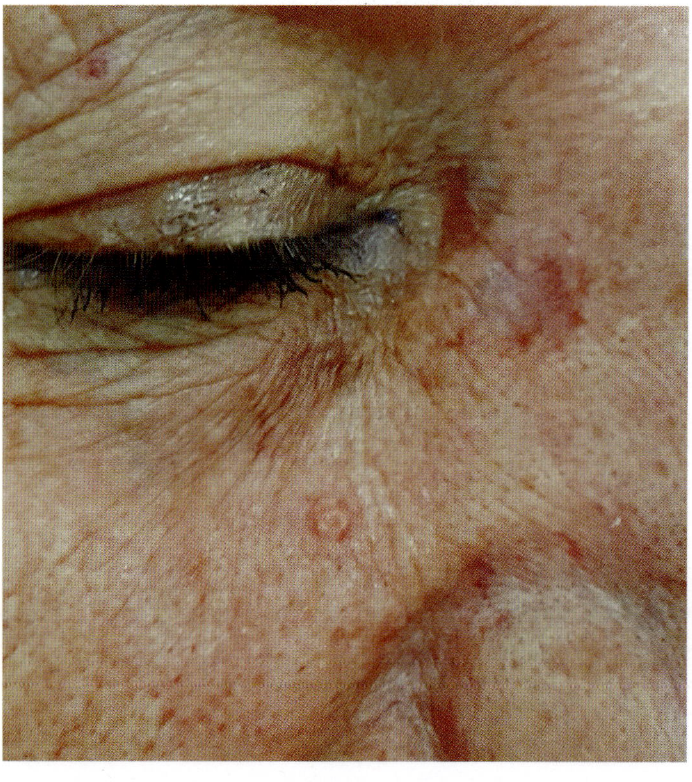

Foto 1 Imagen clínica. Paciente de 69 años. Pequeña lesión sobreelevada, sin cambios de coloración con discreta umbilicación central.

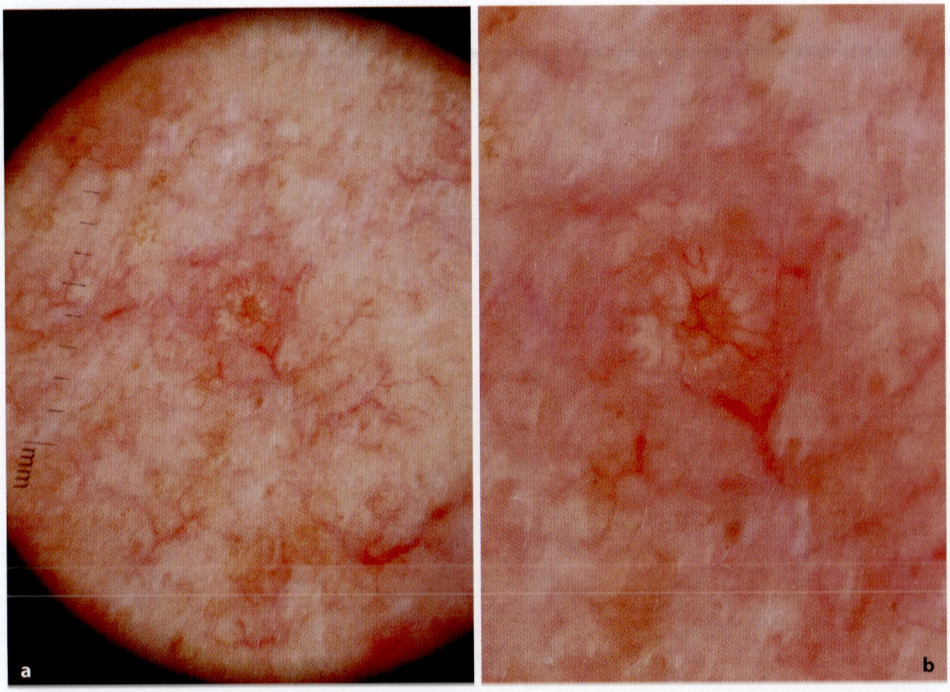

Foto 2 a-b Imagen dermatoscópica.

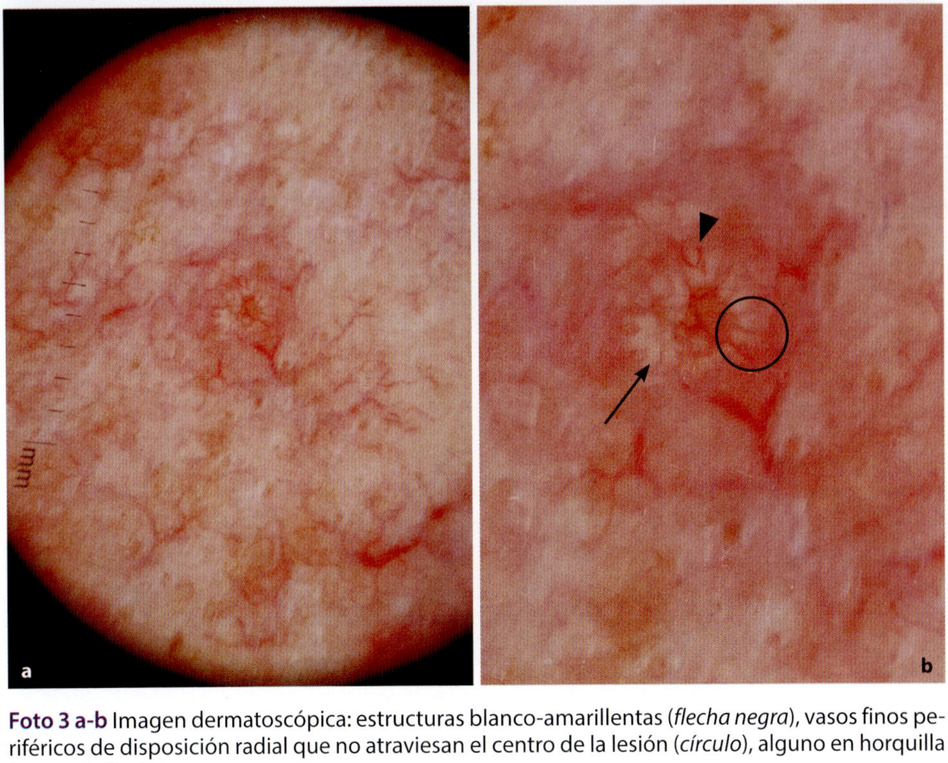

Foto 3 a-b Imagen dermatoscópica: estructuras blanco-amarillentas (*flecha negra*), vasos finos periféricos de disposición radial que no atraviesan el centro de la lesión (*círculo*), alguno en horquilla (*punta de flecha*).

Diagnóstico

Hiperplasia sebácea.

Mensaje clave

La hiperplasia sebácea en ocasiones puede confundirse clínicamente con el carcinoma basocelular. La dermatoscopia de la hiperplasia sebácea con estructuras blanco-amarillentas y vasos finos periféricos de disposición radial que no atraviesan el centro de la lesión, difiere claramente de la del carcinoma basocelular, y nos permite diferenciarlos.

Bibliografía sugerida

Berger M, Thomas L, Dalle S. Ink spot lentigo. Ann Dermatol Venereol 2017; 144 (3): 225-6.
Cabo H. Atlas color de Dermatoscopia. Buenos Aires: Ediciones Journal, 2020.

Caso 96 | Oriol Yélamos

Historia clínica del paciente	
Sexo	Femenino
Edad	25 años
Superficie	Palpable
Lesión	No pigmentada
Diámetro máximo (mm)	10
Duración de la lesión	3 meses
Historia de cambios morfológicos	Crecimiento y endurecimiento
Antecedentes personales de cáncer de piel	No
Antecedentes familiares de cáncer de piel	No
Fototipo de piel	II
Recuento total de nevos	> 100
Otros hallazgos clínicos	Síndrome de nevo displásico

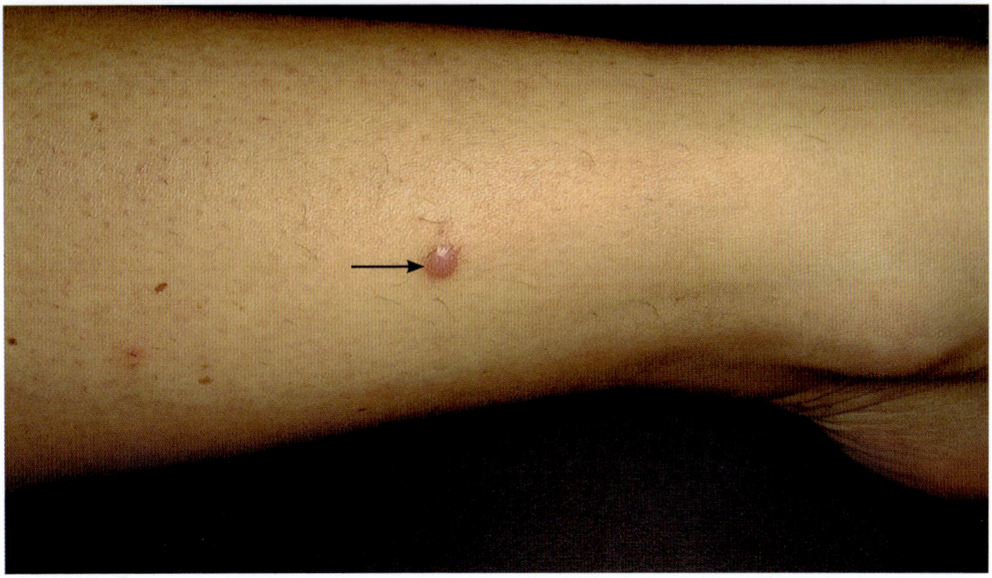

Foto 1 Clínicamente presenta una lesión rosada, dura al tacto, que no presenta signo del hoyuelo, en la región del tercio distal de la pierna izquierda.

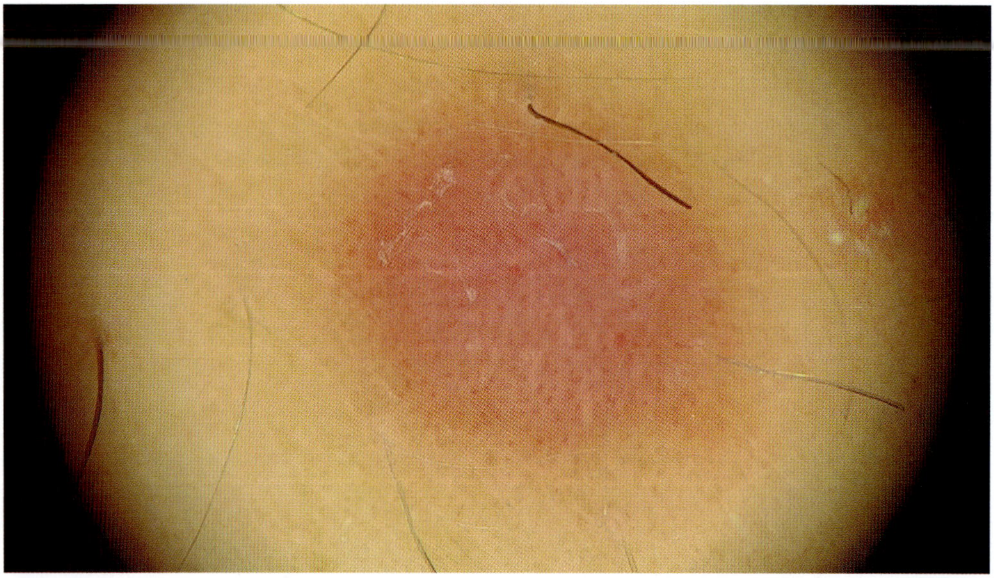

Foto 2 Imagen dermatoscópica.

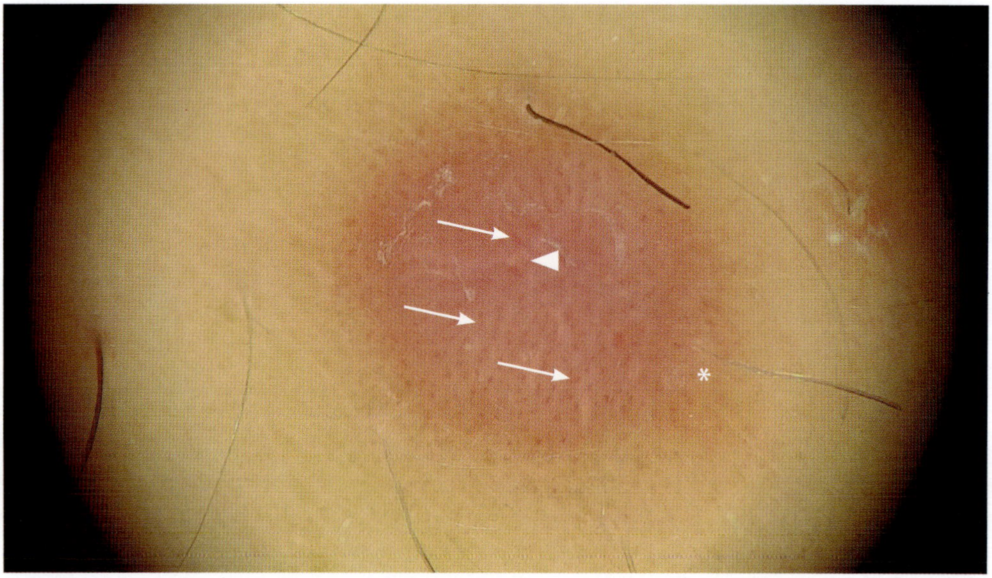

Foto 3 Dermatoscópicamente presenta vasos polimorfos (*flechas*), así como manchas blancas brillantes (*cabeza de flecha*) y pigmentación homogénea periférica (*asterisco*).

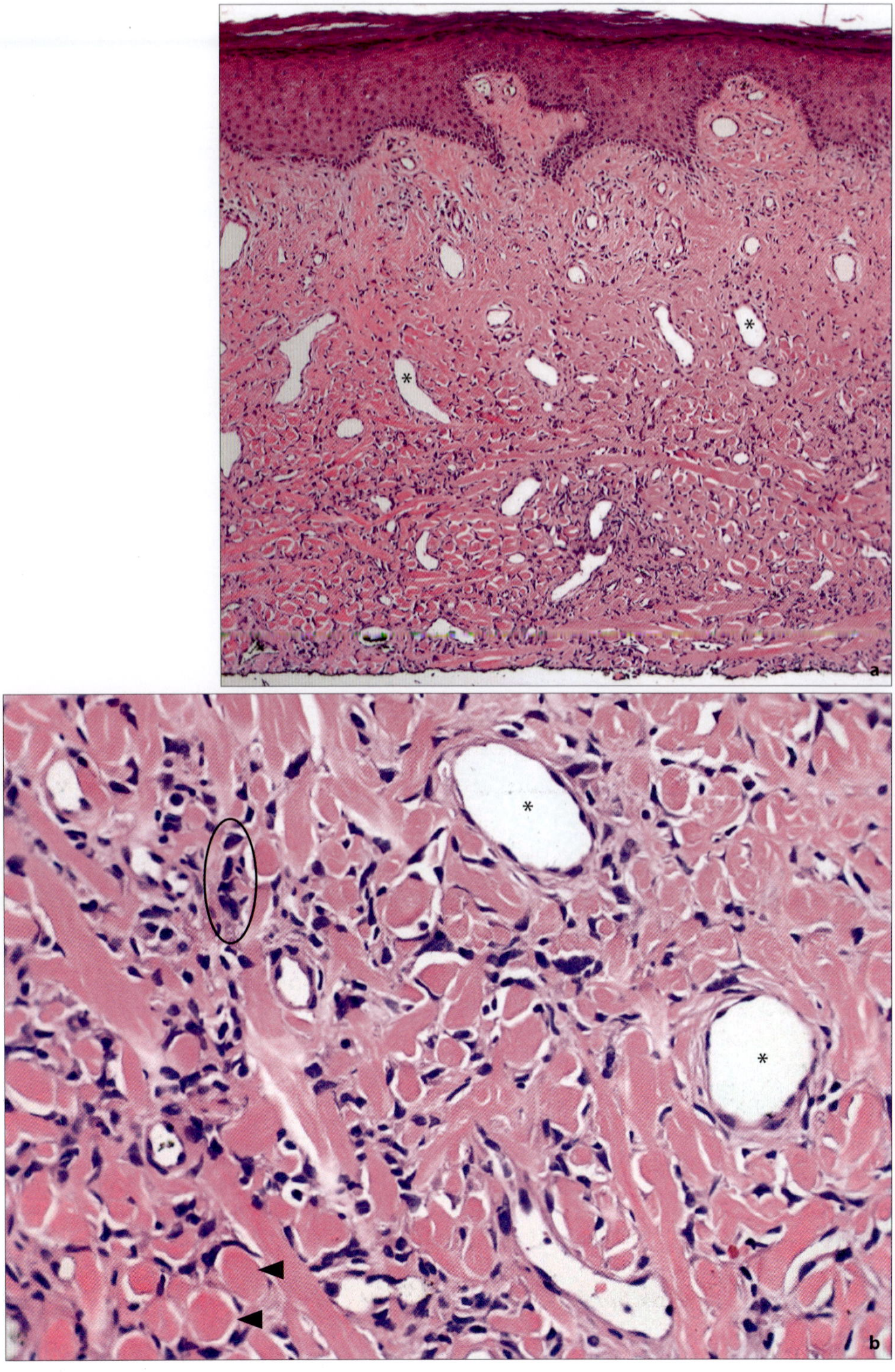

Foto 4 a-b Histológicamente presenta una proliferación dérmica mal delimitada formada por vasos sanguíneos (*asteriscos*), haces de colágeno engrosados (*puntas de flecha*) y fibroblastos (*círculo*), sin aumento de la población melanocítica en epidermis o dermis.

Diagnóstico

Dermatofibroma.

Mensaje clave

Aunque la presencia de vasos polimorfos en una lesión rosada con zonas de pigmento obliga a descartar un melanoma o un tumor de Spitz atípico, la clave diagnóstica continúa siendo la clínica: presencia de una lesión rosada en la pierna de una mujer joven. Sin embargo, este tipo de dermatofibromas papulonodulares no presentan el signo del hoyuelo. Otros aspectos relevantes en la región dermatoscópica sugestivos de dermatofibroma son la presencia de pigmento delicado periférico y la presencia de manchas blancas brillantes en el centro.

Bibliografía sugerida

Llambrich A, et al. Dermoscopy of pink nodular dermatofibromas: A study of 36 cases. Australas J Dermatol 2019; 60 (4): 357-60.

Papageorgiou V, et al. The limitations of dermoscopy: false-positive and false-negative tumours. J Eur Acad Dermatol Venereol 2018; 32 (6): 879-88.

Caso 97 | Renato Marchiori Bakos

Historia clínica del paciente	
Sexo	Femenino
Edad	22 años
Superficie	Plana y palpable
Lesión	No pigmentada
Diámetro máximo (mm)	35
Duración de la lesión	18 meses
Historia de cambios morfológicos	No
Antecedentes personales de cáncer de piel	No
Antecedentes familiares de cáncer de piel	No
Fototipo de piel	II
Recuento total de nevos	< 10
Otros hallazgos clínicos	No

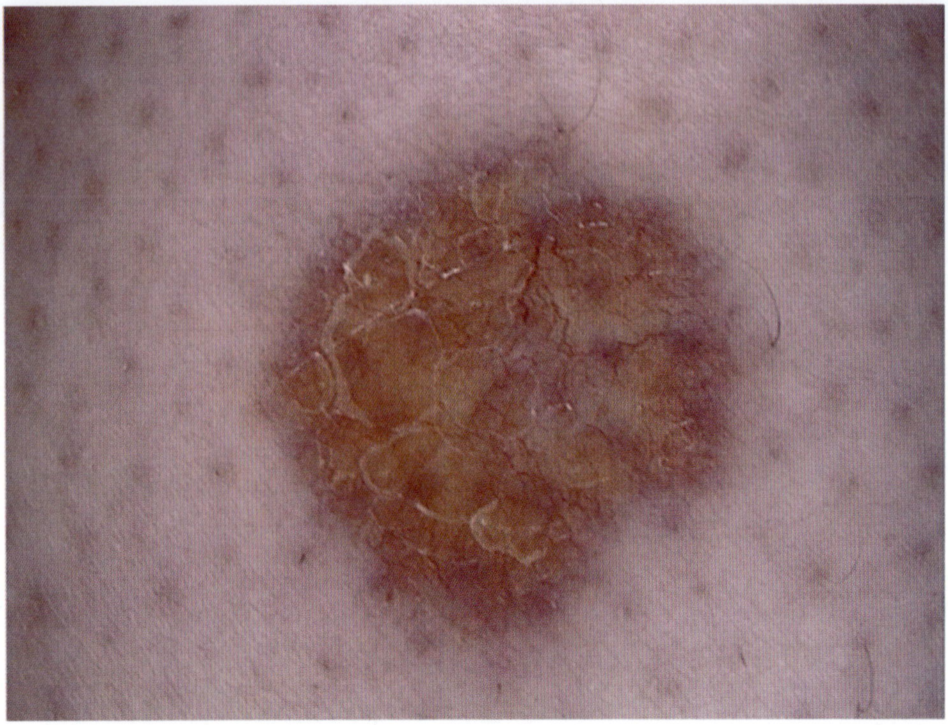

Foto 1 Placa poco atrófica que presenta color eritematoso y amarillo con vasos telangiectásicos.

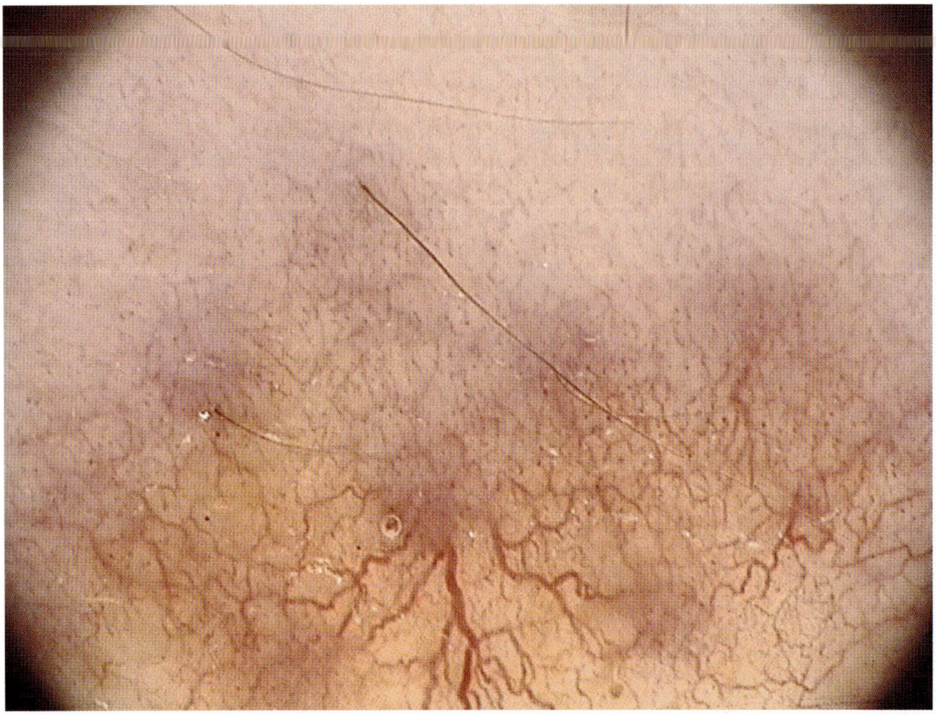

Foto 2 Imagen dermatoscópica con fondo amarillo y vasos telangiectásicos arboriformes (x20).

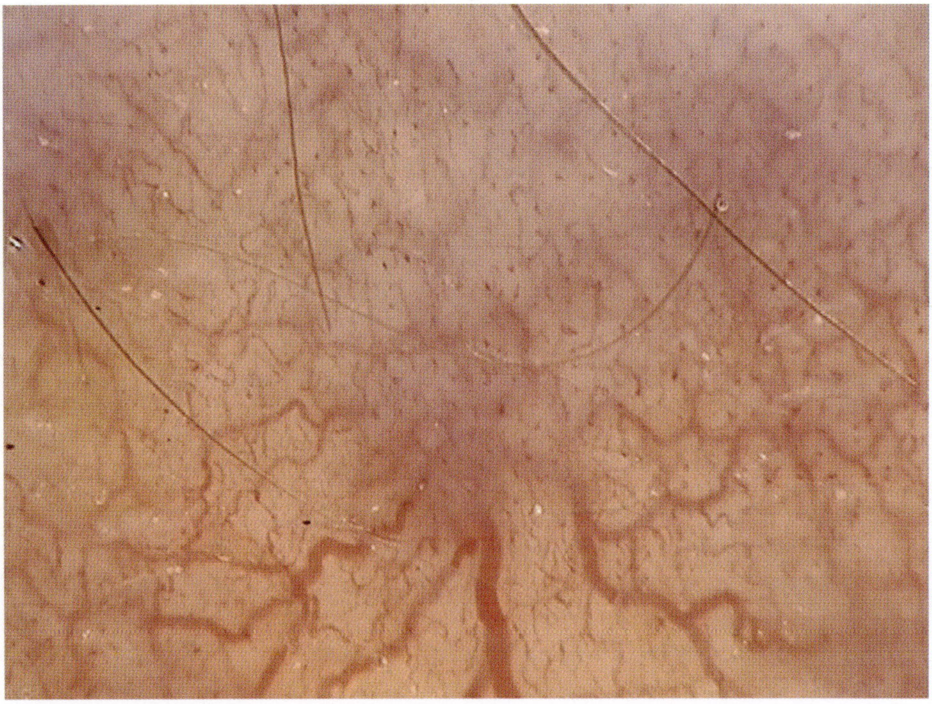

Foto 3 Fondo amarillo y vasos telangiectásicos arboriformes en mayor magnitud (x50).

Diagnóstico

Necrobiosis lipoídica.

Mensaje clave

Necrobiosis lipoídica que presenta fondo amarillo o anaranjado y vasos telangiectásicos.

Bibliografía sugerida

Bakos RM, Cartell A, Bakos L. Dermatoscopy of early-onset necrobiosis lipoidica. J Am Acad Dermatol 2012; 66 (4): 143-4.

Errichetti E, Zalaudek I, Kittler H, et al. Standardization of dermoscopic terminology and basic dermoscopic parameters to evaluate in general dermatology (non-neoplastic dermatoses): an expert consensus on behalf of the International Dermoscopy Society. Br J Dermatol 2020; 182 (2): 454-67.

Caso 98 | Renato Marchiori Bakos

Historia clínica del paciente	
Sexo	Masculino
Edad	5 años
Superficie	Palpable
Lesión	No pigmentada
Diámetro máximo (mm)	10
Duración de la lesión	3 semanas
Historia de cambios morfológicos	No
Antecedentes personales de cáncer de piel	No
Antecedentes familiares de cáncer de piel	No
Fototipo de piel	III
Recuento total de nevos	< 10
Otros hallazgos clínicos	Prurito corporal

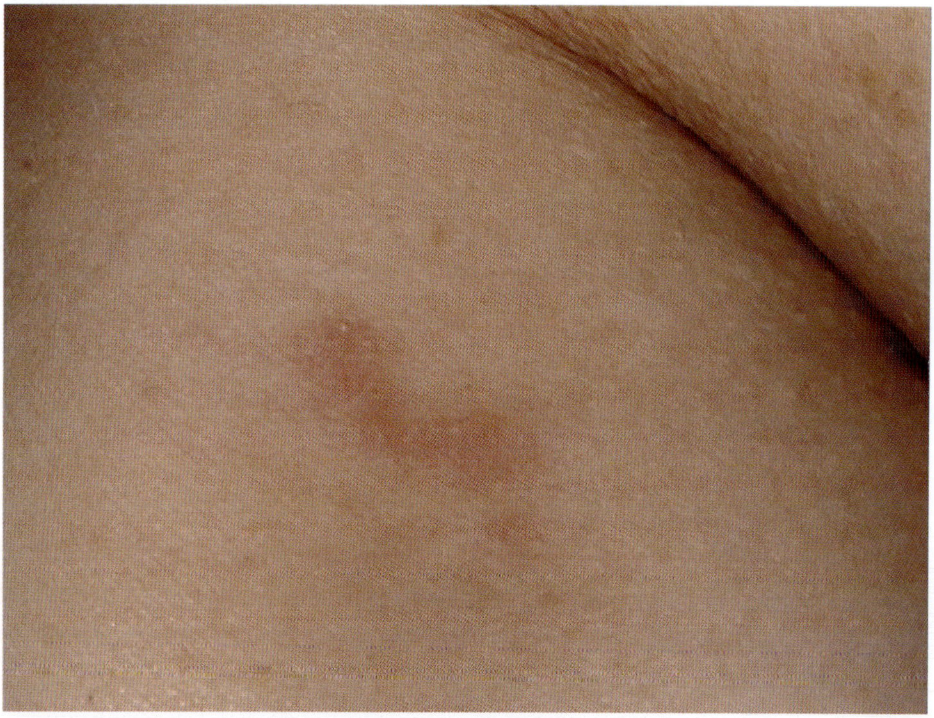

Foto 1 Pápula linear fina, ondulada y ligeramente descamada.

Foto 2 Imagen dermatoscópica con una estructura triangular de color marrón localizada al final de una línea blanquecina curvada.

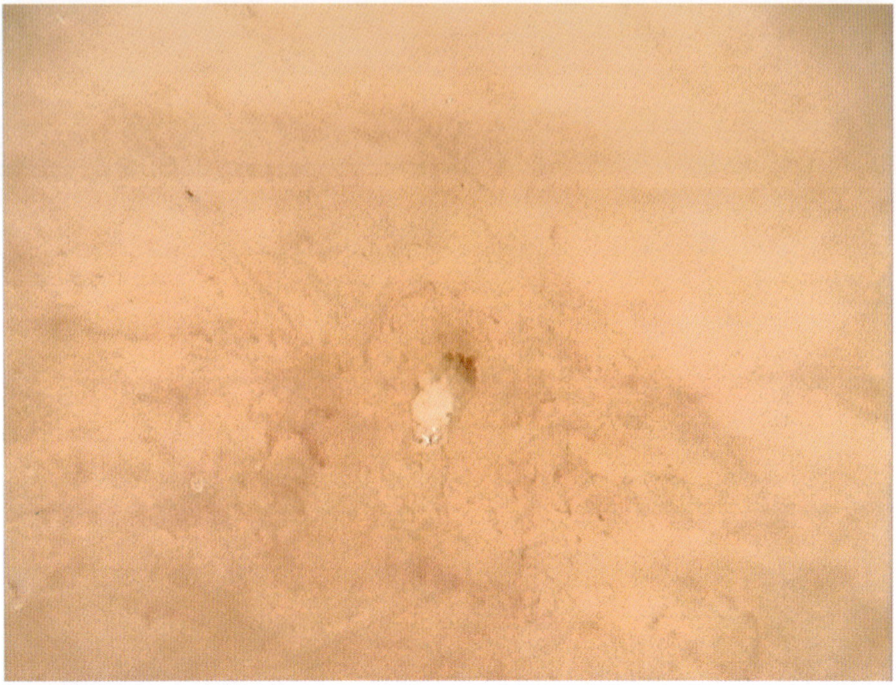

Foto 3 Imagen dermatoscópica con una estructura triangular de color marrón localizada al final de una línea blanquecina curvada que corresponde a la porción anterior del ácaro y su túnel.

Diagnóstico

Escabiosis.

Mensaje clave

La escabiosis es detectada en vivo por la dermatoscopia. El hallazgo de una estructura triangular marrón con un túnel blanquecino es patognomónico.

Bibliografía sugerida

Lallas A, Giacomel J, Argenziano G, et al. Dermoscopy in general dermatology: practical tips for the clinician. Br J Dermatol 2014; 170: 514-26.

Tschandl P, Argenziano G, Bakos R, Gourhant JY, Hofmann-Wellenhof R, et al. Dermoscopy and entomology (entomodermoscopy). J Dtsch Dermatol Ges 2009; 7 (7): 589-96.

Caso 99 | Roger Adrián González-Ramírez

Historia clínica del paciente	
Sexo	Femenino
Edad	32 años
Superficie	Plana
Lesión	No pigmentada
Diámetro máximo (mm)	12
Duración de la lesión	6 meses
Historia de cambios morfológicos	Aparición de placas eritematosas migratorias
Antecedentes personales de cáncer de piel	No
Antecedentes familiares de cáncer de piel	No
Fototipo de piel	IV
Recuento total de nevos	10 50
Otros hallazgos clínicos	No

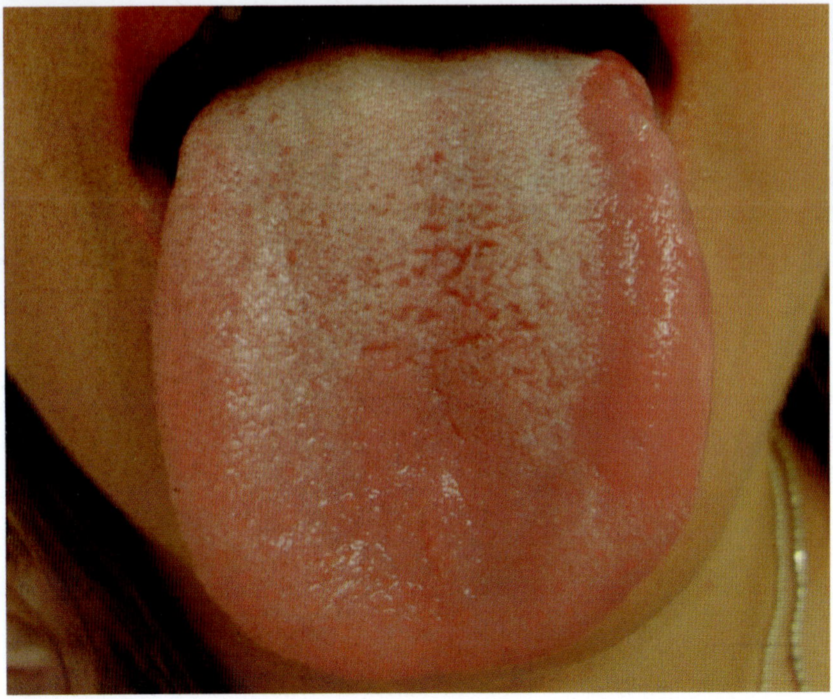

Foto 1 Imagen clínica. Parche eritematoso de aspecto geográfico localizado en el borde lateral de la lengua.

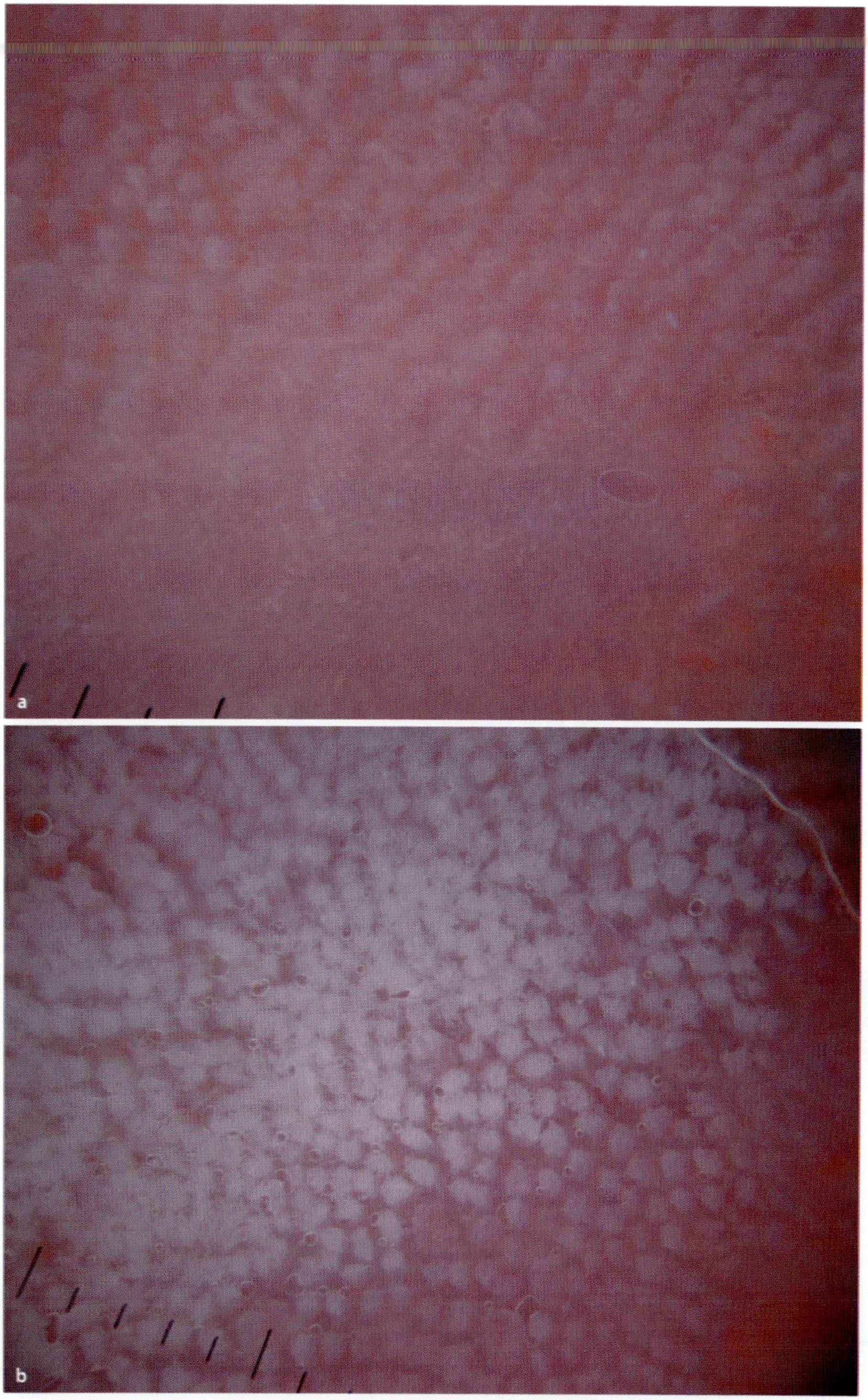

Foto 2 Imagen dermatoscópica. **a** Zona central del parche. **b** Margen del parche.

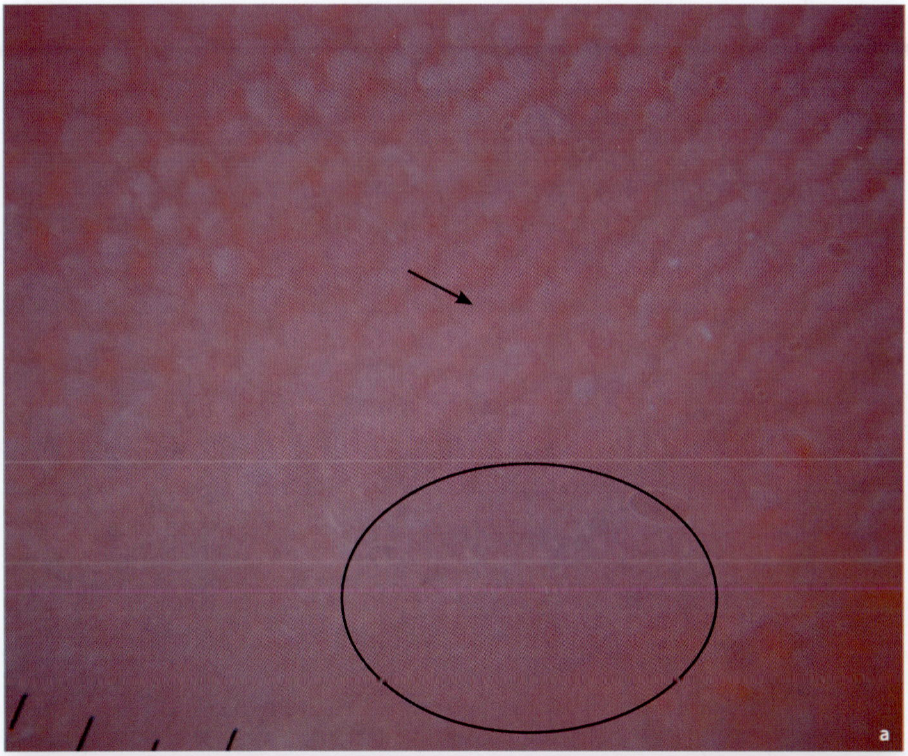

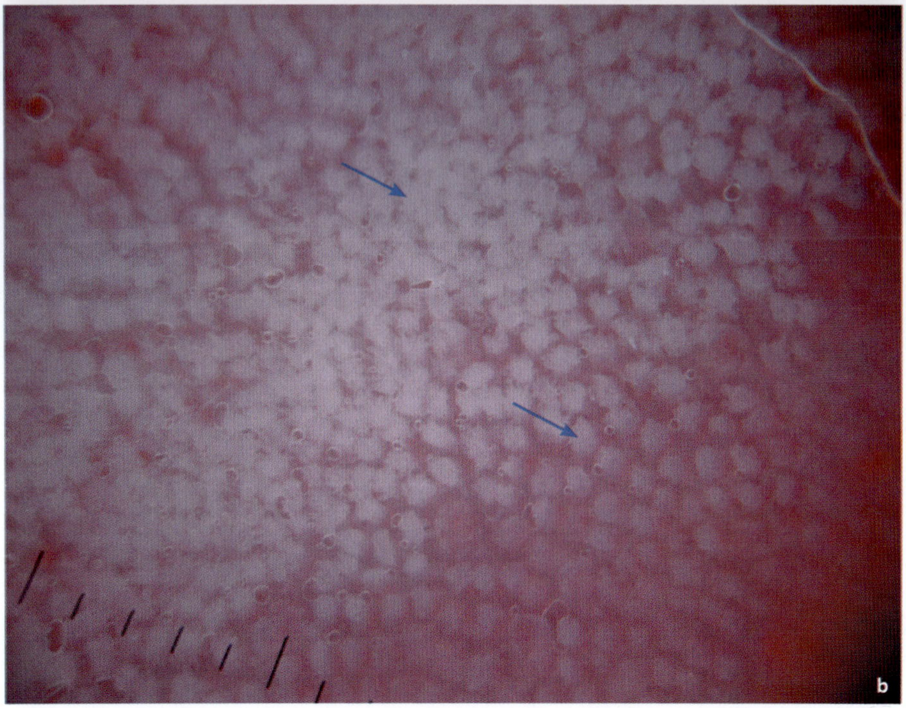

Foto 3 a La dermatoscopia de la zona del parche eritematoso muestra un aplanamiento (*flecha negra*) y ausencia de las papilas en la zona afectada (*círculo*). **b** En la zona marginal del parche, la transición entre las papilas aplanadas, y las papilas filiformes en la superficie sana (*flechas azules*).

Diagnóstico

Glositis migratoria benigna (lengua geográfica).

Mensaje clave

La lengua geográfica es un padecimiento inflamatorio de la lengua de causa desconocida, frecuentemente es preocupante o inquietante para los pacientes, pero carece de un potencial maligno. Se presenta en forma de parches eritematosos donde un borde presenta una zona de cicatrización y el otro borde suele mostrar más datos de actividad o proliferación, lo cual sugiere que la lesión "migra". Suele ser asintomático, aunque en algunos casos el paciente manifiesta dolor urente, o se presenta en el contexto de un paciente con glosodinia.

Bibliografía sugerida

Assimakopoulos D, Patrikakos G, Fotika C, Elisaf M. Benign Migratory Glossitis or Geographic Tongue: An Enigmatic Oral Lesion. Am J Med 2002; 113: 751-5.

Kumar D, Das A, Gharami RC. Benign migratory glositis. Indian Pediatrics 2013; 50: 1178.

Caso 100 | Roger Adrián González-Ramírez

Historia clínica del paciente	
Sexo	Femenino
Edad	39 años
Superficie	Palpable
Lesión	No pigmentada
Diámetro máximo (mm)	3
Duración de la lesión	Desconocida
Historia de cambios morfológicos	No
Antecedentes personales de cáncer de piel	No
Antecedentes familiares de cáncer de piel	No
Fototipo de piel	IV
Recuento total de nevos	10-50
Otros hallazgos clínicos	La paciente fue derivada por Ginecología, ya que durante una exploración de rutina se le encontraron lesiones vulvares, asintomáticas.

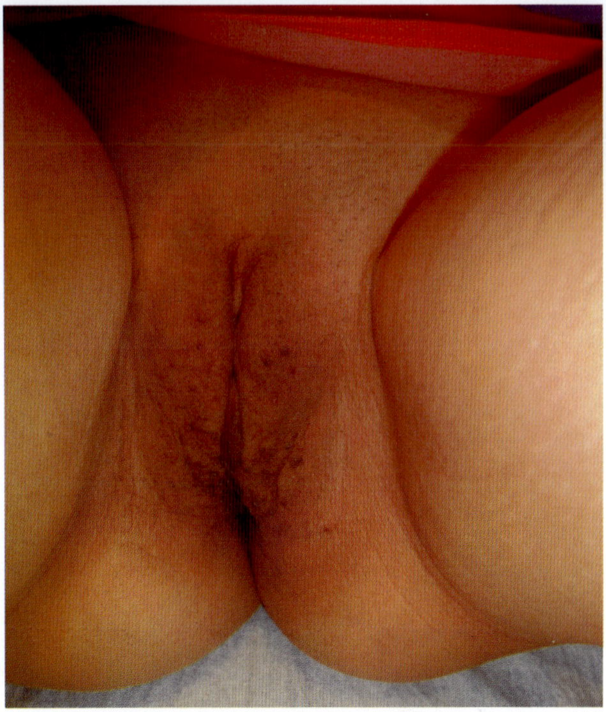

Foto 1 A la exploración clínica de la región vulvar, se observan más de diez lesiones papulares violáceas e hiperpigmentadas en la superficie de los labios mayores.

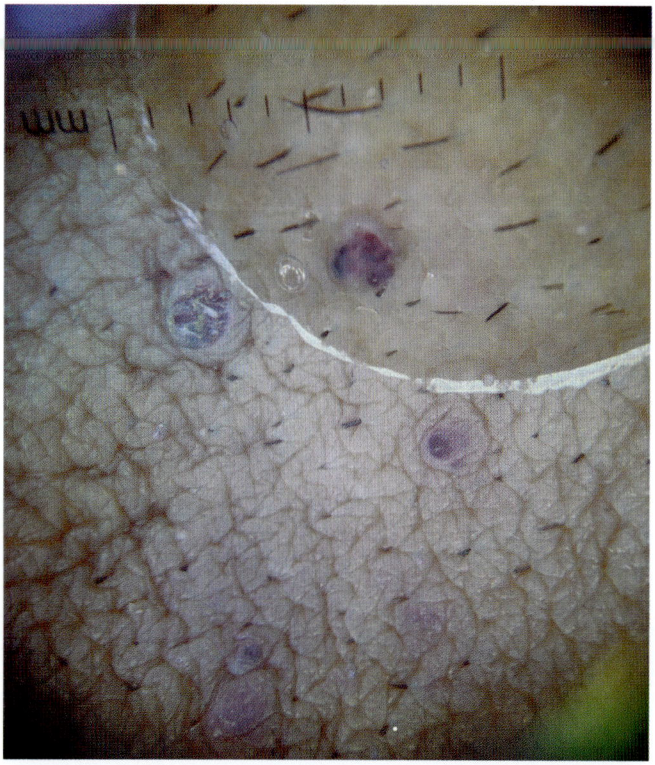

Foto 2 Imagen dermatoscópica.

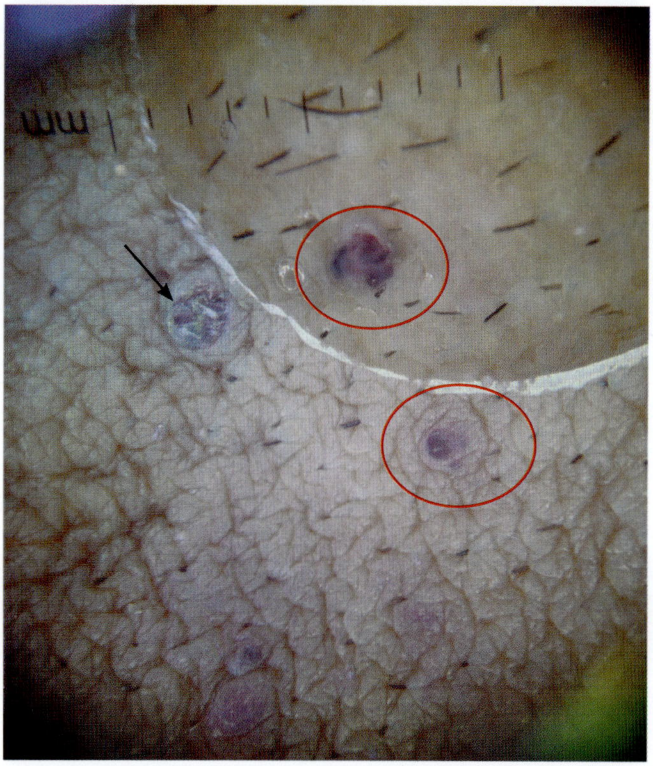

Foto 3 La dermatoscopia muestra lesiones de aspecto vascular de color violáceo con matices de rojo y azulado (*círculos rojos*), algunas con pequeñas áreas de velo azul blanquecino, propio de hiperqueratosis superficial (*flecha negra*).

Diagnóstico

Angioqueratomas múltiples (de Fordyce).

Mensaje clave

El angioqueratoma es una malformación vascular poco frecuente de la dermis superficial. Su aspecto clínico puede semejar nevos melanocíticos, nevos de Spitz, carcinoma basocelular, queratosis seborreica, e incluso se considera que en algunos casos puede ser un simulador de melanoma. Cuando son lesiones múltiples y se localizan en la región vulvar o escrotal, se denomina angioqueratoma de Fordyce.

Bibliografía sugerida

Kim JH, Kim MR, Lee SH, Lee SE, Lee SH. Dermoscopy: a useful tool for the diagnosis of angiokeratoma. Ann Dermatol 2012; 24 (4): 468-71.

Zaballos P, Dauf C, Puig S, Argenziano G, Moreno-Ramírez D, Cabo H, et al. Dermoscopy of solitary angiokeratomas: a morphological study. Arch Dermatol 2007; 143: 318-25.

Caso 101 | Rosario Peralta

Historia clínica del paciente	
Sexo	Femenino
Edad	41 años
Superficie	Palpable
Lesión	No pigmentada
Diámetro máximo (mm)	Lesión 1: 11 Lesión 2: 6
Duración de la lesión	Lesión 1: 1 año Lesión 2: 6 meses
Historia de cambios morfológicos	Placas rosadas de crecimiento continuo
Antecedentes personales de cáncer de piel	No
Antecedentes familiares de cáncer de piel	Padre con melanoma
Fototipo de piel	II
Recuento total de nevos	> 100
Otros hallazgos clínicos	Paciente con síndrome del nevo atípico

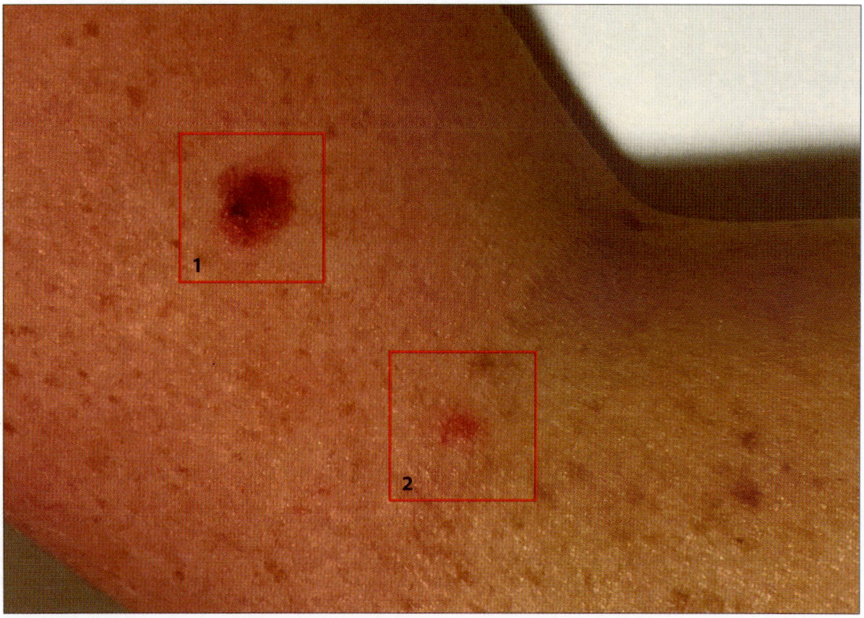

Foto 1 Imagen clínica. Lesión 1: placa rosada en el brazo derecho que mide 11 mm de diámetro, ligeramente elevada, superficie lisa con bordes irregulares y un área pequeña color marrón. Lesión 2: placa rosada en el brazo derecho de 4 x 6 mm de diámetro de bordes mal definidos.

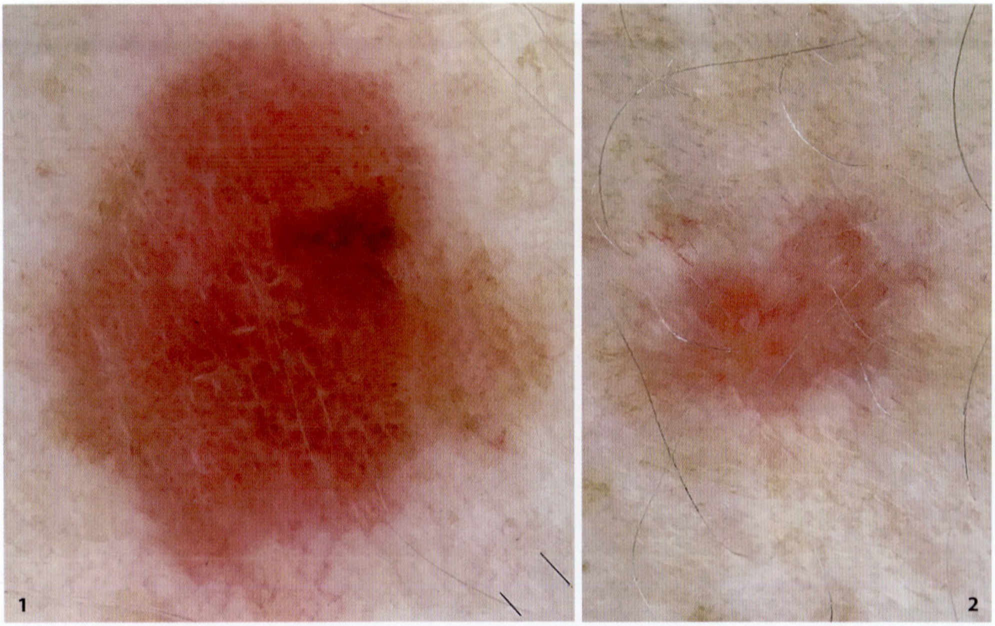

Foto 2 Imágenes dermatoscópicas con luz polarizada (lesión 1 y lesión 2).

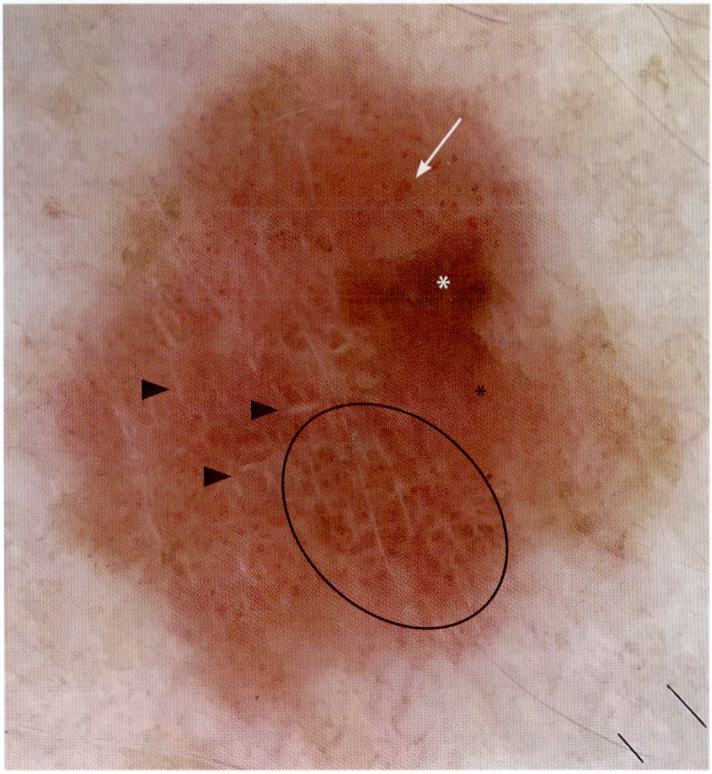

Foto 3 Imagen dermatoscópica de la lesión 1 que presenta un fondo rosado con áreas rojo lechosas (*asterisco negro*), patrón vascular polimorfo con un vaso en sacacorchos (*flecha blanca*) y vasos puntiformes distribuidos de forma regular. Un área pigmentada marrón oscura (*asterisco blanco*), red invertida (*círculo*) y líneas blanco-brillantes (*puntas de flechas negras*).

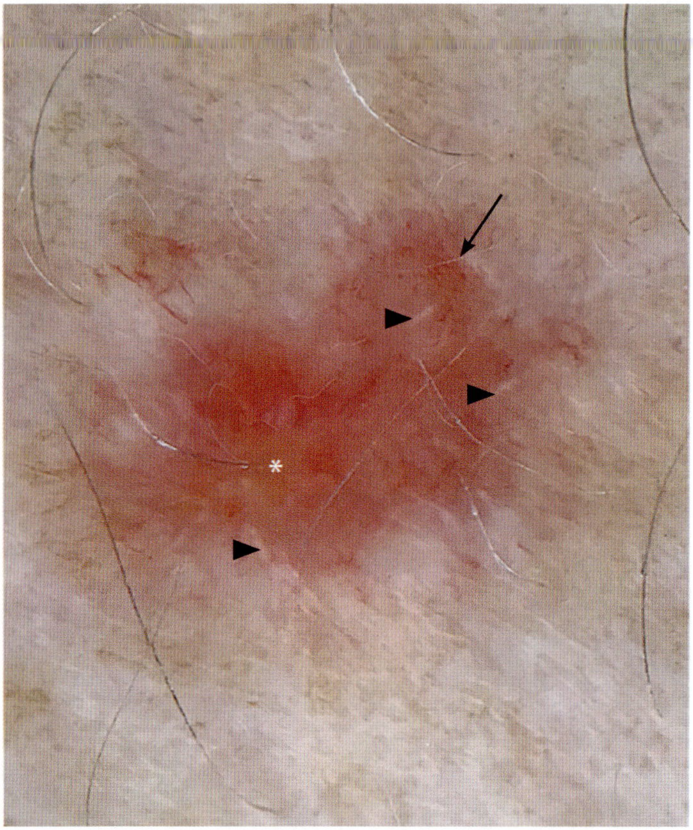

Foto 4 En la dermatoscópica de la lesión 2 se observa un fondo rosado con telangiectasias superficiales finas y cortas (*flechas negras*), líneas blanco-brillantes (*puntas de flecha negras*) y erosión de localización excéntrica (*asterisco blanco*).

Diagnóstico

- Lesión 1: melanoma amelanótico (Breslow 1,5 mm).
- Lesión 2: carcinoma basocelular superficial.

Mensaje clave

Los tumores rosados son lesiones de difícil diagnóstico, y el reconocimiento de determinadas características dermatoscópicas permite detectarlos con mayor precisión. En los melanomas amelanóticos/hipomelanóticos las estructuras vasculares son frecuentemente la clave para el diagnóstico: los glóbulos y las áreas rojas lechosas, así como la combinación de vasos lineales irregulares y puntiformes, tienen un alto valor predictivo. También se pueden ver restos de pigmento o áreas de regresión. La red invertida y las líneas blanco-brillantes no son patognomónicas, pero se pueden observar como pistas adicionales. Los carcinomas basocelulares superficiales no pigmentados se caracterizan por presentar telangiectasias superficiales finas y cortas, erosiones pequeñas, áreas brillantes rosadas sin estructura y líneas blanco-brillantes.

Bibliografía sugerida

Cabo H, González V, Peralta R, Rodriguez Saa S, Salerni G. Dermatoscopía: Casos Clínicos. 1° ed. Buenos Aires: Ediciones Journal, 2018.

Salerni G, Peralta R, Rodriguez Saa S, Cohen Sabban E, Cabo H. Dermatoscopía del Melanoma amelanótico hipomelanótico. Dermatol Argent 2017; 23 (4): 208-10.

Caso 102 | Rosario Peralta

Historia clínica del paciente	
Sexo	Femenino
Edad	38 años
Superficie	Palpable
Lesión	No pigmentada
Diámetro máximo (mm)	22
Duración de la lesión	Desde los primeros meses de vida
Historia de cambios morfológicos	Lesión de superficie lisa que fue tornándose verrugosa y aumentando de tamaño con los años
Antecedentes personales de cáncer de piel	No
Antecedentes familiares de cáncer de piel	No
Fototipo de piel	III
Recuento total de nevos	10-50
Otros hallazgos clínicos	No

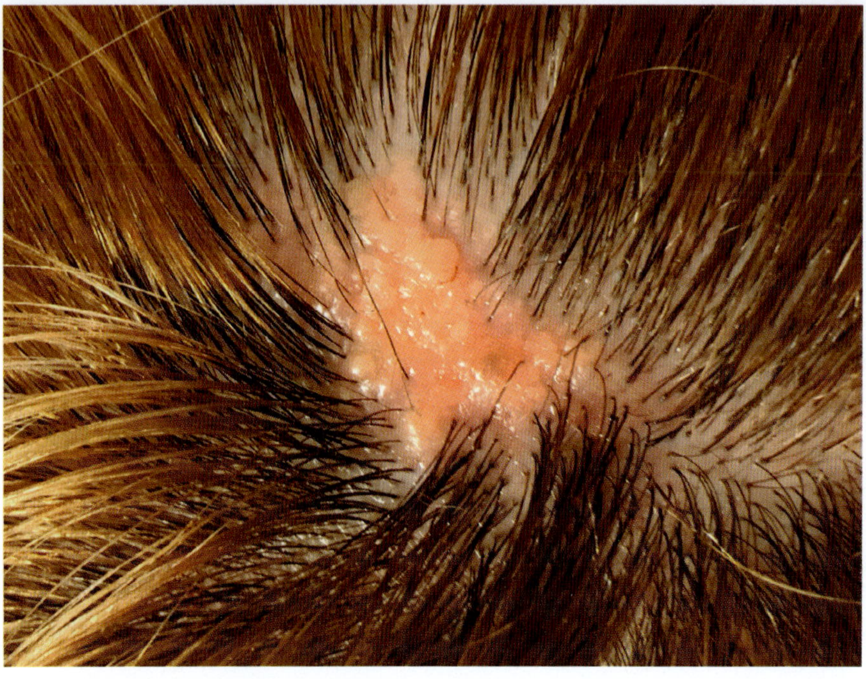

Foto 1 Imagen clínica. Placa alopécica verrugosa de coloración rosado-amarillenta en el cuero cabelludo, que mide 15 x 22 mm.

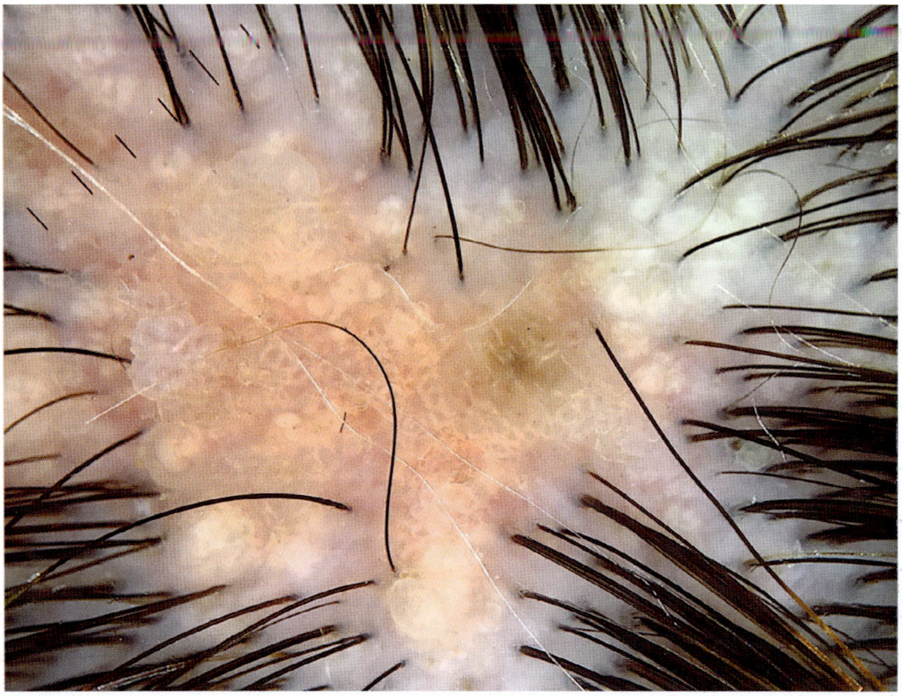

Foto 2 Imagen dermatoscópica.

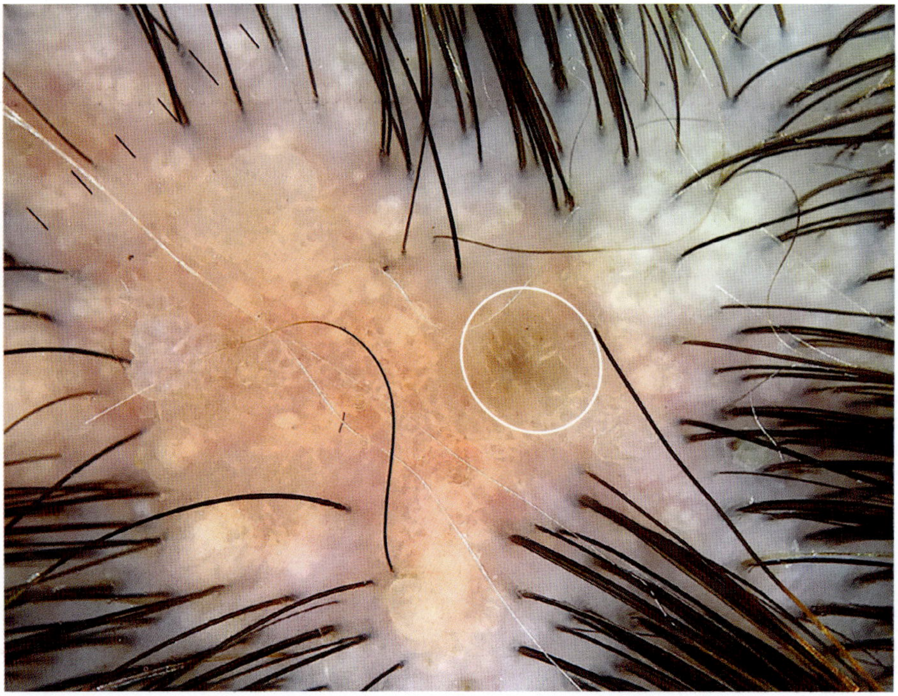

Foto 3 En la dermatoscopia se observan glóbulos rosado-amarillentos en toda la lesión y un área gris-amarronada de 2 mm de diámetro con líneas blanco-brillantes.

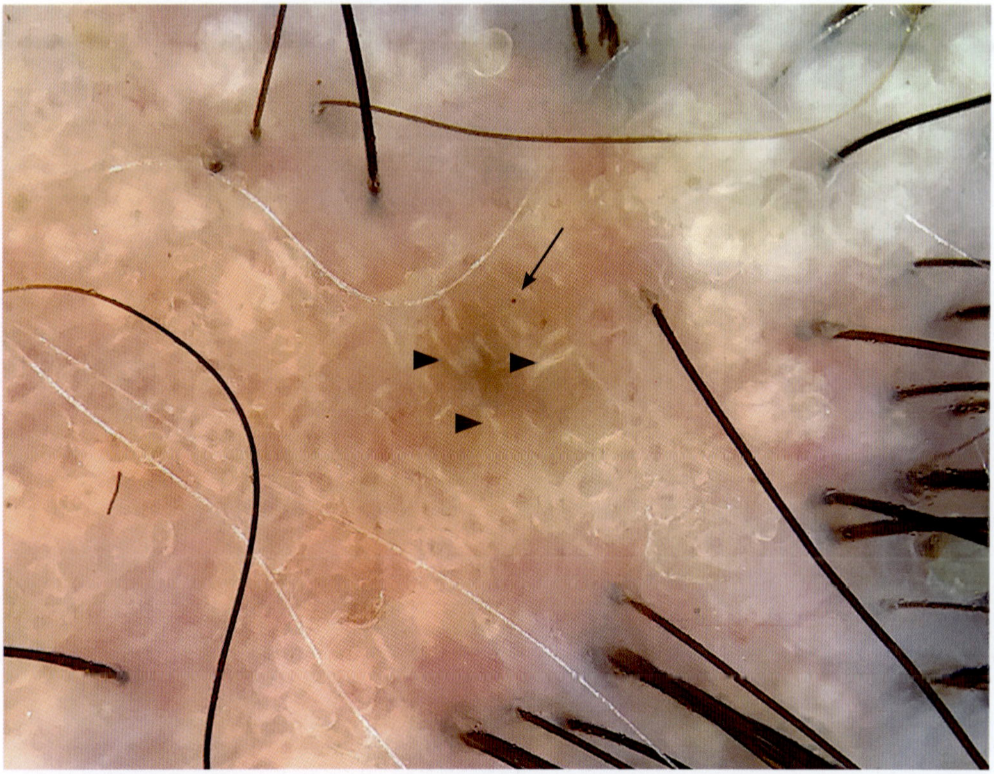

Foto 4 A mayor aumento se destaca la presencia de líneas blanco brillantes (*puntas de flecha*), un punto azul-gris bien enfocado (*flecha*) y pigmento azul-gris en el centro de la lesión.

Diagnóstico

Carcinoma basocelular (CBC) asociado a nevo sebáceo de Jadassohn.

Mensaje clave

El nevo sebáceo de Jadassohn es un hamartoma congénito que se asocia en un 10%-20% con el desarrollo de neoplasias secundarias benignas y malignas, siendo el carcinoma basocelular el tumor maligno más frecuente. La dermatoscopia permite identificar la presencia de estructuras de diferentes tumores asociados al nevo sebáceo de Jadassohn, y de esta manera realizar un diagnóstico más preciso, como en este caso, mediante el reconocimiento una lesión maligna de escasos milímetros, no visible al ojo desnudo.

Bibliografía sugerida

Zaballos P, Gómez-Martín I, Martin JM, Bañuls J. Dermoscopy of Adnexal Tumors. Dermatol Clin 2018; 36 (4): 397-412.

Zaballos P, Serrano P, Flores G, et al. Dermoscopy of tumours arising in naevus sebaceous: a morphological study of 58 cases. J Eur Acad Dermatol Venereol 2015; 29 (11): 2231-7.

Caso 103 | Sonia Rodríguez Saa

Historia clínica del paciente	
Sexo	Masculino
Edad	44 años
Superficie	Palpable
Lesión	No pigmentada
Diámetro máximo (mm)	5
Duración de la lesión	1 año
Historia de cambios morfológicos	No
Antecedentes personales de cáncer de piel	No
Antecedentes familiares de cáncer de piel	No
Fototipo de piel	II
Recuento total de nevos	10-50
Otros hallazgos clínicos	No

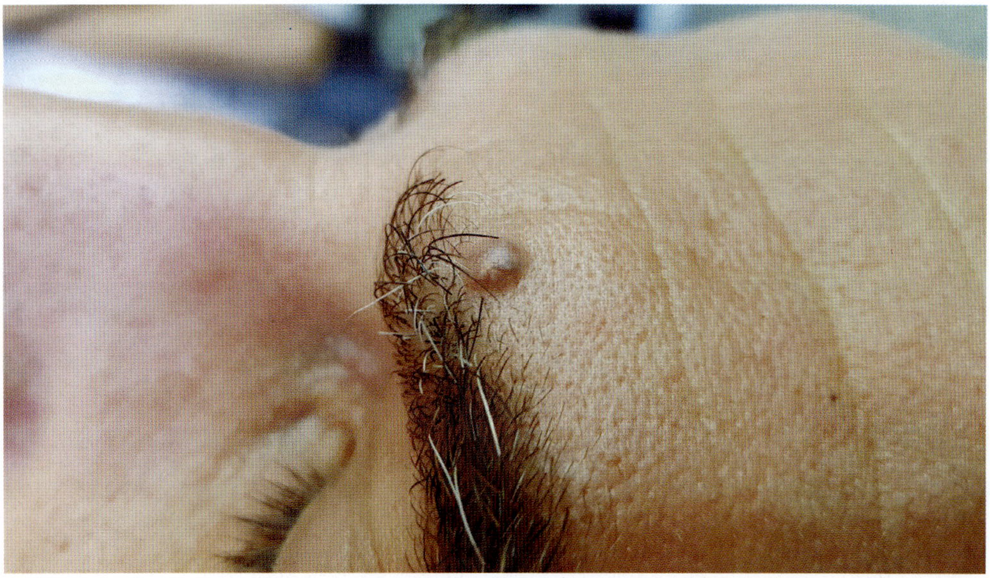

Foto 1 Pápula de color piel, con telangiectasias en la superficie, asintomática, en la región supraciliar izquierda.

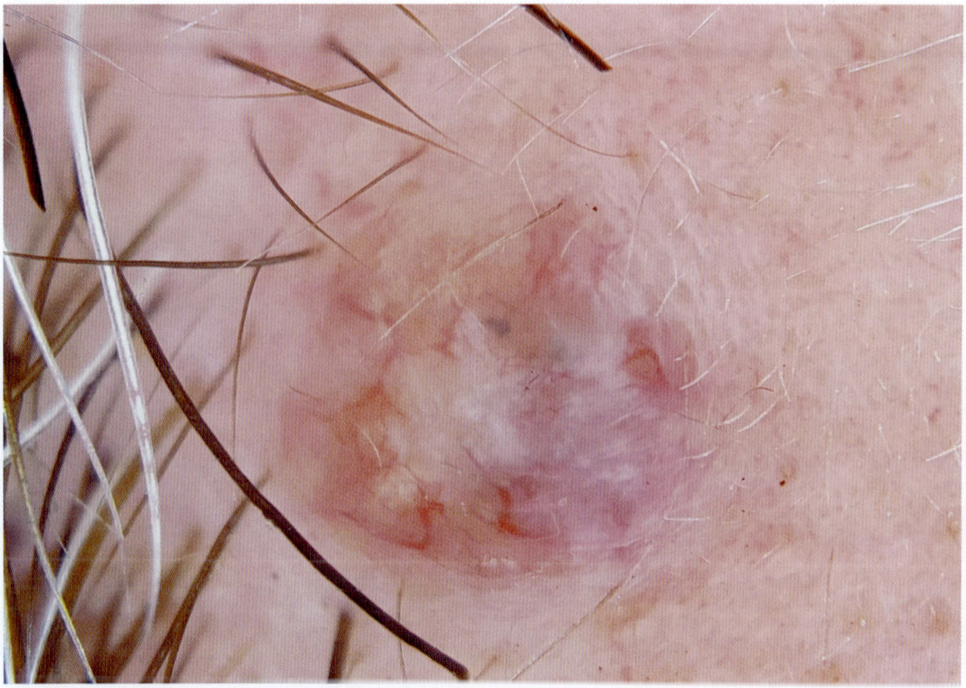

Foto 2 Imagen dermatoscópica.

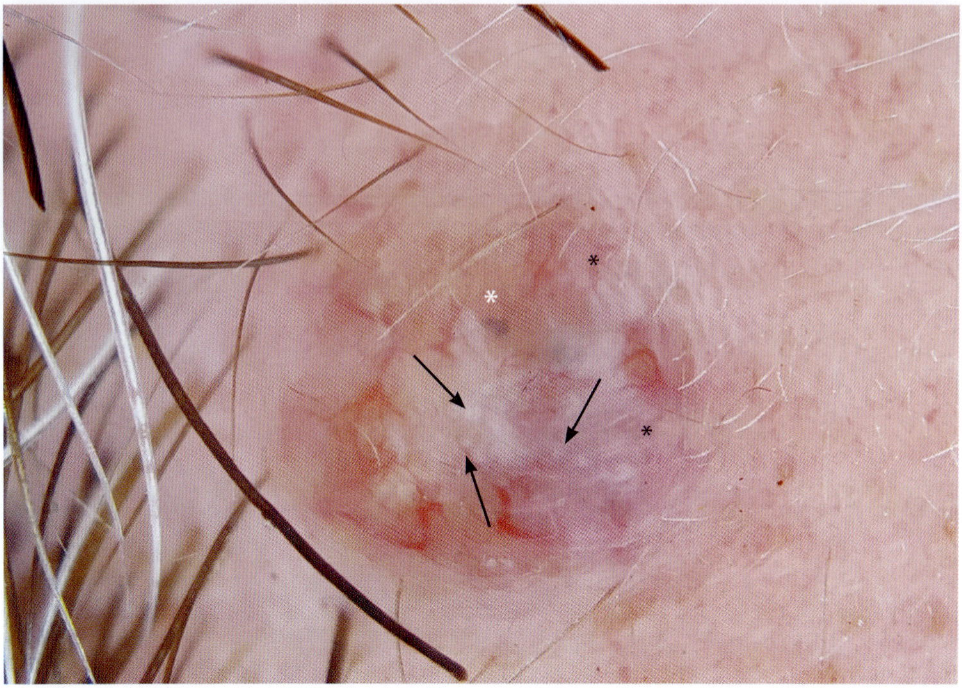

Foto 3 Con dermatoscopia de luz polarizada se identifican múltiples vasos telangiectásicos ramificados en foco. Hay un nido azul grisáceo (*asterisco blanco*) y múltiples estructuras blancas brillantes (*asteriscos negros*) y pequeños círculos blanquecinos (*flechas negras*).

Diagnóstico

Tricoadenoma.

Mensaje clave

Los tumores anexiales son simuladores clínicos y dermatoscópicos de carcinoma basocelular.

En la dermatoscopia podemos encontrar estructuras y patrones similares. La presencia de pequeños círculos blancos podría ser una estructura diferencial. El método de referencia en el diagnóstico de los tumores anexiales es la histopatología.

Bibliografía sugerida

Lallas A, Moscarella E, Argenziano G, et al. Dermoscopy of uncommon skin tumors. Australas J Dermatol 2014; 55 (1): 53-62.

Pampena R, Borsari S, Piana S, Longo C. Broadening the list of basal cell carcinoma mimickers: dermoscopic features of trichoadenoma. Dermatol Pract Concept 2019; 9 (2): 160-1.

Caso 104 | Virginia Mariana González

Historia clínica del paciente	
Sexo	Masculino
Edad	62 años
Superficie	Palpable
Lesión	No pigmentada
Diámetro máximo (mm)	3 x 5
Duración de la lesión	2 meses
Historia de cambios morfológicos	No
Antecedentes personales de cáncer de piel	Carcinoma basocelular
Antecedentes familiares de cáncer de piel	No
Fototipo de piel	III
Recuento total de nevos	10-50
Otros hallazgos clínicos	Las lesiones se acompañan de prurito leve

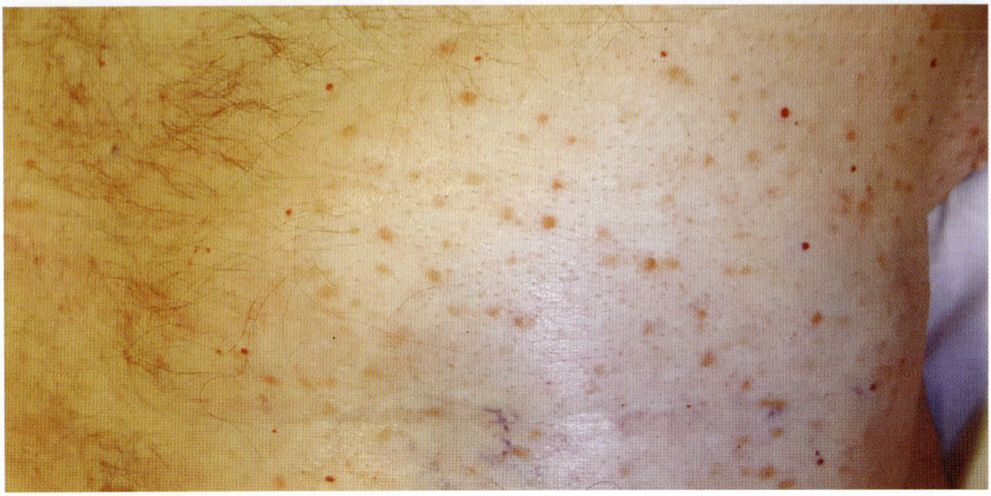

Foto 1 Imagen clínica. Paciente de 62 años con una dermatosis de dos meses de evolución, localizada predominantemente en la región anterolateral del tronco. Está constituida por múltiples lesiones papulosas de 3-5 mm de diámetro, eritematosas, con centro queratósico, acompañadas de prurito moderado.

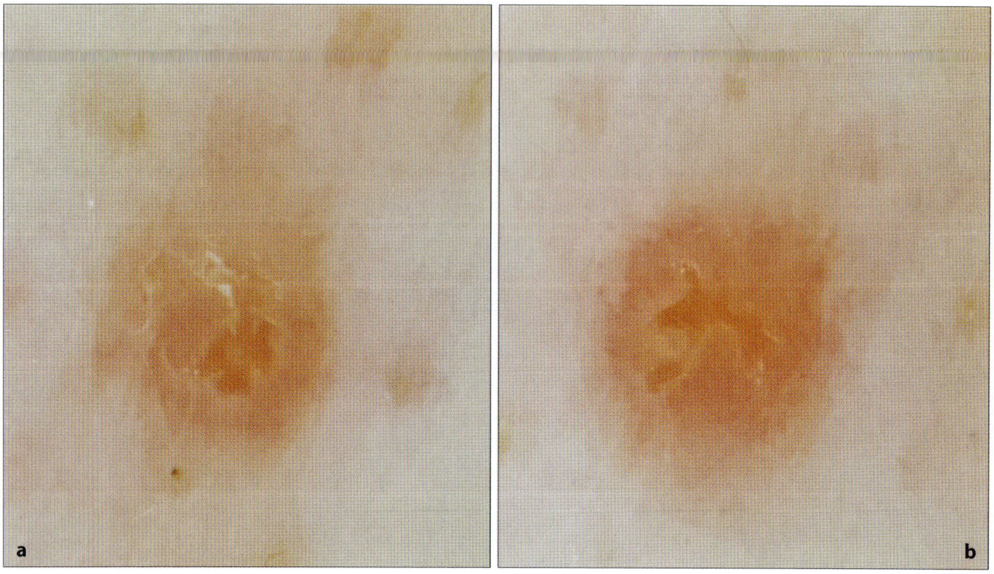

Foto 2 a-b Imagen dermatoscópica con luz polarizada sin contacto de dos lesiones del mismo paciente (aumento original 10x).

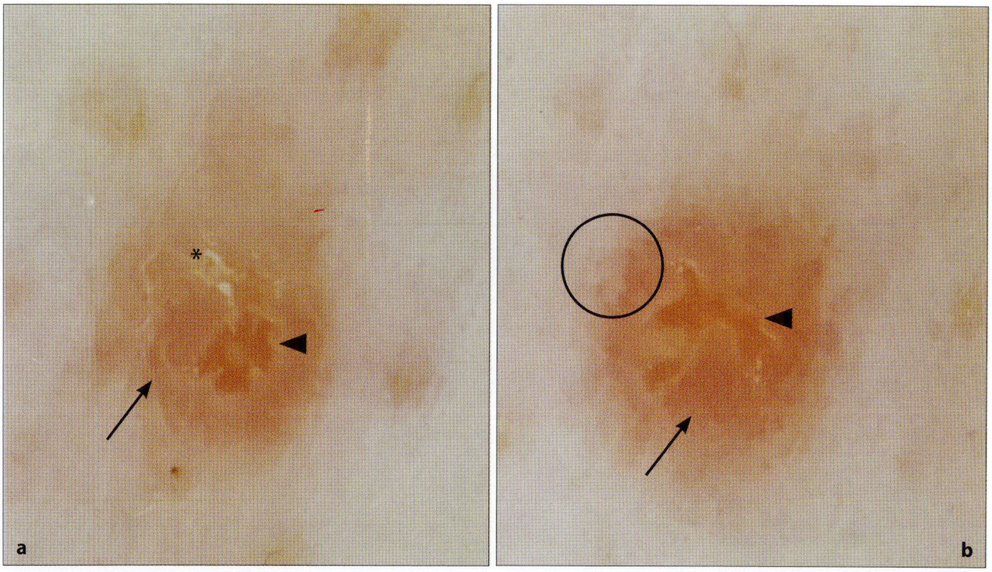

Foto 3 a-b La dermatoscopia sin contacto de ambas lesiones papulosas muestran el mismo patrón: un área queratósica central pardo-amarillenta con ramificaciones poligonales o en patrón "estrellado" rodeadas de un halo blanquecino periférico (*cabeza de flecha*) sobre fondo eritematoso (*flecha*). En **a** se observa una escama blanquecina superficial (*asterisco*) y en **b**, sutiles vasos puntiformes periféricos (*círculo*).

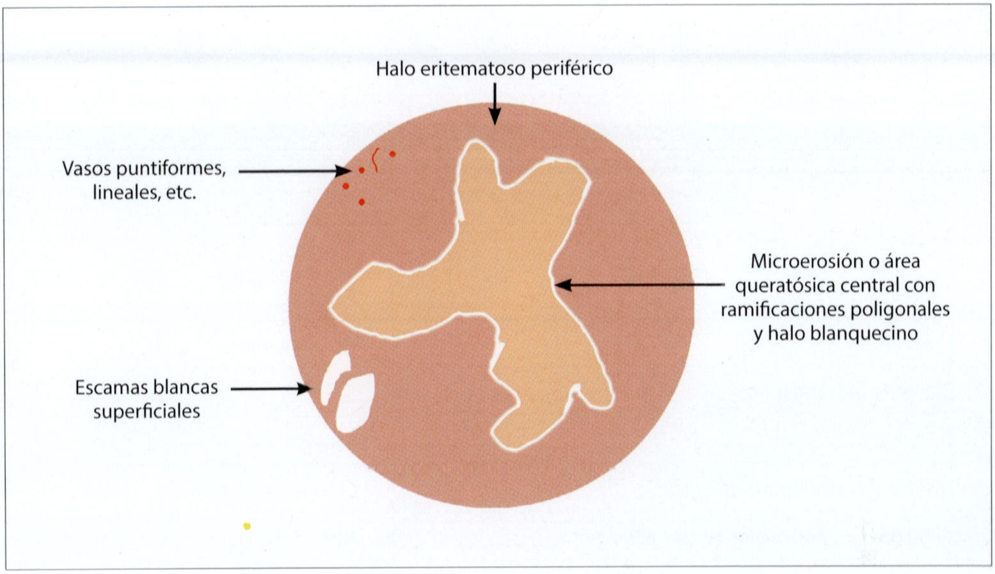

Gráfico 1 Representación esquemática de una lesión típica de enfermedad de Grover.

Diagnóstico

Enfermedad de Grover.

Mensaje clave

La enfermedad de Grover es una dermatosis transitoria papuloeritematosa y pruriginosa que presenta focos de disqueratosis acantolítica focal en la histología. Los brotes son desencadenados o exacerbados por el calor y la sudoración.

A la dermatoscopia las lesiones ya constituidas presentan un área central con microfisuras poligonales o queratósicas de color amarillo o amarronado con patrón característicamente "estrellado", rodeada por un borde blanquecino. En la periferia de la lesión se observan eritema y, ocasionalmente, finos vasos puntiformes, glomerulares, en hebilla o lineales y pequeñas escamas. El área central queratósica está ausente en las lesiones incipientes.

Los principales diagnósticos diferenciales dermatoscópicos son la enfermedad de Dowling-Degos y en las lesiones únicas, el disqueratoma acantolítico solitario.

La dermatoscopia es de utilidad para diferenciar la enfermedad de Grover de la foliculitis aguda y otras dermatosis papulosas. Asimismo, permite elegir el sitio de una potencial biopsia y monitorear la evolución y la respuesta terapéutica.

Bibliografía sugerida

De Abreu L, Guimarães Cordeiro NG, Buçard AM, Quintella DC, Argenziano G. Dermoscopy of Grover disease. J Am Acad Dermatol 2017; 76 (2S1): 60-3.

Giacomel J, Zalaudek I, Argenziano G. Dermatoscopy of Grover'sdisease and solitary acantholytic dyskeratoma shows a brown, star-like pattern. Australas J Dermatol 2012; 53: 315-6.

Caso 105 | Yamina Julián

Historia clínica del paciente	
Sexo	Femenino
Edad	43 años
Superficie	Palpable
Lesión	No pigmentada
Diámetro máximo (mm)	5
Duración de la lesión	5 años
Historia de cambios morfológicos	Crecimiento lento
Antecedentes personales de cáncer de piel	No
Antecedentes familiares de cáncer de piel	No
Fototipo de piel	II
Recuento total de nevos	10-50
Otros hallazgos clínicos	No

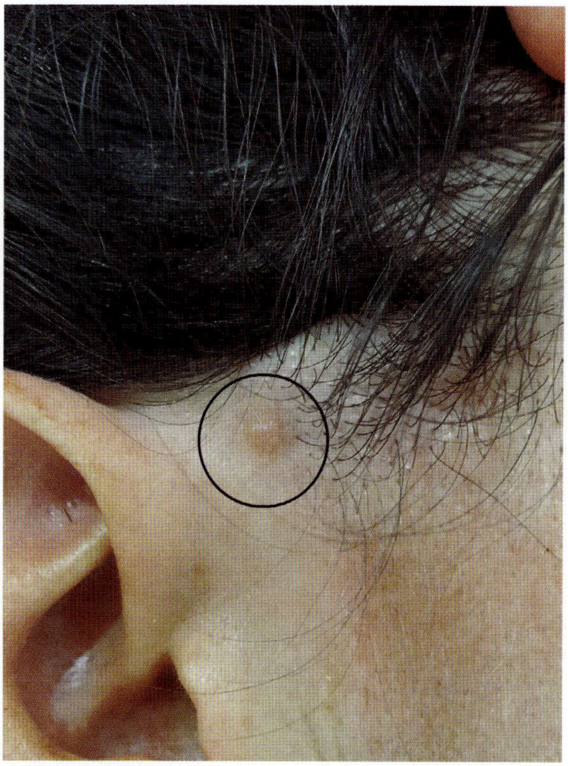

Foto 1 Imagen clínica: lesión papuloide (cupuliforme), de color piel, de consistencia duroelástica, de 5 mm de diámetro, en la región preauricular derecha.

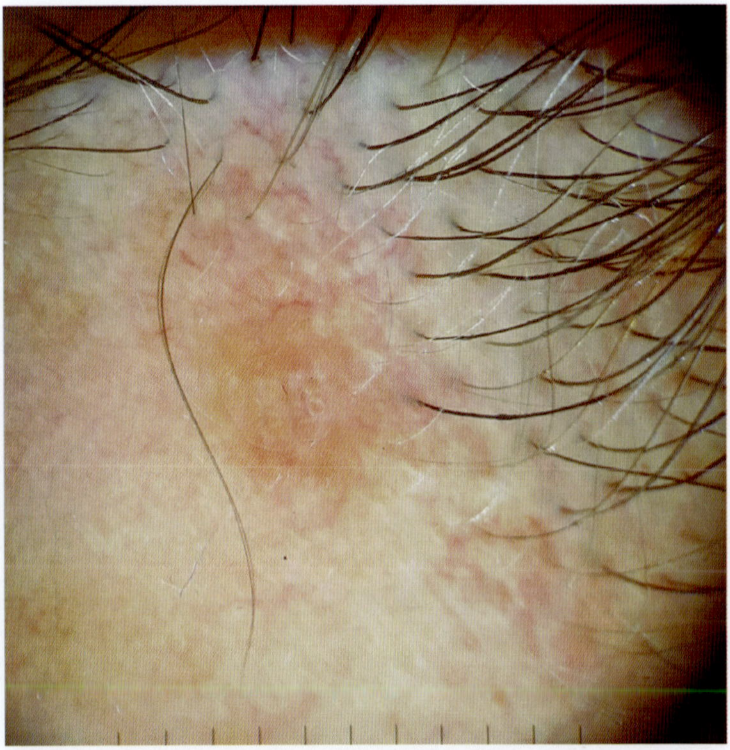

Foto 2 Imagen dermatoscópica.

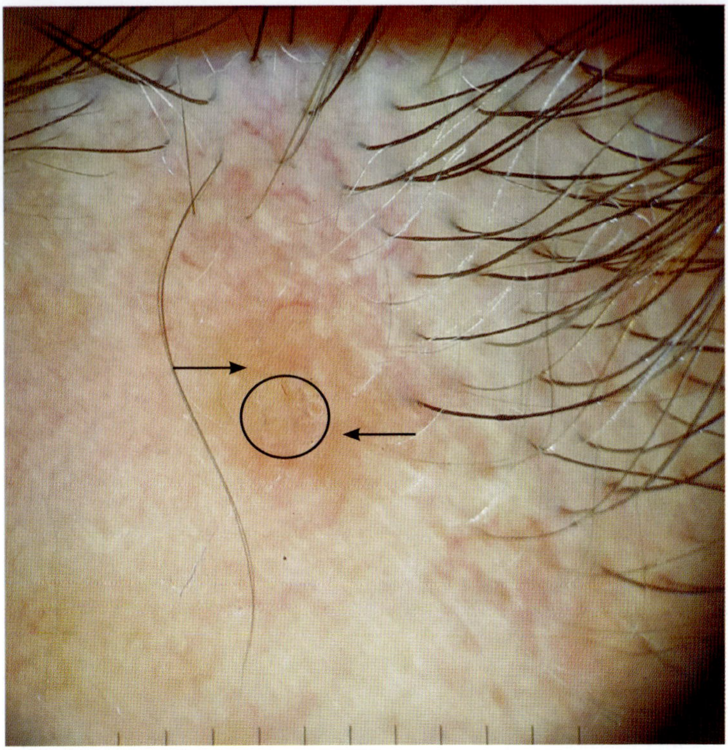

Foto 3 Imagen dermatoscópica. Área redondeada con patrón homogéneo color marrón claro (*flechas*), centrada por múltiples estructuras circulares agrupadas de color amarillento (*círculo*).

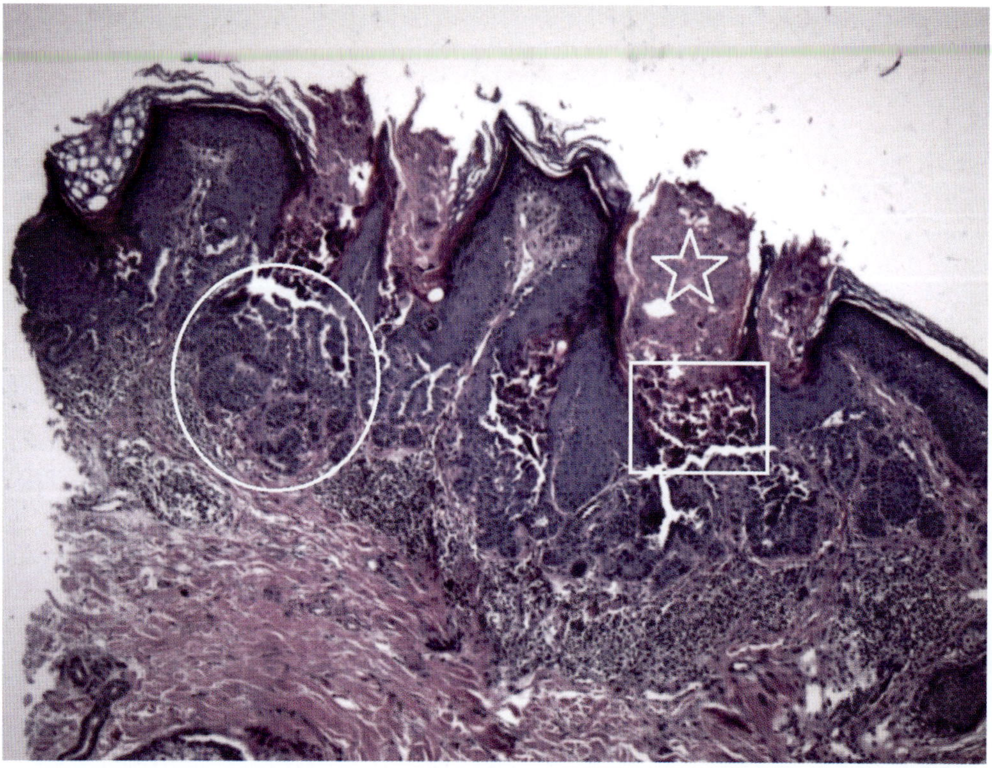

Foto 4 Patrón de disqueratosis acantolítica: proliferación epidérmica que se invagina hacia la dermis, en forma de proyecciones vellosas (*círculo*). Sobre las mismas se visualizan cuerpos redondos junto con granos (*rectángulo*) y tapones de queratina (*estrella*) (HE x10).

Diagnóstico

Disqueratoma verrugoso.

Mensaje clave

Estructuras circulares amarillentas agrupadas.

Bibliografía sugerida

Lencastre A, Campos S, Cabete J. Warty dyskeratoma. J Am Acad Dermatol 2016; 75 (3): 97-8.

Salerni G, Alonso C, Calligaris M, Gorosito M, Fernández-Bussy R. Dermoscopy of multiple warty dyskeratomas. Dermatol Pract Concept 2017; 7 (4): 47-9.

Índice de términos

A
Acantoma de células claras, 203, 267
Alopecia
  androgenética en estadio precoz, 241
  fibrosante en patrón de distribución, 245, 280
Angioqueratomas múltiples, 329

C
Carcinoma
  basocelular, 13, 64, 149
    asociado a nevo sebáceo de Jadassohn, 335
    nodular, 206, 309
      pigmentado, 85, 124, 189
    pigmentado, 142
    superficial, 261, 332
      lobulado, 94
      pigmentado, 173
    variedad azul-blanco, 131, 136
  de células
    de Merkel, 235
    escamosas, 248, 251, 255
  escamoso *in situ*
    no pigmentado, 273
    pigmentado, 22
  espinocelular, 248, 251
    hipopigmentado, 255
    in situ hipopigmentado, 258
    moderadamente diferenciado, 238, 270

D
Dermatofibroma/s, 183, 316
  xantomatizado o lipidizado, 306
Dermatofibrosarcoma *protuberans*, 286
Disqueratoma verrugoso, 344

E
Enfermedad
  de Bowen pigmentada, 186
  de Grover, 341
Escabiosis, 322

G
Glositis migratoria benigna, 326

H
Hemangioma hemosiderótico targetoide o en diana, 299
Hematoma
  subcórneo, 38
  subungueal, 32
Hiperplasia sebácea, 312

L
Lengua geográfica, 326
Lentigo
  en mancha de tinta, 155
  maligno
    de Hutchinson, 180
      extrafacial, 19, 57
    extrafacial, 41, 98, 118, 166
Liquen
  escleroso hemorrágico, 10
  plano, 91

M
Melanoma
  amelanótico, 332
    in situ, 200
  extensivo superficial, 16, 35, 44, 76, 79, 88, 102, 121, 139, 192
    con crecimiento vertical, 169
    epiteloide, 26
  in situ, 4, 70
    del aparato ungueal, 29
  lentigo maligno, 163
  nodular, 67, 73
    pigmentado, 82
Molusco contagioso, 264

N

Necrobiosis lipoídica, 231, 319
Nevo
  de Clark con atipia leve, 195
  de Reed, 109
  de Spitz, 7, 47, 109
    con patrón en estallido de estrellas, 112
  melanocítico congénito ungueal, 50
  recurrente, 158

P

Poroma
  ecrino, 276, 296
  folicular, 302

Q

Queratoacantoma, 223
Queratosis
  actínica, 227
    pigmentada, 115, 145
  folicular invertida, 214, 302
  liquenoide, 53, 91, 217
  seborreica, 136
    irritada, 152, 176

S

Sarcoma de Kaposi, 283
Síndrome de Gorlin, 61

T

Telangiectasia *macularis* eruptiva *perstans*, 293
Tricoadenoma, 338
Tricoteiromania, 105
Tumor
  de Spitz
    atípico, 211
    traumatizado, 220
  fibroepitelial de Pinkus, 289
  melanocítico, 128

Índice de casos

Caso 1 • Melanoma *in situ* ... 2
Caso 2 • Nevo de Spitz ... 5
Caso 3 • Liquen escleroso hemorrágico ... 8
Caso 4 • Carcinoma basocelular ... 11
Caso 5 • Melanoma extensivo superficial ... 14
Caso 6 • Lentigo maligno de Hutchinson extrafacial ... 17
Caso 7 • Carcinoma escamoso *in situ* pigmentado ... 20
Caso 8 • Melanoma extensivo superficial epiteloide ... 23
Caso 9 • Melanoma *in situ* del aparato ungueal ... 27
Caso 10 • Hematoma subungueal ... 30
Caso 11 • Melanoma extensivo superficial ... 33
Caso 12 • Hematoma subcórneo ... 36
Caso 13 • Lentigo maligno extrafacial ... 39
Caso 14 • Melanoma extensivo superficial ... 42
Caso 15 • Nevo de Spitz ... 45
Caso 16 • Nevo melanocítico congénito ungueal ... 48
Caso 17 • Queratosis liquenoide ... 51
Caso 18 • Lentigo maligno de Hutchinson extrafacial ... 54
Caso 19 • Síndrome de Gorlin con carcinomas basocelulares ... 58
Caso 20 • Carcinoma basocelular ... 62
Caso 21 • Melanoma nodular ... 65
Caso 22 • Melanoma *in situ* ... 68
Caso 23 • Melanoma nodular ... 71
Caso 24 • Melanoma extensivo superficial ... 74
Caso 25 • Melanoma extensivo superficial ... 77
Caso 26 • Melanoma nodular pigmentado ... 80
Caso 27 • Carcinoma basocelular nodular pigmentado ... 83
Caso 28 • Melanoma extensivo superficial ... 86
Caso 29 • Queratosis liquenoide o liquen plano ... 89
Caso 30 • Carcinoma basocelular superficial lobulado ... 92
Caso 31 • Lentigo maligno extrafacial ... 95
Caso 32 • Melanoma extensivo superficial ... 99
Caso 33 • Tricoteiromania ... 103
Caso 34 • Nevo de Spitz/Reed ... 106
Caso 35 • Nevo de Spitz con patrón en estallido de estrellas ... 110
Caso 36 • Queratosis actínica pigmentada ... 113
Caso 37 • Lentigo maligno extrafacial ... 116
Caso 38 • Melanoma extensivo superficial ... 119
Caso 39 • Carcinoma basocelular nodular pigmentado ... 122
Caso 40 • Tumor melanocítico ... 125
Caso 41 • Carcinoma basoceluar variedad azul-blanco ... 129
Caso 42 • Carcinoma basocelular variedad azul blanco / Queratosis seborreica ... 132
Caso 43 • Melanoma extensivo superficial ... 137
Caso 44 • Carcinoma basocelular pigmentado ... 140
Caso 45 • Queratosis actínica pigmentada ... 143
Caso 46 • Carcinoma basocelular ... 146
Caso 47 • Queratosis seborreica irritada ... 150
Caso 48 • Lentigo en mancha de tinta ... 153
Caso 49 • Nevo recurrente ... 156
Caso 50 • Melanoma lentigo maligno ... 159
Caso 51 • Lentigo maligno extrafacial ... 164
Caso 52 • Melanoma extensivo superficial con crecimiento vertical ... 167
Caso 53 • Carcinoma basocelular superficial pigmentado ... 170
Caso 54 • Queratosis seborreica irritada ... 174
Caso 55 • Lentigo maligno de Hutchinson ... 177
Caso 56 • Dermatofibromas ... 181
Caso 57 • Enfermedad de Bowen pigmentada ... 184
Caso 58 • Carcinoma basocelular nodular pigmentado ... 187
Caso 59 • Melanoma extensivo superficial ... 190
Caso 60 • Nevo de Clark con atipia leve ... 193
Caso 61 • Melanoma amelanótico *in situ* ... 198
Caso 62 • Acantoma de células claras ... 201
Caso 63 • Carcinoma basocelular nodular ... 204
Caso 64 • Tumor de Spitz atípico ... 207
Caso 65 • Queratosis folicular invertida ... 212
Caso 66 • Queratosis liquenoide ... 215
Caso 67 • Nevo de Spitz traumatizado ... 218
Caso 68 • Queratoacantoma ... 221
Caso 69 • Queratosis actínica ... 224
Caso 70 • Necrobiosis lipoídica ... 228
Caso 71 • Carcinoma de células de Merkel ... 232
Caso 72 • Carcinoma espinocelular moderadamente diferenciado ... 236
Caso 73 • Alopecia androgenética en estadio precoz ... 239
Caso 74 • Alopecia fibrosante en patrón de distribución ... 242
Caso 75 • Carcinoma de células escamosas o carcinoma espinocelular ... 246
Caso 76 • Carcinoma de células escamosas o carcinoma espinocelular ... 249
Caso 77 • Carcinoma de células escamosas o carcinoma espinocelular hipopigmentado ... 252
Caso 78 • Carcinoma espinocelular *in situ* hipopigmentado ... 256

Caso 79 • Carcinoma basocelular superficial 259
Caso 80 • Molusco contagioso 262
Caso 81 • Acantoma de células claras 265
Caso 82 • Carcinoma espinocelular moderadamente diferenciado 268
Caso 83 • Carcinoma escamoso *in situ* no pigmentado 271
Caso 84 • Poroma ecrino 274
Caso 85 • Alopecia fibrosante en patrón de distribución 277
Caso 86 • Sarcoma de Kaposi 281
Caso 87 • Dermatofibrosarcoma *protuberans* 284
Caso 88 • Tumor fibroepitelial de Pinkus 287
Caso 89 • Telangiectasia *macularis* eruptiva *perstans* 290
Caso 90 • Poroma ecrino 294
Caso 91 • Hemangioma hemosiderótico targetoide o en diana 297
Caso 92 • Queratosis folicular invertida o poroma folicular 300
Caso 93 • Dermatofibroma xantomatizado o lipidizado 303
Caso 94 • Carcinoma basocelular nodular 307
Caso 95 • Hiperplasia sebácea 310
Caso 96 • Dermatofibroma 313
Caso 97 • Necrobiosis lipoídica 317
Caso 98 • Escabiosis 320
Caso 99 • Glositis migratoria benigna (lengua geográfica) 323
Caso 100 • Angioqueratomas múltiples 327
Caso 101 • Melanoma amelanótico / Carcinoma basocelular superficial 330
Caso 102 • Carcinoma basocelular asociado a nevo sebáceo de Jadassohn 333
Caso 103 • Tricoadenoma 336
Caso 104 • Enfermedad de Grover 339
Caso 105 • Disqueratoma verrugoso 342